S. Geppert · C. Geppert

Praktisches Krankenpflege-Examen

Springer
Berlin
Heidelberg
New York
Barcelona
Budapest
Hongkong
London
Mailand
Paris
Santa Clara
Singapur
Tokio

Susanne Geppert · Cornelia Geppert

Praktisches Krankenpflege-Examen

Springer

Susanne Geppert
Cornelia Geppert
München

Die Deutsche Bibliothek – CIP-Einheitsaufnahme

Geppert, Susanne:
Praktisches Krankenpflege-Examen / Susanne Geppert ; Cornelia Geppert . – Berlin ; Heidelberg ; New York ; Barcelona ; Budapest ; Hongkong ; London ; Mailand ; Paris ; Santa Clara ; Singapur ; Tokio : Springer, 1997

ISBN-13: 978-3-642-64478-8 e-ISBN-13: 978-3-642-60620-5
DOI: 10.1007/978-3-642-60620-5

Softcover reprint of the hardcover 1st edition 1997

Herstellung: PRO EDIT GmbH, D-69126 Heidelberg
Umschlaggestaltung: de'blik, D-10999 Berlin
Satzherstellung: Storch GmbH, D-97353 Wiesentheid

SPIN: 10551786 23/3134-5 4 3 2 1 0 – Gedruckt auf säurefreiem Papier

Vorwort

Neben der Vorfreude auf das baldige Ende eines Ausbildungsganges bringt jede Abschlußprüfung für den Prüfling erst einmal Streß und Leistungsdruck, oftmals sogar Angstzustände mit sich.
Um diesen Spannungszustand zu reduzieren, bedarf es gerade in der Krankenpflege einer guten Hilfestellung zur Bewältigung des großen Stoffgebietes. Das vorliegende Buch möchte sich dieser Aufgabe annehmen.
Als der praktische Teil unseres Examens als Krankenschwester vor der Tür stand, suchten wir in den einschlägigen Buchhandlungen nach lernunterstützendem Material. Leider konnte aus unserer Sicht kein Buch die gestellten Ansprüche nach Ausführlichkeit und Übersichtlichkeit bei der Gestaltung und Beschreibung von Pflegeplanungen erfüllen. Hilfe und Unterstützung erhielten wir von einer berufserfahrenen, examinierten Krankenschwester und Hebamme. In vielen Stunden gemeinsamer Arbeit wurde eine übersichtliche, fachlich fundierte und ausführliche Pflegeplanung erstellt. An dieser Stelle möchten wir Rosa Maria für ihre Energie, ihr Durchhaltevermögen und ihre nie versiegende Geduld recht herzlich danken.
Da nicht jede Schülerin/jeder Schüler der Krankenpflege das Glück hat, sich auf eine derartige Hilfe stützen zu können, entstand die Idee für das Buch „Praktisches Krankenpflege-Examen". Dieses Buch ersetzt keinesfalls die Fachliteratur der allgemeinen und speziellen Krankenpflege, es soll jedoch alle Krankenpflegeschüler/innen in den schwierigen drei Jahren der Ausbildung begleiten.
In der *Einführung* des Buches wird kurz auf die Theorie der Pflegeplanung sowie den Ablauf des praktischen Examens eingegangen. Anhand von zwei Beispielen wird im Anhang die Umsetzung in die Praxis gezeigt.
Im *Hauptteil* werden 25 Pflegeplanungen aus 9 verschiedenen medizinischen Fachgebieten vorgestellt. Die Pflegeplanungen basieren auf den 12 Aktivitäten des täglichen Lebens (ATL). Um eine Übersichtlichkeit und Regelmäßigkeit zu erhalten, wurden die ATL nicht nach ihrer Wichtigkeit, sondern in der Reihenfolge geordnet, die Schwester Liliane Juchli in ihrem Buch „Krankenpflege" gewählt hat. Jede ATL untergliedert sich in mehrere

dazugehörige Probleme, Ressourcen, Ziele und Maßnahmen. Da dieses Buch keinen speziellen Patienten vor Augen hat, dürfen die Ressourcen und Zielformulierungen nur als Beispiele betrachtet werden.
Teilweise enthalten die Maßnahmen zur besseren Verständlichkeit Erläuterungen, die „*kursiv*" markiert wurden.
Die Pflegeplanungen treffen für jeden beliebigen Patienten mit der jeweiligen Erkrankung zu. Die Individualität, Einzigartigkeit und Persönlichkeit jedes Patienten soll von dem Prüfling selbständig in die Pflegeplanung eingearbeitet werden. Eine sehr gute Pflegeplanung entsteht, wenn zu den allgemein gültigen Problemen und Maßnahmen die speziellen hinzugefügt werden.

Wir hoffen, daß unser Buch in den Jahren der Ausbildung in der Krankenpflege die Aufgabe eines hilfreichen Begleiters bei der Vorbereitung auf Schulaufgaben übernimmt und letztendlich auch den Grundstein für eine erfolgreiche praktische Prüfung legt.

Wir danken dem Springer-Verlag für die rasche Realisierung und gute Ausstattung des Buches.

Susanne Geppert
Cornelia Geppert

München, im Frühjahr 1997

Inhaltsverzeichnis

Einführung

Standardpflegeplanung

Die Pflegeplanung ist ein Prozeß,
der sich aus 6 Schritten zusammensetzt:

1. **Informationssammlung,**
2. **Erkennen und Festlegen von Problemen und Ressourcen,**
3. **Festlegung der Pflegeziele,**
4. **Planung der Pflegemaßnahmen,**
5. **Durchführung der Pflegemaßnahmen,**
6. **Pflegebericht.**

1 Informationssammlung

Definition Unter Informationssammlung versteht man das Erfassen von Patientendaten.
Dies gelingt am besten durch ein *Erstgespräch.*

Ziel Die Ziele dieses Erstgespräches sind
- *den Patienten kennenzulernen,*
- *eine persönliche Beziehung aufzubauen,*
- *dem Patienten Informationen über die Station zu geben,*
- *seine Selbständigkeit zu erkennen,*
- *seine Hilfsbedürftigkeit herauszufinden,*
- *seine Lebensgewohnheiten zu erfahren,*
- *seine Vorlieben und Abneigungen kennenzulernen und vieles mehr.*

Inhalt In diesem Erstgespräch sollte unbedingt der *Stationsablauf,* die *familiäre Situation des Patienten* und das *Krankheitsgefühl* angesprochen werden. Die Pflegekraft soll Fragen des Patienten beantworten, ihm das Gefühl der Geborgenheit und Sicherheit vermitteln und genau über seinen Abhängigkeitsgrad informiert werden.

Fragen Stets *offene Fragen* stellen, damit der Patient selbst entscheiden kann, wie er antworten möchte. Die Fragetechnik muß Suggestivfragen vermeiden. Das Gespräch muß für den Patienten deutlich beendet werden. Das Erstgespräch sollte ungefähr *15 bis 20 Minuten* dauern. Die Pflegekraft legt den Ort und den Zeitpunkt des Gespräches gemeinsam mit dem Patienten fest.

Daten Mit Hilfe der Informationssammlung sollte die Pflegekraft 4 Daten ermitteln können.
- objektive Daten
  - durch Beobachten oder Messen, z.B. Blutdruck, Puls, Temperatur,
- subjektive Daten
  - Informationen über den Patienten selbst, was er erzählt, fühlt, z.B. Ängste oder Sorgen,
- indirekte Daten
  - aus Arztbriefen oder aus der Krankengeschichte z.B. Dinge, die der Patient, nicht erzählt hat, aber wesentlich sind, wie z.B. Alkoholabusus,

- direkte Daten
  - aus Erfragen und Beobachten des Patienten oder seiner Angehörigen, z.B. die Beziehung zu seiner Ehefrau oder Familie.

2 Erkennen und Festlegen von Problemen und Ressourcen

Definition

Unter *Pflegeproblem* versteht man alle Einschränkungen, die den Patienten in seiner Lebensqualität beeinträchtigen.
Unter *Ressource* versteht man alle Kräfte, Fähigkeiten und Möglichkeiten, die dem Patienten noch zu seiner momentanen Lebenssituation zur Verfügung stehen und bei seiner Heilung mithelfen können.

Probleme

Es gibt 5 verschiedene Problemtypen:

- Aktuelle Probleme: Sie sind zu erfahren mit Fragen an den Patienten, durch Beobachten, z.B. Schmerzen.
- Potentielle Probleme: Sie sind aus dem Verhalten zu vermuten. Die Pflegekraft muß hierzu ein fachfundiertes Wissen und eine besondere Beobachtungsgabe haben, z.B. Pneumonieprophylaxe notwendig wegen einer flachen Atmung.
- Verdeckte Probleme: Diese werden aus dem Verhalten des Patienten vermutet und hinterfragt, z.B. Obstipation.
- Individuelle Probleme: Das sind spezielle Probleme, die der Patient wegen seiner Lebensumstände zusätzlich mitbringt, z.B. mangelnde Versorgung zu Hause.
- Generelle Probleme: Diese sind voraussehbar, ergeben sich aus der Erkrankung, sind oft Risiken, die alle Patienten treffen können, z.B. Infektionen.

Form

Die Ausformulierung der Probleme sollte eine einheitliche Form bewahren:

- *kurz und knapp,*
- *objektiv,* ohne Werturteil oder Interpretation,
- *exakt und spezifisch,*

der Bereich (was ist gestört, z.B. das Essen),
die Art und Weise (wie und warum besteht die Einschränkung, z.B. Schluckstörung wegen eines Zungengrundkarzinoms),
der Umfang (wieweit erstreckt sich die Einschränkung, z.B. der Patient kann nur flüssige Kost zu sich nehmen).

3 Festlegung der Pflegeziele

Definition Unter einem *Pflegeziel* versteht man ein Verhalten, ein Wissen, einen Zustand, ein Tun oder ein Können des Patienten.

Ziel Die festgelegten Pflegeziele müssen für den Patienten *erreichbar, realistisch* und *überprüfbar* sein. Er muß darüber informiert werden.

Typen Es gibt zwei Arten von Zielen. Bei manchen Problemen ist jedoch das Erfassen beider Zieltypen nicht immer möglich und sinnvoll.

- Nahziel: Es soll Schritte beschreiben, die zum Fernziel führen.
- Fernziel: Es ist ein übergeordnetes Ziel der Pflege.

Form Die Ziele müssen stets *positiv* beschrieben sein, also die Worte „nicht" und „kein" vermeiden. Die Nahziele sollten eine genaue Zeitangabe in Stunden, Tagen oder Wochen enthalten, wobei dies nicht immer möglich ist. Die Ziele dürfen keine Pflegemaßnahmen enthalten wie z.B. „Der Patient muß eine Flasche Fresubin trinken". Die Ziele dürfen das Wort „soll" nicht enthalten, denn es werden schließlich Ziele festgelegt, die erreicht werden können, z.B. der Patient nimmt in einer Woche 1 kg an Gewicht zu; *nicht:* der Patient soll in einer Woche 1 kg an Gewicht zunehmen.

4 Planung der Pflegemaßnahmen

Definition Unter Maßnahmen versteht man das Handeln und die Tätigkeiten in der Pflege.

Arten Es gibt zwei Arten/Typen von Pflegemaßnahmen:

- Individuelle Maßnahmen: Sie sind speziell auf einen bestimmten Patienten abgestimmt, sie ergeben sich aus speziellen Problemen. Zum Beispiel kann eine Allergie auf eine Körperlotion nach sich ziehen, daß der Patient trotz trockener Haut nicht eingecremt werden darf;
- Standardisierte Maßnahmen: Dies sind Maßnahmen, die bei vielen Patienten mit derselben Erkrankung notwendig sind, z.B. Prophylaxen.

Art Die Maßnahmen müssen so formuliert sein, daß jede neue Pflegekraft, jede/r Schüler/in oder jede/r Krankenschwester/pfleger, der/die auf Station zurückkommt, genau weiß, was zu tun ist. Dies stellt eine Sicherheit für den Patienten dar, stets die gleiche Pflegequalität zu erhalten. Die Pflegekraft muß den Patienten bei den Ausführungen der Maßnahmen genau beobachten, denn jede Veränderung kann zu einer Neuüberarbeitung der Maßnahmen führen oder einer individuellen Anpassung bedürfen.
Die Maßnahmen müssen folgende Fragen beantworten können:
- *Was ist zu tun?*
- *Wie ist es zu tun?*
- *Wann ist es zu tun?*
- *Wie oft ist es zu tun?*

Beispiel: Den Patienten morgens vor dem Frühstück einmal pro Tag wiegen, wobei er seine Unterwäsche anbehält und stets dieselbe Stehwaage benützt.

5 Durchführung der Pflegemaßnahmen

Hierbei wird im Dokumentationssystem täglich im Frühdienst, Spätdienst und Nachtdienst die Uhrzeit, das Datum und das Handzeichen der Pflegekraft notiert, die eine der Maßnahmen am Patienten durchgeführt hat. Dadurch kann rechtlich abgesichert werden, daß dem Patienten täglich die Pflege in der richtigen Art und Weise zugekommen ist.

6 Pflegebericht

Definition

Unter Pflegebericht versteht man das Niederschreiben der *Wirkung* der Pflege auf den Patienten.

Ziel

Im Pflegebericht sollen für jede Pflegekraft sichtbar mögliche Probleme bei der Ausführung der geplanten Maßnahmen festgehalten werden. Es wird darin die Rückmeldung des Patienten über die Wirkung der Maßnahmen vermerkt. Darin können Beobachtungen im Verhalten beschrieben, Veränderungen seines Hautzustandes dokumentiert oder Informationen angeführt werden, die der Patient der Pflegekraft in Gesprächen vermittelt hat und die für die Pflegetätigkeiten von Bedeutung sind.

Art

Der Pflegebericht sollte folgende Fragen beantworten können:

- *Wie ist das Befinden des Patienten am heutigen Tag?*
- *Welche Reaktionen zeigt der Patient bei der Ausführung der Maßnahmen?*
- *Welche Wirkungen erzeugen die Maßnahmen beim Patienten?*
- *Sind Veränderungen am Zustand des Patienten zu erkennen?*
- *Sind die festgelegten Nah- und Fernziele noch aktuell?*

Im Pflegebericht dürfen keine Pflegemaßnahmen beschrieben sein. Ebenfalls muß das Aufzählen der verrichteten Tätigkeiten wegfallen, da diese bereits in der Spalte „Durchführung der Pflegemaßnahmen" abgehandelt wurden. Man braucht z.B. nicht zu notieren, daß der Patient seine Mahlzeit erhalten hat, sondern, ob ihm das Essen geschmeckt und ob er aufgegessen hat.

Das praktische Examen steht vor der Tür!

Es gibt gesetzliche Rahmenbedingungen für das praktische Examen. Jedoch liegt für die Durchführung keine bundeseinheitlich strenge Regelung vor. Deshalb gibt es für die einzelnen Krankenpflegeschulen diverse Spielräume bei der Abhaltung der praktischen Prüfung.
Dieses Kapitel soll eine Hilfestellung zur Bewältigung des praktischen Examens geben.

Das praktische Examen besteht aus einem theoretischen und praktischen Teil:

- **theoretischer Teil:**
  Verfassen der Pflegeplanung sowie Erfassung des sozialen, pflegerischen und therapeutischen Hintergrundes des Hauptpatienten und Erstellen eines Arbeitsplanes;
- **praktischer Teil:**
  Ausführen pflegerischer Tätigkeiten am Patienten.

Die Anzahl der Patienten, an denen pflegerische Tätigkeiten vorgenommen werden können, ist gesetzlich begrenzt. Mindestens zwei, aber höchstens 4 Patienten dürfen von der Schule (in Absprache mit dem/der Krankenpflegeschüler/in) ausgewählt werden.
Dem Prüfling werden ein Hauptpatient und 1 bis 3 Nebenpatienten zugeordnet. Die Pflegeplanung wird anhand der Probleme und Ressourcen des Hauptpatienten erstellt.

Der theoretische (schriftliche) Teil des praktischen Examens:

Der Arbeitsplan

Hierunter versteht man das zeitliche Gestalten der pflegerischen Tätigkeiten. Der/die Examensschüler/in legt fest, in welcher zeitlichen Abfolge die pflegerischen Tätigkeiten an den 2 bis 4 Patienten ausgeführt werden sollen.
Im Arbeitsplan erscheinen zudem die Krankengeschichten und Personalien der Nebenpatienten. Bei den Nebenpatienten ist keine schriftliche Erstellung einer Pflegeplanung notwendig, natürlich ist die Pflege aber organisatorisch und inhaltlich geplantes Geschehen!

Der soziale, pflegerische und therapeutische Hintergrund des Hauptpatienten

Der soziale Hintergrund: Er umfaßt einen ausführlichen und in ganzen Sätzen erstellten Bericht über die Schulbildung, berufliche Laufbahn, Partnerschaft und Vorlieben/Abneigungen des Hauptpatienten.

Der pflegerische Hintergrund: Dies ist der Pflegebericht, der über ein bis mehrere Tage die seelische, körperliche und geistige Verfassung des Hauptpatienten wiedergibt. Darin sollten Fortschritte/Verschlechterungen bezüglich Mobilisation, Eßverhalten, Hautzustand, Operationsgebiet und Psyche erwähnt werden.

Der therapeutische Hintergrund: Er umfaßt eine chronologische und übersichtliche Aufzählung der Krankengeschichte des Hauptpatienten. Anhand von Arztbriefen, Konsiliarscheinen, Röntgenbildern, Gesprächen und Unterlagen des Hausarztes kann der Leidensweg nachvollzogen werden.

Die Pflegeplanung

Die Pflegeplanung sollte übersichtlich, vollständig und mit Schreibmaschine, Computer oder Schönschrift verfaßt werden. Sie zeigt den Hauptpatienten mit all seinen Pflegeproblemen, Ressourcen, Nahzielen, Fernzielen und Pflegemaßnahmen auf. Es sollten die Aktivitäten des täglichen Lebens (ATL) erfaßt und auf die Einschränkungen des Patienten hin überprüft werden.

Der praktische Teil des praktischen Examens

In einer begrenzten Zeit zeigt der Prüfling einer Prüfungskommission (Unterrichtsschwestern/pflegern, Praktikanten, Vorsitzende der Schule bzw. des Gesundheitswesens) sein/ihr Können. Dabei ist es wichtig, den stationsüblichen Tagesablauf beizubehalten. Die Prüfungskommission möchte beurteilen, wie sich der/die Krankenpflegeschüler/in im Stationsalltag verhält.Vor Beginn der pflegerischen Tätigkeiten findet meist ein Gespräch statt. Der Prüfling sollte hierbei seinen Arbeitsplan sowie die Krankengeschichte der Patienten und die vorgesehenen Pflegetätigkeiten vorstellen.
Kriterien wie Hygiene, Kommunikation, Organisation, Fertigkeiten und Fähigkeiten werden während des praktischen Examens beobachtet und bewertet.
Die Prüfung schließt mit einem Pflegebericht über den Hauptpatienten. Darin sollten Infomationen über Verbesserungen/ Verschlechterungen seiner Haut, Mobilität, Nahrungsaufnahme oder Psyche enthalten sein. Wie im Stationsalltag übergibt der Prüfling letztendlich mündlich seinen Hauptpatienten einer Krankenschwester/pfleger der Station.

Der Hauptpatient

Während der Prüfung können folgende pflegerische Tätigkeiten durchgeführt werden:

- Ganzkörperwaschung im Bett mit Zahnpflege, Haarpflege, Eincremen,
- Teilkörperwaschung am Waschbecken,
- Duschbad,
- Haarwäsche im Bett,
- Anlegen der Antithrombosestrümpfe,
- Vorbereitung und Eingabe der Nahrung,
- Maniküre/Pediküre,
- Lakenwechsel von der Seite bzw. von oben nach unten etc.,
- alle erlernten Pflegetechniken.

Die Nebenpatienten

Während der Prüfung können folgende pflegerische Tätigkeiten durchgeführt werden:

- Verbandswechsel der PEG (= perkutane endoskopische Gastrostomie), des Pufis (= suprapubische Blasendrainage), der Braunüle;
- Verbandswechsel einer Wunde, Operationsnaht, Drainage;
- Mobilisation durch z.B. das Gehen auf dem Stationsgang;
- Aufnahmegespräch;
- Erklären des Tracheostomakoffers bei Entlassung von einer HNO-Station;
- Wechseln des Schutzlätzchens bei tracheostomierten Patienten;
- Fußbad/Handbad;
- Wechseln des Sauerstoffgerätes;
- Aufbauen des Inhaliergerätes;
- Erklären und Zusammenbauen des Birdgerätes;
- Pneumonieprophylaxe durch z.B. Vibrieren oder Beklopfen;
- Vorbereiten von Infusionen oder Antibiotika etc.

Pflegeplanungen

1 Chirurgie

1.1 Magenkarzinom/Gastrektomie

Der nachfolgende Text stellt eine kurze Zusammenfassung der Erkrankung Magenkarzinom dar. Er soll die Operation Gastrektomie in Erinnerung rufen, um mit der Pflegeplanung besser zurechtzukommen. Er ersetzt keinesfalls die Fachliteratur.

Definition: Das Magenkarzinom ist ein sehr bösartiger, klinisch lange Zeit stummer, früh metastasierender Schleimhautkrebs unterschiedlicher Erscheinungsformen und Differenzierungsgrade.
Häufigkeit: Das Magenkarzinom gehört zu den häufigsten Geschwulsten des Magens. In Europa sind etwa 20% aller bösartigen Tumoren Magenkarzinome; vorwiegend bei Männern in der 6. Dekade, bei Frauen in der 5. Dekade.
Begünstigende Faktoren: Begünstigende Faktoren sind z.B. chronisch-atrophisierende Gastritis, Schleimhautentzündungen, Alkohol, Nikotin, Magengeschwüre.
Symptome: In den Frühstadien kann die Krankheit symptomlos sein oder uncharakteristische Beschwerden wie Völle- und Druckgefühl, Mißempfinden, Stuhlunregelmäßigkeiten, Dyspepsie, Brennen und Schmerzen in der Oberbauchgegend bewirken. Im späteren Stadium treten Druckgefühl, Erbrechen, Völlegefühl, Maldigestion, Appetitlosigkeit, Widerwillen gegen Fleisch, Aufstoßen, Gewichtsabnahme und Anämiesymptome auf.
Therapie: Nach dem Prinzip der Radikalität muß der Primärtumor mitsamt einer Garantiezone entfernt werden. Die verschiedenen Operationsmethoden müssen in der Fachliteratur nachgelesen werden. Eine operative Methode stellt die Gastrektomie dar. Um die Speiseröhre wieder kontinuierlich weiterführen lassen zu können, kann einerseits ein Interponat zwischen unterem Ösophagusende und Duodenum in Form eines Darmstücks eingesetzt oder andererseits eine Anastomose zwischen Ösophagus und Jejunum hergestellt werden. Dabei wird das Duodenum bei der Billroth-2-Methode aus der Passage ausgeschlossen und als Stumpf blind verschlossen. Es kann eine Art Ersatzmagen aus dem Jejunum gebildet werden. Beim nicht operablen Krebs kann eine Magenfistel oder Schienung mit einem Tubus gelegt werden.

Der Patient hat Probleme beim

ATL 1 Wach sein und Schlafen

Problem 1 Dadurch, daß die Nachtschwester zweistündlich ihren Kontrolldurchgang durch die Zimmer machen muß, hat der Patient eine gestörte Nachtruhe.

Ressource Der Patient schläft 2 Stunden am Stück.

Nahziel Der Patient hat in der nächsten Nacht eine Ruhephase von mindestens 4 Stunden.

Fernziel Der Patient schläft die Nacht ungestört durch.

Maßnahmen Beobachten, Dokumentieren und Überwachen der Qualität, Tiefe, Dauer und Durchgängigkeit des Schlafes, indem man zweistündlich durch die Zimmer geht. Auf ärztliche Anordnung ein Schlafmedikament verabreichen. Beim Durchgang leise die Türen zu den Patientenzimmern öffnen, kein grelles Licht anmachen. Als Lichtquelle eine Taschenlampe benützen. In den Zimmern nur flüstern. Für Ruhe auf dem Stationsgang sorgen. Mitpatienten anhalten, leise zu sprechen.

Problem 2 Aufgrund der Schmerzen im Operationsgebiet hat der Patient einen unruhigen Schlaf.

Ressource Der Patient sagt, wenn er Schmerzen hat.

Nahziel Ruhephasen von mindestens 4 Stunden in der nächsten Nacht.

Fernziel 8 Stunden Schlaf am Stück.

Maßnahmen Die Schmerzen ernst nehmen. Das Zimmer durch Herunterlassen der Jalousie abdunkeln. Für ruhige Umgebung zum Wohlfühlen sorgen. *Diese Maßnahmen wirken streßdämpfend und geben dem Patienten die Möglichkeit, sich zu entspannen.* Bei Schmerzen auf ärztliche Anordnung ein Schmerzmittel verabreichen. Mit Hilfe einer bequemen Lage die Bauchdecke entspannen. Hierzu eine Knierolle oder ein zusätzliches Kissen anbieten.

Problem 3 Aufgrund der Oberkörperhochlagerung hat der Patient Einschlaf- und Durchschlafprobleme. Der Patient liegt unbequem.

Ressource Der Patient kennt den Sinn der Lagerung.

Nahziel In einem Tag findet der Patient eine bequeme Lage.

Fernziel Der Patient schläft schnell ein.

Maßnahmen Rechts und links unter die Arme 2 dicke Kissen zum Abstützen geben. Nachts evtl. ein kleines Kissen unter die Knie legen. Dem Patienten auf ärztliche Anordnung ab dem 2. postoperativen Tag ein Schlafmittel verabreichen. Ihm erklären, daß am Operationstag und am 1. postoperativen Tag die Nachwirkungen der Narkose als Schlafmittel genügen. Er darf sich nur leicht auf die rechte oder linke Seite drehen. Zur Unterstützung ein Kissen in den Rücken geben. Versuchen, eine für ihn tolerierbare Lage mit Oberkörper hoch zu finden.

Der Patient hat Probleme beim

ATL 2 Sich bewegen

Problem 1

Aufgrund der Immobilität, bedingt durch Schmerzen, hat der Patient eine verminderte Lageveränderung und eine erhöhte Druckbelastung besonders an den Fersen, Ellbogen und der Kreuzbeinregion. Es besteht Dekubitusgefahr.

Ressource Der Patient hat eine intakte Haut.

Nahziel Druckintensität und Zeitdauer des Druckes auf eine der oben genannten Körperstellen auf weniger als 40 mmHg in 2 Stunden reduzieren.

Fernziel Die Blutzirkulation an druckgefährdeten Stellen fördern.

Maßnahmen Die Haut einmal täglich bei guten Lichtverhältnissen auf weiße Flecken oder Rötung ansehen. Täglich früh und abends mit alkalifreier Seife den ganzen Körper waschen. *Aggressive Stoffe strapazieren die Haut zusätzlich.* Haut trocken halten. Einreiben mit rückfettenden Salben wie Fissan nach jeder Waschung. Am Morgen und bei Bedarf saubere und trockene Kleidung anziehen. Falten im Bett bei jedem Lagewechsel glattziehen. Krümel nach jeder Mahlzeit sorgfältig entfernen. Zwei bis 3 Lagen Schaumstoff in das Bett legen. Patienten auffordern, seine Lage alle 2 Stunden zu verändern. Sollte er dies nicht selbständig durchführen können, ihm dabei behilflich sein. Frühmobilisation betreiben, z.B. je nach körperlicher Verfassung Kopfteil 60° hoch stellen, an Bettrand oder in Rollstuhl setzen. Steh- bzw. Gehübungen oder passive und aktive Bewegungsübungen mit der Krankengymnastin machen.

Problem 2

Durch die Bettlägerigkeit hat der Patient eine Verlangsamung der Blutströmung, eine Beschleunigung der Blutgerinnung und eine verminderte Muskelvenenpumpe. Es besteht die Gefahr der Thrombose.

Ressource Der Patient hat keine Varizen.

Nahziel Der Patient verläßt in 2 Tagen für mindestens 2 Stunden sein Bett.

Fernziel Intakte Muskelvenenpumpe und ausreichende Strömungsgeschwindigkeit in den Venen.

Maßnahmen Hochlagerung der Beine alle 2 Stunden um 20°, *damit das Blut besser vom Knie bis zur Leiste abfließen kann.* Frühmobilisation, durch das Sitzen an der Bettkante, Waschen oder Aufstehen zur Toilette 4- bis 5mal täglich. Dreimal täglich 5 Minuten im Bett Füße 10mal kreisen, 15mal heben und senken, Zehen 20mal einkrallen und wieder spreizen. 24 Stunden Antithrombosestrümpfe tragen lassen. Anlegen der Strümpfe im Liegen, bei entstauten Venen. Strümpfe alle 2 Tage erneuern. Früh und abends Beobachtung der Haut auf Rötung, Erwärmung, Schwellung und Druckstellen. Verabreichung der Fragminspritze auf ärztliche Anordnung täglich morgens.

Problem 3 Da der Patient aufgrund von postoperativen Schmerzen eine Schonhaltung einnimmt, hat er Funktions- und Bewegungseinschränkungen von Knie-, Hals- und Schultergelenk. Aufgrund des Druckes der Bettdecke besteht die Gefahr des Spitzfußes. Er ist kontrakturgefährdet.

Ressource Der Patient führt die von der Krankengymnastin gezeigten Bewegungsübungen selbständig durch.

Nahziel Der Patient befindet sich in einer Woche mindestens für 2 bis 3 Stunden außerhalb seines Bettes.

Fernziel Erhaltung der funktionellen Gelenkstellung sowie des harmonischen Bewegungsablaufes.

Maßnahmen Physiologische Lagerung der Gelenke in mittlerer Funktionsstellung, indem der Oberarm in Abduktionsstellung von 30° (Schultergelenk), der Unterarm im Winkel von 100° leicht erhöht (Ellbogengelenk), Finger in leichter Schalenhaltung (Handgelenk), Hüftgelenk und Kniegelenk möglichst gestreckt und Füße an Fußstütze gelagert werden. Einen Bettbogen an das Fußende stellen. Alle 2 Stunden Lagewechsel. Bewegungsübungen passiv und aktiv durchführen. Eventuell mit Krankengymnastik. Schmerzmittelgabe auf ärztliche Anordnung verabreichen. Information über die Gefahr und Entstehung einer Kontraktur und die Notwendigkeit von Bewegungsübungen. Beobachtung auf Beweglichkeit der Gelenke, Schmerzen und Fehlstellungen.

Problem 4 Durch die Bettlägerigkeit besteht beim Aufstehen die Gefahr des Schwindels und des orthostatischen Kollapses.

Ressource Der Patient ruft zum Aufstehen eine Krankenschwester.

Nahziel Der Patient steht in einer Woche schwindelfrei auf.

Fernziel Problemloses und selbständiges Stehen und Gehen.

Maßnahmen Vor jedem Aufstehen die Vitalwerte kontrollieren. Den Kreislauf vor dem Aufstehen anregen, indem der Patient im Bett sitzend Hände und Füße 10mal kreisen soll, dann 15mal Hände zu einer Faust ballen lassen, die Beine dazu anziehen und ausstrecken. Zuerst das Kopfteil in senkrechte Stellung bringen. Ungefähr 5 Minuten in dieser Position verweilen lassen. Bei Wohlbefinden schließlich am Bettrand mit Fußsohlenkontakt zum Boden 5 bis 10 Minuten sitzen lassen und Vitalwerte kontrollieren. Der Patient soll hierbei aufrecht sitzen und tief durchatmen. Sein Blick muß geradeaus gerichtet sein. Dann erst darf er aufstehen. Ihn bitten, am Platz einige Schritte zu tun. Bei Bedarf eine 2. Pflegekraft zur Hilfe nehmen.

Problem 5 Durch die Gastrektomie hat der Patient starke Schmerzen an der Operationsnaht im Bauchbereich.

Ressource Der Patient meldet sich frühzeitig bei beginnenden Schmerzen.

Nahziel Der Patient erfährt nach Schmerzmittelgabe für 3 bis 4 Stunden Schmerzfreiheit.

Fernziel Schmerzfreiheit den ganzen Tag lang.

Maßnahmen Beobachtung auf Schmerzen, wenn man das Zimmer betritt. *Die Schmerzäußerungen können sehr unterschiedlich sein. Einerseits kann sie der Patient verbal äußern, andererseits versteckt mitteilen durch eine veränderte Körperhaltung, angespannte Mimik* *oder blasses Aussehen.* Fragen, wo der Schmerz lokalisiert ist, welche Art er hat (stechend, klopfend, kolikartig, beklemmend), Zeitpunkt (nachts, nach Anstrengung), Dauer (konstant, in Intervallen) und Auswirkung (vegetative Reaktionen, Einschränkung der Konzentration, soziale Isolation). Schmerzmedikation nur auf ärztliche Anordnung verabreichen und auf mögliche Nebenwirkungen wie Übelkeit oder Hautausschlag überwachen. Versuchen, den Patienten in ein ruhiges Zimmer zu legen, kein grelles Licht anzumachen und das Zimmer etwas abzudunkeln. Ihm behilflich sein, sich zu entspannen und verkrampfte Muskulaturen zu lockern. Ihn in eine bequeme Lage bringen. Sich mit dem Patienten beschäftigen, ihn berühren, *da diese Maßnahmen Schmerzen lindern können.* Ihn auffordern, sich bei Schmerzen sofort zu melden. Eventuell Schmerzambulanz anfordern.

Problem 6 Durch die Schmerzen im Operationsgebiet und die Angst vor den Ableitungen kann der Patient nicht alleine aufstehen.

Ressource Der Patient klingelt einer Pflegekraft zum Aufstehen.

Nahziel In 4 Tagen steht der Patient alleine auf.

Fernziel Der Patient bewegt sich ungehindert.

Maßnahmen Die Glocke in erreichbare Nähe hängen und den Patienten bitten zu klingeln. *Um das Aufstehen zu erleichtern,* die Drainagen an den Infusionsständer hängen. Das Kopfteil in 60°-Winkel bringen und den Patienten bitten, durch Anheben des Gesäßes an die Bettkante zu rutschen. Das Aufstehen unter Schonung des Wundgebietes und Bauchdeckenentspannung stattfinden lassen. Die Beine langsam aus dem Bett gleiten lassen und den Patienten währenddessen mit dem Oberkörper in eine aufrechte Position bringen. Ihm Unterstützung geben durch leichten Druck gegen das Schulterblatt. Hausschuhe und einen Morgenmantel anziehen und die Betthöhe auf Minimum stellen. Beim Aufstehen, ihn in leicht gekrümmter Haltung belassen, *da durch das Nachvornebeugen die Bauchdecke entpannt wird.* Schmerzmittel auf ärztliche Anordnung verabreichen.

Problem 7 Durch das Spannen der Operationsnaht muß der Patient eine spezielle Lagerung einhalten. Der Patient empfindet die Oberkörperhochlagerung als unbequem.

Ressource Der Patient kennt den Sinn der Lagerung.

Nahziel In 2 Tagen toleriert der Patient die spezielle Lagerung.

Fernziel Der Patient nimmt jede bequeme Lage ein.

Maßnahmen Den Patienten stets in eine Oberkörperhochlagerung von mindestens 45° bringen. Erklären, daß dadurch der Reflux vermieden wird. Um die Operationsnaht zu entspannen, erhält der Patient eine Knierolle oder ein kleines Kissen. Eine Bettkiste oder Lagerungsmittel an das Fußteil stellen. Ihm sagen, daß er sich an dieser Bettkiste abdrücken und eine bauchdeckenentspannende Lagerung einnehmen soll. Die Lage alle 2 Stunden variieren, indem der Patient leicht zur rechten oder linken Seite gedreht wird.

Problem 8 Aufgrund der Drainagen, Ableitungen und zentralen Zugänge ist der Patient in seinen spontanen Bewegungen eingeschränkt. Er hat Angst, sich ungehindert zu bewegen.

Ressource Der Patient kann sich bewegen.

Nahziel In 4 Tagen bewegt sich der Patient ohne Ängste.

Fernziel Der Patient bewegt sich spontan und frei.

Maßnahmen Die Infusionsleitungen in einer ausreichenden Länge verwenden. Die Drainagen auf der entsprechenden Seite unter Körperniveau aufhängen. Den Patienten sagen, daß sie nicht am Boden liegen dürfen. Darauf achten, daß alle Ableitungen ihren korrekten Platz haben. Den Sinn der Ableitungen erklären und die Angst davor nehmen. Ihm Mut zusprechen. Sagen, daß bereits zwischen dem 2. und 8. postoperativen Tag die Drainagen gezogen werden. Hilfe beim Aufstehen anbieten (s. ATL 2 „Sich bewegen" unter dem Problem 6 „Nicht alleine aufstehen"). Die Ableitungen mit Hilfe eines Verbandes am Körper fixieren und erklären, daß alle Ableitungen außer die Magensonde an seiner Haut angenäht sind und er keine Angst zu haben braucht, bei einer unbedachten Bewegung diese sofort zu ziehen.

Der Patient hat Probleme beim

ATL 3 Waschen und Kleiden

Problem 1 Aufgrund des Schwitzens bedingt durch einen Temperaturanstieg besteht die Gefahr einer Mazeration unter den Achselhöhlen, im Dammbereich, zwischen Fingern und Zehen.

Ressource Der Patient trocknet sich sorgfältig nach jeder Waschung unter den Achseln ab.

Nahziel Reduktion der Körpertemperatur auf 36 bis 37 °C in 4 Tagen.

Fernziel Beibehaltung einer intakten Haut.

Maßnahmen Täglich 2mal Beobachtung der Haut auf rote, brennende, mazerierte Stellen. Unter den Achseln und im Dammbereich Haut gut abtrocknen. Eventuell Kompressen glatt in Hautfalten einlegen. Patienten anbieten, ihn auch außerhalb der Ganzwaschung mit kühlem Wasser zu erfrischen und die Haut gut abzutrocknen. Erhöhte Körpertemperatur durch Wadenwickel, dünne Decke oder Medikamente reduzieren. Alle 1 bis 2 Stunden Temperatur nachmessen.

Problem 2 Aufgrund der Schmerzen im Operationsgebiet und der Ableitungen ist der Patient in seiner Mobilität eingeschränkt. Er braucht Hilfe beim Waschen des Rückens, des Intimbereiches und der Beine. Er benötigt Unterstützung beim An- und Ausziehen seiner Unterwäsche und seines Nachthemdes.

Ressource Der Patient wäscht sich das Gesicht und den Oberkörper selbständig. Er putzt seine Zähne.

Nahziel Der Patient zieht sich in einer Woche alleine an.

Fernziel Selbständigkeit in bezug auf Körperpflege und Bekleidung.

Maßnahmen Anrichten der Waschschüssel mit sämtlichen Utensilien (2 Waschhandschuhe, 2 Handtücher, Waschlotion, Hautcreme) am Waschbecken oder bei schlechtem Allgemeinbefinden am Nachtkästchen. Zahnpasta, Zahnbecher, Zahnbürste und evtl. Nierenschale zum Zähneputzen richten. Den Rücken, die Beine, die Füße und bei Bedarf den Intimbereich waschen. Den Rest muß der Patient selbständig waschen. Eincremen. Die Haare anschließend bürsten und kämmen. Auf Wunsch ein privates Nachthemd anziehen. Dokumentation über Hautzustand und Mobilität früh und abends.

Problem 3 Da der Patient bei der Ganzkörperwaschung seine sexuellen Schutzzonen den Mitpatienten und der Krankenschwester offenbaren muß, hat er ein Schamgefühl.

Ressource Keine.

Nahziel Der Patient wäscht sich in einer Woche selbständig.

Fernziel Der Patient kann mit seinem Schamgefühl umgehen.

Maßnahmen Bei der Ganzkörperwaschung die Mitpatienten aus dem Zimmer bitten oder einen Sichtschutz aufstellen. Die Gefühle ernst nehmen und Gesprächsbereitschaft signalisieren. Neutralen Umgang mit den Intimzonen wahren. Dem Patienten anbieten, sich von einer gleichgeschlechtlichen Pflegekraft waschen zu lassen. Frühmobilisation verhilft ihm zur Unabhängigkeit. Den Patienten soviel wie möglich selber machen lassen.

Problem 4 Aufgrund der Magensonde ist die Nasenschleimhaut gereizt. Es besteht die Gefahr von Druckulzera an der Schleimhaut.

Ressource Keine.

Nahziel In 13 Tagen ist die Magensonde gezogen.

Fernziel Intakte Nasenschleimhaut.

Maßnahmen Täglich früh, mittag und abends Nasenpflege durchführen. Hierzu einen Watteträger nehmen und darauf Bepanthensalbe streichen. Die Bepanthen-Salbe an der Nasenschleimhaut verteilen und einwirken lassen. Vor Eingeben der Bepanthensalbe die Nasenschleimhaut auf Rötungen und Druckstellen kontrollieren. Hierzu eine Taschenlampe verwenden. Sollte die Nase mit Borken oder Belägen versehen sein, sie zuerst mit Hilfe eines Wattetupfers und NaCl oder Aqua feucht auswischen. Den Zustand der Nase täglich dokumentieren und dem Arzt mitteilen. *Um Druckstellen an der Schleimhaut zu verhindern,* muß täglich die Sonde frisch verbunden werden. Das Pflaster an der Sonde entfernen und den Nasenrücken von den Pflasterresten säubern. Mit einem Leukosilksteifen die Sonde 2mal umwickeln und auf dem Nasenrücken festkleben. Darauf achten, daß die Sonde täglich an einer anderen Stelle befestigt wird.

Der Patient hat Probleme beim

ATL 4 Essen und Trinken

Problem 1 Wegen der Entfernung des Gasters hat der Patient Nahrungskarenz.

Ressource Der Patient ist über die Nahrungskarenz informiert.

Nahziel Der Patient hält sich an die Nahrungskarenz.

Fernziel Der Patient nimmt wieder Nahrung zu sich.

Maßnahmen Der Patient muß ab dem Vortag der Operation um 22.00 Uhr Nahrungskarenz einhalten. Ihm sagen, daß die Nahrungskarenz bis zum 8. postoperativen Tag andauert. In der Zwischenzeit eine parenterale Ernährung, die dem Körper alle notwendigen Substanzen bietet, zuführen. Sagen, daß der Sinn der 9tägigen Nahrungskarenz in der Schonung des Magen-Darm-Traktes liegt. Darauf achten, daß man nicht aus Versehen etwas Essen oder Trinken an das Nachtkästchen stellt. An den Bettbügel ein Schild mit „Nahrungskarenz" hängen. Dem Patienten raten, daß er seinen Besuchern bereits am Telefon mitteilt, daß diese keine Nahrungsmittel mitbringen dürfen. Eventuell Mitpatienten bitten, das Essen im Aufenthaltszimmer einzunehmen.

Problem 2 Aufgrund der Nahrungskarenz hat der Patient eine mangelnde Kautätigkeit, einen verminderten Speichelfluß und einen schlechten Geschmack im Mund. Es besteht die Gefahr des Soors und der Parotitis.

Ressource Der Patient nimmt bei beginnender Mundtrockenheit ein Lemonstäbchen.

Nahziel Beschwerdefreie Nahrungsaufnahme innerhalb von 10 Tagen.

Fernziel Erhaltung der Kautätigkeit.

Maßnahmen Anregen der Parotistätigkeit durch Massage der Wangen früh, mittag und abends. Mund alle 2 Stunden mit Wasser und 3 Tropfen Zahnfluid spülen lassen. Bei Bedarf gekühlte Lemonstäbchen oder Mundspray anbieten. Mundpflege 3mal täglich mit Tupfer, Dexpanthenollösung und einer Kornzange durchführen. Patienten sagen, daß dadurch die Beläge von der Zunge entfernt und die Wangentaschen ausgewischt werden können.

Problem 3 Aufgrund der langen Nahrungskarenz hat der Patient eine Mangelversorgung an Elektrolyten und Kalorien und damit verbunden einen Gewichtsverlust von 3 kg.

Ressource Der Patient kennt den Sinn der parenteralen Ernährung.

Nahziel Der Patient hält 2 Tage lang sein Gewicht konstant.

Fernziel Erreichen einer optimal möglichen Ernährung.

Maßnahmen Den Sinn der 7tägigen Nahrungskarenz erklären. Durch eine ärztlich angeordnete Infusionstherapie wichtige Elektolyte, Fette, Vitamine und Glykolyte verabreichen. Ab dem 7. postoperativen Tag die Aufbauernährung beginnen und darauf achten, daß der Patient diese zu sich nimmt. Den Patienten täglich morgens wiegen und das Gewicht dokumentieren.

Problem 4 Durch die Intubation während der Narkose und der 8tägigen Nahrungskarenz besteht Aspirationsgefahr beim 1. Schluckversuch.

Ressource Der Patient ist über die Gefahr der Aspiration aufgeklärt.

Nahziel Der Patient ist beim 1. Schluckversuch frei von Aspiration.

Fernziel Ungehinderte Flüssigkeitsaufnahme.

Maßnahmen Lauwarmen Kamillentee mit einem Strohhalm zum Trinken geben. Dem Patienten sagen, daß er beim 1. Schluckversuch nur eine kleine Menge Flüssigkeit zu sich nehmen soll. Beim Schluckversuch neben ihm stehen bleiben und ihn mit dem Oberkörper aufrecht lagern. Er soll nur über den Strohhalm trinken. Bei

Aspiration ruhig bleiben. Nierenschale und Zellstoff für diesen Fall bereit legen. Dem Patienten sagen, daß er versuchen soll, gleichmäßig weiterzuatmen. Gegebenenfalls ein Absauggerät in das Zimmer stellen. Erst einmal keinen weiteren Schluckversuch durchführen und auf ein paar Stunden später verschieben.

Problem 5 Aufgrund der Gastrektomie hat der Patient keinen Magen mehr. Es fehlen die Funktionen des Magens wie z.B. die Vitamin-B_{12}-Herstellung.

Ressource Der Patient weiß, daß er keinen Magen mehr hat.

Nahziel Der Patient denkt in 5 Tagen selbst daran, seine Medikamente regelmäßig einzunehmen.

Fernziel Der Patient hat eine gute Verdauung.

Maßnahmen Erklären, daß durch Entfernung des Magens die Aufgaben dieses Organes nicht mehr vorhanden sind. *Die Aufgaben des Magens sind die Aufspaltung der Nahrung durch Enzyme, die Vitamin-B_{12}-Herstellung und das vorläufige Speichern der Nahrung, bis sie in den Darm portionsweise weitergegeben wird. Um die Magenfermente substituieren zu können,* muß der Patient zu Beginn der Mahlzeit einen Teelöffel Enzynorm forte zu sich nehmen. Dies darf er nie vergessen. Er soll einmal monatlich zu seinem Hausarzt gehen und sich dort in Form einer Spritze ein Vitamin-B_{12}-Präparat verabreichen lassen. Adressen von Selbsthilfegruppen geben.

Problem 6 Durch die Entfernung des Magens und die 7tägige Nahrungskarenz hat der Patient eine veränderte Verdauungsfunktion. Der Patient verträgt nur eine aufbauende Ernährung.

Ressource Der Patient ist über den Nahrungsaufbau informiert.

Nahziel Der Patient hält sich ab dem 1. postoperativen Tag an die aufbauende Ernährung.

Fernziel Der Patient ernährt sich gemäß seiner Diät.

Maßnahmen Den Patienten über die aufbauende Ernährung informieren. Ihm am 8. postoperativen Tag eine Tasse Kamillentee oder kohlensäurefreies Mineralwasser geben. Am 9. postoperativen Tag einen Liter Flüssigkeit über den Tag verteilt anbieten. Ihm hierfür in eine Thermoskanne einen Liter Kamillentee füllen. Am nächsten postoperativen Tag erhält er zu dem einen Liter Flüssigkeit 5mal täglich alle 3 Stunden je eine Gabe von 100 ml Haferschleim. Am 11. und 12. postoperativen Tag die Menge des Haferschleims auf 5mal 200 ml alle 3 Stunden steigern. Dazu soll er 1000 ml Flüssigkeit zu sich nehmen. Während dieser Aufbaukost die Magensonde liegenlassen, *um zu sehen, wie gut die Flüssigkeit vertragen wurde.* Hierzu 1 bis 2 Stunden nach Flüssigkeitsaufnahme die abgklemmte Magensonde öffnen, und nachsehen, ob ein Rücklauf erfolgt. *Sollte sie nichts fördern, darf mit der Aufbaukost weiter gemacht werden.* Am 13. postoperativen Tag die Magensonde entfernen und die parenterale Ernährung einstellen. Ab dem 13. postoperativen Tag erhält der Patient 5 leichte ballaststoffarme Mahlzeiten im Dreistundenabstand. Zwischendurch soll er 1 bis $1^1/_2$ l Tee trinken. Am 14. postoperativen Tag leichte Kost und Schonkost anbieten.

Problem 7 Aufgrund der Operation muß der Patient eine spezielle Diätkost einnehmen.

Ressource Der Patient weiß, daß er nicht mehr alles essen kann.

Nahziel Der Patient informiert sich in 6 Tagen über die Diät.

Fernziel Der Patient hält die Diät ein.

Maßnahmen Dem Patienten sagen, daß unter dem Begriff Diät in seinem Fall keine kalorienarme Ernährung gemeint ist, sondern eine Ernährung, die auf seine Gastrektomie abgestimmt ist. Er muß täglich 6 bis 7 kleine Mahlzeiten zu sich nehmen. Er soll hierzu regelmäßige Essenszeiten einplanen; dabei langsam essen und gut kauen. Dem Patienten mitteilen, daß die Kost eiweißreich, vitaminreich und zuckerarm sein sollte, er also keine Süßspeisen, Kaffee, schwarzen Tee, Alkohol und kohlensäurehaltigen Getränke zu sich nehmen darf. Zudem mitteilen, daß er gebratene, blähende und fettreiche Speisen meiden soll. Schonkost in der Küche bestellen. Während des Essens auf Getränke verzichten, *da die Flüssigkeit das Volumen des Darmes völlig ausfüllen wür-*

de. Milch und Zucker dürfen nicht verwendet werden. Wenn der Patient einige Zeit mit seiner Schonkost gut zurecht gekommen ist, kann er die Nahrung nach individueller Verträglichkeit umstellen. Dem Patienten sagen, daß er alle 6 Tage sein Gewicht kontrollieren muß. *Um nach Nahrungsaufnahme das Essen nicht wieder zu erbrechen,* darf er sich nicht flach hinlegen. Ihm raten, die Ernährungsberatung aufzusuchen.

Der Patient hat Probleme beim

ATL 5 Ausscheiden

Problem 1 Aufgrund der langen Bettlägerigkeit besteht die Gefahr der Obstipation.

Ressource Der Patient hat hörbare Darmgeräusche.

Nahziel Der Patient hat alle 2 Tage Stuhlgang.

Fernziel Wiederherstellung der gesunden Ausscheidungsfunktion.

Maßnahmen Täglich Morgengymnastik im Bett durchführen, z.B. Füße und Hände kreisen oder bei besserem Befinden eine halbe Stunde mit Hilfe auf der Station auf und ab gehen. Frühmobilisation betreiben. Am 2. oder 3. postoperativen Tag dem Patienten einen Einlauf mit 500 ml Kamillosan-Wasser-Lösung oder ein Klistier verabreichen. Einmal täglich die Darmgeräusche auf „Gurgeln" abhören. Dem Patienten sagen, daß dadurch die Darmfunktion angeregt und einer Atonie vorgebeugt werden soll. Dokumentation früh und abends über das tägliche Stuhlgangverhalten.

Problem 2 Durch die Nachwirkungen der Narkose besteht die Gefahr des postoperativen Harnverhalts.

Ressource Keine.

Nahziel Der Patient läßt in 6 Stunden 200 bis 300 ml Urin ab.

Fernziel Normale Urinausscheidung gemäß seines früheren Rhythmus.

Maßnahmen Den Patienten zum Lassen des 1. Spontanurins 6 Stunden nach der Operation auf die Toilette begleiten. Sollte er innerhalb der 6 Stunden keinen Urindrang verspüren, ihn dennoch zur Toilette bitten, *da oft psychologische Faktoren wie Angst vor Schmerzen dieses Harnverhalten auslösen können.* Das Wasser dabei aufdrehen und dem Patienten genug Zeit lassen. Bei schlechtem

Befinden eine Bettflasche anbieten. Sollte er dennoch nichts ausscheiden können, auf ärztliche Anordnung Medikamente geben oder einmalkatheterisieren. Dokumentation über die Urinausscheidung.

Problem 3 Aufgrund der Schmerzen im Operationsgebiet kann der Patient nicht alleine zur Toilette gehen. Er braucht Hilfe beim Toilettengang.

Ressource Der Patient benützt in der Nacht die Urinflasche.

Nahziel Der Patient geht in 4 Tagen alleine zur Toilette.

Fernziel Der Patient bewegt sich ungehindert.

Maßnahmen Die Glocke griffbereit an das Bett hängen. Der Patient erhält, wenn möglich nur nachts, eine Urinflasche. Ihm sagen, daß er sich bei Urindrang melden und das Aufstehen langsam und behutsam durchführen soll. Gemeinsam mit dem Patienten zur Toilette gehen. Er soll sich mit der einen Hand am Infusionsständer festhalten und mit der anderen bei der Pflegekraft Halt finden. Das Setzen auf die Toilettenschüssel konzentriert erfolgen lassen. Ihm sagen, daß er sich mit dem Oberkörper weit nach vorne beugen soll, *um ein Spannen der Bauchnaht zu vermeiden.* Er kann zur Erleichterung in die Knie gehen, die Beine leicht spreizen und sich dann auf die Toilettenschüssel setzen. Schmerzmedikamente auf ärztliche Anordnung verabreichen.

Problem 4 Um den Verdauungstrakt zu entlasten, hat der Patient eine Magensonde liegen. Der Magensaft läuft darüber ab.

Ressource Der Patient akzeptiert die Magensonde.

Nahziel In 3 Tagen fließen weniger als 50ml Magensaft täglich ab.

Fernziel Der Patient ist frei von der Magensonde.

Maßnahmen Den Magensaft auf Menge, kotigen Geruch, Farbe, Beschaffenheit und Blutbeimengung beobachten und dokumentieren. Die Magensonde am Operationstag geöffnet lassen. Dem Patienten erklären, daß dadurch die Naht des Darmes leichter heilen kann und es zu keinen Fisteln oder Nahtundichtigkeiten durch die aggressive Säure kommen wird. Täglich morgens und am Abend den Beutel leeren, die Menge mit Hilfe eines Meßkruges abmessen oder am Beutel ablesen und in der Kurve notieren. Die Magensonde bis zum 8. postoperativen Tag geöffnet lassen. Wenn der Patient die 1. Menge an Flüssigkeit oral zu sich nehmen konnte, die Sonde 1 Stunde schließen, *um ein sofortiges Zurückfließen des getrunkenen Tees zu vermeiden.* Nach einer Stunde nachsehen, wie weit der Magen-Darm-Trakt den Tee verdaut hat. Die Menge genau dokumentieren und dem Arzt mitteilen. Der Beutel muß unter dem Körperniveau hängen. Sagen, daß er nicht an der Sonde ziehen oder manipulieren darf. Die Sonde am 12. oder 13. postoperativen Tag ziehen.

Problem 5 Durch die Drainagen verliert der Patient täglich ungefähr 200 ml Sekret. Die Drainagen fördern blutiges Sekret.

Ressource Keine.

Nahziel Der Patient verliert in 2 Tagen 200 ml Sekret.

Fernziel Der Patient ist frei von Drainagen.

Maßnahmen Täglich die Drainagen entleeren und wechseln. Die Menge in einem Meßbecher abmessen und exakt in der Kurve dokumentieren. Das Sekret auf Menge, Farbe, Konsistenz und Beimengung beobachten. Das Sekret als Ausscheidung in die Bilanz miteinrechnen. Drainagen auf Durchgängigkeit und Dichtigkeit stündlich prüfen. Die Redon-Drainagen ab dem 1. oder 2. Tag entfernen, *wenn sie in 24 Stunden nicht mehr als 40 bis 50 ml Sekret gefördert haben.* Die Penrose-Drainagen am 4. bis 6. postoperativen Tag zuerst kürzen, dann am 6. oder 8. postoperativen Tag vom Arzt entfernen lassen. Die geförderte Menge muß in 24 Stunden weniger als 50 ml betragen.

Der Patient hat Probleme bei der

ATL 6 Regulation der Körpertemperatur

Problem 1 Aufgrund der langen Operation ist der Patient ausgekühlt. Der Patient friert am Operationstag.

Ressource Der Patient sagt, daß ihm kalt ist.

Nahziel Sechs Stunden nach der Operation ist es dem Patienten wärmer.

Fernziel Der Patient hat Temperaturen zwischen 36 bis 37 °C.

Maßnahmen Dem Patienten sagen, daß er eine lange Operation hinter sich gebracht hat und im Operationssaal etwas ausgekühlt ist. Beim Ankommen in seinem Zimmer sofort Temperatur messen und eine 2. Bettdecke geben. Die Fenster geschlossen halten, Durchzug vermeiden. Dem Wunsch nach einer Wärmflasche nicht nachkommen. Erklären, daß er bedingt durch seine Narkose ein verzögertes Reaktionsvermögen hat und es durch die Wärmflasche zu Verbrennungen an den Füßen kommen könnte. Alle 1 bis 2 Stunden Temperatur nachmessen.

Problem 2 Aufgrund des Resorptionsfiebers ab dem 3. postoperativen Tag bedingt durch die Gastrektomie hat der Patient erhöhte Temperaturen bis zu 38 °C.

Ressource Der Patient mißt früh, mittags und abends selbständig rektal seine Temperatur.

Nahziel Senkung des Fiebers auf 37,5 °C innerhalb eines Tages.

Fernziel Körpertemperatur zwischen 36 und 37 °C.

Maßnahmen Alle 1 bis 2 Stunden Temperatur messen lassen. Rektal das Thermometer 3 Minuten belassen. Eine dünne Decke geben. Eisbeutel, eingewickelt in einen kleinen Kopfkissenüberzug eine halbe Stunde rechts und links in die Leisten legen. Nach Bedarf wiederholen. Wadenwickel bei Bedarf. Bei Erhöhung der Temperatur auf ärztliche Anordnung Medikamente verabreichen. Dokumentation des Fieberverlaufes.

Der Patient hat Probleme beim

ATL 7 Atmen

Problem 1 Aufgrund der flachen Atmung bedingt durch Schmerzen hat der Patient eine Ansammlung von Sekret in den Bronchien, ein erschwertes Abhusten und eine ungenügende Belüftung der Lunge. Es besteht Pneumoniegefahr.

Ressource Der Patient denkt täglich selbst daran, seine erlernte Atemgymnastik durchzuführen.

Nahziel Der Patient atmet in einer Woche tief durch und hustet vorhandenes Sekret problemlos ab.

Fernziel Eine optimale Lungenventilation.

Maßnahmen Einreiben von Brust und Rücken früh und abends mit sekretlösenden Mitteln wie Nervgeist oder Stas-Salbe. Anschließend mit Feuchtigkeitslotion eincremen gegen eine mögliche Austrocknung durch den Franzbranntwein. Dreimal täglich Inhalation mit NaCl und evtl. Zusätzen *zur Verflüssigung des Sekretes.* Für ausreichende Frischluft im Zimmer sorgen. Frühmobilisation betreiben. Atemgymnastik mit einem Triflo, das vom Patienten stündlich 10mal benützt wird. Einen Mullbindenstreifen an den Bettbügel hängen und den Patienten auffordern, diesen stündlich mindestens 5mal wegzupusten. Bei jedem Gang in das Zimmer motivieren, tief durchzuatmen und mit Hilfe des K-Lautes abzuhusten. Mehrere Nierenschalen mit Zellstoff für abgehustetes Sputum auf das Nachtkästchen stellen. Information über die Notwendigkeit der Pneumonieprophylaxe bei Aufnahme auf Station.

Problem 2 Aufgrund der Magensonde hat der Patient eine eingeschränkte Atmung. Der Patient kann über das rechte Nasenloch nur schwer atmen.

Ressource Der Patient atmet durch den Mund und das linke Nasenloch.

Nahziel In 13 Tagen ist der Patient frei von der Magensonde.

Fernziel Der Patient atmet frei durch beide Nasenlöcher.

Maßnahmen Sagen, daß die Behinderung der Atmung durch die liegende Sonde kommt. Die Magensonde stets durch das größere Nasenloch schieben und angepaßte Charrier-Größe verwenden. Das Kopfteil mindestens in einen 45°-Winkel nach oben bringen. Darauf achten, daß der Patient keine einengende Kleidung trägt. Das Fenster leicht geöffnet halten. *Oft ist die Atemnot durch psychische Faktoren bedingt.* Ihm sagen, daß am 12. oder 13. postoperativen Tag die Sonde gezogen wird. Zur Sicherheit ein Sauerstoffgerät mit Wandanschluß, Maske und Befeuchtertopf im Zimmer anbringen. Ihn bitten, durch den Mund mitzuatmen, falls er meint, nicht genug Luft zu bekommen.

Der Patient hat Probleme beim

ATL 8 Für Sicherheit sorgen

Problem 1 Aufgrund der Operation besteht die Gefahr der Wundhämatome, der Nahtinsuffizienz und der Blutungen.

Ressource Keine.

Nahziel Der Patient weiß am 1. postoperativen Tag über die Gefahr Bescheid.

Fernziel Gut zuheilende Operationsnaht mit Umgebung.

Maßnahmen Nahtundichtigkeiten auf Größe und Tiefe beurteilen und dem Arzt mitteilen. Drainagen morgens entleeren und die geförderte Menge stündlich dokumentieren. *Nachblutungen können einerseits durch viel blutiges Sekret in den Drainagen und andererseits durch Zunahme des Bauchumfanges bemerkt werden.* Morgens und am Abend den Bauchumfang mit einem Maßband messen. Hierzu mit einem wasserunlöslichen Stift Markierungen auf die Haut malen, *um täglich denselben Körperumfang messen zu können.* Täglich Kontrolle des Hämatoms auf Größe, Umfang und Farbe. Den Verband im Hinblick auf alte und frische Blutflecken beobachten und die alten Blutflecke umranden. Exakte Dokumentation der Operationsnaht mit Umgebung.

Problem 2 Durch die herabgesetzte Körperresistenz auf Basis des schlechten Allgemeinzustandes und der Operationsnaht als sekundäre Körperöffnung besteht die Gefahr der Infektion.

Ressource Keine.

Nahziel Gut zugeheilte Operationsnaht.

Fernziel Der Körper ist frei von pathologischen Keimen.

Maßnahmen Täglich sterilen Verbandswechsel mit Hautdesinfektionsmittel, sterilen Kompressen und Fixomull durchführen. Während des Verbandswechsels die Fenster schließen und über der Naht nicht sprechen. Den Verbandswechsel zu zweit durchführen. Die Hände desinfizieren und mit Handschuhen den alten Verband abziehen. Die eine Pflegekraft kümmert sich um das Verbinden der Naht, die zweite um das Anreichen der Materialien aus dem reinen Verbandswagen. *Dadurch wird vermieden, daß durch den Verbandswagen Keime von Patient zu Patient verschleppt werden, die wiederum Infektionen auslösen könnten.* Pflasterreste entfernen. Beobachtung der Wunde auf Rubor, Dolor, Calor, Tumor und Functio laesa, Blutungen, Sekrete und Nahtundichtigkeiten. Auf ärztliche Anordnung 3mal täglich Antibiotikabehandlung und körpereigene Abwehrkräfte durch Gabe von Eiweißen oder Vitaminen stärken. Vor Mitpatienten, die krankmachende Keime mit sich tragen, schützen. Temperaturkontrolle früh, mittags und abends durchführen.

Problem 3 Aufgrund der Nachwirkungen der Narkose besteht die Gefahr der Beeinträchtigung der Vitalfunktion.

Ressource Der Patient meldet sich bei Schwindel oder Kopfschmerzen.

Nahziel Stabile Vitalwerte.

Fernziel Konstanthaltung des Blutdruckes auf Werten von 130:80 mmHg. Konstanthaltung des Pulses auf Werten zwischen 60 und 80 Schlägen pro Minute. Konstanthaltung der Atmung auf 12 bis 20 Atemzüge pro Minute. Konstanthaltung der Temperatur auf Werten zwischen 36 und 37 °C.

Maßnahmen Nach Übernahme aus dem Aufwachraum sofort im Zimmer Blutdruck, Puls und Temperatur messen. Einen Überwachungsbogen anlegen. In den ersten 2 bis 3 Stunden nach der Operation halbstündlich die Vitalwerte überprüfen. Dann 3- bis 6stündlich kontrollieren. Am nächsten Tag 3mal täglich die Vitalwerte messen und in der Kurve dokumentieren. Bei Veränderungen sofort den Arzt verständigen und auf Anordnung Medikamente verabreichen. Den Patienten informieren, daß er sich umgehend bei Veränderungen seines Befindens melden soll.

Problem 4 Aufgrund der Medikamentengabe besteht die Gefahr der allergischen Reaktion.

Ressource Der Patient meldet sich bei körperlichem Mißempfinden.

Nahziel Gute Verträglichkeit der angeordneten Medikamente in der Zeit der Einnahme.

Fernziel Der Patient ist medikamentenfrei.

Maßnahmen Genaue Verabreichung der ärztlich angeordneten Medikamente. Kontrolle der Medikamente auf Dosis, Häufigkeit, Anordnung und Patientenname. Die 1. Gabe des i.v.-Medikamentes vom Arzt durchführen lassen. Alle halbe Stunde während der Verabreichung der i.v.-Medikamente Vitalwerte kontrollieren. Auf Nebenwirkungen wie Schüttelfrost, Fieber, Erbrechen, Durchfall oder Hautausschlag achten.

Problem 5 Durch das Fehlen des Magens besteht bei zu viel kohlenhydratreicher Ernährung die Gefahr des Dumping-Syndroms.

Ressource Der Patient hält sich an die aufbauende Ernährung.

Nahziel In 14 Tagen informiert sich der Patient über die Ursache des Dumping-Syndroms.

Fernziel Der Patient verträgt die Nahrung gut.

Maßnahmen Erklären, daß beim Dumping-Syndrom Schock- und Dyspepsiezeichen auftreten können, wie z.B. Völlegefühl, Meteorismus, Brechreiz, Schweißausbrüche, Herzklopfen, Blässe, Schwindel, Ohnmacht und Diarrhö. 10 bis 15 Minuten nach dem Essen auf oben beschriebene Zeichen achten und bei Auftreten sofort den Arzt verständigen. Dem Patienten keine kohlenhydratreiche Nahrung anbieten, *da dadurch ein Volumenmangelschock infolge Überdehnung des Darmes durch Sekreteinstrom in die Darmschlingen ausgelöst werden würde.* Die Diätberatung zu einem Gespräch mit dem Patienten bitten. Ihm sagen, daß er sich bei der Diätberatung Tips für seine Ernährung holen kann.

Der Patient hat Probleme beim

ATL 9 Arbeiten und Spielen

Problem 1 Da der Patient durch seine Bettlägerigkeit und langen Krankenhausaufenthalt das Zimmer selten verlassen kann, hat er Langeweile und ist nicht ausgelastet.

Ressource Der Patient bekommt zur Abwechslung von Freunden und Familie Besuch.

Nahziel Der Patient geht in 5 Tagen in den Aufenthaltsraum.

Fernziel Der Patient kann sich trotz Krankenhausaufenthalt problemlos ablenken und beschäftigen.

Maßnahmen Den Patienten mobilisieren und in die Körperpflege einbeziehen, *damit er wenigstens zu den Pflegezeiten abgelenkt wird.* Einen Mitpatienten ins Zimmer legen, der vom Alter und von den Interessen ähnliche Ansichten vertritt, *damit ein Gespräch zustande kommt.* Die Besuchszeiten für den Patienten erweitern, *um berufstätigen Freunden die Möglichkeit zu geben, einen Besuch zur Abwechslung und zum Austausch von Gefühlen zu machen.* Formulare zur Anmeldung von Telefon, Radio oder Fernseher aushändigen. Auf Wunsch Mitpatienten aktivieren, mit ihm zusammen ein Kartenspiel zu spielen. Die Familie kann genügend Zeitungen und Bücher mitbringen. Das Pflegepersonal soll Gesprächsbereitschaft zeigen.

Problem 2 Aufgrund des Mehrbettzimmers und der ständig eintretenden Pflegekräfte fühlt sich der Patient in seinen privaten Tätigkeiten gestört. Er kann z.B. nicht ungestört telefonieren.

Ressource Der Patient meldet seine Bedürfnisse an.

Nahziel Der Patient führt in 3 Tagen ungestört private Telefonate.

Fernziel Der Patient ist an die Krankenhausatmosphäre gewöhnt.

Maßnahmen Dem Patienten Bettnachbarn seines Alters mit derselben Erkrankung dazulegen, *um die Diskrepanz zwischen erheblichem und niedrigem Pflegeaufwand zu vermeiden.* Die Zeiten mitteilen, an denen Pflegekräfte das Zimmer betreten müssen. Anbieten, zwischen die Betten einen Sichtschutz aufzustellen. Die Gefühle ernst nehmen. Ihn fragen, weshalb er sich gestört fühlt. Ihm den Tip geben, daß er sagen soll, wenn er für 1 bis 2 Stunden alleine sein möchte. Sollte der Patient gerade telefonieren, die pflegerischen Tätigkeiten auf später verschieben. Wenn der Patient durch das Mehrbettzimmer zu keiner Ruhe kommt, ihn evtl. in ein Einzelzimmer verlegen.

Problem 3 Um Komplikationen zu vermeiden, muß der Patient Streß reduzieren. Der Patient legt Pausen ein.

Ressource Der Patient weiß, daß er Streß vermeiden muß.

Nahziel Der Patient fragt in 4 Tagen nach Adressen von Selbsthilfegruppen.

Fernziel Der Patient kann mit Streß umgehen.

Maßnahmen Dem Patienten bei jeder pflegerischen Tätigkeit Zeit und Ruhe gewähren. Ihm Pausen ermöglichen. Die Untersuchungstermine so planen, daß er in keine stressige Situation gelangt. Ihm raten, noch während des Krankenhausaufenthaltes einen Psychologen aufzusuchen. Auf Wunsch einen Termin beim Sozialdienst ausmachen, *um dort die Anschlußheilbehandlung von mindestens 6 Wochen besprechen zu können.* Der Patient soll anfangs am Arbeitsplatz mehr Ruhepausen einlegen dürfen und bei Möglichkeit seine Arbeitszeit verkürzen lassen. Ihm sagen, daß er zu seinem Beruf Ausgleich schaffen soll, indem er zur Entspannung schwimmen oder spazieren geht. Die Organisation seines Urlaubs soll so geregelt sein, daß er mindestens 3 Wochen Urlaub am Stück nehmen kann. Er muß lernen, sein Leben sinnvoll zu planen und einen regelmäßigen Lebensrythmus zu erlangen. Adressen von Selbsthilfegruppen geben.

Der Patient hat Probleme beim

ATL 10 Kommunizieren

Problem 1 Durch die Nachwirkung der Narkose ist der Patient am Operationstag in seiner Auffassungsgabe eingeschränkt.

Ressource Der Patient kann sprechen.

Nahziel In einem Tag drückt sich der Patient problemlos aus.

Fernziel Gute Auffassungsgabe.

Maßnahmen *Durch die Beeinträchtigung infolge der Narkose ist der Patient in den ersten Stunden auf Station nicht imstande, den Anweisungen des Personals zu folgen.* Dem Patienten kurz und deutlich sagen, daß er nicht alleine aufstehen und zur Toilette gehen, sondern beim ersten Urindrang nach einer Krankenschwester klingeln soll. Zeit und Ruhe geben, die Narkose auszuschlafen. Erst später mit ihm genauere Gespräche über die Operation führen. Dem Ehe-/Lebenspartner sagen, daß es am sinnvollsten wäre, still neben dem Patienten Platz zu nehmen und die Hand zu streicheln.

Problem 2 Aufgrund der Klinikfachsprache kann der Patient auf Anhieb nicht alle Informationen und Aufklärungen verstehen.

Ressource Der Patient interessiert sich für seine Erkrankung.

Nahziel Der Patient fragt in 3 Tagen nach.

Fernziel Der Patient versteht die Informationen.

Maßnahmen Den Patienten bitten, bei Visite sofort nachzufragen, wenn er etwas nicht versteht. Bei pflegerischen Tätigkeiten mit einfachen, verständlichen Worten informieren. Medizinische Fachbegriffe vermeiden. Bei Fragen Auskunft geben und sich versichern, daß er alles verstanden hat. Bei Unklarheiten im ärztlichen Bereich ein Gespräch mit dem zuständigen Arzt arrangieren. Stationsübliche Informationsblätter und Broschüren austeilen.

Problem 3 Aufgrund der labilen psychischen Situation bedingt durch den Organverlust ist der Patient schnell depressiv verstimmt. Er kann in diesem Moment seine Bedürfnisse nicht ausdrücken.

Ressource Keine.

Nahziel Der Patient vertraut sich in einer Woche einer Psychologin an.

Fernziel Der Patient findet sich mit der Situation zurecht.

Maßnahmen Die Stimmungslage erkennen und ernst nehmen. Den Patienten darauf ansprechen und Gesprächsbereitschaft signalisieren. Auf Mimik, Gestik und Haltung achten. Eventuell Bedürfnisse erkennen. Den Patienten durch Nachfragen motivieren, seine Wünsche zu äußern. Ihm Zeit zum Nachdenken gewähren.

Der Patient hat Probleme beim

ATL 11 Mann sein

Problem 1 Aufgrund der Abhängigkeit vom Pflegepersonal bei der Körperpflege fühlt sich der Patient nicht als vollwertiger Mann.

Ressource Der Patient spricht über seine Abhängigkeit.

Nahziel Der Patient wäscht sich den Intimbereich selbständig.

Fernziel Der Patient versorgt sich alleine.

Maßnahmen Frühmobilisation verhilft dem Patienten zu einer raschen Selbständigkeit. Ihm die Möglichkeit geben, sich weitgehend selbständig zu waschen. Bei der Waschung der Intimzonen diskret abwenden. Gespräche mit dem Psychologen vorschlagen. Ihm Mut und Zuspruch geben. Sagen, daß er bald wieder so mobil sein wird, daß er sich komplett alleine versorgen kann. Ihm das Gefühl vermitteln, daß er als vollwertiger Mann angesehen wird.

Der Patient hat Probleme beim

ATL 12 Sinn finden

Problem 1 Aufgrund der Erkrankung hat der Patient Zukunftsängste.

Ressource Der Patient spricht über seine Ängste.

Nahziel Der Patient erlebt in 2 Wochen positive Momente.

Fernziel Der Patient hat neue Zukunftsperspektiven.

Maßnahmen Gespräche anbieten. Ihn ernst nehmen. Auf Wunsch einen Seelsorger oder Sozialdienst einschalten. Fachzeitungen anbieten, ihm Selbsthilfegruppen nennen. Auf Wunsch betroffene Mitpatienten zu einem Gespräch und zum Austausch von Gefühlen vorstellen.

Problem 2 Aufgrund der Bösartigkeit der Erkrankung hat der Patient Angst vor Rezidiven und Komplikationen.

Ressource Der Patient informiert sich über Komplikationen und die Wahrscheinlichkeit eines neuen Tumors.

Nahziel Der Patient ist angstfrei.

Fernziel Der Patient ist frei von Rezidiven.

Maßnahmen Die Ängste ernst nehmen. Verständnis entgegenbringen und Gesprächsbereitschaft signalisieren. Den Patienten auf Risikofaktoren einer erneuten Erkrankung hinweisen. Gesundheitsfördernde Maßnahmen wie z.B. ausgewogene Ernährung mit wenig Kalorien, angemessenen Sport, viel Bewegung oder keinen Alkohol zu trinken beibringen. Ein Gespräch mit dem Arzt organisieren, bei dem er sich über Prognose und Früherkennung von Rezidiven erkundigen kann. Den Besuch von Selbsthilfegruppen und Bücher über die Erkrankung vorschlagen. Positives Denken vermitteln und versuchen, dem Patienten die Angst zu nehmen.

Problem 3 Durch die veränderte Lebenssituation hat der Patient keinen Lebensmut mehr.

Ressource Der Patient spricht über diese Gedanken.

Nahziel Der Patient findet am Ende des Krankenhausaufenthaltes seinen Lebensmut zurück.

Fernziel Der Patient sieht positiv in die Zukunft.

Maßnahmen Die Gefühle ernst nehmen, Gespräche führen. Auf Wunsch einen Seelsorger oder Psychologen anfordern. Selbsthilfegruppen vorstellen. Arzt über die seelische Verfassung informieren. So oft wie möglich zum Patienten gehen und Kontakt aufnehmen. Einen Bettnachbarn in sein Zimmer legen, *um die Einsamkeit geringer zu halten.*

1.2 Rektumkarzinom/Anus praeter

Der nachfolgende Text stellt eine kurze Zusammenfassung der Erkrankung Rektumkarzinom dar. Er soll die Operation Rektumamputation in Erinnerung rufen, um mit der Pflegeplanung besser zurecht zu kommen. Er ersetzt keinesfalls die Fachliteratur.

Definition: Ein Rektumkarzinom ist eine bösartige, vom Drüsenepithel, selten von versprengtem Plattenepithel, ausgehende exophytische oder ulzeröse Geschwulst. 60% sind Adenokarzinome, der Rest schleimbildende und szirrhöse Formen.
Häufigkeit: 6% aller Körperkarzinome sind Rektumkarzinome. Männer sind doppelt so häufig betroffen wie Frauen. Disponierte Altersklassen sind das 6. bis 8. Dezennium.
Begünstigende Faktoren: Mögliche begünstigende Faktoren sind unbekannt, evtl. können Viren beteiligt sein.
Symptome: Frühsymptome sind veränderte Defäkationsmodi. Spätsymptome sind Schmerzen und Tenesmen, Blut- und Schleimabgang, Bleistiftstühle und der unwillkürliche Windabgang, Diarrhoe und abwechselnd Obstipation, Leistungsknick und oft digital tastbare Verhärtungen.
Therapie: Die radikale Rektumresektion mit Kontinenzerhaltung ist ab einer Tumorhöhe von 8 bis 10 cm möglich. Bei allen tiefer sitzenden Tumoren ist die abdomino-perineale Exstirpation des Rektums unter Opferung des Schließmuskels erforderlich. Der Kolonstumpf wird dann als endgültiger, endständiger Anus praeter illiacus links herausgeleitet. Nähere Informationen können in der Fachliteratur nachgelesen werden.
Erläuterung: Das Stoma ist eine operativ geschaffene offene Verbindung zwischen einem inneren Hohlorgan und der äußeren Haut.

Der Patient hat Probleme beim

ATL 1 Wach sein und Schlafen

Problem 1 Dadurch, daß die Nachtschwester zweistündlich ihren Kontrolldurchgang durch die Zimmer machen muß, hat der Patient eine gestörte Nachtruhe.

Ressource Der Patient schläft 2 Stunden am Stück.

Nahziel Der Patient hat in der nächsten Nacht eine Ruhephase von mindestens 4 Stunden.

Fernziel Der Patient schläft die Nacht ungestört durch.

Maßnahmen Beobachten, Dokumentieren und Überwachen der Qualität, Tiefe, Dauer und Durchgängigkeit des Schlafes, indem man zweistündlich durch die Zimmer geht. Anus praeter erst leeren, wenn Beutel mit Stuhl (nicht Wind) gefüllt ist. Auf ärztliche Anordnung ab dem 2. postoperativen Tag ein Schlafmedikament verabreichen. Beim Durchgang leise die Türen zu den Patientenzimmern öffnen, kein grelles Licht anmachen. Als Lichtquelle eine Taschenlampe benützen. In den Zimmern nur flüstern. Mitpatienten auffordern, auf dem Stationsgang leise zu sprechen.

Problem 2 Aufgrund der Schmerzen im Operationsgebiet hat der Patient einen unruhigen Schlaf.

Ressource Der Patient schläft 2 Stunden am Stück.

Nahziel Ruhephasen von mindestens 4 Stunden in der nächsten Nacht.

Fernziel Acht Stunden Schlaf am Stück.

Maßnahmen Die Schmerzen ernst nehmen. Das Zimmer durch Herunterlassen der Jalousie abdunkeln. Für ruhige Umgebung zum Wohlfühlen sorgen. Ein zusätzliches Kissen oder eine Knierolle zur Bauchdeckenentspannung anbieten. *Diese Maßnahmen wirken* *streßdämpfend und geben dem Patienten die Möglichkeit, sich zu entspannen.* Störende Geräusche abstellen. Bei Schmerzen auf ärztliche Anordnung ein Schmerzmittel verabreichen.

Problem 3 Aufgrund der frischen Anlage des Anus praeter darf der Patient nicht auf dem Bauch liegen. Er hat dadurch Einschlaf- und Durchschlafstörungen.

Ressource Der Patient kennt den Sinn der Lagerung.

Nahziel Der Patient schläft in 5 Tagen problemlos ein.

Fernziel Der Patient schläft die ganze Nacht durch.

Maßnahmen Rechts und links unter die Arme 2 Kissen zum Abstützen geben. Auf ärztliche Anordnung ab dem 2. postoperativen Tag ein Schlafmittel verabreichen. Erklären, daß am Operationstag und am 1. postoperativen Tag die Nachwirkungen der Narkose als Schlafmittel genügen. Der Patient darf sich nur leicht auf die rechte oder linke Seite drehen. Zur Unterstützung ein Kissen in den Rücken geben. Ihm raten, stets denselben Rhythmus vor dem Einschlafen zu praktizieren, z.B. Musik hören.

Der Patient hat Probleme beim

ATL 2 Sich bewegen

Problem 1 Aufgrund der Immobilität durch die frische Anus-praeter-Anlage erfährt der Patient eine verminderte Lageveränderung und eine erhöhte Druckbelastung besonders an den Fersen, Ellbogen und der Kreuzbeinregion. Es besteht Dekubitusgefahr.

Ressource Der Patient hat eine intakte Haut.

Nahziel Druckintensität und Zeitdauer des Druckes auf eine der oben genannten Körperstellen auf weniger als 40 mmHg in 2 Stunden reduzieren.

Fernziel Optimale Blutzirkulation an druckgefärdeten Stellen.

Maßnahmen Die Haut einmal täglich bei guten Lichtverhältnissen auf weiße Flecken oder Rötung ansehen. Täglich früh und abends mit alkalifreier Seife den ganzen Körper waschen. Haut trocken halten. Einreiben mit rückfettenden Salben wie Fissan nach jeder Waschung. Am Morgen und bei Bedarf saubere und trockene Kleidung anziehen. Falten im Bett glattziehen. Krümel nach jeder Mahlzeit sorgfältig entfernen. Patienten mobilisieren, z.B. je nach körperlicher Verfassung Kopfteil 60° hoch stellen, an Bettrand oder in Rollstuhl setzen. Steh- bzw. Gehübungen oder passive und aktive Bewegungsübungen mit der Krankengymnastik machen. 2 bis 3 Lagen Schaumstoff in das Bett legen. Dem Patienten sagen, daß für einen optimalen Zustand der Haut eine gute Ernährung Grundlage ist. Vitamine und Elektrolyte eventuell per Infusion verabreichen.

Problem 2 Durch die Bettlägerigkeit hat der Patient eine Verlangsamung der Blutströmung, eine Beschleunigung der Blutgerinnung und eine verminderte Muskelvenenpumpe. Es besteht Thrombosegefahr.

Ressource Der Patient hat keine Varizen.

Nahziel Der Patient verläßt in 2 Tagen für mindestens 2 Stunden sein Bett.

Fernziel Intakte Muskelvenenpumpe und ausreichende Strömungsgeschwindigkeit in den Venen.

Maßnahmen Hochlagerung der Beine alle 2 Stunden um 20°, *damit das Blut besser vom Knie bis zur Leiste abfließen kann.* Frühmobilisation, durch das Sitzen an der Bettkante und Waschen. Dreimal täglich 5 Minuten im Bett Füße 10mal kreisen, Zehen 20mal einkrallen und wieder spreizen. 24 Stunden Antithrombosestrümpfe tragen. Anlegen der Strümpfe im Liegen, bei entstauten Venen. Strümpfe alle 2 Tage erneuern. Früh und abends Beobachtung der Haut auf Rötung, Erwärmung, Schwellung und Druckstellen. Verabreichung der Fragminspritze auf ärztliche Anordnung täglich morgens.

Problem 3 Da der Patient aufgrund von Schmerzen eine Schonhaltung einnimmt, hat er Funktions- und Bewegungseinschränkungen von Knie- und Schultergelenk sowie im Halsbereich. Aufgrund des Druckes der Bettdecke besteht die Gefahr des Spitzfußes. Er ist kontrakturgefährdet.

Ressource Der Patient führt die von der Krankengymnastik gezeigten Bewegungsübungen selbständig durch.

Nahziel Der Patient befindet sich in 4 Tagen für mindestens 2 bis 3 Stunden außerhalb seines Bettes.

Fernziel Erhaltung der funktionellen Gelenkstellung sowie des harmonischen Bewegungsablaufes.

Maßnahmen Physiologische Lagerung der Gelenke in mittlerer Funktionsstellung, indem der Oberarm in Abduktionsstellung von 30° (Schultergelenk), der Unterarm im Winkel von 100° leicht erhöht (Ellbogengelenk), Finger in leichter Schalenhaltung (Handgelenk), Hüftgelenk und Kniegelenk möglichst gestreckt und Füße an Fußstütze gelagert werden. Einen Bettbogen an das Fußende stellen. Alle 2 Stunden Lagewechsel. Bewegungsübungen passiv und aktiv durchführen. Eventuell mit Krankengymnastik.

Frühmobilisation betreiben durch Geh- und Stehübungen. Schmerzmittelgabe auf ärztliche Anordnung. Information über die Gefahr und Entstehung einer Kontraktur und über die Notwendigkeit von Bewegungsübungen. Beobachtung der Beweglichkeit der Gelenke, Schmerzen und Fehlstellungen.

Problem 4 Durch die Bettlägerigkeit besteht beim Aufstehen die Gefahr des Schwindels und des orthostatischen Kollapses.

Ressource Der Patient ruft beim Aufstehen eine Krankenschwester.

Nahziel Der Patient ist in 3 Tagen schwindelfrei.

Fernziel Problemloses und selbständiges Stehen und Gehen.

Maßnahmen Vor jedem Aufstehen die Vitalwerte kontrollieren. Den Kreislauf vor dem Aufstehen anregen, indem der Patient im Bett sitzend Hände und Füße 10mal kreisen soll, dann 15mal Hände zu einer Faust ballen lassen und Arme anwinkeln und ausstrecken. Zuerst das Kopfteil in senkrechte Stellung bringen. Der Patient soll im Bett ungefähr 5 Minuten in dieser Position verweilen. Bei Wohlbefinden schließlich am Bettrand mit Fußsohlenkontakt zum Boden 5 bis 10 Minuten sitzen lassen und Vitalwerte kontrollieren. Der Patient soll hierbei aufrecht sitzen und tief durchatmen. Sein Blick sollte geradeaus gerichtet sein. Dann erst aufstehen. Bitten, am Platz einige Schritte zu tun. Bei Bedarf eine 2. Pflegekraft zum Aufstehen herbeiholen.

Problem 5 Durch die Anus-praeter-Anlage hat der Patient starke Schmerzen im Operationsgebiet.

Ressource Der Patient meldet sich frühzeitig bei beginnenden Schmerzen.

Nahziel Der Patient erfährt nach Schmerzmittelgabe für 3 bis 4 Stunden Schmerzfreiheit.

Fernziel Schmerzfreiheit den ganzen Tag lang.

Maßnahmen Beobachtung auf Schmerzen, wenn man das Zimmer betritt. *Die Schmerzäußerungen können sehr unterschiedlich sein. Einerseits* *kann sie der Patient verbal äußern, andererseits versteckt mitteilen, durch eine veränderte Körperhaltung, angespannte Mimik oder blasses Aussehen.* Fragen, wo der Schmerz lokalisiert ist, welcher Art er ist (stechend, klopfend, kolikartig, beklemmend), Zeitpunkt (nachts, nach Anstrengung), Dauer (konstant, in Intervallen) und Auswirkung (vegetative Reaktionen, Einschränkung der Konzentration, soziale Isolation). Schmerzmedikation nur auf ärztliche Anordnung verabreichen und auf mögliche Nebenwirkungen wie Übelkeit oder Hautausschlag überwachen. Versuchen, den Patienten in ein ruhiges Zimmer zu legen, kein grelles Licht anzumachen und das Zimmer etwas abzudunkeln. In eine für ihn bequeme Lage bringen. Sich mit dem Patienten beschäftigen, ihn berühren, *da diese Maßnahmen Schmerzen lindern können.* Ihn auffordern, sich bei Schmerzen sofort zu melden. Eventuell Schmerzambulanz anfordern.

Problem 6 Durch die Schmerzen und die Angst vor den Ableitungen kann der Patient nicht alleine aufstehen.

Ressource Der Patient klingelt einer Pflegekraft zum Aufstehen.

Nahziel In 4 Tagen steht der Patient alleine auf.

Fernziel Der Patient bewegt sich ungehindert.

Maßnahmen Die Glocke in erreichbare Nähe hängen und den Patienten bitten zu klingeln. Die Drainagen an den Infusionsständer befestigen. Das Kopfteil in 60°-Winkel bringen und bitten, durch Anheben des Gesäßes an die Bettkante zu rutschen. *Das Aufstehen muß unter einer Schonung des Wundgebietes und unter Bauchdeckenentspannung stattfinden.* Dem Patienten sagen, daß er beim Aufstehen mit seiner flachen Hand einen Gegendruck auf die Operationsnaht erzeugen soll. Er soll die Beine langsam aus dem Bett gleiten lassen und sich währenddessen mit dem Oberkörper in eine aufrechte Position bringen. Unterstützung durch leichten Druck gegen das Schulterblatt geben. Hausschuhe und einen Morgenmantel anziehen und die Betthöhe auf das Minimum stellen. Beim Aufstehen ihn in leicht gekrümmter Haltung belassen, *da durch das Nach-vorne-Beugen die Bauchdecke entspannt wird.* Der Patient soll sich mit der einen Hand am Infusionsständer festhalten und mit der 2. Halt bei einer Pflegekraft finden.

Problem 7 Durch das Spannen der Operationsnaht und des Anus praeters muß der Patient eine spezielle Lage einnehmen.

Ressource Der Patient kennt den Sinn der Lagerung.

Nahziel In 2 Tagen toleriert der Patient die spezielle Lagerung.

Fernziel Der Patient nimmt eine beliebige Lage ein.

Maßnahmen Stets in Rückenlage bringen. Dem Patienten zur Bauchdeckenentspannung eine Knierolle oder ein kleines Kissen aushändigen. Eine Bettkiste oder Lagerungsmittel an das Fußteil stellen. Dem Patienten sagen, daß er sich an dieser Bettkiste abdrücken kann. Um die Gesäßwunde zu entlasten, einen Luftring unter das Gesäß schieben oder in eine Schaumstoffmatratze ein Loch schneiden. Den Patienten alle 2 Stunden leicht in eine rechte bzw. linke Schräglage bringen. Hierzu ein großes Kissen an den Rücken stellen.

Problem 8 Aufgrund der Drainagen, Ableitungen und zentralen Zugänge ist der Patient in seinen spontanen Bewegungen eingeschränkt. Er hat Angst, sich ungehindert im Bett zu bewegen.

Ressource Der Patient kann sich bewegen.

Nahziel In 5 Tagen bewegt sich der Patient ohne Ängste.

Fernziel Der Patient bewegt sich spontan und frei.

Maßnahmen Die Infusionsleitungen in einer ausreichenden Länge verwenden. Die Drainagen auf der entsprechenden Seite vom Patienten unter Körperniveu aufhängen. Sie am Bett befestigen. Darauf achten, daß alle Ableitungen ihren korrekten Platz haben. Den Sinn der Ableitungen erklären. Ihm Mut zusprechen und sagen, daß bereits zwischen dem 2. und 8. postoperativen Tag die Drainagen gezogen werden. Die Ableitungen mit Hilfe eines Verbandes am Körper fixieren und erklären, daß alle Ableitungen außer der Magensonde an der Haut angenäht sind und er keine Angst zu haben braucht, bei einer unbedachten Bewegung diese sofort zu ziehen.

Der Patient hat Probleme beim

ATL 3 Waschen und Kleiden

Problem 1 Aufgrund des Schwitzens unter dem Stomabeutel besteht die Gefahr einer Mazeration. Der Patient ist intertrigogefährdet.

Ressource Keine.

Nahziel Der Patient trocknet sich in 4 Tagen selbständig unter dem Stomabeutel ab.

Fernziel Beibehaltung einer intakten trockenen Haut.

Maßnahmen Täglich 2mal Beobachtung der Haut auf rote, brennende, mazerierte Stellen. Die Haut um den Darmausgang muß sauber und trocken sein. Dem Patienten sagen, daß durch den Stomabeutel sich feuchte Kammern in den Hautfalten bilden können. Ihn anhalten, sich alle 2 bis 4 Stunden mit einem weichen Tuch die gefährdeten Hautpartien trockenzutupfen. Den Stomabeutel mit einem Stoff überziehen. Hierzu Baumwolle verwenden. Überzug täglich und bei Bedarf erneuern.

Problem 2 Aufgrund der Schmerzen im Operationsgebiet und der Ableitungen ist der Patient in seiner Mobilität eingeschränkt. Er braucht Hilfe beim Waschen des Rückens, des Intimbereiches und der Beine. Er benötigt Unterstützung beim An- und Ausziehen seiner Unterwäsche und seines Nachthemdes.

Ressource Der Patient wäscht sich das Gesicht und den Oberkörper selbständig. Er putzt seine Zähne.

Nahziel Der Patient zieht sich in einer Woche alleine an.

Fernziel Selbständigkeit in bezug auf Körperpflege und Bekleidung.

Maßnahmen Anrichten der Waschschüssel mit sämtlichen Utensilien (2 Waschhandschuhe, 2 Handtücher, Waschlotion, Hautcreme) am

Waschbecken oder bei ganz schlechtem Allgemeinbefinden am Nachtkästchen. Zahnpasta, Zahnbecher, Zahnbürste und eventuell Nierenschale zum Zähneputzen richten. Den Rücken, die Beine, die Füße und den Intimbereich waschen. Die restlichen Körperpartien sollte der Patient selbständig waschen. Eincremen. Die Haare anschließend bürsten und kämmen. Auf Wunsch ein privates Nachthemd anziehen. Dokumentation über Hautzustand und Mobilität früh und abends.

Problem 3 Da der Patient bei der Ganzkörperwaschung im Bett seine sexuellen Schutzzonen den Mitpatienten und der Krankenschwester offenbaren muß, entwickelt er ein Schamgefühl.

Ressource Keine.

Nahziel Der Patient wäscht sich in 4 Tagen den Intimbereich alleine.

Fernziel Der Patient ist unabhängig.

Maßnahmen Bei der Ganzkörperwaschung die Mitpatienten aus dem Zimmer bitten oder einen Sichtschutz aufstellen. Die Gefühle ernst nehmen und Gesprächsbereitschaft signalisieren. Neutralen Umgang mit den Intimzonen wahren. Dem Patienten anbieten, sich von einer gleichgeschlechtlichen Pflegekraft waschen zu lassen. Frümobilisation betreiben und den Patienten soviel wie möglich selbständig waschen lassen.

Problem 4 Aufgrund der Anus-praeter-Anlage muß der Patient eine Stomapflege durchführen. Es besteht die Gefahr, daß die Haut gereizt und gerötet wird.

Ressource Der Patient interessiert sich für die Pflege.

Nahziel In 4 Tagen hilft der Patient bei der Stomapflege mit.

Fernziel Selbständige Stomapflege.

Maßnahmen Über die bevorstehende Stomapflege informieren. Alle Pflegeutensilien dafür zusammensuchen und zum Patienten bringen, wie Nierenschale mit trockenen Kompressen, Nierenschale mit

destilliertem Wasser, Abfalltüte, Bettschutz, Handschuhe, Stomabeutel, Schablone, Schere und Hautschutzplatte. Dem Patienten erklären, daß sein Darmausgang ein Kolostoma darstellt. Das bedeutet, daß nach Einstellung der Stuhlregulation fester Stuhlgang über sein Stoma ausgeschieden werden wird. Einen geschlossenen Klebebeutel, der nicht ausstreifbar ist, verwenden. Den Patienten zur Versorgung des Stomas hinlegen, das Kopfteil 30 bis 40° erhöhen, *so daß er die Möglichkeit hat zuzusehen.* Einen Sichtschutz aufbauen. Ihm jeden Schritt genau erklären, und ihn bitten, gut zuzuhören, *um in den nächsten Tagen die Pflege selbst übernehmen zu können.* Unter die Körperhälfte, wo sich das Stoma befindet, einen Bettschutz legen. Handschuhe anziehen und den alten Beutel vorsichtig von der Haut entfernen. Mit feuchten Kompressen das Stoma mit angrenzender Umgebung von außen nach innen säubern. Die Haut nicht durch Seife reizen. Das Wasser muß lauwarm sein. Die benutzten Materialien sofort in den Abfallbeutel werfen. Das Stoma mit trockenen Kompressen abtupfen. Mit Hilfe der Stomaschablone die Größe des Stomas ausmessen und an dem Klebering der Platte anzeichnen. Mit einer Schere die entsprechende Größe an der Klebeplatte ausschneiden. Darauf achten, daß die Lochgröße exakt paßt, *um Schleimhautreizungen der Umgebungshaut durch ausgetretenen Stuhlgang zu vermeiden.* Die Beutelöffnung muß dicht anliegen. Zur Abdichtung um das Stoma Abdichtpaste auftragen. Darauf achten, daß während des Anbringens das Stoma frei von Stuhlgang ist. Den Beutel von unten nach oben aufstreifen und in jede Hautfalte vorsichtig drücken. Die Beutelspitze nach außen zeigen lassen. Ein Beutelüberzug aus weichem Material darüberstülpen. Der Stomabeutel sollte geruchsfest, anschmiegsam, dicht, hautschonend und knisterarm sein. Der Patient muß spätestens in einer Woche die Pflege selbständig übernehmen können, *um zu gewähren, daß er bei der Entlassung aus dem Krankenhaus eine verantwortungsbewußte und korrekte Kolostomapflege durchführen kann.* Die Stomapflege in den ersten Tagen im Liegen durchführen, später im Stehen.
Es gibt einmal einen Beutel, der auf eine Druckknopfplatte aufgedrückt wird, wobei hier die Varihesivplatte einmal pro Tag von der Haut entfernt werden muß. Die 2. Möglichkeit ist ein Klebebeutel, der bei jedem Wechsel von der Haut entfernt werden muß.

Problem 5 Aufgrund der Magensonde ist die Nasenschleimhaut gereizt. Es besteht die Gefahr von Druckulzera an der Schleimhaut.

Ressource Keine.

Nahziel In einem Tag ist die Magensonde gezogen.

Fernziel Intakte Nasenschleimhaut.

Maßnahmen Täglich morgens, mittags und abends Nasenpflege durchführen. Hierzu einen Watteträger nehmen und darauf Bepanthensalbe streichen. Die Bepanthensalbe an der Nasenschleimhaut verteilen und einwirken lassen. Vor Eingeben der Bepanthensalbe die Nasenschleimhaut auf Rötungen und Druckstellen kontrollieren. Hierzu eine Taschenlampe verwenden. Sollte die Nase mit Borken oder Belägen versehen sein, sie zuerst mit Hilfe eines Wattetupfers und NaCl oder Aqua feucht auswischen. Das Pflaster an der Sonde entfernen und den Nasenrücken von den Pflasterresten säubern. Sie Sonde gut festhalten. Mit einem Leukosilkstreifen die Sonde 2mal umwickeln und auf dem Nasenrücken festkleben. Darauf achten, daß die Sonde nicht immer an einer Stelle befestigt wird, *um Druckstellen, bedingt durch die harte Magensonde, zu vermeiden.* Den Zustand der Nase täglich dokumentieren und dem Arzt mitteilen.

Problem 6 Durch die Operationsnaht am After leidet der Patient an herausfließendem Wundsekret.

Ressource Der Patient trägt Einlagen.

Nahziel Verminderung des Wundsekretes in 3 Tagen.

Fernziel Der Patient ist frei von Wundsekret.

Maßnahmen In das Bett einen Bettschutz legen. An das Nächtkästchen Einmalslips und Binden stellen. Beim Wechseln der Binden helfen. Das Sekret im Hinblick auf Farbe, Konsistenz, Geruch und Beschaffenheit beobachten und dokumentieren. Den Patienten bitten, in der Zeit der Wundheilung nur Nachthemden vom Krankenhaus anzuziehen, *da das Beobachten der Wunden mit einem Flügelnachthemd leichter ist.* Den Verband einmal täglich und nach Bedarf erneuern.

Problem 7 Aufgrund des künstlichen Darmausgangs besteht die Möglichkeit der Geruchsentwicklung. Der Patient scheidet den Stuhlgang in einen Beutel aus.

Ressource Keine.

Nahziel Der Patient informiert sich in 8 Tagen, welche Nahrungsmittel er zwecks Geruchsentwicklung meiden soll.

Fernziel Der Patient ist frei von starker Geruchsentwicklung.

Maßnahmen Dem Patienten erklären, daß zu einer Geruchsfreiheit des Stomas eine korrekte Kolostomapflege gehört. Das Wechseln des Beutels sollte nach der Menge des Stuhlgangs in dem Beutel und nach Bedarf durchgeführt werden. Bei besserem Befinden das Wechseln des Beutels auf der Toilette durchführen, *um den Geruch des Stuhlgangs nicht im Zimmer zu haben.* Wenn im Beutel nur Luft ist, raten, diese Luft auch auf der Toilette zu entleeren. Nach der Pflege des Stomas zum besseren Geruch ein Raumspray verwenden. Den Patienten informieren, daß es bestimmte Nahrungsmittel gibt, die dem Stuhlgang einen unangenehmen Geruch verleihen, wie z.B. weiße Bohnen, Erbsen, Zwiebeln, Eier, Kohl, Fisch, Alkohol und starke Gewürze. Geruchsbindend wirken Tierkohle, Joghurt, Buttermilch und Chlorophylltabletten. Dem Patienten raten, langsam zu essen, dabei keine Luft zu schlucken und alle blähenden Speisen zu meiden.

Der Patient hat Probleme beim

ATL 4 Essen und Trinken

Problem 1 Wegen der Eröffnung des Peritoneums hat der Patient Nahrungskarenz.

Ressource Der Patient ist über die Nahrungskarenz informiert.

Nahziel Der Patient hält sich an die Nahrungskarenz.

Fernziel Der Patient nimmt wieder Nahrung zu sich.

Maßnahmen Dem Patienten sagen, daß er ab dem Vortag der Operation um 22.00 Uhr Nahrungskarenz einhalten soll, d.h. keine Nahrung oder Flüssigkeit zu sich nehmen darf. In der Zeit der Nahrungskarenz eine parenterale Ernährung durchführen. Mitteilen, daß der Sinn der 4- bis 5tägigen Nahrungskarenz darin liegt, daß nach der großen Operation die Operationsnähte zusammenwachsen können, da der Magen-Darm-Trakt nicht aktiv wird. Darauf achten, daß der Patient nicht aus Versehen etwas zu essen oder trinken an das Nachtkästchen gestellt bekommt. An den Bettbügel ein Schild mit Nahrungskarenz hängen. Mitpatienten eventuell bitten, ihr Essen im Aufenthaltszimmer einzunehmen. Dem Patienten den Tip geben, seinem Besuch schon vorher zu sagen, nichts Eßbares mitzubringen.

Problem 2 Aufgrund der postoperativen Nahrungskarenz hat der Patient eine mangelnde Kautätigkeit, einen verminderten Speichelfluß und einen schlechten Geschmack im Mund. Es besteht Soor- und Parotitisgefahr.

Ressource Der Patient nimmt bei beginnender Mundtrockenheit ein Lemonstäbchen.

Nahziel Der Patient nimmt am 5. postoperativen Tag Tee zu sich.

Fernziel Der Patient hat einen guten Geschmack im Mund.

Maßnahmen Anregen der Parotistätigkeit durch Massage der Wangen früh, mittags und abends. Mund alle 2 Stunden mit Wasser und 3 Tropfen Zahnfluid spülen lassen. Um Mundtrockenheit zu lindern, bei Bedarf Lemonstäbchen oder Mundspray verwenden. Mundpflege 3mal täglich mit Tupfer, Dexpanthenol-Lösung und einer Kornzange durchführen. Dabei gründlich die Beläge der Zunge entfernen und die Wangentaschen auswischen.

Problem 3 Aufgrund der Nahrungskarenz hat der Patient eine Mangelversorgung an Elektrolyten und Kalorien und damit verbunden einen Gewichtsverlust von 2 kg.

Ressource Der Patient hat Normalgewicht.

Nahziel Der Patient hält 2 Tage lang sein Gewicht konstant.

Fernziel Erreichen einer optimal möglichen Ernährung.

Maßnahmen Durch eine ärztlich angeordnete Infusionstherapie wichtige Elektolyte, Fette, Vitamine und Glykolyte verabreichen. Infusionen zur rechten Zeit wechseln und umhängen. Braunüle alle 2 Stunden auf Durchgängigkeit und richtigen Sitz überprüfen. Den Patienten täglich bei gleicher Bekleidung morgens wiegen. Beim Nahrungsaufbau auf genügende Kalorienzufuhr achten.

Problem 4 Durch die Intubation während der Narkose besteht Aspirationsgefahr beim 1. Schluckversuch.

Ressource Keine.

Nahziel Der Patient ist beim 1. Schluckversuch frei von Aspirationen.

Fernziel Ungehinderte Flüssigkeitsaufnahme.

Maßnahmen Lauwarmen Kamillentee mit einem Strohhalm zum Trinken anbieten. Dem Patienten sagen, daß er beim 1. Schluckversuch nur eine kleine Menge Flüssigkeit zu sich nehmen soll. Beim Schluckversuch neben ihm stehen bleiben und ihn mit dem Oberkörper aufrecht lagern. Er soll nur über den Strohhalm trinken. Er soll sich schließlich auf das Herunterschlucken konzentrieren. Bei einer Aspiration ruhig bleiben. Den Patienten auffordern, daß er weiteratmen soll. Gegebenenfalls Absauggerät im Zimmer haben. Den nächsten Schluckversuch erst wieder 2 Stunden später ansetzen.

Problem 5 Nach der Nahrungskarenz muß der Patient eine aufbauende Ernährung zu sich nehmen.

Ressource Der Patient nimmt ab dem 5.postoperativen Tag Flüssigkeit zu sich.

Nahziel Der Patient verträgt die aufbauende Ernährung.

Fernziel Der Patient ernährt sich speziell.

Maßnahmen Ab dem 4. bis 5. postoperativen Tag dem Patienten die erste Menge Kamillentee anbieten. Er erhält am nächsten Tag ein Kännchen Tee. Am darauffolgenden Tag eine Thermoskanne Tee hinstellen. Ihm danach nach Belieben Flüssigkeit anbieten. Ab dem 9. postoperativen Tag erhält er Schleim, Brei, Zwieback und Suppen, danach pürierte Kost und Schonkost.

Problem 6 Aufgrund der Operation muß sich der Patient speziell ernähren.

Ressource Der Patient nimmt Nahrung zu sich.

Nahziel Der Patient hält sich an die spezielle Ernährung.

Fernziel Der Patient findet eine individuelle Ernährung.

Maßnahmen Er muß täglich 6 bis 7 kleine Mahlzeiten zu sich nehmen. Hierzu regelmäßige Essenszeiten einplanen. Dabei langsam essen und gut kauen. Dem Patienten sagen, daß er die Nahrung individuell umstellen darf, wenn er einige Zeit mit der Schonkost gut zurechtgekommen ist. *Hierbei bestimmt die individuelle Verträglichkeit die Auswahl seiner Lebensmittel.* Bei der Diätberatung anmelden. Er soll dort Fragen über Nahrungsmittel und deren Verträglichkeit stellen.

Der Patient hat Probleme beim

ATL 5 Ausscheiden

Problem 1 Aufgrund der Nachwirkung der Narkose besteht die Gefahr der Obstipation.

Ressource Der Patient hat Darmgeräusche.

Nahziel Der Patient hat alle 2 Tage Stuhlgang.

Fernziel Wiederherstellung der gesunden Ausscheidungsfunktion.

Maßnahmen Frühmobilisation betreiben. Einmal am Tag Darmgeräusche mit dem Stethoskop auf „Gurgeln“ abhören. Am 2. bis 3. postoperativen Tag erhält der Patient von der Stomatherapeutin ein Klistier zum Abführen, *um die Darmaktivität anzuregen und einer Atonie vorzubeugen.* Der Verstopfung durch Zuführen von ausreichend Flüssigkeit in Form von Infusionen entgegenwirken. Er muß seinen Darm zu einem konstanten Entleerungsrhythmus erziehen. Dokumentation früh und abends über das tägliche Stuhlgangverhalten.

Problem 2 Durch die Nachwirkung der Narkose besteht die Gefahr des postoperativen Harnverhaltes.

Ressource Keine.

Nahziel Der Patient läßt in 6 Stunden 200 bis 300 ml Urin ab.

Fernziel Normale Urinaussscheidung.

Maßnahmen Stündlich die Urinmenge im Urinbeutel beobachten. *Der Patient soll stündlich 50 ml ausscheiden.* Auf ärztliche Anordnung Medikamente spritzen. Dauerkatheter auf Durchgängigkeit und richtigen Sitz prüfen.

Problem 3 Um den Verdauungstrakt zu entlasten, hat der Patient eine Magensonde liegen. Der Magensaft läuft darüber ab.

Ressource Der Patient akzeptiert die Magensonde.

Nahziel Am 1. postoperativen Tag ist die Magensonde abgeklemmt.

Fernziel Der Patient ist frei von der Magensonde.

Maßnahmen Den Magensaft auf Menge, kotigen Geruch, Farbe, Beschaffenheit und Blutbeimengung beobachten und dokumentieren. Die Magensonde am Operationstag geöffnet lassen, *um ein Erbrechen mit Druckanstieg zu vermeiden.* Die Magensonde bis zum 1. postoperativen Tag liegen lassen. Wenn nach Abklemmen der Sonde keine Übelkeitsgefühle aufkommen, sie am Abend ziehen. Dem Patienten sagen, daß er nicht an der Sonde ziehen oder manipulieren darf, da sonst die Gefahr des Herausrutschens der Sonde bestehen würde.

Problem 4 Über die Drainagen verliert der Patient täglich ungefähr 200 ml blutiges Sekret.

Ressource Keine.

Nahziel Der Patient verliert 200 ml Sekret in 48 Stunden.

Fernziel Der Patient ist frei von Drainagen.

Maßnahmen Täglich die Drainagen entleeren und wechseln. Sie auf Durchgängigkeit und Dichtigkeit stündlich prüfen. Drainage unter Körperniveau aufhängen. Die Menge in einem Meßbecher abmessen und exakt in der Kurve dokumentieren. Das Sekret auf Menge, Farbe, Konsistenz und Beimengung beobachten. Das Sekret als Ausscheidung in die Bilanz miteinrechen. Die Redondrainagen am 1. oder 2. Tag durch den Arzt entfernen lassen, wenn sie in 24 Stunden nicht mehr als 40 bis 50 ml Sekret gefördert haben. Die Intraperitonealdrainagen am 2. postoperativen Tag kürzen, dann am 3. postoperativen Tag vom Arzt entfernen lassen. *Die geförderte Menge muß in 24 Stunden weniger als 50 ml betragen.* Die Saug-Spül-Drainage der Anastomose am 8. bis 10. postoperativen Tag ziehen lassen.

Problem 5 Durch den Anus praeter kann der Patient den Stuhlgang nicht mehr rektal ausscheiden. Er hat einen künstlichen Darmausgang.

Ressource Der Patient scheidet Stuhlgang über das Stoma aus.

Nahziel Der Patient setzt ab dem 2. postoperativen Tag Stuhlgang ab.

Fernziel Akzeptanz des Stomas.

Maßnahmen Bewußt machen, daß die Stuhlgangausscheidung über den Anus praeter geht. Gesprächsbereitschaft entgegenbringen und sich Zeit für den Patienten nehmen. Seine Ängste und Sorgen verstehen und ihm so gut wie möglich alle Fragen beantworten (s. ATL 3 „Waschen und Kleiden“ unter dem Problem 4 „Stomapflege“). Den Stuhlgang im Hinblick auf Konsistenz, Farbe, Menge, Regelmäßigkeit, Geruch, Beimengung und Beschaffenheit beobachten und in der Bilanz mitrechnen. Bei Veränderungen den Arzt verständigen.

Problem 6 Aufgrund des künstlichen Ausganges schämt sich der Patient für seinen mit Stuhlgang gefüllten Beutel. Er möchte die Irrigation erlernen.

Ressource Der Patient weiß, daß es die Methode der Irrigation gibt.

Nahziel In 3 Wochen akzeptiert der Patient seinen Anus praeter.

Fernziel Patient beherrscht die Irrigation.

Maßnahmen Ihm sagen, daß durch die Maßnahme der Irrigation das Tragen eines Stomabeutels nicht mehr notwendig sein wird. Ihm klar machen, daß er vor Erlernen des Irrigierens die normale Kolostomapflege beherrschen und seine Darmfunktion kennen muß. Beim Tragen des Stomabeutels einen undurchsichtigen Überzug über den Beutel kleben. Psychotherapie anbieten, *da erst die Akzeptanz des künstlichen Darmausgangs den Ekel abbaut.* Die Stomatherapeutin zu einem Gespräch zum Patienten bitten und ihm durch sie die Irrigation erklären lassen. Ihm vor diesem Gespräch selbst kurz erklären, daß unter Irrigation eine einläufige

Spülung zu verstehen ist, die zur vollständigen Entleerung des Darms für den ganzen Tag führt. Als Verschluß für das Stoma benötigt er tagsüber nur noch eine Stomakappe. Mitteilen, daß für die Irrigation ein Spezialsack mit einer Spülflüssigkeit nötig ist. Damit die Spülung in den Darm einlaufen kann, wird eine spezielle Vorrichtung mit einem Plastiktrichter in das Stoma eingeführt und aufgeklebt. Eine Entleerung dauert 30 bis 60 Minuten, wobei die Spülflüssigkeit direkt in die Toilette abfließt. Zur Irrigation sind warmes Wasser und eine Kathetergröße von 16–18 Charr. notwendig. Den Patienten bitten, die Stomatherapeutin über den exakten Vorgang der Irrigation zu befragen und sich von ihr die verschiedenen Arten von Verschlußkappen erklären und zeigen zu lassen.

Problem 7 Aufgrund des Dauerkatheters hat der Patient Angst vor einer Irritation des Sphinktermuskels sowie vor versehentlichem Ziehen.

Ressource Der Sphinktermuskel ist intakt.

Nahziel Der Patient führt am 5. postoperativen Tag das Toilettentraining durch.

Fernziel Der Patient hat eine natürliche Urinausscheidung.

Maßnahmen Den Patienten beruhigen und versuchen, die Ängste zu nehmen. Erklären, daß der Dauerkatheter 4 bis 6 Tage lang liegen bleibt, um die postoperative Phase zu erleichtern. Früh und abends Reinigung des Harnröhreneingangs und des daran anschließenden Katheterteils mit Wasser und Seife. Penis auf Paraphimose hin kontrollieren. Zurückgeschobene Vorhaut sofort wieder richtig positionieren. Stets ein steriles, geschlossenes Ablaufsystem verwenden. Beutel nie auf den Boden fallen lassen. Zur Verhinderung des Herausziehens des Katheters am Morgen diesen mit Leukosilk am Oberschenkel festkleben. Kontrolle der Ausfuhr; pro Stunde müssen mindestens 50 ml Urin ausgeschieden werden. Den Beutel morgens, mittags und abends und nach Bedarf entleeren und die ausgeschiedene Urinmenge in der Kurve notieren. *Vor Ziehen des Dauerkatheters ein Training der Blase durchführen.* Den Katheter 2 Stunden lang abklemmen. Dem Patienten sagen, daß er sich bei Druckgefühl in der Blase melden soll, dann Katheter öffnen. Ein- bis zweimal das Training durchführen, schließlich Katheter ziehen.

Der Patient hat Probleme bei der

ATL 6 Regulation der Körpertemperatur

Problem 1 Aufgrund der langen Operation ist der Patient ausgekühlt. Der Patient friert am Operationstag.

Ressource Der Patient sagt, daß es ihm kalt ist.

Nahziel 6 Stunden nach der Operation ist es dem Patienten wärmer.

Fernziel Der Patient hat Temperaturen zwischen 36 und 37 °C.

Maßnahmen Dem Patienten sagen, daß er eine lange Operation hinter sich gebracht hat und dadurch etwas ausgekühlt ist. Eine 2. Bettdecke anbieten. Die Fenster geschlossen halten. Durchzug vermeiden. Dem Wunsch nach einer Wärmflasche nicht nachkommen, *da der Patient bedingt durch seine Narkose ein verzögertes Reaktionsvermögen hat und es durch die Wärmflasche zu Verbrennungen an den Füßen kommen kann.* Temperatur stündlich nachmessen.

Problem 2 Aufgrund des Resorptionsfiebers ab dem 3. postoperativen Tag bedingt durch die Operation hat der Patient erhöhte Temperaturen bis zu 38 °C.

Ressource Der Patient mißt selbständig axillar seine Temperatur.

Nahziel Senkung des Fiebers auf 37,5 °C innerhalb eines Tages.

Fernziel Körpertemperatur zwischen 36 und 37 °C.

Maßnahmen Alle 1 bis 2 Stunden Temperatur messen lassen. Axillar 8 bis 10 Minuten Thermometer belassen. Eine dünne Decke geben. Eisbeutel, eingewickelt in einen kleinen Kopfkissenüberzug eine halbe Stunde rechts und links in die Leiste legen. Nach Bedarf wiederholen. Wadenwickel bei Bedarf. Bei Erhöhung der Temperatur auf ärztliche Anordnung Medikamente verabreichen. Dokumentation des Fieberverlaufs.

Der Patient hat Probleme beim

ATL 7 Atmen

Problem 1

Aufgrund der langen Liegezeit hat der Patient eine Ansammlung von Sekret in den Bronchien, eine flache Atmung, ein erschwertes Abhusten und eine ungenügende Belüftung der Lunge. Es besteht Pneumoniegefahr.

Ressource Der Patient denkt täglich selbst daran, seine erlernte Atemgymnastik durchzuführen.

Nahziel Der Patient atmet in einer Woche tief durch und hustet vorhandenes Sekret problemlos ab.

Fernziel Eine optimale Lungenventilation.

Maßnahmen Einreiben von Brust und Rücken morgens und abends mit sekretlösenden Mitteln wie Nervgeist oder Stas-Salbe. Anschließend mit Feuchtigkeitslotion eincremen *gegen eine mögliche Austrocknung durch den Franzbranntwein.* Dreimal täglich Inhalation mit NaCl und eventuell Zusätzen. Für ausreichende Frischluft im Zimmer sorgen. Im Zweistundenwechsel Oberkörper hochlagern mit Abstützen der Arme auf einem Kissen. Frühmobilisation betreiben. Atemgymnastik mit einem Triflo, das vom Patienten stündlich 10mal benützt wird. Einen Mullbindenstreifen an den Bettbügel hängen, den Patienten auffordern, diesen stündlich mindestens 5mal wegzupusten. Bei jedem Gang in das Zimmer den Patienten daran erinnern, tief durchzuatmen und mit Hilfe des K-Lautes abzuhusten. Mehrere Nierenschalen mit Zellstoff für abgehustetes Sputum auf das Nachtkästchen stellen. Information über die Notwendigkeit der Pneumonieprophylaxe bei Aufnahme auf Station.

Problem 2

Aufgrund der Magensonde hat der Patient eine eingeschränkte Atmung. Der Patient kann über das rechte Nasenloch nur schwer atmen.

Ressource Der Patient atmet durch den Mund und das linke Nasenloch.

Nahziel In einem Tag ist der Patient frei von der Magensonde.

Fernziel Der Patient atmet frei durch beide Nasenlöcher.

Maßnahmen Sagen, daß die Behinderung der Atmung durch die liegende Sonde kommt. Die Magensonde durch das größere Nasenloch schieben und die angepaßte Charrier-Größe verwenden. Das Kopfteil mindestens in einen 45°-Winkel bringen. *Dadurch kann die Atemhilfsmuskulatur besser eingesetzt werden.* Darauf achten, daß der Patient keine einengende Kleidung trägt. Das Fenster stets leicht geöffnet halten. *Oft ist die Atemnot durch psychische Faktoren bedingt.* Ihm sagen, daß am 1. postoperativen Tag die Sonde gezogen wird. Ein Sauerstoffgerät mit Anschluß, Maske und Befeuchtertopf im Zimmer anbringen. Den Patienten bitten, sich bei Atemnot zu melden.

Der Patient hat Probleme beim

ATL 8 Für Sicherheit sorgen

Problem 1 Aufgrund der Operation besteht die Gefahr der Wundhämatome, der Nahtinsuffizienz und der Blutungen.

Ressource Keine.

Nahziel Der Patient weiß am 1. postoperativen Tag über die Gefahr Bescheid.

Fernziel Gut zuheilende Naht mit Umgebung.

Maßnahmen Beobachtung der Wunde auf Rubor, Dolor, Calor, Tumor und Functio laesa, Blutungen, Sekrete und Nahtundichtigkeiten. Nahtundichtigkeiten auf Größe und Tiefe beurteilen und dem Arzt mitteilen. Drainagen morgens entleeren und die geförderte Menge stündlich exakt dokumentieren. *Nachblutungen können einerseits durch viel blutiges Sekret in den Drainagen und andererseits durch Zunahme des Bauchumfangs bemerkt werden.* Morgens den Bauchumfang mit einem Maßband messen. Hierzu mit einem wasserunlöslichen Stift Markierungen auf die Haut malen. Täglich Kontrolle des Hämatoms auf Größe, Umfang und Farbe. Dieses eventuell mit Dexpanthenol-Salbe einmal täglich versorgen. Den Verband auf alte und neue Blutflecken beobachten. Alte Blutflecken umranden. Eine exakte Dokumentation der Naht mit Umgebung zur weiteren Wundbeobachtung durchführen.

Problem 2 Durch die herabgesetzte Körperresistenz auf Basis des schlechten Allgemeinzustandes und der Operationsnaht als sekundäre Körperöffnung besteht die Gefahr nosokomialer Infektion.

Ressource Keine.

Nahziel Unterstützung der körpereigenen Abwehrkräfte innerhalb von einer Woche.

Fernziel Der Körper ist frei von pathologischen Keimen.

Maßnahmen Täglich sterilen Verbandwechsel der Abdominalwunde morgens mit Hautdesinfektionsmittel, sterilen Kompressen und Fixomull durchführen. Während des Verbandwechsels die Fenster schließen und nicht über der Naht sprechen. Den Verbandwechsel zu zweit durchführen. Die Hände desinfizieren und mit Handschuhen den alten Verband abziehen. Die eine Pflegekraft kümmert sich nur um das Verbinden der Naht, die zweite um das Anreichen der Materialien aus dem reinen Verbandswagen. *Dadurch wird vermieden, daß durch den Verbandswagen Keime von Patient zu Patient verschleppt werden, die wiederum Infektionen auslösen können.* Pflasterreste entfernen, Wunde desinfizieren und neuen Verband anlegen. Die perineale Wunde ebenfalls einmal täglich und nach Bedarf steril verbinden. Den Verband mit Handschuhen von der Wunde entfernen, indem der Patient gebeten wird, sich auf eine Seite zu legen und die Beine leicht anzuziehen. Die Wunde auf Entzündungszeichen und Sekretabsonderungen beobachten. Verbandwechsel wie unter Abdominalwunde beschrieben durchführen und einen frischen Verband auflegen. Die Wunde mit Gazestreifen austamponieren. *Zur besseren Heilung der Naht und Linderung von Schmerzen* Sitzbäder mit Kamillosan anbieten. Auf ärztliche Anordnung 3mal täglich Antibiotikabehandlung. Körpereigene Abwehrkräfte des Patienten durch Gabe von Eiweißen oder Vitaminen stärken. Temperaturkontrolle morgens, mittags und abends durchführen.

Problem 3 Aufgrund der Nachwirkung der Narkose besteht die Gefahr der Beeinträchtigung der Vitalfunktion.

Ressource Der Patient meldet sich bei Schwindel oder Kopfschmerzen.

Nahziel Stabile Vitalwerte.

Fernziel Konstanthaltung des Blutdrucks auf Werten von 130:80 mmHg. Konstanthaltung des Pulses auf Werten zwischen 60 und 80 Schlägen pro Minute. Konstanthaltung der Atmung bei 12 bis 20 Atemzügen pro Minute. Konstanthaltung der Temperatur zwischen 36 und 37 °C.

Maßnahmen Nach Übernahme aus dem Aufwachraum sofort im Zimmer Blutdruck, Puls und Temperatur messen. Einen Überwachungsbogen anlegen. In den ersten 2 bis 3 Stunden nach der Operation halbstündlich die Vitalwerte überprüfen. Schließlich reicht die Überwachung bei stetig konstant gebliebenen Werten 3- bis 6stündlich. Am nächsten Tag 3mal täglich die Vitalwerte messen und in der Kurve dokumentieren. Bei Veränderungen sofort Arzt verständigen und auf Anordnung Medikamente verabreichen. Den Patienten informieren, daß er sich umgehend bei Veränderungen seines Befindens melden soll.

Problem 4 Aufgrund der Medikamentengabe besteht die Gefahr der allergischen Reaktion.

Ressource Der Patient meldet sich bei körperlichem Mißempfinden.

Nahziel Gute Verträglichkeit der angeordneten Medikamente in der Zeit der Einnahme.

Fernziel Der Patient ist medikamentenfrei.

Maßnahmen Genaue Verabreichung der ärztlich angeordneten Medikamente. Kontrolle der Medikamente auf Dosis, Häufigkeit, Anordnung und Patientenname. Die 1. Gabe des i.v.-Medikamentes vom Arzt durchführen lassen. Alle halbe Stunde während der Verabreichung der i.v.-Medikamente Vitalwerte kontrollieren. Auf Nebenwirkungen wie Schüttelfrost, Fieber, Erbrechen, Durchfall oder Hautausschlag achten.

Problem 5 Aufgrund des Anus praeter besteht die Möglichkeit von Komplikationen. Der Patient könnte einen Prolaps, Hautreizungen oder Nekrosen bekommen.

Ressource Der Patient ist über mögliche Komplikationen informiert.

Nahziel Während des Krankenhausaufenthaltes ist der Patient frei von Komplikationen.

Fernziel Der Patient beobachtet das Stoma selbständig.

Maßnahmen Ein Gespräch mit dem zuständigen Arzt vermitteln. Den Patienten informieren, daß er eine Stenose, Hernie, einen Prolaps und ein Rezidiv bekommen könnte. Er soll bei jedem Wechsel des Kolostomabeutels eine genaue Inspektion des Ausgangs des Anus praeter und der Hautumgebung durchführen und bei kleinen Veränderungen sofort einen Arzt aufsuchen. Dem Patienten sagen, daß bei einem Kolostoma kaum Hautreizungen auftreten, da der Stuhl fest und geformt ist und deshalb die Haut nicht so stark angreifen kann. *Sollte aber durch das ständige Wechseln der Klebebeutel eine Irritation der Haut auftreten,* raten, eine Silikon-F-Salbe leicht aufzustreifen. Den Patienten genau über die Stomapflege, Beobachtung von Veränderungen sowie über Entleerungsstörungen und der Behebung dieser Ursachen aufklären. Hierzu ein Gespräch mit der Stomatherapeutin und dem zuständigen Arzt ausmachen. Er soll sich Notfalladressen geben lassen, *auf die er im Falle einer Komplikation zurückgreifen kann.*

Der Patient hat Probleme beim

ATL 9 Arbeiten und Spielen

Problem 1 Da der Patient aufgrund seiner Komplexe wegen des Stomas das Zimmer selten verläßt, empfindet er Langeweile und ist nicht ausgelastet.

Ressource Der Patient bekommt Besuch von Freunden und von seiner Familie.

Nahziel Der Patient geht in einer Woche in das Aufenthaltszimmer.

Fernziel Der Patient unternimmt Spaziergänge in den Klinikpark.

Maßnahmen Den Patienten mobilisieren und ihn in die Körperpflege einbeziehen. Ihn immer wieder motivieren, das Zimmer zu verlassen. Auf Wunsch Psychotherapie anfordern. Einen Mitpatienten für Gespräche ins Zimmer legen. Die Besuchszeiten erweitern, *um berufstätigen Freunden die Möglichkeit zu geben, einen Besuch zur Abwechslung und zum Austausch von Gefühlen zu machen.* Formulare zur Anmeldung von einem Telefon, Radio oder Fernseher geben. Die Familie kann genügend Zeitungen und Bücher mitbringen. Gesprächsbereitschaft zeigen und seine Gefühle ernst nehmen.

Problem 2 Aufgrund des Mehrbettzimmers und der ständig eintretenden Pflegekräfte fühlt sich der Patient in seinen privaten Tätigkeiten gestört. Er möchte 2 Stunden am Tag alleine sein.

Ressource Der Patient meldet seine Bedürfnisse an.

Nahziel Der Patient findet einen Platz, an dem er ungestört ist.

Fernziel Der Patient ist an die Krankenhausatmosphäre gewöhnt.

Maßnahmen Dem Patienten Bettnachbarn seines Alters mit derselben Erkrankung dazulegen, *um die Diskrepanz zwischen erheblichem* *und niedrigem Pflegeaufwand zu verhindern.* Die Zeiten mitteilen, an denen Pflegekräfte das Zimmer betreten müssen. Anbieten, zwischen den Betten einen Sichtschutz aufzustellen. Die Gefühle ernst nehmen. Fragen, weshalb er sich gestört fühlt. Ihm vorschlagen, bei besserem Befinden in den Klinikpark zu gehen und sich auf eine Bank zu setzen. Wenn der Patient durch das Mehrbettzimmer zu keiner Ruhe kommt, ihn eventuell in ein Einzelzimmer verlegen.

Problem 3 Aufgrund des Anus praeter hat der Patient Angst vor einer Geruchsentwicklung am Arbeitsplatz. Der Patient glaubt, seinen Arbeitsplatz zu verlieren.

Ressource Der Patient spricht über die Ängste.

Nahziel Der Patient akzeptiert sein Stoma in 2 Wochen.

Fernziel Der Patient arbeitet.

Maßnahmen Die Ängste des Patienten ernst nehmen. Auf Wunsch einen Seelsorger oder Psychologen kommen lassen. Selbsthilfegruppen vor Augen führen. Ihm raten, ein Gespräch mit seinem Vorgesetzten über dieses Thema zu führen. Siehe ATL 3 „Waschen und Kleiden“ unter dem Problem 7 „Geruchsentwicklung“.

Problem 4 Aufgrund des Anus praeter denkt der Patient, seinen Hobbies nicht mehr nachgehen zu können. Er hat Angst, nicht mehr schwimmen gehen oder Tennis spielen zu können.

Ressource Der Patient gibt seinen Ängsten Ausdruck.

Nahziel In 4 Tagen informiert sich der Patient über Möglichkeiten, seine Hobbies ausführen zu können.

Fernziel Der Patient führt seine Hobbies aus.

Maßnahmen Die Möglichkeit der Irrigation erklären und ein Gespräch mit der zuständigen Stomatherapeutin organisieren. Dem Patienten Broschüren von Bademoden speziell für Stomaträger geben. Adressen von Selbsthilfegruppen mitteilen. Ihm sagen, daß er bei der richtigen Handhabung der Stomapflege keine Bedenken zu haben braucht, daß sich der Beutel lösen könnte. Jedoch sollten Sportarten, die mit schwerem Heben oder starker körperlicher Anstrengung verbunden sind, vermieden werden, *da die Gefahr von Komplikationen gegeben ist.*

Der Patient hat Probleme beim

ATL 10 Kommunizieren

Problem 1 Durch die Nachwirkung der Narkose ist der Patient am Operationstag in seiner Auffassungsgabe eingeschränkt.

Ressource Der Patient kann sprechen.

Nahziel In einem Tag drückt sich der Patient problemlos aus.

Fernziel Gute Auffassungsgabe.

Maßnahmen *Durch die Beeinträchtigung der Narkose ist der Patient in den ersten Stunden auf Station nicht imstande, den Anweisungen des Personals zu folgen.* Nur kurz und deutlich sagen, daß er nicht alleine aufstehen, sondern einer Krankenschwester klingeln soll. Zeit und Ruhe geben, die Narkose auszuschlafen. Erst später mit ihm genauere Gespräche über die Operation führen. Dem Ehepartner sagen, daß es am sinnvollsten wäre, still neben dem Patienten Platz zu nehmen und seine Hand zu streicheln.

Problem 2 Aufgrund der Klinikfachsprache kann der Patient auf Anhieb nicht alle Informationen und Aufklärungen verstehen.

Ressource Der Patient interessiert sich für seine Erkrankung.

Nahziel Der Patient fragt in 3 Tagen nach.

Fernziel Der Patient versteht die Informationen.

Maßnahmen Den Patienten auffordern, bei Visite sofort zu sagen, wenn er etwas nicht versteht. Bei pflegerischen Tätigkeiten mit einfachen, verständlichen Worten informieren. Medizinische Fachbegriffe vermeiden. Bei Fragen Auskunft geben und sich versichern, daß er alles verstanden hat. Bei Unklarheiten im ärztlichen Bereich ein Gespräch mit dem zuständigen Arzt arrangieren. Stationsübliche Informationsblätter und Broschüren aushändigen.

Problem 3 Aufgrund der psychischen Belastung durch den Anus praeter ist der Patient schnell depressiv verstimmt. Der Patient kann in diesem Moment seine Bedürfnisse nicht ausdrücken.

Ressource Keine.

Nahziel Der Patient zeigt durch Weinen Emotionen.

Fernziel Der Patient findet sich mit der Situation zurecht.

Maßnahmen Die Stimmungslage erkennen und ernst nehmen. Den Patienten darauf ansprechen und Gesprächsbereitschaft signalisieren. Auf Mimik, Gestik und Haltung achten, *um eventuelle Bedürfnisse ablesen zu können.* Durch Nachfragen motivieren, Wünsche zu äußern. Auf Wunsch Psychotherapie anfordern. Ihm Adressen von Selbsthilfegruppen geben und raten, daß er noch in der Klinik Kontakt zu diesen aufnehmen soll.

Der Patient hat Probleme beim

ATL 11 Mann sein

Problem 1 Aufgrund der Abhängigkeit vom Pflegepersonal bei der Stomapflege fühlt sich der Patient nicht als vollwertiger Mann.

Ressource Der Patient hat Interesse am Erlernen der Stomapflege.

Nahziel Der Patient hilft in 6 Tagen bei der Stomapflege mit.

Fernziel Der Patient fühlt sich als vollwertiger Mann.

Maßnahmen Bei jeder Stomaversorgung den Patienten motivieren, konzentriert zuzusehen und durch Nachfragen sich Tips und Techniken anzueignen. Ihm die Möglichkeit geben, die Pflege selbständig durchzuführen. Während der Versorgung bei ihm bleiben, bis er eine Sicherheit in der Handhabung des Anus praeter erlangt hat. Ihm klar machen, daß er nur Sicherheit im Umgang mit dem Stoma erlangen kann, wenn er frühzeitig beginnt, sich damit zu beschäftigen und das Stoma zu akzeptieren. Adressen von Selbshilfegruppen mitteilen und sich Zeit für ihn nehmen. Seine Ängste verstehen und ernst nehmen.

Problem 2 Aufgrund des Aussehens des Anus praeter hat der Patient Angst, daß sich seine Ehefrau vor ihm ekelt. Der Patient meint, kein Sexualleben mehr führen zu können.

Ressource Keine.

Nahziel In 5 Tagen spricht der Patient mit seiner Ehefrau über die Ängste.

Fernziel Der Patient hat ein erfülltes Sexualleben.

Maßnahmen Gesprächsbereitschaft zeigen und die Möglichkeit geben, sich auszusprechen. Ihm raten, seine Ängste mit der Ehefrau zu besprechen, um gemeinsam Lösungen zu finden. Der Ehefrau den Tip geben, psychologische Unterstützung aufzusuchen, *da die*

Anlage eines Anus praeter auch ein einschneidendes Erlebnis für den Partner darstellt. Adressen von Selbsthilfegruppen weitergeben. Auf Wunsch ein psychologisches Konsil ausschreiben.

Der Patient hat Probleme beim

ATL 12 Sinn finden

Problem 1 Aufgrund der Erkrankung hat der Patient Zukunftsängste.

Ressource Der Patient spricht über seine Ängste.

Nahziel Der Patient definiert in einer Woche seine Ängste genauer.

Fernziel Der Patient hat neue Zukunftsperspektiven.

Maßnahmen Gespräche anbieten. Ihn ernst nehmen. Sozialdienst einschalten, *um Zukunftsperspektiven besprechen zu können.* Auf Wunsch einen Seelsorger rufen. Fachzeitungen anbieten, Selbsthilfegruppen vor Augen führen. Auf Wunsch betroffene Mitpatienten zu einem Gespräch und zum Austausch von Gefühlen vorstellen.

Problem 2 Aufgrund der Bösartigkeit der Erkrankung hat der Patient Angst vor Rezidiven und Komplikationen.

Ressource Der Patient informiert sich über Komplikationen und die Wahrscheinlichkeit eines neuen Tumors.

Nahziel Der Patient sieht positiv in die Zukunft.

Fernziel Der Patient ist frei von weiteren Tumoren.

Maßnahmen Die Ängste ernst nehmen. Verständnis entgegenbringen und Gesprächsbereitschaft signalisieren. Auf die Risikofaktoren einer erneuten Erkrankung hinweisen. Dem Patienten gesundheitsfördernde Maßnahmen beibringen, z.B. ausgewogene Ernährung mit wenig Kalorien, angemessenen Sport, viel Bewegung oder Verzicht auf Alkohol. Ein Gespräch mit dem Arzt organisieren, *bei dem er sich über Prognose und Früherkennung von Rezidiven erkundigen kann.* Selbsthilfegruppen und Bücher über die Erkrankung anbieten. Positives Denken vermitteln und versuchen, dem Patienten die Angst zu nehmen.

1.3 Bronchialkarzinom/Pneumonektomie

Der nachfolgende Text stellt eine kurze Zusammenfassung der Erkrankung Bronchialkarzinom dar. Er soll die Operation der Pneumonektomie in Erinnerung rufen, um mit der Pflegeplanung besser zurechtzukommen. Er ersetzt keinesfalls die Fachliteratur.

Definition: Es handelt sich um einen bösartigen, von der Bronchialschleimhaut ausgehenden Tumor.
Häufigkeit: 95 bis 98% der primären bösartigen Lungentumoren sind Bronchialkarzinome. Männer erkranken 8- bis 10mal häufiger als Frauen. Das Erkrankungsalter liegt meist zwischen dem 50. und 70. Lebensjahr.
Begünstigende Faktoren: Sein Häufigkeitsanstieg wird mit Noxen zusammengebracht, die im Gefolge der Zivilisation beträchtlich zugenommen haben wie Zigarrettenrauch und Auspuffgase.
Symptome: Das Bronchialkarzinom ist primär stumm. Eine Symptommanifestation ist erst nach Monaten möglich. Charakteristische Anzeichen sind Reizhusten, Hämoptoe, Appetitlosigkeit, Gewichtsverlust, Dyspnoe, Stridor, Fieberschübe, pulmonale Infekte, Heiserkeit, Auswurf mit Blutbeimengung, allgemeines Krankheitsgefühl, Luftnot, Brustschmerzen und Giemen.
Therapie: Bei nur einem Drittel der Kranken ist noch die radikale Tumorentfernung mit Lungenresektion (Pneumonektomie, Lobektomie) möglich. Der Erfolg wird durch die Frühdiagnose bestimmt. Unter einer Pneumonektomie versteht man eine operative Entfernung des gesamten rechten oder linken Lungenflügels. Bei der rechtsseitigen Pneumonektomie werden alle drei Lappen entfernt, bei der linksseitigen alle zwei Lappen. Eine postoperative Bestrahlung mit Telekobald wird empfolen. Die Palliativmaßnahmen sind die ultraharte Röntgenbestrahlung und Zytostatikabehandlung. Genauere Informationen zu den verschiedenen Operationsmethoden müssen in der Fachliteratur nachgelesen werden.
Erläuterung: Die Lungenfunktion ist nach dem Eingriff um 50% gesenkt, wobei jedoch bei präoperativ guter Ventilation eine halbe Lunge zum Überleben ausreicht.

Der Patient hat Probleme beim

ATL 1 Wach sein und Schlafen

Problem 1 Dadurch, daß die Nachtschwester zweistündlich ihren Kontrolldurchgang durch die Zimmer machen muß, hat der Patient eine gestörte Nachtruhe.

Ressource Der Patient schläft 2 Stunden am Stück.

Nahziel Der Patient hat in der nächsten Nacht eine Ruhephase von mindestens 4 Stunden.

Fernziel Der Patient schläft die Nacht ungestört durch.

Maßnahmen Beobachten, Dokumentieren und Überwachen der Qualität, Tiefe, Dauer und Durchgängigkeit des Schlafes, indem man zweistündlich durch die Zimmer geht. Auf ärztliche Anordnung ab dem 2. postoperativen Tag ein Schlafmedikament verabreichen. Beim Durchgang leise die Türen zu den Patientenzimmern öffnen. Kein grelles Licht anmachen. Als Lichtquelle eine Taschenlampe benützen. In den Zimmern nur flüstern. Mitpatienten bitten, auf dem Stationsgang leise zu sprechen.

Problem 2 Aufgrund der Schmerzen im Operationsgebiet hat der Patient einen unruhigen Schlaf.

Ressource Der Patient schläft 2 Stunden am Stück.

Nahziel Ruhephasen von mindestens 4 Stunden in der nächsten Nacht.

Fernziel Acht Stunden Schlaf am Stück.

Maßnahmen Die Schmerzen ernst nehmen. Das Zimmer durch Herunterlassen der Jalousie abdunkeln. Für ruhige Umgebung zum Wohlfühlen sorgen. Auf Wunsch ein zusätzliches Kissen anbieten. *Diese Maßnahmen wirken streßdämpfend und geben dem Patienten die Möglichkeit, sich zu entspannen.* Störende Geräusche abstellen. Bei Schmerzen auf ärztliche Anordnung ein Schmerzmittel verabreichen.

Problem 3 Aufgrund des Spannens der Operationsnaht, der Thoraxdrainage und der Rückenlage hat der Patient Einschlaf- und Durchschlafprobleme.

Ressource Der Patient schläft 2 Stunden am Stück.

Nahziel Der Patient schläft in der nächsten Nacht 3 Stunden am Stück.

Fernziel Der Patient schläft schnell ein.

Maßnahmen Rechts und links unter die Arme 2 Kissen zum Abstützen geben, *damit der Patient bequem am Rücken liegen kann.* Im zweistündlichen Wechsel eine Seitenlage auf die operierte Seite einnehmen lassen. Dabei ein Kissen in den Rücken schieben. Auf ärztliche Anordnung ab dem 2. postoperativen Tag ein Schlafmittel verabreichen. Erklären, daß am Operationstag und am 1. postoperativen Tag die Nachwirkungen der Narkose als Schlafmittel genügen. Versuchen, eine tolerierbare Lagerung zu finden. Die Thoraxdrainage abpolstern und aufpassen, daß sie nicht zieht und drückt. Patienten raten, vor dem Schlafengehen einen geregelten Rhythmus zu finden, z.B. eine halbe Stunde Musik zu hören.

Der Patient hat Probleme beim

ATL 2 Sich bewegen

Problem 1 Aufgrund der Immobilität bedingt durch die Atemschwierigkeiten erfährt der Patient eine verminderte Lageveränderung und eine erhöhte Druckbelastung besonders an den Fersen, Ellbogen und der Kreuzbeinregion. Es besteht Dekubitusgefahr.

Ressource Der Patient hat eine intakte Haut.

Nahziel Druckintensität und Zeitdauer des Druckes auf eine der oben genannten Körperstellen auf weniger als 40 mmHg in 2 Stunden reduzieren.

Fernziel Gute Blutzirkulation an druckgefährdeten Stellen.

Maßnahmen Die Haut einmal täglich bei guten Lichtverhältnissen auf weiße Flecken oder Rötung ansehen. Täglich früh und abends mit alkalifreiher Seife den ganzen Körper waschen. *Aggressive Stoffe strapazieren die Haut zusätzlich.* Haut trocken halten. Einreiben mit rückfettenden Salben wie Fissan nach jeder Waschung. Am Morgen und bei Bedarf saubere und trockene Kleidung anziehen. 2 bis 3 Lagen Schaumstoff in das Bett legen. Falten im Bett bei jedem Lagewechsel glatt ziehen. Krümel nach jeder Mahlzeit sorgfältig entfernen. Den Patienten mobilisieren, z.B. je nach körperlicher Verfassung Kopfteil 60° hoch stellen, an Bettrand oder Rollstuhl setzen. Steh- bzw. Gehübungen oder passive und aktive Bewegungsübungen mit der Krankengymnastin machen. Alle 2 Stunden Lagewechsel, von der Rückenlage auf die operierte Seite, durchführen. Den Patienten bitten, selbst daran zu denken, seine Lage leicht zu verändern.

Problem 2 Durch die Bettlägerigkeit kommt es zu einer Verlangsamung der Blutströmung, einer Beschleunigung der Blutgerinnung und einer verminderten Muskelvenenpumpe. Der Patient ist thrombosegefährdet.

Ressource Der Patient hat keine Varizen.

Nahziel Der Patient verläßt in 2 Tagen für mindestens 2 Stunden sein Bett.

Fernziel Intakte Muskelvenenpumpe und ausreichende Strömungsgeschwindigkeit in den Venen.

Maßnahmen Hochlagerung der Beine alle 2 Stunden um 20°, *damit das Blut besser vom Knie bis zur Leiste fließen kann.* Frühmobilisation durch das Sitzen an der Bettkante, Waschen oder Aufstehen zur Toilette 4- bis 5mal täglich, 3mal täglich 5 Minuten im Bett Füße 10mal kreisen, 15mal heben und senken, Zehen 20mal einkrallen und wieder spreizen. Beine nach der Ganzkörperwaschung in Richtung Herz ausstreifen. 24 Stunden Antithrombosestrümpfe tragen lassen. Anlegen der Strümpfe im Liegen, bei entstauten Venen. Strümpfe alle 2 Tage erneuern. Morgens und abends Beobachtung der Haut auf Rötung, Erwärmung, Schwellung und Druckstellen. Verabreichung der Fragminspritze auf ärztliche Anordnung täglich morgens.

Problem 3 Da der Patient bedingt durch die Schmerzen eine Schonhaltung einnimmt, hat er Funktions- und Bewegungseinschränkungen von Knie-, Hals- und Schultergelenk. Aufgrund des Druckes der Bettdecke besteht die Gefahr des Spitzfußes. Er ist kontrakturgefährdet.

Ressource Der Patient führt die von der Krankengymnastik gezeigten Bewegungsübungen selbständig durch.

Nahziel Der Patient befindet sich in 3 Tagen mindestens für 2 bis 3 Stunden außerhalb seines Bettes.

Fernziel Erhaltung der funktionellen Gelenkstellung sowie des harmonischen Bewegungsablaufes.

Maßnahmen Physiologische Lagerung der Gelenke in mittlerer Funktionsstellung, indem der Oberarm in Abduktionsstellung von 30° (Schultergelenk), der Unterarm im Winkel von 100° leicht erhöht (Ellbogengelenk), Finger in leichter Schalenhaltung (Handgelenk), Hüftgelenk und Kniegelenk möglichst gestreckt und Füße an Fußstütze gelagert werden. Einen Bettbogen an das Fußende des Bettes stellen. Frühmobilisation betreiben. Bewegungsübungen passiv und aktiv durchführen, eventuell mit der Krankengymnastin. Alle 2 Stunden Lagewechsel durchführen. Dabei bedenken, daß der Patient nicht in Seitenlage auf die gesunde Seite gelagert werden darf, *da sonst die gesunde Lunge komprimiert werden würde und eine Belüftung und Beatmung nicht ausreichend gewährleistet werden könnte.* Information über die Gefahr und Entstehung einer Kontraktur und der Notwendigkeit von Bewegungsübungen. Beobachtung im Hinblick auf die Beweglichkeit der Gelenke, Schmerzen und Fehlstellungen.

Problem 4 Durch die Bettlägerigkeit besteht beim Aufstehen die Gefahr des Schwindels und des orthostatischen Kollapses.

Ressource Der Patient ruft beim Aufstehen eine Krankenschwester.

Nahziel Der Patient ist in einer Woche schwindelfrei.

Fernziel Problemloses und selbständiges Stehen und Gehen.

Maßnahmen Vor jedem Aufstehen die Vitalwerte kontrollieren. Den Kreislauf vor dem Aufstehen anregen, indem der Patient im Bett sitzend Hände und Füße 10mal kreisen läßt, dann 15mal Hände zu einer Faust ballt, die Beine dazu anzieht und ausstreckt. Zuerst das Kopfteil in senkrechte Stellung bringen. Den Patienten im Bett ungefähr 5 Minuten in dieser Position verweilen lassen. Bei Wohlbefinden schließlich am Bettrand mit Fußsohlenkontakt zum Boden 5 bis 10 Minuten sitzen lassen und Vitalwerte kontrollieren. Ihn hierbei aufrecht sitzen und tief durchatmen lassen. Sein Blick muß geradeaus gerichtet sein. Dann erst aufstehen lassen. Ihn bitten, am Platz einige Schritte zu tun. Bei Bedarf eine 2. Pflegekraft zu Hilfe bitten.

Problem 5 Durch die Pneumonektomie hat der Patient starke Schmerzen im Operationsgebiet.

Ressource Der Patient meldet sich frühzeitig bei beginnenden Schmerzen.

Nahziel Der Patient erfährt nach Schmerzmittelgabe für 3 bis 4 Stunden Schmerzfreiheit.

Fernziel Schmerzfreiheit den ganzen Tag lang.

Maßnahmen Beobachtung des Patienten im Hinblick auf Schmerzen. *Die Schmerzäußerungen können sehr unterschiedlich sein. Einerseits kann sie der Patient verbal äußern, andererseits versteckt mitteilen, durch eine veränderte Körperhaltung, angespannte Mimik oder blasses Aussehen.* Fragen, wo der Schmerz lokalisiert ist, welcher Art er ist (stechend, klopfend, kolikartig, beklemmend), Zeitpunkt (nachts, nach Anstrengung), Dauer (konstant, in Intervallen) und Auswirkung (vegetative Reaktionen, Einschränkung der Konzentration, soziale Isolation). Schmerzmedikation nur auf ärztliche Anordnung verabreichen und auf mögliche Nebenwirkungen wie Übelkeit oder Hautausschlag überwachen. Den Patienten in ein ruhiges Zimmer legen, kein grelles Licht anmachen und das Zimmer etwas abdunkeln. Sich mit dem Patienten beschäftigen und ihn berühren. *Dadurch kann er sich entspannen und verkrampfte Muskeln lockern.* Den Patienten in eine für ihn bequeme Lage bringen. Die pflegerischen Tätigkeiten so organisieren, daß ausreichend Ruhezeit gewährt werden kann. Ihn auffordern, sich bei Schmerzen sofort zu melden. Eventuell Schmerzambulanz anfordern.

Problem 6 Durch die Drainagen und die Schmerzen kann der Patient nicht alleine aufstehen.

Ressource Der Patient klingelt einer Pflegekraft zum Aufstehen.

Nahziel In 4 Tagen steht der Patient alleine auf.

Fernziel Der Patient bewegt sich ungehindert.

Maßnahmen Die Glocke in erreichbare Nähe hängen und den Patienten bitten zu klingeln. Die Drainagen zum Aufstehen in einen Korb am Infusionsständer stellen. Das Kopfteil in 60°-Winkel bringen und den Patienten bitten, durch Anheben des Gesäßes an die Bettkante zu rutschen. Gleichzeitig die Beine langsam aus dem Bett gleiten lassen und den Oberkörper in eine aufrechte Position bringen. Unterstützung geben durch leichten Druck gegen das Schulterblatt. Hausschuhe und einen Morgenmantel anziehen und die Betthöhe auf Minimum stellen. Dem Patienten sagen, daß er sich mit der einen Hand am Infusionsständer festhalten und mit der zweiten Halt bei einer Pflegekraft finden soll. Vor dem Aufstehen auf ärztliche Anordnung ein Schmerzmittel verabreichen.

Problem 7 Zur Entlastung des gesunden Lungenflügels muß der Patient eine spezielle Lagerung einhalten.

Ressource Der Patient kennt den Sinn der Lagerung.

Nahziel In 2 Tagen toleriert der Patient die spezielle Lage.

Fernziel Der Patient nimmt jede beliebige Lage ein.

Maßnahmen *Zur besseren Ventilation der gesunden Lunge* den Patienten alle 2 Stunden in Seitenlage auf die operierte Seite bringen. Nach weiteren 2 Stunden ihn mit erhöhtem Oberkörper in Rückenlage legen. Immer abwechselnd vom Rücken auf die operierte Seite lagern. Kissen zur bequemeren Lagerung anbieten. Eine Bettkiste oder Lagerungsmittel an das Fußteil stellen. Den Patienten auffordern, sich an der Bettkiste abzudrücken und eine bauchdeckenentspannende Lagerung einzunehmen.

Problem 8 Aufgrund der Angst, die Drainagen und zentralen Zugänge zu ziehen, ist der Patient in seinen spontanen Bewegungen eingeschränkt. Er kann sich nicht ungehindert bewegen.

Ressource Der Patient kann sich im Bett bewegen.

Nahziel In 5 Tagen bewegt sich der Patient im Zimmer ohne Ängste.

Fernziel Der Patient bewegt sich spontan und frei.

Maßnahmen Die Infusionsleitungen in einer ausreichenden Länge verwenden. Die Drainagen auf der entsprechenden Seite unter Körperniveau aufhängen. Den Sinn der Drainagen erklären und die Angst davor nehmen. Dem Patienten Mut zusprechen und erklären, daß bereits zwischen dem 3. und 4. postoperativen Tag die Drainagen gezogen werden. Hilfe beim Aufstehen anbieten. Eine Glocke an das Bett hängen und dem Patienten mitteilen, daß er ohne Hemmungen klingeln darf. Die Drainagen mit Hilfe eines Verbandes am Körper fixieren und erklären, daß diese an der Haut angenäht sind und er keine Angst zu haben braucht, bei einer unbedachten Bewegung diese sofort zu ziehen.

Der Patient hat Probleme beim

ATL 3 Waschen und Kleiden

Problem 1 Aufgrund des Schwitzens bedingt durch Temperaturanstieg besteht die Gefahr einer Mazeration unter den Achselhöhlen, im Dammbereich, zwischen Fingern und Zehen.

Ressource Der Patient trocknet sich sorgfältig nach jeder Waschung unter der Achsel ab.

Nahziel Reduktion der Körpertemperatur auf 36 bis 37 °C in 2 Tagen.

Fernziel Beibehaltung einer intakten, trockenen Haut.

Maßnahmen Täglich 2mal Beobachtung der Haut auf rote, brennende, mazerierte Stellen. Unter den Achseln und im Dammbereich Haut gut abtrocknen. *An den Körperstellen, wo Hautfalte auf Hautfalte liegt, besteht die größte Gefahr der Bildung einer feuchten Kammer durch Schwitzen.* Eventuell Kompressen glatt in Körperfalten legen. Dem Patienten anbieten, ihn auch außerhalb der Ganzwaschung mit kühlem Wasser zu erfrischen und die Haut gut abzutrocknen. Die Temperatur mittels Wadenwickel, Eis oder Medikamente senken. Alle 1 bis 2 Stunden Temperaturkontrolle.

Problem 2 Aufgrund der Schmerzen im Operationsgebiet und der Thoraxdrainage ist der Patient in seiner Mobilität eingeschränkt. Er braucht Hilfe beim Waschen des Rückens, des Intimbereiches und der Beine. Er benötigt Unterstützung beim An- und Ausziehen seiner Unterwäsche und seines Nachthemdes.

Ressource Der Patient wäscht sich das Gesicht und den Oberkörper selbständig. Er putzt seine Zähne.

Nahziel Der Patient zieht sich in einer Woche alleine an.

Fernziel Selbständigkeit in bezug auf Körperpflege und Bekleidung.

Maßnahmen Anrichten der Waschschüssel mit sämtlichen Utensilien (2 Waschhandschuhe, 2 Handtücher, Waschlotion, Hautcreme) am Waschbecken. Zahnpasta, Zahnbecher und Zahnbürste zum Zähneputzen richten. Den Rücken, die Beine, die Füße und den Intimbereich waschen. Den Rest muß der Patient selbständig waschen, *um seine Beweglichkeit zu schulen und unabhängig zu werden.* Eincremen. Die Haare anschließend bürsten und kämmen. Auf Wunsch ein privates Nachthemd anziehen lassen. Vor dem Waschen ein Schmerzmittel anbieten. Dokumentation über Hautzustand und Mobilität morgens und abends.

Problem 3 Da der Patient bei der Ganzkörperwaschung seine sexuellen Schutzzonen der Krankenschwester offenbaren muß, hat er ein Schamgefühl.

Ressource Keine.

Nahziel Der Patient wäscht sich in 4 Tagen den Intimbereich alleine.

Fernziel Der Patient ist unabhängig.

Maßnahmen Die Gefühle ernst nehmen und Gesprächsbereitschaft signalisieren. Neutralen Umgang mit den Intimzonen wahren. Dem Patienten anbieten, sich von einer gleichgeschlechtlichen Pflegekraft waschen zu lassen. Frühmobilisation betreiben und ihm sagen, daß er sich den Intimbereich bald alleine waschen kann.

Problem 4 Aufgrund der Magensonde ist die Nasenschleimhaut gereizt. Es besteht die Gefahr von Druckulzera an der Schleimhaut.

Ressource Der Patient hat keine Druckulzera.

Nahziel In einem Tag braucht der Patient die Magensonde nicht mehr.

Fernziel Intakte Nasenschleimhaut.

Maßnahmen Täglich morgens, mittags und abends Nasenpflege durchführen. Hierzu einen Watteträger nehmen und darauf Bepanthensalbe streichen. Die Bepanthensalbe an der Nasenschleimhaut verteilen und einwirken lassen. Vor Eingabe der Bepanthensalbe die

Nasenschleimhaut auf Rötungen und Druckstellen kontrollieren. Hierzu eine Taschenlampe verwenden. Sollte die Nase mit Borken oder Belägen versehen sein, sie zuerst mit Hilfe eines Wattetupfers und NaCl oder Aqua feucht auswischen. Den Zustand der Nase täglich dokumentieren und dem Arzt mitteilen. *Um Druckstellen an der Schleimhaut zu verhindern,* täglich morgens die Sonde frisch verbinden. Das Pflaster an der Sonde entfernen und den Nasenrücken von Pflasterresten säubern. Mit einem Leukosilksteifen die Sonde 2mal umwickeln und auf dem Nasenrücken festkleben. Darauf achten, die Sonde täglich an einer anderen Stelle zu befestigen. Wenn der Patient keine Übelkeit verspürt, die Magensonde spätestens am nächsten Tag ziehen.

Der Patient hat Probleme beim

ATL 4 Essen und Trinken

Problem 1 Wegen der Operation hat der Patient am Operationstag Nahrungskarenz.

Ressource Der Patient ist über die Nahrungskarenz informiert.

Nahziel 6 Stunden nach der Operation erhält der Patient oral Flüssigkeit.

Fernziel Der Patient nimmt Nahrung zu sich.

Maßnahmen Den Patienten informieren, daß er ab dem Vortag der Operation um 22.00 Uhr Nahrungskarenz einhalten muß. In der Zwischenzeit eine parenterale Ernährung auf ärztliche Anordnung verabreichen. Darauf achten, daß nicht aus Versehen etwas zu essen oder trinken an das Nachtkästchen gestellt wird. An den Bettbügel ein Schild „Nahrungskarenz" hängen. Dem Patienten sagen, daß er bei Wohlbefinden 6 Stunden nach der Operation die erste Menge Flüssigkeit oral zu sich nehmen darf.

Problem 2 Aufgrund der Nahrungskarenz am Operationstag entwickelt der Patient eine mangelnde Kautätigkeit, einen verminderten Speichelfluß und einen schlechten Geschmack im Mund. Es besteht die Gefahr des Soors und der Parotitis.

Ressource Der Patient nimmt bei beginnender Mundtrockenheit ein Lemonstäbchen.

Nahziel Der Patient nimmt am 1. postoperativen Tag oral Flüssigkeit zu sich.

Fernziel Der Patient ißt normal.

Maßnahmen Anregen der Parotistätigkeit durch Massage der Wangen morgens, mittags und abends. Kaugummi ohne Zucker an das Nachtkästchen legen. Mund alle 2 Stunden mit Wasser und 3 Tropfen

Zahnfluid spülen lassen. Gegen Mundtrockenheit bei Bedarf Lemonstäbchen oder Mundspray geben. Mit einer Taschenlampe den Mund früh und abends inspizieren. Lippen gegen Trockenheit mit Bepanthensalbe eincremen. Dem Patienten mitteilen, daß er 6 Stunden nach der Operation oral die 1. Flüssigkeitsmenge zu sich nehmen darf.

Problem 3 Aufgrund der Appetitlosigkeit bedingt durch Schmerzen hat der Patient einen Gewichtsverlust von 1,5 kg.

Ressource Der Patient hat Normalgewicht.

Nahziel Der Patient hält 2 Tage lang sein Gewicht konstant.

Fernziel Erreichen einer optimal möglichen Ernährung.

Maßnahmen Durch eine ärztlich angeordnete Infusionstherapie wichtige Elektolyte, Fette, Vitamine und Glykolyte verabreichen. Am Abend des Operationstages die 1. Tasse lauwarmen Kamillentee anbieten. Am nächsten Tag erhält der Patient morgens einen Zwieback und eine Thermoskanne Tee. Bei guter Verträglichkeit, Umstellung auf Schonkost und Normalkost. Darauf achten, daß der Patient die Nahrung zu sich nimmt. Ihn hierzu motivieren und eine Wunschkost in der Küche anfordern. Gegebenenfalls ein Schmerzmittel vor dem Essen anbieten. Täglich morgens Gewichtskontrolle. Dokumentation des Gewichts und der Eßmenge.

Problem 4 Durch die Intubation während der Narkose besteht Aspirationsgefahr beim 1. Schluckversuch.

Ressource Keine.

Nahziel Der Patient ist beim 1. Schluckversuch frei von Aspirationen.

Fernziel Ungehinderte Flüssigkeitsaufnahme.

Maßnahmen Lauwarmen Kamillentee mit einem Strohhalm 6 Stunden nach der Operation zum Trinken geben. Davor die Magensonde ziehen. Erklären, daß der Patient beim 1. Schluckversuch nur eine kleine Menge Flüssigkeit zu sich nehmen darf. Beim Schluckversuch neben dem Patienten stehen bleiben und ihn mit dem Oberkörper aufrecht lagern. Aufmerksam machen, daß er nur über den Strohhalm trinken und sich auf das Herunterschlucken konzentrieren soll. Bei Aspiration Ruhe bewahren. Darauf achten, daß der Patient ruhig weiteratmet. Gegebenenfalls ein Absauggerät in das Zimmer mitnehmen. Den nächsten Schluckversuch erst wieder 2 Stunden später durchführen.

Der Patient hat Probleme beim

ATL 5 Ausscheiden

Problem 1 Aufgrund der Nachwirkungen der Narkose und Bettlägerigkeit besteht die Gefahr der Obstipation.

Ressource Der Patient hat hörbare Darmgeräusche.

Nahziel Der Patient hat alle 2 Tage Stuhlgang.

Fernziel Wiederherstellung der gesunden Ausscheidungsfunktion.

Maßnahmen Frühmobilisation durchführen, z.B. im Bett Gymnastik machen oder nach Entfernen der Drainagen eine halbe Stunde auf Station auf und ab gehen lassen. Einmal am Tag Darmgeräusche mit dem Stethoskop auf „Gurgeln" abhören. Auf ärztliche Anordnung morgens einen Einlauf oder orale Laxanzien verabreichen. Patienten 1 bis 2 l Tee ab dem 1. postoperativen Tag an das Nachtkästchen stellen und ihn auffordern, diese Menge innerhalb von 24 Stunden auszutrinken. Ihm erklären, daß somit der Darm Fülle bekommt und der Stuhl besser gleitet. Dokumentation morgens und abends über das tägliche Stuhlgangverhalten.

Problem 2 Durch die Nachwirkungen der Narkose besteht die Gefahr des postoperativen Harnverhaltes.

Ressource Keine.

Nahziel Der Patient läßt in 6 Stunden 200 bis 300 ml Urin ab.

Fernziel Normale Urinausscheidung gemäß seines früheren Rhythmus.

Maßnahmen Den Patienten zum Lassen des 1. Spontanurins 6 Stunden nach der Operation auf die Toilette begleiten. Sollte er innerhalb der 6 Stunden keinen Urindrang verspüren, ihn dennoch zur Toilette bitten, *da oft psychologische Faktoren wie Angst vor Schmerzen dieses Harnverhalten auslösen können.* Das Wasser dabei aufdrehen und ihm genug Zeit lassen. Sollte er dennoch nichts ausscheiden können, auf ärztliche Anordnung Medikamente geben oder einmalkatheterisieren. Dokumentation über die 1. Urinausscheidung.

Problem 3 Aufgrund der Angst, die Drainagen beim Aufstehen zu ziehen, kann der Patient nicht selbständig zur Toilette gehen.

Ressource Der Patient benützt nachts die Urinflasche.

Nahziel Der Patient geht in 4 Tagen alleine zur Toilette.

Fernziel Der Patient bewegt sich ungehindert.

Maßnahmen Die Glocke griffbereit an das Bett hängen. Den Patienten genau über die Drainagen informieren und die Angst davor nehmen. Ihm nur nachts eine Urinflasche an das Bett hängen und ihn tagsüber zur Toilette führen. Dem Patienten sagen, daß er sich mit der einen Hand am Infusionsständer festhalten und mit der anderen Hand Halt bei einer Pflegekraft suchen soll. Ihn nicht alleine lassen. Vor der Toilettentür warten. Ihn wieder in das Bett zurückbringen und die Ableitungen richtig plazieren. Dem Patienten Mut zusprechen und sagen, daß die Drainagen bald gezogen werden.

Problem 4 Um einen Druckanstieg durch ein mögliches Erbrechen zu vermeiden, hat der Patient eine Magensonde liegen. Der Magensaft läuft darüber ab.

Ressource Der Patient akzeptiert die Magensonde.

Nahziel In 2 Stunden ist die Magensonde abgeklemmt.

Fernziel Der Patient ist frei von der Magensonde.

Maßnahmen Den Magensaft im Hinblick auf Menge, Geruch, Farbe, Beschaffenheit und Beimengung beobachten und dokumentieren. Am Operationstag die Magensonde geöffnet halten. Wenn kein Magensaft innerhalb 2 Stunden zurückgelaufen und der Patient frei von Übelkeit ist, die Sonde mit eine Klemme abklemmen. Ihn bitten, sich bei Unwohlsein oder Übelkeitsgefühlen zu melden. *Die Gefahr von Erbrechen liegt in einem Druckanstieg, der zum Aufplatzen der frischen Nähte führen könnte.* Den Patienten informieren, daß die Magensonde am Abend gezogen wird, wenn er bis dahin frei von Erbrechen war.

Problem 5 Durch die Thoraxdrainagen verliert der Patient täglich ungefähr 400 ml Sekret. Die Drainagen fördern blutiges Sekret.

Ressource Keine.

Nahziel Der Patient verliert 200 ml Sekret in 48 Stunden.

Fernziel Der Patient ist frei von Drainagen.

Maßnahmen Täglich morgens und bei Bedarf die Drainagen entleeren und wechseln. Das Wechseln einer Drainage steril durchführen, indem sie mit Hilfe von zwei Klemmen, die entgegengesetzt befestigt wurden, abgeklemmt, der Schlauch vorsichtig von der Drainage abgezogen und mit Desinfektionsmittel abgesprüht wird. Den Schlauch sofort wieder an die neue Drainage anbringen und den Sog befestigen. Die Menge in einem Meßbecher abmessen und exakt in der Kurve dokumentieren. Das Sekret auf Menge, Farbe, Konsistenz und Beimengung beobachten. Die Bülau-Drainagen von den Ärzten am 3. postoperativen Tag ziehen lassen.

Der Patient hat Probleme bei der

ATL 6 Regulation der Körpertemperatur

Problem 1 Aufgrund der langen Operation ist der Patient ausgekühlt. Der Patient friert am Operationstag.

Ressource Der Patient sagt, daß es ihm kalt ist.

Nahziel 6 Stunden nach der Operation ist es dem Patienten wärmer.

Fernziel Der Patient hat Temperaturen zwischen 36 und 37 °C.

Maßnahmen Mitteilen, daß der Patient eine lange Operation hinter sich gebracht hat und dadurch etwas ausgekühlt ist. Beim Ankommen im Zimmer sofort eine 2. Bettdecke geben. Die Fenster geschlossen halten. Durchzug vermeiden. Dem Wunsch nach einer Wärmflasche nicht nachkommen, *da der Patient bedingt durch seine Narkose ein verzögertes Reaktionsvermögen hat und es durch die Wärmflasche zu Verbrennungen an den Füßen kommen kann.* Ein- bis 2stündlich Temperatur kontrollieren.

Problem 2 Aufgrund des Resorptionsfiebers am 3. postoperativen Tag bedingt durch die Pneumonektomie hat der Patient erhöhte Temperaturen bis zu 38 °C.

Ressource Der Patient mißt selbständig rektal seine Temperatur.

Nahziel Senkung des Fiebers auf 37,5 °C innerhalb eines Tages.

Fernziel Körpertemperatur zwischen 36 und 37 °C.

Maßnahmen Alle 1 bis 2 Stunden Temperatur messen lassen. Rektal 3 Minuten Thermometer belassen. Eine dünne Decke geben. Eisbeutel, eingewickelt in einen kleinen Kopfkissenüberzug eine halbe Stunde rechts und links in die Leiste legen. Nach Bedarf wiederholen. Wadenwickel bei Bedarf. Bei Erhöhung der Temperatur auf ärztliche Anordnung Medikamente verabreichen. Kühle Getränke anreichen. Dokumentation des Fieberverlaufes.

Der Patient hat Probleme beim

ATL 7 Atmen

Problem 1 Aufgrund der flachen Atmung bedingt durch seine Schmerzen hat der Patient eine Ansammlung von Sekret in den Bronchien, ein erschwertes Abhusten und eine ungenügende Belüftung der Lunge. Er ist pneumoniegefährdet.

Ressource Der Patient denkt täglich selbst daran, seine erlernte Atemgymnastik durchzuführen.

Nahziel Der Patient atmet in einer Woche tief durch und hustet vorhandenes Sekret problemlos ab.

Fernziel Optimale Lungenventilation.

Maßnahmen Einreiben von Brust und Rücken früh und abends mit sekretlösenden Mitteln wie Nervgeist oder Stas-Salbe. Danach Rücken mit fetthaltiger Salbe gegen mögliche Austrocknung durch den Franzbranntwein eincremen. Den Patienten nicht abklopfen, sondern höchstens die gesunde Lungenseite mit einem Vibrator sanft massieren. Dreimal täglich Inhalation mit NaCl oder eventuell Zusätzen. Für ausreichende Frischluft im Zimmer sorgen. Frühmobilisation betreiben. Im Zweistundenwechsel Oberkörper hochlagern mit Abstützen der Arme auf einem Kissen zur besseren Belüftung der Lunge. Atemgymnastik mit einem Bird durchführen, der vom Patienten stündlich 10mal benützt wird. Das Atmen mit Hilfe des Bird-Gerätes bereits vor der Operation mit dem Patienten einüben. Ihm sagen, daß er nach der Operation dieses Gerät dann besser einsetzen kann. Bei jedem Gang in das Zimmer auffordern, tief durchzuatmen und mit Hilfe des K-Lautes abzuhusten. Zur Sekretlockerung muß der Patient ab dem 1. postoperativen Tag bis zum Abend 2 l Flüssigkeit zu sich genommen haben. Mehrere Nierenschalen mit Zellstoff für abgehustetes Sputum auf das Nachtkästchen stellen. Information über die Notwendigkeit der Pneumonieprophylaxe bei Aufnahme auf Station.

Problem 2 Aufgrund der Entfernung eines Lungenflügels hat der Patient eine eingeschränkte Atemfunktion. Die Lungenfunktion ist um 50% gesenkt.

Ressource Der Patient bekommt Luft.

Nahziel Der Patient atmet problemlos.

Fernziel Problemloses Atmen bei Belastung.

Maßnahmen Erklären, daß nach der Operation nur noch ein Lungenflügel für die Atmung zur Verfügung steht. Dem Patienten erklären, daß dadurch Einschränkungen im alltäglichen Leben eintreten können. Ihm klarmachen, daß er für die alltäglichen Tätigkeiten Zeit braucht. Er soll beim An- und Auskleiden, Treppensteigen oder bei der Ganzkörperwaschung am Waschbecken Pausen einlegen und die Atmung ruhig und kontinuierlich fortsetzen. Einmal täglich die Physiotherapie zum Patienten bitten. Den Patienten anhalten, die Atemübungen für eine optimale Leistung der gesunden Lunge mindestens alle 3 bis 4 Stunden selbständig zu trainieren. Siehe ATL 7 „Atmen“ unter dem Problem 3 „Atemnot“.

Problem 3 Durch die Möglichkeit des Kollabierens der gesunden Lunge besteht die Gefahr der Atemnot. Der Patient könnte Lufthunger bekommen.

Ressource Der Patient atmet.

Nahziel Der Patient ist in der Zeit des Klinikaufenthaltes frei von einem Kollabieren der Lunge.

Fernziel Der Patient ist frei von jeglicher Atemnot.

Maßnahmen Den Patienten darauf aufmerksam machen, daß er sich sofort bei einer Verschlechterung der Atmung melden soll. Die Drainagen im Falle einer Atemnot auf Diskonnektierung, Sog, richtige Einstellung und Verbindung zu der Thoraxdrainage hin kontrollieren. Das Sauerstoffgerät griffbereit mit Befeuchtertopf, Maske und Anschluß am Bett befestigen. In der Zeit der

Atemnot Sauerstoff über eine Maske geben. Auf den Patienten beruhigend einsprechen, ihn aufrecht lagern, mit Oberkörperhochlage bis 60° und beengende Kleidung öffnen. 2 Kissen unter die Arme legen, *damit er seine Atemhilfsmuskulatur optimal einsetzen kann.* Dem Patienten vorsprechen, wann er einatmen und ausatmen soll. Dies im Verhältnis 1:2 angeben. Das Fenster öffnen. *Dies bewirkt einen positiven psychologischen Effekt.* Den Arzt bei einer Verschlechterung rufen. Das Ausmaß und die Länge der Atemnot in der Kurve dokumentieren.

Problem 4 Aufgrund des Bronchialkarzinoms darf der Patient nicht mehr rauchen. Der Patient ist Kettenraucher.

Ressource Der Patient sieht den Sinn des Rauchverbotes ein.

Nahziel Der Patient entfernt am 1. postoperativen Tag alle Rauchutensilien.

Fernziel Der Patient ist Nichtraucher.

Maßnahmen Sagen, daß um 22.00 Uhr am Vorabend der Operation die letzte Zigarette geraucht werden darf. Dem Patienten deutlich zu verstehen geben, daß sein Bronchialkarzinom durch seinen erhöhten Konsum an Zigaretten bedingt ist. Ihn bitten, alle Zigarettenpackungen wegzuwerfen. Sollte er nach der Operation beim Rauchen erwischt werden, ihn abermals auf die starke Schädigung der verbliebenen Lunge hinweisen, ihm jedoch nicht die Zigarette wegnehmen, *da dies nicht im rechtlichen Handlungsbereich einer Pflegekraft steht.* Psychologische Unterstützung während der Zeit der Entwöhnung anbieten. Stets Gesprächsbereitschaft signalisieren und dem Patienten in der schweren Zeit zur Seite stehen. Darauf achten, daß der Mitpatient kein Raucher ist.

Der Patient hat Probleme beim

ATL 8 Für Sicherheit sorgen

Problem 1 Aufgrund der Operation besteht die Gefahr von Wundhämatomen, Nahtinsuffizienz und Blutungen.

Ressource Keine.

Nahziel Der Patient hat eine gut verschlossene Operationsnaht.

Fernziel Gut zugeheilte Naht mit Umgebung.

Maßnahmen Nahtundichtigkeiten beim Verbandwechsel auf Größe und Tiefe beurteilen und dem Arzt mitteilen. Blutflecken auf dem Verband mit einem Stift umranden und halbstündlich beobachten. Drainage morgens entleeren und die geförderte Menge exakt dokumentieren. Morgens den Thoraxumfang mit einem Maßband messen. Hierzu mit einem wasserunlöslichen Stift Markierungen auf die Haut malen, *um täglich denselben Körperumfang messen zu können.* Den Arzt bei erhöhter Drainagenfördermenge oder Zunahme des Körperumfangs wegen einer eventuellen Nachblutung informieren. Tägliche Kontrolle der Haut im Hinblick auf Hämatome. Diese auf Größe, Umfang und Farbe inspizieren. Die Operationsnaht mit Umgebung täglich im Pflegebericht exakt dokumentieren.

Problem 2 Durch die Operationsnaht als sekundäre Körperöffnung besteht die Gefahr einer nosokomialen Infektion.

Ressource Keine.

Nahziel Der Körper ist frei von nosokomialen Infektionen.

Fernziel Der Körper ist frei von pathologischen Keimen.

Maßnahmen Täglich morgens steriler Verbandwechsel der Thoraxwunde mit Hautdesinfektionsmittel, sterilen Kompressen und Fixomull.

Während des Verbandswechsels die Fenster geschlossen halten. Über der Naht nicht sprechen. Den Verbandswechsel zu zweit durchführen. Die Hände desinfizieren und mit Handschuhen den alten Verband abziehen. Eine Pflegekraft kümmert sich um das Verbinden der Naht, eine zweite um das Anreichen der Materialien aus dem reinen Verbandswagen. Pflasterreste und Kompressen entfernen. Beobachtung der Wunde auf Rubor, Dolor, Calor, Tumor und Functio laesa, Blutungen, Sekrete und Nahtundichtigkeiten. Auf ärztliche Anordnung 3mal täglich Antibiotikabehandlung. Temperaturkontrolle alle 2 bis 3 Stunden durchführen. Vor Mitpatienten, die krankmachende Keime mit sich tragen, schützen. Körpereigene Abwehrkräfte des Patienten durch Gabe von Eiweißen oder Vitaminen nach ärztlicher Anordnung stärken.

Problem 3 Aufgrund der Nachwirkungen der Narkose besteht die Gefahr der Beeinträchtigung der Vitalfunktion.

Ressource Der Patient meldet sich bei Schwindel oder Kopfschmerzen.

Nahziel Der Patient ist frei von Vitalwertschwankungen während des Krankenhausaufenthaltes.

Fernziel Konstanthaltung des Blutdruckes auf Werten von 120:80 mmHg. Konstanthaltung des Pulses auf Werten zwischen 60 und 80 Schlägen pro Minute. Konstanthaltung der Atmung bei 12 bis 20 Atemzüge pro Minute. Konstanthaltung der Temperatur auf Werten zwischen 36 und 37 °C.

Maßnahmen Nach Übernahme aus dem Aufwachraum sofort im Zimmer Blutdruck, Puls und Temperatur messen. Einen Überwachungsbogen anlegen. In den ersten 2 bis 3 Stunden nach Übernahme aus dem Operationstrakt halbstündlich die Vitalwerte überprüfen. Nach 3 Stunden reicht die Überwachung bei stetig konstant gebliebenen Vitalwerten 3- bis 6stündlich. Am nächsten Tag 3mal täglich die Vitalwerte messen und in der Kurve dokumentieren. Bei Veränderungen sofort den Arzt verständigen und auf Anordnung Medikamente verabreichen.

Problem 4 Aufgrund der Medikamentengabe besteht die Gefahr allergischer Reaktionen.

Ressource Der Patient meldet sich bei körperlichem Mißempfinden.

Nahziel Gute Verträglichkeit der angeordneten Medikamente in der Zeit der Einnahme.

Fernziel Der Patient ist medikamentenfrei.

Maßnahmen Genaue Verabreichung der ärztlich angeordeneten Medikamente. Kontrolle der Medikamente auf Dosis, Häufigkeit, Anordnung und Patientenname. Die erste Gabe des i.v.-Medikamentes vom Arzt durchführen lassen. Alle halbe Stunde während der Verabreichung der i.v.-Medikamente Vitalwerte kontrollieren. Auf Nebenwirkungen wie Schüttelfrost, Fieber, Erbrechen, Durchfall oder Hautausschlag achten.

Problem 5 Aufgrund der Pneumonektomie besteht die Gefahr von Komplikationen. Der Patient könnte einen Pneumothorax oder ein Hautemphysem bekommen.

Ressource Keine.

Nahziel Der Patient ist während des Krankenhausaufenthaltes frei von Komplikationen.

Fernziel Der Patient ist gesund.

Maßnahmen Ein Gespräch mit dem zuständigen Arzt arrangieren und den Patienten über mögliche Komplikationen aufklären lassen. Ihn gut bei der Ganzkörperwaschung im Hinblick auf die Symptome eines Hautemphysems, wie z.B. Knistern bei Hautberührung, beobachten. Zudem eine näselnde Sprache bei einem Kopfemphysem sofort erkennen. Wenn der Patient über starke Atemnot klagt, besteht die Möglichkeit eines Pneumothorax. In diesem Falle den Arzt unverzüglich verständigen.

Problem 6 Aufgrund der Pneumonektomie benötigt der Patient eine Thoraxdrainage mit Sog. Der Sog ist 24 Stunden angeschlossen.

Ressource Der Patient duldet die Drainage.

Nahziel Die Drainage fördert in 3 Tagen weniger als 100 ml Sekret in 24 Stunden.

Fernziel Der Patient braucht die Thoraxdrainage nicht mehr.

Maßnahmen Bei der Übernahme aus dem Operationssaal zum 1. Mal einen Blick auf die Bülau-Drainage werfen und die Fördermenge erfassen. Die Anästhesieschwester nach der Anzahl der Drainagen und der Sogstärke fragen. Die Drainage im Patientenzimmer an den Sog anschließen. Den Sog der Bülau-Drainage stündlich kontrollieren, *um einem Pneumothorax durch Kollabieren der Lunge bei Unterdruck oder einer Verschiebung des Mediastinums vorzubeugen.* Die Drainage stündlich im Hinblick auf die Fördermenge, Sekretbeschaffenheit und Durchgängigkeit beobachten. Im Falle einer Diskonnektierung der Drainage im Zimmer notfallmäßig 2 Klemmen bereitlegen. Die Drainage am 3. postoperativen Tag von einem Arzt ziehen lassen, wenn sie weniger als 100ml Sekret in 24 Stunden fördert.

Der Patient hat Probleme beim

ATL 9 Arbeiten und Spielen

Problem 1 Da der Patient durch seine momentane Kurzatmigkeit das Zimmer selten verlassen kann, hat er Langeweile und ist nicht ausgelastet.

Ressource Der Patient bekommt zur Abwechslung von Freunden und Familie Besuch.

Nahziel Der Patient geht in einer Woche in den Aufenthaltsraum.

Fernziel Der Patient hat wieder Kraft für seine Hobbies.

Maßnahmen Den Patienten mobilisieren und in die Körperpflege einbeziehen. Eine intensive Atemtherapie durchführen. Einen Mitpatienten ins Zimmer legen, der vom Alter und von den Interessen her ähnliche Ansichten vertritt, *damit ein Gespräch zustande kommt.* Die Besuchszeiten erweitern, *um berufstätigen Freunden die Möglichkeit zu geben, einen Besuch zur Abwechslung und zum Austausch von Gefühlen zu machen.* Formulare zur Anmeldung von einem Telefon, Radio oder Fernseher übermitteln. Die Familie kann genügend Zeitungen und Bücher mitbringen. Das Pflegepersonal soll Gesprächsbereitschaft zeigen.

Problem 2 Aufgrund des Mehrbettzimmers und der ständig eintretenden Pflegekräfte fühlt sich der Patient in seinen privaten Tätigkeiten gestört. Er möchte wenigstens 2 Stunden am Tag für sich sein.

Ressource Der Patient meldet seine Bedürfnisse an.

Nahziel Der Patient geht in einer Woche in den Park.

Fernziel Der Patient ist an die Krankenhausatmosphäre gewöhnt.

Maßnahmen Dem Patienten einen Bettnachbarn seines Alters mit derselben Erkrankung dazulegen, *um die Diskrepanz zwischen erheblichem und niedrigem Pflegeaufwand zu verhindern.* Die Zeiten mitteilen, an denen Pflegekräfte das Zimmer betreten müssen. Vor Betreten des Zimmers anklopfen. Anbieten, zwischen die Betten einen Sichtschutz aufzustellen. Die Gefühle ernst nehmen. Ihn fragen, weshalb er sich gestört fühlt. Wenn der Patient durch das Mehrbettzimmer zu keiner Ruhe kommt, ihn eventuell in ein Einzelzimmer verlegen.

Problem 3 Aufgrund der verminderten Lungenkapazität ist der Patient nicht mehr 100%ig belastbar. Der Patient kann Arbeiten nur bedingt ausführen.

Ressource Der Patient kennt die Ursache für seine Leistungsminderung.

Nahziel Der Patient trägt in 6 Tagen sein Essenstablett selbständig aus dem Zimmer.

Fernziel Der Patient ist belastungsfähig.

Maßnahmen Während des Klinikaufenthaltes Hilfe bei den täglichen Verrichtungen anbieten. Die Selbständigkeit fördern und den Patienten jeden Tag etwas mehr alleine machen lassen. Zwischen den Tätigkeiten Pausen gönnen. Einen Termin beim Sozialdienst ausmachen, *um dort die Anschlußheilbehandlung von mindestens 6 Wochen besprechen zu können.* Dem Patienten raten, über seine Arbeitsplatzsituation nachzudenken. Ihm sagen, daß er zu seinem Beruf Ausgleich schaffen kann, indem er zur Entspannung schwimmen oder spazieren geht. Er muß lernen, sein Leben sinnvoll zu planen und dadurch einen regelmäßigen Lebensrhythmus zu erhalten.

Problem 4 Aufgrund der Pneumonektomie benötigt der Patient eine Anschlußheilbehandlung. Der Patient hat Angst, von seiner Familie weit entfernt zu sein.

Ressource Der Patient sieht den Sinn der Rehabilitationsklinik ein.

Nahziel Der Patient sucht in 10 Tagen den Sozialdienst auf.

Fernziel Der Patient akzeptiert den Ort der Rehabilitationsklinik.

Maßnahmen Den Patienten informieren, daß er nach seinem 2- bis 3wöchigen Krankenhausaufenthalt eine Anschlußheilbehandlung von mindestens 6 Wochen in einer Rehabilitationsklinik durchführen sollte. Hierzu einen Termin bei dem Sozialdienst ausmachen. Dem Patienten sagen, daß er einen Ort für seine Rehabilitation auswählen sollte, der am nächsten zu seiner Familie gelegen ist. Seine Ängste verstehen und ihn beruhigen. Ihm sagen, daß diese Anschlußbehandlung notwendig ist, um nach der Operation wieder voll leistungsfähig zu werden. Ihm helfen, zu einer positiven Lebenseinstellung zu gelangen. Sagen, daß eine positive Einstellung die Zeit der Rehabilitation erleichtern wird. Die Familie kann ihn dort jederzeit besuchen oder Telefonate mit ihm führen.

Der Patient hat Probleme beim

ATL 10 Kommunizieren

Problem 1 Durch die Nachwirkung der Narkose ist der Patient am Operationstag in seiner Auffassungsgabe eingeschränkt.

Ressource Der Patient kann sprechen.

Nahziel In einem Tag drückt sich der Patient problemlos aus.

Fernziel Gute Auffassungsgabe.

Maßnahmen *Aufgrund der Beeinträchtigung durch die Narkose ist der Patient in den ersten Stunden auf Station nicht imstande, den Anweisungen des Personals zu folgen.* Dem Patienten nur kurz und deutlich sagen, daß er nicht alleine zur Toilette aufstehen, sondern beim ersten Urindrang einer Krankenschwester klingeln soll. Zeit und Ruhe geben, die Narkose auszuschlafen. Erst später mit ihm genauere Gespräche über die Operation führen. Dem Ehepartner sagen, daß es am sinnvollsten wäre, still neben dem Patienten Platz zu nehmen und seine Hand zu streicheln.

Problem 2 Aufgrund der Klinikfachsprache kann der Patient auf Anhieb nicht alle Informationen und Aufklärungen verstehen.

Ressource Der Patient interessiert sich für seine Erkrankung.

Nahziel Der Patient fragt in 3 Tagen nach.

Fernziel Der Patient versteht die Informationen.

Maßnahmen Den Patienten ermutigen, bei Visite sofort zu sagen, wenn er etwas nicht versteht. Bei pflegerischen Tätigkeiten mit einfachen, verständlichen Worten informieren. Medizinische Fachbegriffe vermeiden. Bei Fragen Auskunft geben und sich versichern, daß er alles verstanden hat. Bei Unklarheiten im ärztlichen Bereich ein Gespräch mit dem zuständigen Arzt arrangieren. Stationsübliche Informationsblätter und Broschüren geben.

Problem 3 Aufgrund des Organverlustes ist der Patient schnell depressiv verstimmt. Der Patient kann in diesem Moment seine Bedürfnisse nicht ausdrücken.

Ressource Keine.

Nahziel Der Patient zeigt seine Gefühle durch Weinen.

Fernziel Der Patient findet sich mit der Situation zurecht.

Maßnahmen Die Stimmungslage erkennen und ernst nehmen. Den Patienten darauf ansprechen und Gesprächsbereitschaft signalisieren. Auf Mimik, Gestik und Haltung achten, *um eventuell Bedürfnisse ablesen zu können.* Durch Nachfragen motivieren, Wünsche zu äußern. Auf Wunsch eine Psychotherapie beantragen und Adressen von Selbsthilfegruppen weitergeben.

Der Patient hat Probleme beim

ATL 11 Mann sein

Problem 1 Aufgrund der Abhängigkeit vom Pflegepersonal bei der Ganzkörperwaschung bedingt durch seine Leistungsminderung fühlt sich der Patient nicht als vollwertiger Mann.

Ressource Der Patient spricht über seine Abhängigkeit.

Nahziel Der Patient wäscht sich in 7 Tagen alleine.

Fernziel Der Patient fühlt sich vollwertig.

Maßnahmen Respektieren der individuellen Bedürfnisse. Wahrung des Schamgefühls beim Waschen. Dem Patienten die Möglichkeit geben, soviel wie möglich selbst zu machen. Die Gefühle ernst nehmen und akzeptieren. Mut zusprechen und sagen, daß seine Leistungsfähigkeit durch die Physiotherapie und Frühmobilisation täglich gesteigert wird. Ihm das Gefühl vermitteln, als vollwertiger Mann angesehen zu werden.

Problem 2 Aufgrund der eingeschränkten Lungenfunktion hat der Patient Angst, seine Sexualität nicht ausleben zu können. Er glaubt währenddessen, an Atemnot zu leiden.

Ressource Der Patient hat eine liebevolle Ehefrau.

Nahziel Der Patient sucht in einer Woche einen Psychologen auf.

Fernziel Der Patient ist sexuell aktiv.

Maßnahmen Die Ängste ernst nehmen. Sich Zeit nehmen und zuhören. Gesprächsbereitschaft signalisieren. Adressen von Selbsthilfegruppen weitergeben. Dem Patienten die Angst nehmen und ihm erklären, daß in der 6wöchigen Anschlußheilbehandlung seine Lungenkapazität geschult und der Organismus auf das Leben mit einer Lungenhälfte vorbereitet wird. Gespräche bei einem Psychologen anbieten. Ihm raten, seine Sorgen gemeinsam mit der Ehefrau zu besprechen.

Der Patient hat Probleme beim

ATL 12 Sinn finden

Problem 1 Aufgrund der Erkrankung hat der Patient Zukunftsängste. Er hat Angst vor Rezidiven.

Ressource Der Patient spricht über seine Ängste.

Nahziel Der Patient erlebt angstfreie Momente.

Fernziel Der Patient hat neue Zukunftsperspektiven.

Maßnahmen Gespräche anbieten. Ihn ernst nehmen. Auf Wunsch einen Seelsorger oder Psychologen einschalten. Fachzeitungen anbieten, Selbsthilfegruppen ins Gespräch bringen. Betroffene Mitpatienten auf Wunsch zu einem Gespräch und zum Austausch von Gefühlen vorstellen. Ein Gespräch mit dem Arzt organisieren, bei dem sich der Patient über Prognose und Früherkennung von Rezidiven erkundigen kann.

Problem 2 Durch die eingeschränkte Lungenkapazität und verminderte Leistungsfähigkeit hat der Patient keinen Lebensmut mehr.

Ressource Der Patient spricht über diese Gedanken.

Nahziel Der Patient findet am Ende des Krankenhausaufenthaltes seinen Lebensmut zurück.

Fernziel Der Patient sieht positiv in die Zukunft.

Maßnahmen Die Gefühle ernst nehmen, Gespräche führen. Auf Wunsch einen Seelsorger oder Psychologen bestellen. Broschüren von Selbsthilfegruppen übermitteln. Arzt über die seelische Verfassung informieren. So oft wie möglich zum Patienten gehen und Kontakt zu ihm aufbauen. Einen Bettnachbarn in sein Zimmer legen, *um die Einsamkeit geringer zu halten.* Fortschritte bezüglich seiner Atmung und Leistungsfähigkeit aufzeigen.

2 Gynäkologie

2.1 Mammakarzinom/Mastektomie

Der nachfolgende Text stellt eine kurze Zusammenfassung der Erkrankung Mammakarzinom dar. Er soll die Erkrankung in Erinnerung rufen, um mit der Pflegeplanung besser zurechtzukommen. Er ersetzt keinesfalls die Fachliteratur.

Definition: Das Mammakarzinom ist ein von Drüsen- und Gangepithel ausgehendes früh metastasierendes, malignes Epitheliom. Hauptlokalisation ist in 45% der Fälle der obere äußere Quadrant.
Häufigkeit: Das Mammakarzinom ist das häufigste Karzinom der Frau. Zirka 5% aller Frauen erkranken an Brustkrebs. Nur in 2% aller Fälle tritt es bei Männern auf. Das Hauptalter liegt zwischen dem 40. und 60. Lebensjahr.
Begünstigende Faktoren: Eine direkte Ursache des Mammakarzinoms ist unbekannt, allerdings gibt es einige Risikofaktoren, die das Wachstums eines Brustkrebses begünstigen. Zum Beispiel zählen dazu: Kinderlosigkeit, späte erste Geburt, große Mamma, Östrogenbehandlungen, chronische und rezidivierende Entzündungen, Adenome, Mastopathie, Hormondysregulationen, Brustkrebs in der Familie oder kurze Stillzeit.
Symptome: Frühsymptome sind schmerzlose, tastbare Knoten sowie Zufallsbefunde bei Routineuntersuchungen. Spätsymptome sind Warzenveränderung, Warzeneinziehung, Warzennässen, Brustkörpervergrößerung, lokale Verhärtung, Ödeme, Peau d'orange, Infiltration des Koriums, Rötung, Schrumpfung, Achseldrüsenpakete, Ulzeration, Hautdurchbruch und Fernmetastasen mit extremer Störung des Allgemeinbefindens. Bei 50 bis 60% der Karzinome sind zum Zeitpunkt der Operation bereits die Achsellymphknoten befallen.
Therapie: Die Behandlung des operablen Mammatumors basiert auf der Radikalentfernung sowie Röntgen-, Hormon- und Zytostatikabehandlung. Das Ausräumen der Achsellymphknoten ist unverzichtbarer Bestandteil jeder radikalen Mammakrebschirurgie. Die Behandlung des nicht operablen Karzinoms liegt in der palliativen Entfernung des Drüsenkörpers unter Belassung aller Muskeln. Anschließend Polychemotherapie und Bestrahlung. Genaue Operationsverfahren müssen in der speziellen Literatur nachgelesen werden.

Die Patientin hat Probleme beim

ATL 1 Wach sein und Schlafen

Problem 1 Dadurch, daß die Nachtschwester zweistündlich ihren Kontrolldurchgang durch die Zimmer machen muß, hat die Patientin eine gestörte Nachtruhe.

Ressource Die Patientin schläft 2 Stunden am Stück.

Nahziel Die Patientin hat in der nächsten Nacht eine Ruhephase von mindestens 4 Stunden.

Fernziel Die Patientin schläft die Nacht ungestört durch.

Maßnahmen Beobachten, Dokumentieren und Überwachen der Qualität, Tiefe, Dauer und Durchgängigkeit des Schlafes, indem man zweistündlich durch die Zimmer geht. Auf ärztliche Anordnung am 2. postoperativen Tag ein Schlafmedikament verabreichen. Beim Durchgang leise die Türen zu den Patientenzimmern öffnen. Kein grelles Licht anmachen. Als Lichtquelle eine Taschenlampe benützen. In den Zimmern nur flüstern. Mitpatienten anhalten, auf dem Stationsgang leise zu sprechen.

Problem 2 Aufgrund der postoperativen Schmerzen hat die Patientin Einschlaf- und Durchschlafstörungen.

Ressource Die Patientin sagt, daß sie Schmerzen hat.

Nahziel Verminderte Schmerzen in der nächsten Nacht.

Fernziel 8 Stunden Schlaf am Stück.

Maßnahmen Das Zimmer durch Herunterlassen der Jalousie abdunkeln. Für ruhige Umgebung zum Wohlfühlen sorgen. Störende Geräusche abstellen. Eine schmerzreduzierende Lagerung mit Hilfe eines zusätzlichen Kissens oder einer Knierolle erreichen. Bei Schmerzen auf ärztliche Anordnung ein Schmerzmittel verabreichen.

Problem 3 Aufgrund der Lymphabflußstörung darf sich die Patientin nicht auf den Arm legen oder ihn nach unten lagern. Die Patientin muß in einer bestimmten Position schlafen.

Ressource Die Patient sieht die Notwendigkeit dieser Vorschrift ein.

Nahziel Die Patientin darf in $1^1/_2$ Wochen auf dem Bauch schlafen.

Fernziel Einnahme jeder bequemen Lage.

Maßnahmen Der Patientin den Sinn der Lagerung erklären. Sie bitten, diese Lage einzunehmen. Siehe ATL 2 „Sich bewegen" unter dem Problem 5 „Lymphabflußstörung".

Die Patientin hat Probleme beim

ATL 2 Sich bewegen

Problem 1 Aufgrund der Immobilität bedingt durch die Schmerzen kann die Patientin ihre Stellung nur vermindert verändern, und es kommt zu einer erhöhten Druckbelastung besonders an den Fersen, Ellbogen und der Kreuzbeinregion. Es besteht Dekubitusgefahr.

Ressource Die Patientin hat eine intakte Haut.

Nahziel Druckintensität und Zeitdauer des Druckes auf eine der oben genannten Körperstellen auf weniger als 40 mmHg in 2 Stunden reduzieren.

Fernziel Die Blutzirkulation an druckgefährdeten Stellen fördern.

Maßnahmen Die Haut einmal täglich bei guten Lichtverhältnissen auf weiße Flecken oder Rötung ansehen. Täglich morgens und abends mit alkalifreier Seife den ganzen Körper waschen. *Aggressive Stoffe strapazieren die Haut zusätzlich.* Haut trocken halten. Einreiben mit rückfettenden Salben wie Fissan nach jeder Waschung. Am Morgen und bei Bedarf saubere und trockene Kleidung anziehen. 2 bis 3 Lagen Schaumstoff in das Bett legen. Falten im Bett glattziehen. Krümel nach jeder Mahlzeit sorgfältig entfernen. Den Armkeil mit Fellen abpolstern. Die Übergangsstelle von Armkeil zu Bett mit Schaumstoff unterlegen. Patientin mobilisieren, z.B. je nach körperlicher Verfassung Kopfteil 30° hoch stellen, an den Bettrand oder in den Rollstuhl setzen. Steh- bzw. Gehübungen oder passive und aktive Bewegungsübungen mit der Krankengymnastin machen. Sie anhalten, ihre Lage mindestens alle 2 Stunden zu wechseln. In der Küche vitaminreiches Obst und Getränke für ausreichende Flüssigkeitszufuhr von 2 bis 3l bestellen, *um einer möglichen Ernähungsstörung mit Auswirkungen auf die Elastizität der Haut vorzubeugen.* Schmerzmedikation auf ärztliche Anordnung verabreichen.

Problem 2 Durch die postoperative Bettlägerigkeit kommt es zu einer Verlangsamung der Blutströmung, einer Beschleunigung der Blutgerinnung und einer verminderten Muskelvenenpumpe. Die Patientin ist thrombosegefährdet.

Ressource Die Patientin ist frei von Varizen.

Nahziel Die Patientin verläßt in 2 Tagen für mindestens 3 Stunden ihr Bett.

Fernziel Intakte Muskelvenenpumpe und ausreichende Strömungsgeschwindigkeit in den Venen.

Maßnahmen Hochlagerung der Beine alle 2 Stunden um 20°, *damit das Blut besser vom Knie bis zur Leiste fließen kann.* Frühmobilisation betreiben durch Sitzen an der Bettkante, Waschen oder Aufstehen zur Toilette 4- bis 5mal täglich. Dreimal täglich 5 Minuten im Bett Füße 10mal kreisen, 15mal heben und senken, Zehen 20mal einkrallen und wieder spreizen. 24 Stunden Antithrombosestrümpfe tragen. Anlegen der Strümpfe im Liegen, bei entstauten Venen. Strümpfe alle 2 Tage erneuern. Beine bei Bedarf in Herzrichtung sanft ausstreichen. Morgens und abends Beobachtung der Haut auf Rötung, Erwärmung, Schwellung und Druckstellen. Verabreichung der Fragminspritze in den Bauch auf ärztliche Anordnung täglich morgens.

Problem 3 Da die Patientin bedingt durch Schmerzen auf der operierten Brustseite eine Schonhaltung einnimmt, hat sie Funktions- und Bewegungseinschränkungen an Hals-, Arm- und Schultergelenk. Sie ist kontrakturgefährdet.

Ressource Die Patientin bewegt das Schultergelenk der gesunden Seite.

Nahziel Die Patientin führt in 2 Tagen die krankengymnastischen Bewegungen selbständig durch.

Fernziel Erhaltung der funktionellen Gelenkstellung sowie des harmonischen Bewegungsablaufes.

Maßnahmen Information über die Gefahr und Entstehung einer Kontraktur und der Notwendigkeit von Bewegungsübungen des Armes. Die Bewegungsübungen mit der Patientin am Operationstag beginnen, indem sie spätestens 6 Stunden nach der Operation zum 1. Mal aufstehen muß. Am 1. postoperativen Tag soll sie unter Anleitung erste Übungen mit der operierten Armseite durchführen. Hierzu Bett flach stellen und die Patientin bitten, sich auf den Rücken zu legen. Sie soll mit gestreckten Armen 10mal hintereinander Pumpübungen durchführen, indem sie ihre Fäuste für 2 bis 3 Sekunden ballt und sie schließlich wieder entkrampft. Die Patientin am 2. postoperativen Tag dazu anhalten, ihre Arme im 90°-Winkel über den Kopf zu strecken, dabei 10mal Fäuste schließen und auswringen. Am 3. und 4. postoperativen Tag sagen, daß sie mit beiden Händen ihre Stirn berühren soll. Am 5. postoperativen Tag muß sie versuchen, 10mal mit beiden Händen ihr Bettbrett am hinteren Kopfteil zu berühren. Diese Übungen täglich mindestens 4- bis 5mal selbständig durchführen lassen. Wenn es der Patientin besser geht, ihr Übungen im Sitzen zeigen. Sie soll sich mit einem Stuhl vor eine Wand setzen und die Stirn an die Wand pressen. Sie soll ganz langsam ihre flachen Hände an der Wand bis über Schulterhöhe hochschieben. Diese Übungen mindestens 15mal im Wechsel durchführen. Beim Gehen soll die Patientin die Hand der operierten Seite immer in der Tasche des Bademantels mittragen. Bei der Krankengymnastin anmelden. Schmerzmedikation auf ärztliche Anordnung.

Problem 4 Durch die Nachwirkung der Narkose besteht beim Aufstehen die Gefahr des Schwindels und des orthostatischen Kollapses.

Ressource Die Patientin ruft beim Aufstehen eine Krankenschwester.

Nahziel Die Patientin ist in 2 Tagen schwindelfrei.

Fernziel Problemloses und selbständiges Stehen und Gehen.

Maßnahmen Vor jedem Aufstehen die Vitalwerte kontrollieren. Den Kreislauf vor dem Aufstehen anregen, indem die Patientin im Bett sitzend Hände und Füße 10mal kreisen soll, dann 15mal Hände zu einer Faust ballen lassen, die Beine dazu anziehen und ausstrecken. Zuerst das Kopfteil in senkrechte Stellung bringen. Ungefähr 5 Minuten in dieser Position verweilen, *damit der Körper langsam an die veränderte und ungewohnte Lage herangeführt wird.* Bei

Wohlbefinden schließlich am Bettrand mit Fußsohlenkontakt zum Boden 5 bis 10 Minuten sitzen lassen und Vitalwerte kontrollieren. Die Patientin soll hierbei aufrecht sitzen und tief durchatmen. Ihr Blick muß geradeaus gerichtet sein. Sie bitten, am Platz einige Schritte zu tun. Bei Bedarf eine 2. Pflegekraft zu Hilfe bitten.

Problem 5 Durch die Operation hat die Patientin eine Lymphabflußstörung im Arm. Die Patientin leidet unter einer massiven Armschwellung.

Ressource Die Patientin bewegt den gesunden Arm problemlos.

Nahziel In 2 Tagen führt die Patientin selbständig gymnastische Übungen zur Reduktion ihres Lymphstaus durch.

Fernziel Ungehinderter Blut- und Lymphstrom.

Maßnahmen Der Patientin sagen, daß sie eine bestimmte Lage einnehmen muß. Das Kopfteil nicht mehr als 30° nach oben stellten. *So kann die Lymphflüssigkeit ungehindert zurückfließen.* Den Bettaufrichter entfernen. *Damit die Lymphe von den Fingern zum Herzen zurückfließen kann,* unter den Arm der operierten Seite einen Keil legen. Den Oberarm darauf so hoch wie die Schulter lagern und die Hände höher als den Ellbogen positionieren. Der Patientin sagen, daß sie überwiegend auf der gesunden Seite liegen soll. Für eine Lymphdrainage anmelden. Den Sinn der Lymphdrainage erklären. Ihr sagen, daß es sich bei Lymphödemen um die blassen, teigigen und eindrückbaren, nichtschmerzhaften Schwellungen an ihrem Arm der operierten Seite handelt, die mit Hilfe eines physikalischen Bewegungsverfahrens reduziert werden können. Die Patientin bitten, Geduld mitzubringen, *da erst nach monatelanger Anwendung die Lymphtransportkapazität gesteigert und die Armschwellung reduziert wird.* Ihr sagen, daß sie stereotype oder ruckartige Bewegungen vermeiden muß. Die Patientin anhalten, sich keiner extremen Wärmezufuhr zu unterziehen. Sie soll Sonne, Sauna, heißes Duschen oder Baden, Thermalbäder, heiße Wickel, Kosmetikpackungen und Eis- oder Alkoholpackungen in den ersten Wochen nach der Operation unterlassen. Ihr erklären, daß Überwärmung und Unterkühlung zu einer verstärkten Blutzufuhr und Ödemvergrößerung führen. Ein Merkblatt zur Verhinderung der Ödeme aushändigen. Sie soll keine einengenden Kleidungstücke tragen. Sie soll das Herunterhängen des Armes sowie langes Stehen und Sitzen vermeiden. Sie darf keine Tätigkeiten ausüben, die ihr einen großen Kraftaufwand abverlangen, wie z.B. das Tragen des Essenstabletts. Zudem muß die Patientin jegliche Verletzungen vermeiden. *Durch Verletzungen kommt es zum Blutaustritt und zur Verstärkung der Ödeme.* Ihr den Rat geben, vorsichtig bei der Nagelpflege zu sein. Ihr den Tip geben, daß Schwimmen bei Wassertemperaturen zwischen 25 und 28 °C optimal für die Erhaltung des harmonischen Bewegungsablaufes ist.

Problem 6 Durch die postoperativen Schmerzen und die Ableitungen ist die Patientin in ihrer Bewegungsfreiheit eingeschränkt.

Ressource Die Patientin bewegt die gesunde Armseite.

Nahziel In 3 Tagen bewegt sich die Patientin in ihrem Zimmer problemlos.

Fernziel Freie und ungehinderte Beweglichkeit.

Maßnahmen Die Infusionen mit Verlängerungsbestecken versehen. Die Angst nehmen, daß sie bei Unachtsamkeit die Drainage herausreißen könnte. Ihr sagen, daß die Ableitungen angenäht und mit einem zusätzlichen Verband gesichert sind. Ihr Mut machen und mitteilen, daß nach und nach die Drainagen gezogen werden. Ihr beim Aufstehen und Gehen behilflich sein. Gegen die Schmerzen auf ärztliche Anordnung Analgetika verabreichen. Die Patientin darauf aufmerksam machen, daß durch die Mastektomie anfangs eine große Beeinträchtigung der Beweglichkeit der operierten Seite vorliegen wird.

Problem 7 Wegen der Gefahr der Verstärkung der Armschwellung darf die Patientin nichts tragen und heben.

Ressource Die Patientin läßt sich helfen.

Nahziel Reduktion der Armschwellung in 4 Tagen.

Fernziel Die Patientin darf heben und tragen.

Maßnahmen Die Patientin während des Krankenhausaufenthaltes bitten, weder das schwere Essenstablett zu ihrem Tisch zu tragen, noch ihr Nachtkästchen oder Bett zu verschieben. Hierzu soll sie sich Hilfe holen und sich dafür nicht schämen. Der Patientin erklären, daß durch Überanstrengung und Übermüdung des Armes verstärkt Lymphödeme an der betroffenen Seite auftreten können. Sie soll auch in ihrem privaten Umfeld alle Tätigkeiten, die ihr einen großen Kraftaufwand abverlangen, vermeiden. Sie soll arbeitserleichternde Methoden einsetzen, wie z.B. einen elektrischen Rasenmäher, jegliche elektrischen Haushaltsgeräte, Koffer mit Rollen usw.

Problem 8 Durch die Operation hat die Patientin starke postoperative Schmerzen.

Ressource Die Patientin meldet sich frühzeitig bei beginnenden Schmerzen.

Nahziel Die Patientin erfährt nach Schmerzmittelgabe für 3 bis 4 Stunden Schmerzfreiheit.

Fernziel Schmerzfreiheit den ganzen Tag lang.

Maßnahmen Patientin im Hinblick auf Schmerzen beobachten. *Einerseits kann sie die Patientin verbal äußern, andererseits versteckt mitteilen, z.B. durch eine veränderte Körperhaltung, angespannte Mimik oder blasses Aussehen.* Fragen, wo der Schmerz lokalisiert ist, welche Art er hat (stechend, klopfend, kolikartig, beklemmend), Zeitpunkt (nachts, nach Anstrengung), Dauer (konstant, in Intervallen) und Auswirkung (vegetative Reaktionen, Einschränkung der Konzentration, soziale Isolation). Schmerzmedikation nur auf ärztliche Anordnung verabreichen und auf mögliche Nebenwirkungen wie Übelkeit oder Hautausschlag achten. Die Patientin auffordern, sich bei Schmerzen sofort zu melden. Je nach Stärke der Schmerzen höher oder niedriger dosierte Analgetika geben. Sie bitten, die Stärke ihrer Schmerzen mit Hilfe einer Zahlenlatte zu verdeutlichen, auf der die Zahl 1 für „kaum Schmerzen", die Zahl 10 für „stärkste Schmerzen" steht. Eventuell Schmerzambulanz anfordern. Versuchen, die Patientin in ein ruhiges Zimmer zu legen, kein grelles Licht anzumachen und das Zimmer etwas abzudunkeln. *Eine streßfreie Umgebung hilft zu entspannen.* In eine für sie bequeme Lage bringen. Die pflegerischen Tätigkeiten so organisieren, daß ausreichend Ruhezeit gewährt werden kann. Sich mit der Patientin beschäftigen, sie berühren, *da diese Maßnahmen Schmerzen lindern können.* Bitten, bei beginnenden Schmerzen Entspannungsübungen mit Hilfe des autogenen Trainings durchzuführen. Sollte sie diese Methode nicht beherrschen, sich Zeit nehmen und ihr Übungen beibringen.

Die Patientin hat Probleme beim

ATL 3 Waschen und Kleiden

Problem 1 Aufgrund des Schwitzens unter dem Verband besteht die Gefahr einer Mazeration unter der Achselhöhle. Die Patientin ist intertrigogefährdet.

Ressource Die Patientin kennt die Gefahr.

Nahziel In einer Woche ist die Patientin frei von ihrem Verband.

Fernziel Beibehaltung einer intakten, trockenen Haut.

Maßnahmen Täglich 2mal Beobachtung der Haut im Hinblick auf rote, brennende, mazerierte Stellen. Unter den Achseln Haut gut abtrocknen. *Dort liegt Hautfalte auf Falte und es kann sich, bedingt durch das Schwitzen, leicht eine feuchte Kammer bilden.* Beim Verbandwechsel eine Kompresse unter die Achsel legen und dann erst den Verband darüberwickeln. Die Kompresse glatt einlegen, *da sonst die Gefahr der Dekubitusbildung groß ist.* Niemals Puder verwenden.

Problem 2 Aufgrund der Unbeweglichkeit der operierten Seite ist die Patientin in ihrer Mobilität eingeschränkt. Sie braucht Hilfe beim Waschen des Rückens, des gesunden Arms und der Beine. Sie benötigt Unterstützung beim An- und Ausziehen der Unterwäsche und des Nachthemdes.

Ressource Die Patientin wäscht sich das Gesicht, den Intimbereich und den Oberkörper selbständig. Sie putzt ihre Zähne.

Nahziel Die Patientin zieht sich in 5 Tagen alleine an.

Fernziel Selbständigkeit in bezug auf Körperpflege und Bekleidung.

Maßnahmen Anrichten sämtlicher Utensilien (2 Waschhandschuhe, 2 Handtücher, Waschlotion, Hautcreme) am Waschbecken. Zahnpasta,

Becher und Zahnbürste zum Zähneputzen richten. Den Rücken, gesunden Arm und die Beine waschen. Ihr sagen, daß sie sich mit der gesunden Seite selbst das Gesicht, den Intimbereich und die kranke Seite waschen soll. Sie bitten, die kranke Seite mit in die Waschung einzubeziehen. Eincremen und die Haare anschließend bürsten und kämmen. Auf Wunsch ein privates Nachthemd anziehen lassen, in das zuerst mit der kranken Seite hineingeschlüpft und dann die gesunde hinterhergeschoben wird. Sollte sie nicht zurechtkommen, ihr Hilfe anbieten. Dokumentation über Hautzustand und Mobilität morgens und abends.

Problem 3 Da die Patientin bei der Ganzkörperwaschung ihre sexuellen Schutzzonen der Krankenschwester offenbaren muß, empfindet sie ein Schamgefühl.

Ressource Die Patientin wäscht sich ihre Intimzonen alleine.

Nahziel Die Patientin wäscht sich selbständig.

Fernziel Die Patientin kann mit ihrem Schamgefühl umgehen.

Maßnahmen Die Gefühle ernst nehmen und Gesprächsbereitschaft signalisieren. Neutralen Umgang mit ihren Intimzonen wahren. Der Patientin anbieten, sich von einer gleichgeschlechtlichen Pflegekraft helfen zu lassen. Frühmobilisation betreiben. Ihr die Möglichkeit geben, soviel wie möglich selbständig zu waschen. Beim Waschen des Intimbereiches diskret die Naßzelle verlassen oder sich kurz abwenden.

Problem 4 Wegen der Gefahr des Lymphstaus darf die Patientin keine einschnürende Kleidung tragen.

Ressource Die Patientin ist über die Vorschrift informiert.

Nahziel Die Patientin trägt passende Kleidung.

Fernziel Die Patientin kleidet sich nach Belieben.

Maßnahmen Die Patientin darauf hinweisen, daß sie keine einschnürende Kleidung tragen soll. Sie soll T-Shirts, BH, enge Unterhemden und Pullover mit straffen Bündchen vermeiden. Ihr sagen, daß sie bei der Kleidung darauf achten soll, daß Taschen vorhanden sind, damit sie beim Gehen die kranke Hand dort hineinstecken kann. *Dies beugt Fehlhaltungen und Kontrakturen vor, da die Patientin wegen der Schmerzen ihre Schulter sonst anheben würde.*

Die Patientin hat Probleme beim

ATL 4 Essen und Trinken

Problem 1 Aufgrund der postoperativen Nahrungskarenz kommt es zu einer mangelnden Kautätigkeit, einem verminderten Speichelfluß und einem schlechten Geschmack. Die Patientin ist soor- und parotitisgefährdet.

Ressource Die Patientin benutzt bei beginnender Mundtrockenheit ein Lemonstäbchen.

Nahziel Die Patientin erhält am Abend Tee.

Fernziel Erhaltung der Kautätigkeit und genügender Speichelfluß.

Maßnahmen Anregen der Kautätigkeit, indem ihr 3mal täglich und nach Bedarf ein Kaugummi angeboten wird. Anregen der Parotistätigkeit durch Massage der Wangen. Mund alle 2 Stunden mit Wasser und 3 Tropfen Zahnfluid spülen lassen. Künstlichen Speichel in Form eines Mundsprays auf das Nachtkästchen stellen. Bei Bedarf gekühlte Lemonstäbchen anbieten. Mit einer Taschenlampe den Mund früh und abends inspizieren. Ihr sagen, daß sie am Abend eine Tasse Kamillentee erhält.

Problem 2 Aufgrund der Irritation der Epiglottis bedingt durch die Intubation während der Operation besteht Aspirationsgefahr. Die Patientin könnte sich verschlucken.

Ressource Keine.

Nahziel Die Patientin trinkt am Abend aspirationsfrei eine Tasse Tee.

Fernziel Ungehinderte Flüssigkeits- und Nahrungsaufnahme.

Maßnahmen Der Patientin erklären, daß einerseits die Epiglottisirritation und andererseits die Nachwirkung der Narkose eine Koordination zwischen Trinken und Schlucken erschweren können. Beim

1. Trinkversuch bei ihr am Bett stehenbleiben. Einen Strohhalm geben. Der Patientin sagen, daß sie nur eine kleine Menge Flüssigkeit in den Mund nehmen und diese bewußt herunterschlucken soll. Dabei soll sie nicht reden oder sich ablenken lassen. Gegebenenfalls beim 1. Schluckversuch ein Absauggerät ins Zimmer mitnehmen. Sollte sie sich aspiriert haben, Ruhe bewahren und sie auffordern, ruhig weiterzuatmen. Den nächsten Schluckversuch erst wieder ein paar Stunden später versuchen.

Problem 3 Aufgrund der Appetitlosigkeit, bedingt durch Schwierigkeiten der Verarbeitung ihrer Operation, hat die Patientin eine Mangelversorgung an Elektrolyten und Kalorien und damit verbunden einen Gewichtsverlust von 2 kg.

Ressource Die Patientin nimmt trotz Appetitlosigkeit morgens, mittags und abends eine kleine Menge der Nahrung zu sich.

Nahziel Die Patientin hält 2 Tage lang ihr Gewicht konstant.

Fernziel Die Patientin ißt mit Appetit.

Maßnahmen Beratung bezüglich des Eßverhaltens im Hinblick auf die Unterversorgung mit notwendigen Elektrolyten und Kalorien. Das Zimmer gut durchlüften und die Patientin an den Tisch setzen. Den Essensplatz aufräumen und appetitlich wirken lassen. Bei ihr bleiben und sie zum Essen motivieren. Den Ehemann bitten, ihre Lieblingsspeisen bei seinem Besuch mitzubringen. Wunschkost bei der Diätberaterin anfordern. Infusionstherapie nach ärztlicher Anordnung über den Tag verteilt verabreichen. Tägliche Gewichtskontrolle am Morgen. Ihr Gesprächsbereitschaft signalisieren. Auf Wunsch Psychotherapeuten oder Seelsorger bestellen. Dokumentation über die tägliche Eßmenge.

Problem 4 Um eine Eindickung des Blut- und Lymphstroms zu vermeiden, muß die Patientin sich ausgewogen ernähren.

Ressource Die Patientin nimmt Nahrung zu sich.

Nahziel In 4 Tagen informiert sich die Patientin über eine gesunde Ernährung.

Fernziel Erreichen einer ausgewogenen Ernährung.

Maßnahmen Sie aufklären, daß die Armödeme vom Essen und Trinken mitbeeinflußt werden können. Der Patientin erklären, daß eine ausgewogene Ernährung eine Mischkost mit wenig Salz ist. Ihr diese Mischkost in der Diätküche bestellen. Die Diätberaterin bestellen, die gemeinsam mit ihr die Kalorien und die Ernährung nach ihrem Geschmack zusammenstellt. Ihr sagen, daß Übergewicht vermieden werden muß. *Um eine Eindickung des Blut- und Lymphflusses zu verhindern,* muß die Patientin viel trinken. Ihr sagen, sie soll täglich zwischen 2 und 3 l Flüssigkeit zu sich nehmen. Morgens eine Thermoskanne Tee auf das Nachtkästchen stellen. Alkohol ist zu vermeiden.

Die Patientin hat Probleme beim

ATL 5 Ausscheiden

Problem 1 Aufgrund der Nachwirkung der Narkose besteht die Gefahr der Darmatonie.

Ressource Die Patientin hat Darmgeräusche.

Nahziel Die Patientin hat am 2. postoperativen Tag Stuhlgang.

Fernziel Erhaltung der gesunden Ausscheidungsfunktion.

Maßnahmen Frühmobilisation betreiben. Täglich Morgengymnnastik durchführen, z.B. eine halbe Stunde auf der Station auf und ab gehen. Mit einem Stethoskop den Darm auf Darmgeräusche abhören. Auf ärztliche Anordnung einen Einlauf oder orale Laxanzien morgens verabreichen. Faserreiche Ballaststoffernährung mit Vollkornbrot, Hirse, Vollreis, Obst, Gemüse und Buttermilch in der Küche bestellen. Beim Essen sagen, daß sie sich Zeit nehmen, richtig kauen und genießen soll. Zu jeder Mahlzeit und vor dem Frühstück ein Glas Mineralwasser, Fencheltee oder Buttermilch trinken lassen, *um den Stuhlgang weich und gleitfähig zu machen.* Dokumentation morgens und abends über das tägliche Stuhlgangverhalten.

Problem 2 Durch die Nachwirkung der Narkose besteht die Gefahr des postoperativen Harnverhalts.

Ressource Keine.

Nahziel Die Patientin läßt in 6 Stunden 200 bis 300ml Urin ab.

Fernziel Geregelte Urinausscheidung.

Maßnahmen Erste Urinausscheidung auf der Toilette durchführen lassen. *Um den Harndrang zu fördern,* hörbar neben der Toilette Wasser laufen lassen und der Patientin genug Zeit geben. Sollte innerhalb von 6 Stunden kein Urin ausgeschieden worden sein, auf ärztliche Anordnung z.B. Doryl spritzen. Im äußersten Fall einmalkatheterisieren. Mögliche Ursachen eines Harnverhalts erfragen, beispielsweise Angst vor Schmerzen oder vor Schwindel. Den Urin im Hinblick auf Farbe, Menge und Beschaffenheit beobachten.

Problem 3 Durch die Mastektomie hat die Patientin eine Ablaufdrainage. Es besteht die Gefahr des Sekretstaus und der Infektion.

Ressource Keine.

Nahziel Ab dem 2. postoperativen Tag laufen nur noch 20 ml Sekret aus der Drainage ab.

Fernziel Die Patientin ist frei von Drainagen.

Maßnahmen Die Drainage einmal am Tag entleeren bzw. wechseln. Darauf achten, daß keine Bakterien über das System eindringen können. Genau die Fördermenge bilanzieren und in der Kurve dokumentieren. Immer ein geschlossenes und hygienisch einwandfreies System verwenden. Alle 2 bis 3 Stunden die Drainage auf Durchgängigkeit überprüfen. Dabei darauf achten, daß die Drainage an keiner Stelle abgeknickt oder konnektiert ist. Die Drainage unter Körperniveau aufhängen. Den Verband täglich einmal wechseln, indem der alte Verband vorsichtig von der Haut entfernt und die Haut von Pflasterrresten gesäubert wird. Die Einstichstelle mit Desinfektionsmittel besprühen und von innen nach außen säubern. Die Haut um die Einstichstelle im Hinblick auf Rötung, Sekret oder Blut beobachten. Zwei Kompressen um die Einstichstelle legen und mit Fixomull befestigen. Den Arzt über die Fördermenge informieren.

Problem 4 Aufgrund der Nachwirkung der Narkose leidet die Patientin an Übelkeit und Erbrechen.

Ressource Die Patientin meldet sich bei beginnender Übelkeit.

Nahziel Die Patientin erfährt in 4 Stunden eine Besserung der Übelkeit.

Fernziel Die Patientin ist frei von Übelkeit und Erbrechen.

Maßnahmen Auf Anordnung Paspertin verabreichen. Der Patientin erklären, daß die Narkose und der Blutverlust den Kreislauf beansprucht haben. Sie soll sich rechtzeitig bei beginnenden Übelkeitsgefühlen melden. Magensonde am Operationstag geöffnet lassen. Patientin in eine leicht aufrechte Lage bringen. Bei eventuellem Erbrechen in 60°-Winkel aufsetzen und ihr mit einem Druck auf die Stirn Unterstützung geben. Das Erbrochene auf Menge, Farbe, Geruch und Beimengung beobachen, dokumentieren und dem Arzt melden. Zum Waschbecken begleiten. Ihr die Möglichkeit geben, sich die Zähne zu putzen und die Hände zu waschen. Bei Bedarf das Bett frisch überziehen und das Zimmer lüften. Kamillentee anbieten.

Die Patientin hat Probleme bei der

ATL 6 Regulation der Körpertemperatur

Problem 1 Aufgrund des Resorptionsfiebers hat die Patientin am 3. postoperativen Tag Temperaturen bis zu 37,9 °C.

Ressource Die Patientin mißt selbständig rektal ihre Temperatur.

Nahziel Die Patientin hat am 4. postoperativen Tag Temperaturen um 37,5 °C.

Fernziel Körpertemperatur zwischen 36 und 37 °C.

Maßnahmen Alle 1 bis 2 Stunden Temperatur messen lassen. Rektal Thermometer 3 Minuten belassen. Der Patientin eine dünne Decke geben. Eisbeutel, eingewickelt in einen kleinen Kopfkissenüberzug eine halbe Stunde rechts und links in die Leiste legen. Nach Bedarf wiederholen. 2 bis 3 l Mineralwasser oder Tee zum Trinken anbieten. Wadenwickel bei Bedarf. Dokumentation des Fieberverlaufs. Bei Erhöhung der Temperatur auf ärztliche Anordnung Medikamente verabreichen.

Die Patientin hat Probleme beim

ATL 7 Atmen

Problem 1 Aufgrund der postoperativen Schmerzen hat die Patientin eine flache Atmung; das Abhusten von Sekret ist erschwert, die Lunge ist ungenügend belüftet. Es besteht Pneumoniegefahr.

Ressource Die Patientin denkt täglich selbst daran, ihre erlernte Atemgymnastik durchzuführen.

Nahziel Die Patientin atmet in einer Woche tief durch und hustet vorhandenes Sekret problemlos ab.

Fernziel Gute Lungenventilation.

Maßnahmen Einreiben von Brust und Rücken früh und abends mit sekretlösenden Mitteln wie Nervgeist oder Stas-Salbe. Anschließend mit Feuchtigkeitslotion eincremen *gegen eine mögliche Austrocknung durch den Franzbranntwein.* Für ausreichende Frischluft im Zimmer sorgen. Im Zweistundenwechsel Oberkörper 30° hoch lagern mit Abstützen der Arme auf einem Kissen bzw. die operierte Seite auf einem Armkeil zur besseren Belüftung der Lunge. In den Rücken zur Steigerung der Aktivität der Atemhilfsmuskulatur ein Kissen in Schiffchenform stellen. Frühmobilisation betreiben. Mit der Patientin mindestens einmal pro Schicht aufstehen. Atemgymnastik mit einem Triflo, das stündlich 10mal benützt wird, durchführen lassen. Einen Mullbindenstreifen an den Bettbügel hängen und die Patientin auffordern, diesen stündlich mindestens 5mal wegzupusten. Schmerzmittelgabe auf ärztliche Anordnung. Die Patientin bei jedem Gang in ihr Zimmer motivieren, tief durchzuatmen und mit Hilfe des K-Lautes abzuhusten. Mehrere Nierenschalen mit Zellstoff für abgehustetes Sputum auf das Nachtkästchen stellen. Information über die Notwendigkeit der Pneumonieprophylaxe bei Aufnahme auf Station.

Die Patientin hat Probleme beim

ATL 8 Für Sicherheit sorgen

Problem 1 Aufgrund der Operation besteht die Gefahr der Wundhämatome, der Nahtinsuffizienz und der verstärkten Nachblutungen.

Ressource Keine.

Nahziel Die Patientin hat eine gut verschlossene Operationsnaht.

Fernziel Die Patientin ist frei von Komplikationen.

Maßnahmen Bei dem täglichen Verbandwechsel die Wunde auf Sekret, Nahtundichtigkeiten, Wundhämatome und Infektionszeichen beobachten. Es sollte, wenn möglich, stets dieselbe Pflegekraft die Wunde beobachten und beurteilen. Eine exakte Dokumentation durchführen. Den frischen Verband alle 1 bis 2 Stunden auf Blutflecken hin inspizieren. Eventuelle Blutflecken mit einem Stift umranden. Drainage stündlich auf geförderte Menge an Blut kontrollieren.

Problem 2 Durch die Operationsnaht als sekundäre Körperöffnung besteht die Gefahr der Wundinfektion.

Ressource Keine.

Nahziel Reizlose Naht mit Umgebung.

Fernziel Der Körper ist frei von Infektionen.

Maßnahmen Temperaturkontrolle durchführen. Den Verbandswechsel unter aseptischen Bedingungen stattfinden lassen. Hierzu einen Mundschutz tragen oder das Sprechen während des Verbandwechsels unterlassen. Die eine Pflegekraft reicht aseptisch die Materialien aus dem reinen Verbandswagen an, die zweite führt den Wechsel durch. Hierzu die Hände desinfizieren. Der Patientin jeden Schritt des Verbandwechsels erklären. Fenster schließen. Durchzug vermeiden. Vorsichtig die Wundauflage entfernen. Die Wunde auf Rubor, Dolor, Tumor und Functio laesa beobachten. Naht mit Desinfektionsmittel von innen nach außen säubern. Einen frischen Verband auflegen und mit Fixomull befestigen. Den Verbandwechsel erst nach der Visite durchführen. Die Ärzte bitten, einen Blick auf die Wunde zu werfen. Der 1. Verbandwechsel am 3. oder 4. postoperativen Tag wird vom Arzt durchgeführt.

Problem 3 Aufgrund der Nachwirkung der Narkose besteht die Gefahr der Beeinträchtigung der Vitalfunktion.

Ressource Die Patientin meldet sich bei Schwindel oder Kopfschmerzen.

Nahziel Stabile Vitalwerte.

Fernziel Konstanthaltung des Blutdruckes auf Werten von 120:80 mmHg. Konstanthaltung des Pulses auf Werten zwischen 60 und 80 Schlägen pro Minute. Konstanthaltung der Atmung bei 12 bis 20 Atemzüge pro Minute. Konstanthaltung der Temperatur auf Werten zwischen 36 und 37 °C.

Maßnahmen Am Operationstag einen Überwachungsbogen anlegen. Halbstündlich Vitalwerte kontrollieren und eintragen. Nach 3 Stunden genügt das stündliche Messen der Vitalwerte. Bei konstanten Werten nur noch einmal pro Schicht überprüfen. Bei Veränderungen sofort den Arzt verständigen und auf Anordnung Medikamente verabreichen. Die Patientin informieren, daß sie sich umgehend bei Veränderungen ihres Befindens melden soll.

Problem 4 Aufgrund der Medikamentengabe besteht die Gefahr einer allergischen Reaktion.

Ressource Die Patientin meldet sich bei körperlichem Mißempfinden.

Nahziel Gute Verträglichkeit der angeordneten Medikamente in der Zeit der Einnahme.

Fernziel Die Patientin ist medikamentenfrei.

Maßnahmen Genaue Verabreichung der ärztlich angeordeneten Medikamente. Kontrolle im Hinblick auf Dosis, Häufigkeit, Anordnung und Patientenname. Die 1. Gabe jedes i.v.-Medikamentes vom Arzt durchführen lassen. Alle halbe Stunde während der Verabreichung der i.v.-Medikamente Vitalwerte kontrollieren. Auf Nebenwirkungen wie Schüttelfrost, Fieber, Erbrechen, Durchfall oder Hautausschlag achten.

Problem 5 Durch die Gefahr einer Verstärkung des Lymphödems müssen schädigende Einflüsse an der operierten Armseite vermieden werden.

Ressource Die Patientin kann ihren Arm bewegen.

Nahziel Das Lymphödem schwillt in 4 Tagen etwas ab.

Fernziel Der Arm ist frei von Lymphödemen.

Maßnahmen Das Blutdruckmessen am operierten Arm unterlassen. Blutabnahme nur am gesunden Arm tätigen. Die Patientin bitten, Überwärmung durch z.B. heiße Bäder oder Unterkühlung zu vermeiden. Fragminspritze in den Bauch oder Oberarm der gesunden Armseite applizieren. Die Patientin anhalten, selbst schädigende Einflüsse zu verhindern.

Problem 6 Um einen möglichen Tumor an der verbliebenen Brustseite rechtzeitig zu erkennen, muß die Patientin eine Vorsorgeuntersuchung durchführen.

Ressource Die Patientin möchte das Abtasten der Brust erlernen.

Nahziel In 5 Tagen bestastet die Patientin ihre gesunde Brust unter Anleitung.

Fernziel Die Patientin tastet monatlich ihre Brust selbständig ab.

Maßnahmen Der Patientin die Notwendigkeit der Abtastung ihrer Brust erklären. Sagen, daß sie jeden Monat einige Tage nach ihrer Menstruation die Brust auf Knoten abtasten soll. Noch während des Krankenhausaufenthaltes das Abtasten vorführen und mit ihr einüben. Bei der Vorsorgeuntersuchung anfangs Unterstützung anbieten. Die Patientin bitten, sich vor den Spiegel zu stellen. Die Arme am Körper anlegen lassen. Hierbei soll sie ihre Brust auf Veränderungen beobachten. Sie soll sich auf den Umfang, auf die Form und das Aussehen von Haut und Brustwarze konzentrieren. Zeit für die Eigenbeobachtung lassen. Schließlich ihr erklären, daß sie die Arme anheben muß. Sie soll dabei von vorne und von der Seite die Form und Größe ihrer Brust ansehen. Auf Falten, Vorwölbungen, Hauteinziehungen, Hautveränderungen oder Einziehungen der Mamille achten. Sie anhalten, ihre Hand zum Betasten zu benützen. Sie soll im Stehen mit allen Fingern ihrer flachaufliegenden Hand die Brust abtasten. Stets nur ein Viertel der Brust schrittweise ertasten lassen. Dabei muß sie im vorderen äußeren Quadranten beginnen. Nun soll sie die Brustwarze zwischen Daumen und Zeigefinger nehmen und vorsichtig zusammendrücken. Dabei auf Flüssigkeiten aus der Mamille achten und auf die Farbe der Flüssigkeit, sollte Sekret herauszudrücken sein. Nun darf sie sich flach hinlegen und das Abtasten im Liegen wiederholen. Zum Schluß in der Achselhöhle die Lymphknoten abtasten lassen. Die Patientin muß dabei auf Veränderungen der Größe oder auf plötzliches Auftreten und Verschwinden der Lymphknoten achten.

Die Patientin hat Probleme beim

ATL 9 Arbeiten und Spielen

Problem 1 Aufgrund des Mehrbettzimmers und der ständig eintretenden Pflegekräfte fühlt sich die Patientin in ihren Tätigkeiten gestört. Sie kann z.B. nicht ungestört ihre Gymnastik durchführen.

Ressource Die Patientin meldet ihre Bedürfnisse an.

Nahziel Die Patientin ist in 4 Tagen bei ihren Aktivitäten ungestört.

Fernziel Die Patientin ist an die Krankenhausatmosphäre gewöhnt.

Maßnahmen Der Patientin Bettnachbarinnen ihres Alters mit derselben Erkrankung dazulegen, *um die Diskrepanz zwischen erheblichem und niedrigem Pflegeaufwand zu verhindern.* Anbieten, zwischen die Betten einen Sichtschutz aufzustellen. Ihr die Zeiten mitteilen, an denen Pflegekräfte das Zimmer betreten müssen. Ihr den Tip geben, sich in das Aufenthaltszimmer zu Tätigkeiten wie Kartenspielen oder Briefeschreiben zurückzuziehen. Die Gefühle ernst nehmen. Sie fragen, weshalb sie sich gestört fühlt. Wenn sie durch das Mehrbettzimmer nicht zur Ruhe kommt, sie eventuell in ein Einzelzimmer verlegen.

Problem 2 Da die Patientin die operierte Seite nicht belasten darf, kann sie nicht arbeiten. Die Patientin ist krank geschrieben.

Ressource Die Patientin hat einen Beruf.

Nahziel Die Patientin führt in 4 Wochen leichte häusliche Arbeiten durch.

Fernziel Die Patientin arbeitet wieder.

Maßnahmen Der Patientin die Krankmeldung für ihren Arbeitgeber vom Arzt unterschrieben aushändigen. Zu einem Gespräch mit einem

Mitarbeiter vom Sozialdienst bitten. Dort wird ihr eine Anschlußheilbehandlung nach überstandenem Krankenhausaufenthalt zugesprochen. Ihr mitteilen, daß diese Anschlußbehandlung 4 Wochen dauern wird und sich in den nächsten 3 Jahren jährlich einmal für 3 Wochen wiederholen wird. Beim Sozialdienst wird man sie fragen, ob weitere Hilfen im Haushalt nötig sind. Raten, diese Hilfestellungen anzunehmen. Sie darüber aufklären, daß sie auch zu Hause keine schweren Gegenstände tragen oder Tätigkeiten verrichten darf, die ihren operierten Arm beeinträchtigen.
Der Patientin im Krankenhaus das Essenstablett nicht tragen lassen, ihr den Koffer aus dem Schrank heben und sie bitten, eine Pflegekraft zu rufen, wenn sie einen Tisch, Stuhl oder das Bett verschieben möchte.

Die Patientin hat Probleme beim

ATL 10 Kommunizieren

Problem 1 Durch die Nachwirkung der Narkose ist die Patientin am Operationstag in ihrer Auffassungsgabe eingeschränkt.

Ressource Die Patientin kann sprechen.

Nahziel 5 Stunden nach der Operation äußert sich die Patientin klarer.

Fernziel Ungehinderte Auffassungsgabe.

Maßnahmen *Durch die Beeinträchtigung der Narkose ist die Patientin in den ersten Stunden auf Station nicht imstande, den Anweisungen des Pflegepersonales zu folgen.* Nur in kurzen und klaren Worte sagen, daß sie nicht alleine zur Toilette aufstehen darf und klingeln soll, wenn sie etwas braucht. Zeit und Ruhe geben, die Narkose auszuschlafen. Erst später mit ihr genauere Gespäche über die Operation führen. Dem Ehemann sagen, daß es am sinnvollsten wäre, sich still neben die Patientin zu setzen und die Anwesenheit durch Körperkontakt zu signalisieren.

Problem 2 Aufgrund der Klinikfachsprache kann die Patientin auf Anhieb nicht alle Informationen und Aufklärungen verstehen.

Ressource Die Patientin interessiert sich für ihre Erkrankung.

Nahziel Die Patientin fragt in 3 Tagen nach.

Fernziel Die Patientin versteht die Informationen.

Maßnahmen Die Patientin ermutigen, bei Visite sofort zu sagen, wenn sie etwas nicht versteht. Bei pflegerischen Tätigkeiten mit einfachen, verständlichen Worten informieren. Medizinische Fachbegriffe vermeiden. Bei Fragen Auskunft geben und sich versichern, daß sie alles verstanden hat. Bei Unklarheiten im ärztlichen Bereich ein Gespräch mit dem zuständigen Arzt arrangieren. Stationsübliche Informationsblätter und Broschüren aushändigen.

Problem 3 Aufgrund der labilen, psychischen Situation bedingt durch den Organverlust ist die Patientin schnell depressiv verstimmt. Sie kann in diesem Moment ihre Bedürfnisse nicht ausdrücken.

Ressource Keine.

Nahziel Die Patientin vertraut sich in einer Woche einem Psychologen an.

Fernziel Die Patientin findet sich mit der Situation zurecht.

Maßnahmen Die Stimmungslage erkennen und ernst nehmen. Die Patientin darauf ansprechen und Gesprächsbereitschaft signalisieren. Auf Mimik, Gestik und Haltung achten, *um eventuelle Bedürfnisse ablesen zu können.* Durch Nachfragen motivieren, ihre Wünsche zu äußern. Ihr Verständnis entgegenbringen. Auf Wunsch einen Psychologen oder Seelsorger kommen lassen. Der Patientin Zeit geben, die 3 Phasen des Trauerprozesses zu durchleben. Siehe ATL 11 „Frau sein“ unter dem Problem 1 „Symbol der Weiblichkeit“.

Die Patientin hat Probleme beim

ATL 11 Frau sein

Problem 1 Durch den Organverlust meint die Patientin, das Symbol der Weiblichkeit verloren zu haben. Sie fühlt sich nicht als vollwertige Frau.

Ressource Die Patientin spricht über ihre Gefühle.

Nahziel Die Patient akzeptiert in einer Woche Hilfe von einem Psychologen.

Fernziel Die Patientin fühlt sich als Frau.

Maßnahmen Den ersten Verbandwechsel mit viel Takt- und Einfühlvermögen durchführen. Stets Gesprächsbereitschaft signalisieren. Die Patientin ernst nehmen. Ihre Emotionen verstehen. Wenn sie möchte, einen Seelsorger oder Psychologen anfordern. Ihr zeigen, daß sie weiterhin durch ihren Charakter und ihr Aussehen ein liebenswerter Mensch ist. Durch offene Gespräche der Patientin helfen, die Trauerphase und Hilflosigkeit zu überwinden.

Problem 2 Da die Patientin den Arm nicht belasten darf, kann sie der Rolle als Hausfrau nicht gerecht werden. Sie darf z.B. nicht einkaufen, heben oder Wäsche aufhängen.

Ressource Die Patientin weiß, daß sie nicht schwer heben darf.

Nahziel Die Patientin läßt sich helfen.

Fernziel Die Patientin erfüllt die Hausfrauenrolle.

Maßnahmen Den Grund für die Einschränkungen im Haushalt mitteilen. Ihr klar machen, daß es entscheidend ist, sich nicht zu überlasten, da die Gefahr des Lymphstaus gegeben ist. Der Patientin den Tip geben, sich mit Hilfsmitteln im Haushalt zurechtzufinden. Es steht ihr durch die Behinderung eine Haushaltshilfe zu. Ihr raten, diese Hilfe anzunehmen. Sagen, daß sie ungeniert ihre Familie zu den oben beschriebenen Tätigkeiten annimieren und die Aufgabenfelder, die sie momentan nicht bewältigen darf, gerecht an ihre Familie aufteilen soll.

Problem 3 Durch den Organverlust hat die Patientin Angst, von ihrem Ehemann keine sexuelle Zuwendung mehr zu bekommen.

Ressource Die Patientin zeigt ihre Gefühle durch Weinen.

Nahziel In einer Woche spricht die Patientin mit ihrem Ehemann über das Problem.

Fernziel Zufriedenes Sexualleben.

Maßnahmen Gesprächsbereitschaft zeigen. Auf Wunsch einen Psychologen oder Seelsorger anfordern. Ihr von Selbsthilfegruppen berichten und relevante Kontaktadressen vermitteln. Informationsmaterial der deutschen Krebshilfe geben. Ihr raten, das Problem der Unattraktivität während des Sexualverkehrs gemeinsam mit dem Ehemann zu analysieren. Dem Ehemann sagen, daß er sich von einem Psychologen betreuen lassen soll, um selbst das Geschehene bewältigen und seiner Frau offen gegenübertreten zu können.

Problem 4 Durch den Verlust der Brust hat die Patientin Angst, der Rolle als Mutter nicht gerecht zu werden. Sie kann an dieser Brustseite nicht mehr stillen.

Ressource Die Patientin spricht über diese Angst.

Nahziel Die Patientin akzeptiert in einer Woche Hilfe von einem Psychologen.

Fernziel Die Patientin sieht sich in der Mutterrolle.

Maßnahmen Stets zu Gesprächen bereit sein und Fragen bezüglich des Stillvermögens beantworten. Ihr raten, einen Psychologen miteinzubeziehen, der die Ängste detailliert analysiert. *Hinter der Angst, ihr Kind nicht stillen zu können, wird sich sicherlich ein tiefer-*

gründiges Problem befinden. Der Patientin sagen, daß nicht alleine das Stillen den Mutter-Kind-Kontakt ausmacht, sondern die Zuwendung und die Mutterliebe. Ein Gespräch mit einem Pädiater oder Gynäkologen organisieren, *der ihr über das Stillen mit einer Brust Informationen geben kann.* Die Patientin in ihren Fragen nicht alleine lassen.

Die Patientin hat Probleme beim

ATL 12 Sinn finden

Problem 1 Aufgrund der Erkrankung hat die Patientin Zukunftsängste. Sie hat Angst vor dem Leben mit einer Brust.

Ressource Die Patientin spricht über ihre Ängste.

Nahziel Die Patientin erlebt in einer Woche positive Momente.

Fernziel Die Patientin hat neue Zukunftsperspektiven.

Maßnahmen Gespräche anbieten. Die Patientin ernst nehmen. Auf Wunsch einen Seelsorger rufen. Fachzeitungen anbieten, ihr Selbsthilfegruppen vor Augen führen. Die Adresse der deutschen Krebshilfe geben. Auf Wunsch betroffene Mitpatientinnen zu einem Gespräch und zum Austausch von Gefühlen vorstellen. Ihr raten, sich genauere Informationen über Brustprothesen einzuholen.

Problem 2 Aufgrund der Bösartigkeit der Erkrankung hat die Patientin Angst vor Rezidiven und Komplikationen.

Ressource Die Patientin informiert sich über Komplikationen und die Wahrscheinlichkeit eines neuen Tumors.

Nahziel Die Patientin ist frei von Komplikationen nach der Operation.

Fernziel Der Patient ist frei von einem weiteren Tumor.

Maßnahmen Die Ängste ernst nehmen. Verständnis entgegenbringen und Gesprächsbereitschaft signalisieren. Die Patientin auf die Risikofaktoren einer erneuten Erkrankung hinweisen. Ihr gesundheitsfördernde Maßnahmen beibringen, z.B. ausgewogene Ernährung mit wenig Kalorien, viel Sport, Bewegung oder Verzicht auf Alkohol. Ein Gespräch mit dem Arzt organisieren, *bei dem sie sich über Prognose und Früherkennung von Rezidiven erkundigen kann.* Selbsthilfegruppen nennen und Bücher über die

Erkrankung anbieten. Positives Denken vermitteln und versuchen, der Patientin die Angst zu nehmen.

Problem 3 Durch die Brustamputation meint die Patientin, an Attraktivität verloren zu haben. Sie zieht sich aus dem sozialen Leben zurück.

Ressource Die Patientin akzeptiert Besuch von Freunden.

Nahziel Die Patientin sucht in 7 Tagen Kontakt zu Mitpatientinnen.

Fernziel Die Patientin hat ein erfülltes soziales Leben.

Maßnahmen Der Patientin Zeit lassen und sie nicht in die Öffentlichkeit drängen. Schrittweise den Zugang zur Gesellschaft dosieren, indem man sie motiviert, erst in den Aufenthaltsraum, am nächsten Tag in den Klinikpark und später in die Klinikcafeteria zu gehen. Adressen von Selbsthilfegruppen geben.

Problem 4 Da die Patientin eine Brustprothese braucht, hat sie Angst, damit nicht umgehen zu können.

Ressource Die Patientin definiert ihre Angst.

Nahziel Die Patientin informiert sich in 8 Tagen über die verschiedenen Brustprothesen.

Fernziel Sicherer Umgang mit der Brustprothese.

Maßnahmen Die Patientin in der orthopädischen Werkstatt anmelden. *Dort werden ihr detailliert die vielen Möglichkeiten einer Prothese erklärt und gezeigt.* Der Patientin Informationsmaterial und Broschüren geben. Ihr sagen, daß es z.B. Bekleidung gibt, die eingenähte Brustprothesen beinhaltet. Ein Gespräch mit dem zuständigen Arzt vermitteln. Sich für die Patientin Zeit nehmen und ihr zuhören.

2.2 Zervixkarzinom/Korpuskarzinom/ Wertheim-Meigs-Operation

Der nachfolgende Text stellt eine kurze Zusammenfassung des Zervix-/Korpuskarzinoms dar. Er soll die Erkrankung in Erinnerung rufen, um mit der Pflegeplanung besser zurechtzukommen. Er ersetzt keinesfalls die Fachliteratur.

Definition: Unter Zervixkarzinom versteht man einen Tumor des Gebärmutterhalses, unter Korpuskarzinom einen bösartigen Tumor der Schleimhaut des Gebärmutterkörpers.
Häufigkeit: Das Zervixkarzinom ist neben dem Korpuskarzinom der häufigste Genitaltumor der Frau. Zirka 80% aller Uteruskarzinome sind im Zervix lokalisiert, hiervon sind 95% Plattenepithelkarzinome, der Rest Adenokarzinome. Beim Korpuskarzinom handelt es sich histologisch meist um ein Adenokarzinom. Das Zervixkarzinom hat seinen Altersgipfel vom 5. bis 6. Lebensjahrzent, während sich das Korpuskarzinom im 7. Lebensjahrzent manifestiert.
Begünstigende Faktoren: Für den Zervix gelten als fördernde Faktoren einer Karzinombildung z.B. frühe sexuelle Kontakte, häufiger Geschlechtsverkehr, mangelnde Genitalhygiene und frühe Geburten. Vermutlich spielen hier häufigere kleine Verletzungen der Portio und chronische Entzündungen eine begünstigende Rolle. Hingegen findet das Korpuskarzinom seine begünstigenden Faktoren vielmehr in Fettsucht, Diabetes mellitus, Bluthochdruck, spätem Menopausenbeginn, Östrogenüberschuß und Kinderlosigkeit.
Symptome: Symptome des Zervixkarzinoms fehlen anfangs meist völlig. Später kommt es dann zu geschwürigem Zerfall und Infektionen des Geschwürs und zu blutigem fleischwasserfarbigem Ausfluß, der zunächst oft nur nach Verkehr oder Anstrengung auftritt. Viel später erst kommt es zu Schmerzen infolge einer fortschreitenden Entzündung oder Ummauerung und Kompression von Nerven. Beim Korpuskarzinom treten relativ früh Blutungen auf, da es sich hier um eine Erkrankung der Uterusschleimhaut handelt.
Therapie: Die Therapie hängt vom Karzinomstadium ab. Sie geht einher mit einer Operation (Wertheim-Meigs), Bestrahlung, Zystostatika, Hormongabe, Bindegewebsaktivatoren, kör-

perlicher Ruhe, psychischer Sedierung, Schmerzstillung und Steigerung der Abwehrkräfte des Organismus. Unter der Radikaloperation nach Wertheim-Meigs versteht man die Entfernung von Uterus, Scheidenmanschette, parametralem Bindegewebe, pelvinen Lymphknoten und paraaortalen Lymphknoten. Bei älteren Frauen werden die Adnexen ebenfalls entfernt. Genaue Aufschlüsselungen der verschiedenen operativen und konservativen Therapiemethoden müssen in entsprechender gynäkologischer Fachliteratur nachgelesen werden.
Erläuterung: Die Prognose des Zervixkarzinoms ist stark stadienabhängig. Je nach Ausbreitung und Einwachsung in Darm oder Blase liegt die Fünfjahresüberlebensrate bei 8 bis 80%. Beim Korpuskarzinom liegt die Fünfjahresüberlebensrate zwischen 5 und 75%, abhängig von den Stadien.

Die Patientin hat Probleme beim

ATL 1 Wach sein und Schlafen

Problem 1 Dadurch, daß die Nachtschwester zweistündlich ihren Kontrolldurchgang durch die Zimmer machen muß, hat die Patientin eine gestörte Nachtruhe.

Ressource Die Patientin schläft 2 Stunden am Stück.

Nahziel Die Patientin hat in der nächsten Nacht eine Ruhephase von mindestens 4 Stunden.

Fernziel Die Patientin schläft die Nacht ungestört durch.

Maßnahmen Beobachten, Dokumentieren und Überwachen der Qualität, Tiefe, Dauer und Durchgängigkeit des Schlafes, indem man zweistündlich durch die Zimmer geht. Auf ärztliche Anordnung ein Schlafmedikament verabreichen. Beim Durchgang leise die Türen zu den Patientenzimmern öffnen. Kein grelles Licht anmachen. Als Lichtquelle eine Taschenlampe benützen. In den Zimmern nur flüstern. Mitpatientinnen auf dem Stationsgang bitten, nicht laut zu sprechen. Die Tür zu dem Patientenzimmer eventuell offenstehen lassen.

Problem 2 Aufgrund der postoperativen Schmerzen hat die Patientin Einschlaf- und Durchschlafstörungen.

Ressource Die Patientin sagt, daß sie Schmerzen hat.

Nahziel Schnellere Einschlafphase in der nächsten Nacht.

Fernziel 8 Stunden Schlaf am Stück.

Maßnahmen Eine bequeme, bauchdeckenentspannende Lagerung mit Hilfe von Kissen und einer Knierolle anbieten. Das Zimmer durch Herunterlassen der Jalousie abdunkeln. Für ruhige Umgebung zum Wohlfühlen sorgen. Störende Geräusche abstellen. Bei Schmerzen auf ärztliche Anordnung ein Schmerzmittel verabreichen.

Die Patientin hat Probleme beim

ATL 2 Sich bewegen

Problem 1 Aufgrund der Immobilität bedingt durch Schmerzen kann die Lage nur vermindert geändert werden. Es besteht eine erhöhte Druckbelastung besonders an den Fersen, Ellbogen und der Kreuzbeinregion. Die Patientin ist dekubitusgefährdet.

Ressource Die Patientin hat eine intakte Haut.

Nahziel Druckintensität und Zeitdauer des Druckes auf eine der oben genannten Körperstellen auf weniger als 40 mmHg in 2 Stunden reduzieren.

Fernziel Die Blutzirkulation an druckgefährdeten Stellen fördern.

Maßnahmen Die Haut einmal täglich bei guten Lichtverhältnissen auf weiße Flecken oder Rötung inspizieren. Täglich morgens und abends mit alkalifreier Seife den ganzen Körper waschen. *Aggressive Stoffe strapazieren die Haut zusätzlich.* Haut trocken halten. Einreiben mit rückfettenden Salben wie Fissan nach jeder Waschung. Am Morgen und bei Bedarf saubere und trockene Kleidung anziehen. 2 bis 3 Lagen Schaumstoff in das Bett legen. Falten im Bett bei jedem Lagewechsel glatt ziehen. Krümel nach jeder Mahlzeit sorgfältig entfernen. Aufpassen, daß die Patientin nicht auf den Schläuchen der Drainage liegt. Hierzu diese am Bett fixieren. Frühmobilisation betreiben. Mit der Patientin bereits am Operationstag aufstehen. Mobilisieren, z.B. je nach körperlicher Verfassung Kopfteil 60° hoch stellen, an den Bettrand oder in den Rollstuhl setzen. Steh- bzw. Gehübungen oder passive und aktive Bewegungsübungen mit der Krankengymnastin machen. In der Küche vitaminreiches Obst und Getränke für ausreichende Flüssigkeitszufuhr von 2 bis 3 l bestellen. Schmerzmedikation auf ärztliche Anordnung verabreichen.

Problem 2 Durch die postoperative Bettlägerigkeit kommt es zu einer Verlangsamung der Blutströmung, einer Beschleunigung der Blutgerinnung und einer verminderten Muskelvenenpumpe. Es besteht Thrombosegefahr.

Ressource Die Patientin hat keine Varizen.

Nahziel Die Patientin verläßt in 3 Tagen für mindestens 2 Stunden ihr Bett.

Fernziel Intakte Muskelvenenpumpe und ausreichende Strömungsgeschwindigkeit in den Venen.

Maßnahmen Hochlagerung der Beine alle 2 Stunden um 20°, *damit das Blut besser vom Knie bis zur Leiste fließen kann.* Mobilisieren durch das Sitzen an der Bettkante oder Waschen. Dreimal täglich 5 Minuten im Bett Füße 10mal kreisen, 15mal heben und senken, Zehen 20mal einkrallen und wieder spreizen. Die Patientin trotz Schmerzen zum Gehen und Stehen außerhalb ihres Bettes motivieren. 24 Stunden Antithrombosestrümpfe tragen. Anlegen der Strümpfe im Liegen, bei entstauten Venen. Strümpfe alle 2 Tage erneuern. Nach der Ganzkörperwaschung Beine sanft in Herzrichtung ausstreifen. Früh und abends Beobachtung der Haut im Hinblick auf Rötung, Erwärmung, Schwellung und Druckstellen. Verabreichung der Fragminspritze in den Oberschenkel auf ärztliche Anordnung täglich morgens.

Problem 3 Da die Patientin bedingt durch abdominale Schmerzen eine Bewegungsarmut aufweist, hat sie Funktions- und Bewegungseinschränkungen an Hals-, Schulter-, Hüft- und Kniegelenk. Sie ist kontrakturgefährdet.

Ressource Die Patientin bewegt ab und zu die Gelenke im Bett.

Nahziel Die Patientin geht in 4 Tagen auf dem Stationsgang spazieren.

Fernziel Erhaltung der funktionellen Gelenkstellung sowie des harmonischen Bewegungsablaufes.

Maßnahmen Information über die Gefahr und Entstehung einer Kontraktur. Physiologische Lagerung der Gelenke in mittlerer Funktionsstellung, indem der Oberarm in Abduktionsstellung von 30° (Schultergelenk), der Unterarm im Winkel von 100° leicht erhöht (Ellbogengelenk), Finger in leichter Schalenhaltung (Handgelenk), Hüftgelenk und Kniegelenk möglichst gestreckt und Füße an Fußstütze gelagert werden. Alle 2 Stunden Lagewechsel. Bewegungsübungen passiv und aktiv durchführen. Eventuell mit der Krankengymnastik. Einer Kontraktur durch Frühmobilisation vorbeugen. Bereits am Operationstag mit der Patientin aufstehen. Sie zum Gehen animieren. Beobachtung auf die Beweglichkeit der Gelenke, Schmerzen und Fehlstellungen. Schmerzmedikation auf ärztliche Anordnung hin verabreichen.

Problem 4 Durch die Nachwirkung der Narkose besteht beim Aufstehen die Gefahr des Schwindels und des orthostatischen Kollapses.

Ressource Die Patientin ruft beim Aufstehen eine Krankenschwester.

Nahziel Die Patientin steht in 3 Tagen schwindelfrei auf.

Fernziel Problemloses Stehen und Gehen.

Maßnahmen Vor jedem Aufstehen die Vitalwerte kontrollieren. Den Kreislauf vor dem Aufstehen anregen, indem die Patientin im Bett sitzend Hände und Füße 10mal kreisen soll, dann 15mal Hände zu einer Faust ballen lassen, die Beine dazu anziehen und ausstrecken. Zuerst das Kopfteil in senkrechte Stellung bringen. Die Patientin soll im Bett ungefähr 5 Minuten in dieser Position verweilen. Bei Wohlbefinden schließlich am Bettrand mit Fußsohlenkontakt zum Boden 5 bis 10 Minuten sitzen lassen und Vitalwerte kontrollieren. Hierbei auf aufrechtes Sitzen und tiefes Durchatmen achten. Der Blick muß geradeaus gerichtet sein. Dann erst aufstehen lassen. Die Patientin bitten, am Platz einige Schritte zu tun. Bei Bedarf eine 2. Pflegekraft zu Hilfe rufen.

Problem 5 Zur Stärkung der Beckenbodenmuskulatur muß die Patientin eine spezielle Gymnastik durchführen.

Ressource Die Patientin will die Gymnastik erlernen.

Nahziel In 6 Tagen führt die Patientin selbständig gymnastische Übungen durch.

Fernziel Starke Beckenbodenmuskulatur.

Maßnahmen Der Patientin sagen, daß die Beckenbodengymnastik für den Therapieerfolg nach gynäkologischen Eingriffen notwendig ist. Ihr mitteilen, daß dadurch die postoperativ bedingte Schonhaltung des Beckenbodens gelockert und die Muskulatur gefestigt wird. Eine Broschüre über das Beckenbodentraining aushändigen. *Dort sind verschiedene Übungen abgebildet, die je nach körperlicher Verfassung und Grad der Schmerzen ausgewählt werden können.* Der Patientin für den Anfang leichte Übungen zeigen. Sie in Rückenlage bringen und das Kopfteil ganz flach stellen. Ihr sagen, daß sie während des Einatmens die Beckenbodenmuskulatur anspannen soll, indem sie ihr Gesäß leicht anhebt. Während des Ausatmens soll sie die Beckenbodenmuskulatur wieder entspannen. Als Hilfe sagen, daß das Anspannen vergleichbar mit dem Pressen bei Stuhl- und Harnabgang ist. Sie nun bitten, ihre Füße aufzustellen und die Knie dabei zu beugen. Während des Einatmens soll sie den Rücken auf die Unterlage drücken, dabei Gesäß und Beckenbodenmuskulatur anspannen und das Steißbein anheben. Während des Ausatmens soll die Patientin wieder in die Ausgangsposition zurückkommen. Der Patientin bei besserem Genesungszustand eine 2. Übung zeigen. Sie bitten, sich auf eine Decke in den Vierfüßlerstand zu begeben. Während der Einatmung soll sie die Lendenwirbelsäule runden und während des Ausatmens den Rücken durchhängen lassen. Die Patientin zum besseren Erlernen der Übungen bei der Krankengymnastin anmelden. Raten, daß sie frühzeitig mit der Gymnastik beginnen soll. Ihr sagen, daß ein schlaffer Beckenboden Inkontinenz zur Folge hätte.

Problem 6 Durch die postoperativen Schmerzen und die Angst vor den Ableitungen ist die Patientin in ihrer Bewegungsfreiheit eingeschränkt.

Ressource Die Patientin dreht sich mit Hilfe im Bett.

Nahziel Die Patientin bewegt sich in 6 Tagen in ihrem Zimmer frei.

Fernziel Ungehinderte Beweglichkeit.

Maßnahmen Die Angst nehmen, daß die Patientin bei Unachtsamkeit die Drainagen herausreißen kann. Ihr sagen, daß die Ableitungen angenäht und mit einem zusätzlichen Verband gesichert sind. Der Patientin Mut zusprechen und sagen, daß die Drainagen in einigen Tagen gezogen werden. Schmerzmedikation vor dem Aufstehen verabreichen. Das richtige und schmerzfreie Aufstehen beibringen. Die Drainagen vom Bett entfernen und an den Infusionsständer hängen. Stets zu der Seite aufstehen, auf der ihr Infusionsständer steht. Sie soll so weit wie möglich in Richtung Bettkante rutschen. Sagen, daß sie sich auf die Seite drehen soll. Sie soll sich mit dem Arm, auf dem sie gerade liegt, vom Bett abstützen. Die Beine aus dem Bett gleiten lassen und gleichzeitig mit dem aufgestützten Arm den Oberkörper in eine aufrechte Lage bringen. Durch sanften Druck gegen die Schulter beim Aufsetzen behilflich sein.

Problem 7 Durch die Operation hat die Patientin starke postoperative Schmerzen.

Ressource Die Patientin meldet sich frühzeitig bei beginnenden Schmerzen.

Nahziel Die Patientin erfährt nach Schmerzmittelgabe für 3 bis 4 Stunden Schmerzfreiheit.

Fernziel Schmerzfreiheit den ganzen Tag lang.

Maßnahmen Beobachtung im Hinblick auf Schmerzen, wenn man das Zimmer betritt. *Die Schmerzäußerungen können sehr unterschiedlich sein. Einerseits kann sie die Patientin verbal äußern, andererseits versteckt mitteilen durch eine veränderte Körperhaltung, angespannte Mimik oder blasses Aussehen.* Fragen, wo der Schmerz lokalisiert ist, welcher Art er ist (stechend, klopfend, kolikartig, beklemmend), Zeitpunkt (nachts, nach Anstrengung), Dauer (konstant, in Intervallen) und Auswirkung (vegetative Reaktionen, Einschränkung der Konzentration, soziale Isolation). Schmerzmedikation nur auf ärztliche Anordnung verabreichen. Je nach Stärke der Schmerzen der Patientin höher oder niedriger dosierte Analgetika verabreichen. *Um die Einkategorisierung ihrer Schmerzen erleichtern zu können,* sagen, sie soll die Stärke ihrer Schmerzen mit Hilfe einer Zahlenlatte dokumentieren. Die Zahl 1 steht für kaum fühlbare Schmerzen, die Zahl 10 für stärkste Schmerzen. Versuchen, sie in ein ruhiges Zimmer zu legen, kein grelles Licht anzumachen und das Zimmer etwas abzudunkeln. Sich mit der Patientin beschäftigen, sie berühren, *da diese Maßnahmen Schmerzen lindern können.* Die Patientin so lagern, daß die Bauchdecke entspannt ist. Ihr hierzu Kissen anbieten. Die Patientin bitten, bei beginnenden Schmerzen Entspannungsübungen durchzuführen. Sollte sie das autogene Training nicht beherrschen, sich Zeit nehmen und ihr diese Übungen beibringen.

Die Patientin hat Probleme beim

ATL 3 Waschen und Kleiden

Problem 1 Aufgrund des feuchten Milieus durch herausfließendes Wundsekret in die Vorlagen besteht die Gefahr einer Mazeration im Dammbereich. Es besteht Intertrigogefahr.

Ressource Keine.

Nahziel Die Patientin wechselt die Vorlagen zweistündlich.

Fernziel Beibehaltung einer intakten Haut.

Maßnahmen Täglich 2mal Beobachtung der Haut auf rote, brennende, mazerierte Stellen im Bereich des Gesäßes, der Oberschenkel und des Intimbereiches. Im Dammbereich die Haut gut abtrocknen. Weichen Zellstoff oder Kompressen zum Abtupfen bereitstellen. In die Toilette Einmalslips und Vorlagen legen. Die Patientin bitten, ihre Vorlagen alle 2 bis 3 Stunden zu wechseln.

Problem 2 Aufgrund der Schwäche ist die Patientin in ihrer Mobilität eingeschränkt. Sie braucht Hilfe beim Waschen des Rückens, des Intimbereichs und der Beine. Sie benötigt Unterstützung beim An- und Ausziehen der Unterwäsche und des Nachthemds.

Resssource Die Patientin wäscht sich das Gesicht und den Oberkörper selbständig. Sie putzt ihre Zähne.

Nahziel Die Patientin zieht sich in 2 Tagen das Nachthemd alleine an.

Fernziel Selbständigkeit in bezug auf Körperpflege und Bekleidung.

Maßnahmen Anrichten sämtlicher Utensilien (2 Waschhandschuhe, 2 Handtücher, Waschlotion, Hautcreme) am Waschbecken. Zahnpasta, Becher und Zahnbürste zum Zähneputzen richten. Einen Stuhl vor das Waschbecken stellen. Den Rücken, Intimbereich und die Beine waschen. Die Patientin den größten Teil der Körperpflege selbständig durchführen lassen. Ihr sagen, daß dies wichtig für ihre Mobilisation und das Anregen des Kreislaufes ist. Eincremen und die Haare anschließend bürsten und kämmen. Auf Wunsch ein privates Nachthemd anziehen lassen. Dokumentation über Hautzustand und Mobilität morgens und abends.

Problem 3 Da die Patientin bei der Ganzkörperwaschung ihre sexuellen Schutzzonen der Krankenschwester offenbaren muß, empfindet sie ein Schamgefühl.

Ressource Die Patientin akzeptiert es, von einer Pflegekraft gewaschen zu werden.

Nahziel Die Patientin wäscht sich in 4 Tagen den Intimbereich selbständig.

Fernziel Die Patientin pflegt sich selbständig.

Maßnahmen Die Gefühle ernst nehmen und Gesprächsbereitschaft signalisieren. Neutralen Umgang mit den Intimzonen wahren. Der Patientin anbieten, sich von einer gleichgeschlechtlichen Pflegekraft waschen zu lassen. Ihr die Möglichkeit geben, soviel wie möglich selbständig zu machen. Bei Besserung des Zustandes die Patientin den Intimbereich alleine waschen lassen. Diskret umdrehen oder während der Waschung die Naßzelle verlassen.

Problem 4 Aufgrund des abfließenden Wundsekrets aus der Vagina entsteht eine Geruchsentwicklung im Intimbereich.

Ressource Die Patientin wechselt ihre Vorlagen.

Nahziel In 4 Tagen führt die Patientin eine gute Intimtoilette durch.

Fernziel Die Patientin ist frei von Geruchsentwicklung.

Maßnahmen Der Patientin erklären, wie notwendig die Intimtoilette ist. Ihr sagen, daß die Intimtoilette sowohl ihrem Wohlbefinden als auch der Hygiene dient. Täglich morgens, mittags und abends die Intimtoilette mit milden Seifen und Einmalwaschhandschuhen durchführen. 2 bis 3 Waschhandschuhe, ein Handtuch und milde

Waschlotion am Waschbecken bereitlegen. Bei Hautallergien nur mit klarem Wasser waschen. Handschuhe anziehen und die Patientin bitten, ihre Beine leicht zu spreizen. Den Intimbereich von vorne nach hinten waschen und abtrocknen. Immer einen neuen Einmalwaschhandschuh für jede Hautstelle des Intimbereiches verwenden. Am besten den alten sofort entsorgen, anstatt ihn im Waschbecken auszuwaschen. Sie anhalten, die Intimtoilette selbständig durchzuführen. Einmal täglich eine Genitalspülung mit Kamillenextrakt durchführen. Die Patientin hierfür auf die Toilette bringen. Mit einem Meßbecher Wasser und Kamillenextrakt die Scheide ausspülen. Die Temperatur am Oberschenkel testen.

Wenn die Patientin, bedingt durch Schmerzen, nicht alle 2 bis 4 Stunden aufstehen kann, die Intimtoilette dennoch durchführen. Hierzu neben den bereits erwähnten Utensilien eine Waschschüssel mit frischem Wasser auf dem Nachtkästchen plazieren. Sie bitten, ihr Gesäß anzuheben. Darunter einen Bettschutz schieben. Sie soll ihre Beine aufstellen. Die Waschung wie oben beschrieben im Liegen durchführen. Genug Einmalslips und Vorlagen in die Toilette legen.

Die Patientin hat Probleme beim

ATL 4 Essen und Trinken

Problem 1 Aufgrund der postoperativen Nahrungskarenz hat die Patientin eine mangelnde Kautätigkeit, einen schlechten Geschmack im Mund und einen verminderten Speichelfluß. Sie ist soor- und parotitisgefährdet.

Ressource Die Patientin nimmt bei beginnender Mundtrockenheit ein Lemonstäbchen.

Nahziel Am 1. postoperativen Tag erhält die Patientin Tee.

Fernziel Die Patientin hat eine feuchte Mundschleimhaut und einen guten Geschmack im Mund.

Maßnahmen Anregen der Kautätigkeit, indem sie Kaugummi kauen soll. Anregen der Parotistätigkeit durch Massage der Wangen. Mund alle 2 Stunden mit Wasser und 3 Tropfen Zahnfluid spülen lassen. Bei Bedarf gekühlte Lemonstäbchen anbieten. Künstlichen Speichel in Form eines Mundsprays an das Nachtkästchen stellen. Mit einer Taschenlampe den Mund morgens und abends auf Beläge inspizieren. Lippen gegen Tockenheit nach dem Zähneputzen mit Bepanthensalbe eincremen.

Problem 2 Zum Ablaufen des Magensaftes hat die Patientin eine Magensonde liegen.

Ressource Die Patientin toleriert die Magensonde.

Nahziel Am 1. postoperativen Tag wird die Magensonde entfernt.

Fernziel Die Patientin nimmt oral Nahrung zu sich.

Maßnahmen Am Operationsstag die Magensonde geöffnet lassen. An die Magensonde einen Ablaufbeutel fixieren und unter Körperniveau aufhängen. Stündlich die Menge des abgelaufenen Magensaftes beobachten und dokumentieren. Am 1. postoperativen Tag die Magensonde für 2 Stunden abklemmen. Sollte die Patientin während dieser Zeit frei von Übelkeit oder Erbrechen sein, die Magensonde am Abend ziehen. Zum Herausziehen der Magensonde diese mit Wasser durchspülen. Dokumentation über das Ziehen der Sonde.

Problem 3 Aufgrund der Irritation der Epiglottis, bedingt durch die Intubation während der Operation, besteht Aspirationsgefahr. Die Patientin könnte sich verschlucken.

Ressource Keine.

Nahziel Die Patientin ist frei von Aspirationen.

Fernziel Ungehinderte Flüssigkeits- und Nahrungsaufnahme.

Maßnahmen Der Patientin sagen, daß sie erst am 1. postoperativen Tag nach Entfernung der Magensonde die 1. Menge Flüssigkeit zu sich nehmen darf. Ihr erklären, daß einerseits die Epiglottisirritation und andererseits die Nachwirkung der Narkose eine Koordination zwischen Trinken und Schlucken erschweren können. Ihr eine Tasse lauwarmen Kamillentee an das Bett stellen. Beim 1. Trinkversuch bei ihr bleiben. Einen Strohhalm oder eine Schnabeltasse geben. Der Patientin sagen, daß sie nur eine kleine Menge Flüssigkeit in den Mund nehmen und diese bewußt herunterschlucken soll. Dabei nicht reden oder sich ablenken lassen. Sollte sie sich aspiriert haben, Ruhe bewahren und sie auffordern, ruhig weiterzuatmen. Gegebenenfalls ein Absauggerät ins Zimmer mitnehmen. Den nächsten Schluckversuch erst wieder ein paar Stunden später versuchen.

Problem 4 Um den Magen und den Darm wieder an Kost zu gewöhnen, muß sich die Patientin an eine Aufbaukost halten.

Ressource Die Patientin nimmt Nahrung zu sich.

Nahziel Die Patientin verträgt die Nahrung gut.

Fernziel Erreichung einer ausgewogenen Ernährung.

Maßnahmen Zwischem dem 2. und 3. postoperativen Tag auf ärztliche Anordnung Infusionen anhängen. Der Patientin nach Entfernung der Magensonde eine Tasse lauwarmen Tee geben. Am 2. postoperativen Tag 2 Kännchen Tee, am 3. postoperativen Tag 3 Kännchen Tee mit Zwieback in der Küche bestellen. Nach dem Absetzen von Stuhlgang erfolgt der Kostaufbau mit Brei, Schleim, Suppen, pürierter Kost, Schonkost und zum Schluß Normalkost.

Problem 5 Aufgrund der Appetitlosigkeit, bedingt durch Schmerzen, hat die Patientin eine Mangelversorgung an Elektrolyten und Kalorien und damit verbunden einen Gewichtsverlust von 2 kg.

Ressource Die Patientin nimmt Nahrung zu sich.

Nahziel Die Patientin hält 2 Tage lang ihr Gewicht konstant.

Fernziel Erreichen einer optimal möglichen Ernährung.

Maßnahmen Beratung bezüglich des Eßverhaltens im Hinblick auf die Unterversorgung mit notwendigen Elektrolyten und Kalorien. Vor jeder Mahlzeit Schmerzmittel anbieten. Das Zimmer gut durchlüften, *da frische Luft Appetit macht.* Die Patientin an den Tisch setzen. Den Essensplatz aufräumen und appetitlich wirken lassen. Zum Essen motivieren. Den Ehemann bitten, Lieblingsspeisen bei seinem Besuch mitzubringen. Wunschkost bei der Diätberatung anfordern. Infusionstherapie nach ärztlicher Anordnung über den Tag verteilt verabreichen. Täglich Gewichtskontrolle am Morgen. Dokumentation über die Eßmenge.

Die Patientin hat Probleme beim

ATL 5 Ausscheiden

Problem 1 Aufgrund der Nachwirkungen der Narkose und der Bettlägerigkeit besteht die Gefahr der Darmatonie.

Ressource Die Patientin hat Darmgeräusche.

Nahziel Die Patientin hat am 2. postoperativen Tag Stuhlgang.

Fernziel Erhaltung der gesunden Ausscheidungsfunktion.

Maßnahmen Einmal täglich mit einem Stethoskop den Darm auf Darmgeräusche abhören. Frühmobilisation betreiben. Mit der Patientin bereits am Operationstag zum 1. Mal aufstehen. Auf ärztliche Anordnung einen Einlauf oder orale Laxanzien morgens verabreichen. Nach Beendigung der Aufbaukost faserreiche Ballaststoffernährung mit Vollkornbrot, Hirse, Vollreis, Obst, Gemüse und Buttermilch in der Küche bestellen. *Diese Lebensmittel regen die Peristaltik an.* Beim Essen der Patientin sagen, daß sie sich Zeit nehmen, richtig kauen und genießen soll. Zu jeder Mahlzeit und vor dem Frühstück ein Glas Mineralwasser, Fencheltee oder Buttermilch trinken lassen. Dokumentation morgens und abends über das tägliche Stuhlgangverhalten.

Problem 2 Durch die Nachwirkungen der Narkose besteht die Gefahr des postoperativen Harnverhalts.

Ressource Keine.

Nahziel Die Patientin setzt stündlich 50ml Urin ab.

Fernziel Normale Urinausscheidung.

Maßnahmen Bei Übernahme aus dem Operationssaal die Anästhesieschwester nach Urinmenge im Aufwachraum fragen. Bei Ankunft auf Station den Dauerkatheterbeutel entleeren. Stündlich den Beutel auf Füllmenge hin kontrollieren. Die Patientin muß pro Stunde mindestens 50ml Urin ausscheiden. Exakte Dokumentation. Eventuell Medikamente für bessere Ausscheidungsleistung verabreichen.

Problem 3 Zum Ablauf von Sekret aus der abdominalen Wunde hat die Patientin eine Redon- und 2 Jacksondrainagen liegen. Die Drainagen fördern Sekret.

Ressource Keine.

Nahziel Am 2. postoperativen Tag laufen nur noch 100 ml Sekret in 24 Stunden aus den Drainagen ab.

Fernziel Die Patientin ist frei von Drainagen.

Maßnahmen Den Sinn der 3 Drainagen erklären. Sagen, daß diese im Unterhautfettgewebe oder im retroperitonealen Weichteilraum liegen und das blutige Sekret aus dem Körper saugen sollen. Die Drainagen einmal am Tag entleeren bzw. wechseln. Das Wundsekret im Hinblick auf Menge, Aussehen und Konsistenz beobachten. Die Fördermenge bilanzieren und in einer Kurve dokumentieren. Alle 3 bis 4 Stunden die Drainagen auf Durchgängigkeit und Dichtigkeit prüfen. Darauf achten, daß die Drainagen an keiner Stelle abgeknickt oder konnektiert sind. Die Drainagen sollten stets unter Körperniveau hängen. Beim Entleeren der Drainagen darauf achten, daß keine Bakterien über das System eindringen können. Immer ein geschlossenes und hygienisch einwandfreies System verwenden. Die Patientin informieren, daß nach Entleerung der Jacksondrainage und der beiden Redon-Drainagen ein Sog aufgebaut wird, der anfangs schmerzhaft wirken kann. Den Arzt über die Fördermenge informieren.

Problem 4 Aufgrund der Nachwirkung der Narkose leidet die Patientin an Übelkeit und Erbrechen. Es besteht die Gefahr der Aspiration von Erbrochenem.

Ressource Die Patientin meldet sich bei beginnender Übelkeit.

Nahziel Die Patientin erfährt 4 Stunden nach der Operation eine Besserung der Übelkeit.

Fernziel Die Patientin ist frei von Übelkeit und Erbrechen.

Maßnahmen Auf Anordnung Paspertin verabreichen. Der Patientin sagen, daß sie sich rechtzeitig bei beginnendem Übelkeitsgefühl melden soll. *Um eine Aspiration von Erbrochenem zu vermeiden*, die Patientin während des Schlafens am Operationstag in leicht aufrechte Lage bringen. Die Magensonde so lange wie möglich liegen lassen. *Wenn die Sonde gezogen ist und die Patientin erbrechen muß*, sie aufsetzen, ihr mit beruhigenden Worten und einem Druck auf die Stirn Unterstützung anbieten. Das Erbrochene auf Menge, Farbe, Geruch und Beimengung beobachen, dokumentieren und dem Arzt melden. Zum Waschbecken begleiten, ihr die Möglichkeit geben, sich die Zähne zu putzen und die Hände zu waschen. Bei Bedarf das Bett frisch überziehen und das Zimmer durchlüften

Problem 5 Aufgrund des Dauerkatheters besteht die Möglichkeit einer Irritation des Sphinktermuskels und einer Harnwegsinfektion.

Ressource Keine.

Nahziel Die Patientin scheidet am 1. postoperativen Tag Urin aus.

Fernziel Der Patient hat eine natürliche Urinausscheidung.

Maßnahmen Zur Verhinderung des Herausziehens am Morgen den Katheter mit Leukosilk am Oberschenkel festkleben. Morgens und abends Reinigung des Harnröhreneingangs und des daran anschließenden Katheterteils mit Wasser und Seife. Stets ein steriles, geschlossenes Ablaufsystem verwenden. Beutel nie auf den Boden fallen lassen. Kontrolle der Ausfuhr. Den Dauerkatheter noch am Operationstag ziehen, *wenn gewährleistet ist, daß die Pufi durchgängig ist. Eine Irritation des Sphinkters kann nur durch frühzeitiges Ziehen des Dauerkatheters vermieden werden.*

Problem 6 Um einem Harnwegsinfekt vorzubeugen, hat die Patientin eine Pufi liegen.

Ressource Die Patientin scheidet Urin aus.

Nahziel In 4 Tagen führt die Patientin ein Blasentraining durch.

Fernziel Die Patientin ist frei von der Pufi.

Maßnahmen Der Patientin den Grund für die 2 Ablaufsysteme ihres Urins sagen. Erklären, daß bei längerer Liegezeit eine Pufi einem Dauerkatheter zu bevorzugen ist, da dadurch die Gefahr der aufsteigenden Infektionen und der Irritation des Sphinktermuskels vorgebeugt wird. *Den Dauerkatheter erst ziehen, wenn die Pufi auf ihre Funktionstüchtigkeit überprüft wurde.* Hierzu den Dauerkatheter abklemmen und beobachten, ob der Urin über die Pufi abläuft. Die Durchgängigkeit des Abflußsystems auf Abknickungen und Dichtigkeit prüfen. Am 5. oder 6. postoperativen Tag das Blasentraining beginnen. Der Patientin erklären, daß der Sinn des Trainings darin liegt, die Blase an eine höhere Füllmenge zu gewöhnen, um den alten Urinausscheidungsrhythmus zurückzugewinnen. Vor dem Training eine bakteriologische Untersuchung ihres Urins durchführen. *Durch das Abklemmen verbleibt der Urin im Körper, und die Bakterien können sich vermehren.* Die Pufi abklemmen und die Patientin nach 2 Stunden zur spontanen Harnentleerung auf die Toilette bitten. Nach spontanem Urinabgang die Pufi öffnen und den Restharn in einen Becher abfließen lassen. Die Uhrzeiten der Harnentleerung und die Restharnmengen notieren. Während der Nacht in den ersten Tagen nach der Operation auf ein Blasentraining verzichten.

Die Patientin hat Probleme bei der

ATL 6 Regulation der Körpertemperatur

Problem 1

Durch die lange Operation ist die Patientin ausgekühlt. Die Patientin friert am Operationstag.

Ressource Die Patientin sagt, daß es ihr kalt ist.

Nahziel In 3 Stunden hat die Patientin eine Körpertemperatur von 36 °C.

Fernziel Die Patientin fühlt sich wohl.

Maßnahmen Der Patientin sagen, daß sie viele Stunden auf dem Operationstisch gelegen und dadurch ihr Körper unterkühlt ist. Eine 2. Decke geben. Eine Wärmflasche vermeiden, *weil die Patientin durch die Nachwirkung der Narkose nicht imstande sein wird, bei Verbrennung durch austretendes Wasser aus der Wärmflasche, richtig zu reagieren.* Alle 1 bis 2 Stunden Temperatur nachmessen.

Problem 2

Aufgrund der Operationswunde besteht die Gefahr, ab dem 3. postoperativen Tag ein Resorptionsfieber zu bekommen. Bei der Patientin könnte die Temperatur bis zu 38 °C ansteigen.

Ressource Die Patientin hat normale Körpertemperatur.

Nahziel Die Patientin ist frei von Resorptionsfieber.

Fernziel Körpertemperatur zwischen 36 und 37 °C.

Maßnahmen Dreimal täglich Temperatur messen lassen. Axillar 8 bis 10 Minuten Thermometer belassen. Bei eventuellem Temperaturanstieg der Patientin eine dünne Decke geben. Eisbeutel, eingewickelt in einen kleinen Kopfkissenüberzug eine halbe Stunde rechts und links in die Leiste legen. Nach Bedarf wiederholen. Wadenwickel bei Bedarf. Bei Erhöhung der Temperatur auf ärztliche Anordnung Medikamente verabreichen. Dokumentation des Fieberverlaufs.

Die Patientin hat Probleme beim

ATL 7 Atmen

Problem 1 Aufgrund der postoperativen Schmerzen hat die Patientin eine flache Atmung, und es kommt zu einer ungenügenden Belüftung der Lunge. Sie ist pneumoniegefährdet.

Ressource Die Patientin denkt täglich selbst daran, ihre erlernte Atemgymnastik durchzuführen.

Nahziel Die Patientin hustet in einer Woche vorhandenes Sekret problemlos ab.

Fernziel Eine optimale Lungenventilation.

Maßnahmen Einreiben von Brust und Rücken morgens und abends mit sekretlösenden Mitteln wie Nervgeist oder Stas-Salbe. Anschließend mit Feuchtigkeitslotion eincremen *gegen eine mögliche Austrocknung durch den Franzbranntwein.* Dreimal täglich Inhalation mit NaCl. Für ausreichende Frischluft im Zimmer sorgen. Frühmobilisation betreiben. Im Zweistundenwechsel Oberkörper 60° hoch lagern mit Abstützen der Arme auf einem Kissen zur besseren Belüftung der Lunge. Atemgymnastik mit einem Triflo, das von der Patientin stündlich 10mal benützt wird. Einen Mullbindenstreifen an den Bettbügel hängen und sie auffordern, diesen stündlich mindestens 5mal wegzupusten. Bei jedem Gang in das Zimmer auffordern, tief durchzuatmen und mit Hilfe des K-Lautes abzuhusten. Mehrere Nierenschalen mit Zellstoff für abgehustetes Sputum auf das Nachtkästchen stellen. *Um die Schonatmung zu verhindern,* auf ärztliche Anordnung Schmerzmittel verabreichen. Information über die Notwendigkeit der Pneumonieprophylaxe bei Aufnahme auf Station.

Die Patientin hat Probleme beim

ATL 8 Für Sicherheit sorgen

Problem 1 Aufgrund der Operation besteht die Gefahr von Wundhämatomen, Nahtinsuffizienz und Nachblutungen.

Ressource Keine.

Nahziel Reizlose Naht mit Umgebung.

Fernziel Gut zugeheilte Naht.

Maßnahmen Beim täglichen Verbandwechsel die Wunde inspizieren und beobachten. Dabei dokumentieren, ob Sekret aus bestimmten undichten Nahtstellen entweicht, ob Wundhämatome kleiner oder größer geworden sind und ob die Naht ohne Infektionszeichen ist. Wichtig ist eine exakte Dokumentation mittels einer Kurve, *um einer weiteren Pflegekraft die Möglichkeit zu geben, die Wunde auf Hämatome, Nahtinsuffizienzen und Nachblutungen korrekt bewerten zu können.* Den Verband am Abdomen beobachten und dabei feststellen, ob Blutungen frisch oder alt sind. Jede durchgeblutete Stelle am Verband mit einem Kugelschreiber markieren. Stündlich die Drainagen auf ihre Fördermenge beobachten sowie die Farbe, Menge und Beschaffenheit des Sekretes. Den Bauchumfang täglich messen. *Dadurch können innere Blutungen erkannt werden.* Am Bauch mit einem Filzstift die Stelle markieren, an der das Maßband angelegt werden soll.

Problem 2 Durch die sekundären Körperöffnungen besteht die Gefahr der Wundinfektion.

Ressource Keine.

Nahziel Reizlose Operationswunde.

Fernziel Der Körper ist frei von pathologischen Keimen.

Maßnahmen Temperaturkontrolle morgens, mittags und abends. Den Verbandswechsel stets unter aseptischen Bedingungen durchführen. Hierzu einen Mundschutz anziehen oder das Sprechen während des Verbandswechsels unterlassen. Eine Pflegekraft reicht aseptisch die Materialien für den Verbandswechsel aus dem reinen Verbandswagen an, die zweite führt den Wechsel durch. Den 1. Verbandswechsel der Abdominalwunde am 3. oder 4. postoperativen Tag vom Arzt durchführen lassen. Dann täglich von einer Pflegekraft. Vorsichtig die Wundauflage entfernen. Die Wunde auf Rubor, Dolor, Tumor und Funktio laesa beurteilen und desinfizieren. Der Patientin sagen, daß diese Maßnahme brennen kann, da die Naht noch nicht überall dicht ist. Einen frischen Verband auflegen und mit Fixomull befestigen. Die Pflasterreste vor Anlegen des frischen Verbandes entfernen. Ebenfalls die Verbände an den Drainagen täglich einmal frisch machen, indem der alte Verband vorsichtig von der Haut entfernt und die Haut von Pflasterresten gesäubert wird. Die Einstichstelle mit Desinfektionsmittel besprühen und von innen nach außen säubern. Die Haut um die Einstichstelle im Hinblick auf Rötung, Sekret oder Blut beobachten. Zwei Kompressen um die Einstichstelle legen und mit Fixomull befestigen.

Problem 3 Aufgrund der Nachwirkungen der Narkose besteht die Gefahr der Beeinträchtigung der Vitalfunktion.

Ressource Die Patientin meldet sich bei Schwindel oder Kopfschmerzen.

Nahziel Die Patientin hat einen stabilen Kreislauf.

Fernziel Konstanthalten des Blutdruckes auf Werten von 140:80 mmHg. Konstanthaltung des Pulses auf Werten zwischen 60 und 80 Schlägen pro Minute. Konstanthaltung der Atmung bei 12 bis 20 Atemzüge pro Minute. Konstanthaltung der Temperatur auf Werten zwischen 36 und 37 °C.

Maßnahmen Nach der Operation einen Überwachungsbogen anlegen. Halbstündlich Vitalwerte kontrollieren und dokumentieren. Bei konstanten Werten alle 2 bis 3 Stunden messen. Am 1. postoperativen Tag 3mal täglich Vitalwerte nachmessen. Bei Veränderungen sofort den Arzt verständigen und auf Anordnung Medikamente verabreichen. Die Patientin informieren, daß sie sich umgehend bei Veränderungen ihres Befindens melden soll.

Problem 4 Aufgrund der Medikamentengabe besteht die Gefahr einer allergischen Reaktion.

Ressource Die Patientin meldet sich bei körperlichem Mißempfinden.

Nahziel Gute Verträglichkeit der angeordneten Medikamente in der Zeit der Einnahme.

Fernziel Die Patientin ist medikamentenfrei.

Maßnahmen Genaue Verabreichung der ärztlich angeordneten Medikamente. Kontrolle der Medikamente auf Dosis, Häufigkeit, Anordnung und Patientenname. Die 1. Gabe jedes i.v.-Medikamentes vom Arzt durchführen lassen. Alle halbe Stunde während der Verabreichung der i.v.-Medikamente Vitalwerte kontrollieren. Auf Nebenwirkungen wie Schüttelfrost, Fieber, Erbrechen, Durchfall oder Hautausschlag achten.

Die Patientin hat Probleme beim

ATL 9 Arbeiten und Spielen

Problem 1 Da die Patientin durch die Bettlägerigkeit, bedingt durch die Schmerzen, das Zimmer selten verlassen kann, hat sie Langeweile und ist nicht ausgelastet.

Ressource Die Patientin bekommt zur Abwechslung von Freunden und Familie Besuch.

Nahziel Die Patientin macht in 5 Tagen einen Spaziergang in den Klinikpark.

Fernziel Die Patientin kann sich trotz Krankenhausaufenthalt problemlos ablenken und beschäftigen.

Maßnahmen Die Patientin mobilisieren und in die Körperpflege einbeziehen, *damit sie wenigstens zu den Pflegezeiten abgelenkt wird.* Eine Mitpatientin ins Zimmer legen, die vom Alter und von den Interessen ähnliche Ansichten vertritt, *damit ein Gespräch zustande kommt.* Die Besuchszeiten erweitern, *um berufstätigen Freunden die Möglichkeit zu geben, einen Besuch zur Abwechslung und zum Austausch von Gefühlen zu machen.* Formulare zur Anmeldung von einem Telefon, Radio oder Fernseher besorgen. Die Familie kann genügend Zeitungen und Bücher mitbringen. Auf eine ausreichende Schmerzmedikation achten.

Problem 2 Wegen der Operation kann die Patientin für mehrere Wochen nicht arbeiten. Die Patientin ist krank geschrieben.

Ressource Die Patientin akzeptiert die momentane Situation.

Nahziel Die Patientin führt in 2 Wochen häusliche Arbeiten durch.

Fernziel Die Patientin arbeitet wieder.

Maßnahmen Die Patientin zu einem Gespräch mit dem Sozialdienst anmelden. Ihr sagen, daß sie dort die Anschlußheilbehandlung ansprechen soll. Mitteilen, daß ihr Hilfen im Haushalt zustehen. Raten, diese Hilfestellungen anzunehmen und langsam mit der Situation zu Hause zurechtzukommen. Mut zusprechen und ihr sagen, daß die Arbeitsunfähigkeit nur zeitweilig ist. Sie soll sich für die Genesung Zeit lassen und den Tatendrang z.B. in Hobbies umsetzen.

Die Patientin hat Probleme beim

ATL 10 Kommunizieren

Problem 1 Durch die Nachwirkung der Narkose ist die Patientin am Operationstag in ihrer Auffassungsgabe eingeschränkt.

Ressource Die Patientin kann Informationen verstehen.

Nahziel 5 Stunden nach der Operation äußert sich die Patientin klarer.

Fernziel Gute Auffassungsgabe.

Maßnahmen *Durch die Beeinträchtigung der Narkose ist die Patientin in den ersten Stunden auf Station nicht imstande, den Anweisungen des Pflegepersonals zu folgen.* In kurzen und klaren Worten sagen, daß sie nicht alleine aufstehen darf und klingeln soll, wenn sie etwas braucht. Zeit und Ruhe geben, ihre Narkose auszuschlafen. Erst später mit ihr genauere Gespäche über die Operation führen. Dem Ehemann sagen, daß es am sinnvollsten wäre, sich still neben sie zu setzen und die Anwesenheit durch Körperkontakt zu signalisieren.

Problem 2 Aufgrund der Klinikfachsprache kann die Patientin auf Anhieb nicht alle Informationen und Aufklärungen verstehen.

Ressource Die Patientin interessiert sich für ihre Erkrankung.

Nahziel Die Patientin fragt in 3 Tagen nach.

Fernziel Die Patientin versteht die Informationen.

Maßnahmen Die Patientin ermutigen, bei Visite sofort zu sagen, wenn sie etwas nicht versteht. Bei pflegerischen Tätigkeiten mit einfachen, verständlichen Worten informieren. Medizinische Fachbegriffe vermeiden. Bei Fragen Auskunft geben und sich versichern, daß sie alles verstanden hat. Bei Unklarheiten im ärztlichen Bereich ein Gespräch mit dem zuständigen Arzt arrangieren. Stationsübliche Informationsblätter und Broschüren weitergeben.

Die Patientin hat Probleme beim

ATL 11 Frau sein

Problem 1 Aufgrund der Abhängigkeit vom Pflegepersonal bei der Ganzkörperpflege und des Verlustes der Gebärmutter fühlt sich die Patientin nicht als vollwertige Frau.

Ressource Die Patientin spricht über ihre Gefühle.

Nahziel Die Patientin pflegt sich in 8 Tagen selbständig.

Fernziel Die Patientin fühlt sich als vollwertige Frau.

Maßnahmen Respektieren der individuellen Bedürfnisse. Wahrung des Schamgefühls beim Waschen. Der Patientin die Möglichkeit geben, beim Waschen soviel wie möglich selbst zu machen. Die Gefühle ernst nehmen und akzeptieren. Gesprächsbereitschaft signalisieren. Auf Wunsch einen Psychologen organisieren. Selbsthilfegruppen vor Augen führen. Ihr klar machen, daß zu einer vollwertigen Frau nicht allein die Fähigkeit zum Gebären gehört. Der Patientin zeigen, daß Charaktereigenschaften und Persönlichkeit eine Frau ausmachen.

Problem 2 Durch den Uterusverlust meint die Patientin, keine sexuellen Gefühle mehr zu bekommen.

Ressource Die Patientin zeigt ihre Ängste durch Weinen.

Nahziel Die Patientin verlangt in 4 Tagen nach einem Psychologen.

Fernziel Zufriedenes Sexualleben.

Maßnahmen Gesprächsbereitschaft zeigen. Ihr auf eigenen Wunsch einen Psychologen oder Seelsorger bestellen. Selbsthilfegruppen vorstellen und relevante Kontaktadressen vermitteln. Informationsmaterial von der Deutschen Krebshilfe geben. Der Patientin raten, sich frühzeitig mit ihrem Ehemann über Ängste zu unterhalten. Klar machen, daß der Verlust des Uterus keineswegs den Verlust der Erregbarkeit bedeutet. Sie durch einen Arzt über die Aufgaben des Uterus aufklären lassen.

Die Patientin hat Probleme beim

ATL 12 Sinn finden

Problem 1 Aufgrund der Bösartigkeit der Erkrankung hat die Patientin Angst vor Rezidiven und Komplikationen.

Ressource Keine.

Nahziel Die Patientin ist während des Krankenhausaufenthaltes frei von Komplikationen.

Fernziel Die Patientin ist gesund.

Maßnahmen Die Ängste ernst nehmen. Verständnis entgegenbringen und Gesprächsbereitschaft signalisieren. Die Patientin auf die Risikofaktoren einer erneuten Erkrankung hinweisen. Ihr gesundheitsfördernde Maßnahmen wie z.B. ausgewogene Ernährung mit wenig Kalorien, viel Sport treiben, Bewegung oder keinen Alkohol zu trinken beibringen. Ein Gespräch mit dem Arzt organisieren, *bei dem sie sich über Prognose und Früherkennung von Rezidiven erkundigen kann.* Selbsthilfegruppen erwähnen und Bücher über die Erkrankung anbieten. Die Adresse der Deutschen Krebshilfe weitergeben. Positives Denken vermitteln und versuchen, die Angst zu nehmen.

Problem 2 Durch die lange abdominale Narbe meint die Patientin, an Attraktivität verloren zu haben.

Ressource Keine.

Nahziel Die Patientin akzeptiert sich.

Fernziel Die Patientin führt ein erfülltes und uneingeschränktes Leben.

Maßnahmen Wichtig ist, in der Zeit eine geschulte psychologische Führung anzubieten, *um eventuelle Abnabelungen aus der Gesellschaft verhindern zu können.* Adressen von Selbsthilfegruppen mitteilen. Den Tip geben, noch während des Krankenhausaufenthaltes Kontakt zu einer Selbsthilfegruppe zu suchen. Der Patientin erklären, daß sie dadurch die Möglichkeit hat, von Frauen, die dieselbe Krankheit haben/hatten, besucht zu werden und gerade in der schwierigen Zeit der Verarbeitung Auskunft von ihnen zu erhalten, wie sie diesen Lebensabschnitt bewältigt haben. Patientin raten, Gespräche mit ihrem Ehemann über die Ängste zu führen. Optimale Körperpflege betreiben. Versuchen, ihr dadurch ein gutes Körpergefühl zu vermitteln.

3 HNO

3.1 Erkrankungen der Trachea und des Larynx

Der nachfolgende Text stellt eine kurze Zusammenfassung der Operation Tracheostomie/Laryngektomie dar. Er soll die Erkrankung Larynxkarzinom in Erinnerung rufen, um mit der Pflegeplanung besser zurechtzukommen. Er ersetzt keinesfalls die Fachliteratur.

Definition: Eine Tracheostomie ist ein operativ angelegter Luftröhrenschnitt in Höhe des 2. und 3. Trachealringes zum Einlegen einer Kanüle. Nach einem vertikalen oder horizontalen Hautschnitt werden das submuköse Gewebe, die Muskulatur und die Schilddrüse abgeschoben und die Trachea dargestellt. In die Öffnung der Trachea wird eine Kanüle eingelegt.

Begünstigende Faktoren: Eine Tracheostomie wird bei mechanischer Behinderung der Atmung, als Voroperation bei äußeren Eingriffen am Kehlkopf und an der Luftröhre, bei Verhinderung einer Aspiration bei Bewußtlosen, zur direkten, gezielten Tracheal- und Bronchialtoilette, zur Verhinderung des Totraumes der Atemwege und des Atemwegswiderstandes, bei mechanischer Beatmung über längerer Zeit und bei Tumoren des Kehlkopfes (z.B. Larynxkarzinom) durchgeführt. Das Larynxkarzinom ist fast immer ein ausgesprochener Raucherkrebs, etwa 97% aller Fälle betreffen starke Raucher. Gelegentlich ist eine chronische Laryngitis vorausgegangen als erste Folge der chronischen Schleimhautreizung.

Symptome: Da die meisten Patienten mit Larynxkrebs erst spät zum Arzt gehen, sind Spätsymptome wie Blut- und Eiterauswurf, übler Mundgeruch, Schluckbeschwerden, Atemnot und Schwellungen am Hals außen zu erkennen. Nach der Tracheostomie klagt der Patient häufig z.B. über eine Austrocknung der Luftröhre, Schleim in der Trachea, starken Husten, Rötung und Feuchte der Haut um das Tracheostoma.

Therapie: Die Therapie des Kehlkopfkrebses ist abhängig von Sitz und Größe. Auf das Stimmband beschränkte Karzinome können durch die Telekobaldbestrahlung, durch die Radiumeinlage und durch die Kehlkopfspaltung und Stimmbandentfernung erfolgreich behandelt werden. Die anderen Larynxkarzinome erfordern fast ausschließlich die totale Entfernung des Kehlkopfes. Die Technik der Tracheostomie oder Laryngektomie muß in speziellen Lehrbüchern nachgelesen werden.

Komplikationen: Frühkomplikationen einer Tracheostomie können Blutungen, Herausrutschen der Kanüle, Verlegung der Kanüle durch Sekret oder Borken sein. Spätkomplikationen stellen Krustenbildung in tieferen Abschnitten der Luftröhre und Blutungen dar.

Der Patient hat Probleme beim

ATL 1 Wach sein und Schlafen

Problem 1 Dadurch, daß die Nachtschwester zweistündlich ihren Kontrolldurchgang durch die Zimmer machen muß, hat der Patient eine gestörte Nachtruhe.

Ressource Der Patient schläft 2 Stunden am Stück.

Nahziel Der Patient hat in der nächsten Nacht eine Ruhephase von mindestens 4 Stunden.

Fernziel Der Patient schläft die Nacht ungestört durch.

Maßnahmen Beobachten, Dokumentieren und Überwachen der Qualität, Tiefe, Dauer und Durchgängigkeit des Schlafes, indem man zweistündlich durch die Zimmer geht. Auf ärztliche Anordnung ein Schlafmedikament verabreichen. Beim nächtlichen Durchgang leise die Zimmertür öffnen, nur eine Taschenlampe als Lichtquelle benützen. Mitpatienten anhalten, auf dem Stationsgang leise zu sprechen. Den Patienten jedoch wecken, falls er sich in Bauchlage befinden sollte, *da die Gefahr des Verschließens des Tracheostomas durch ein Kissen sehr groß ist.*

Problem 2 Aufgrund der Schmerzen und Zukunftsängste hat der Patient einen unruhigen Schlaf.

Ressource Der Patient schreibt seine Sorgen auf.

Nahziel Ruhephasen von mindestens 4 Stunden in der nächsten Nacht.

Fernziel 8 Stunden Schlaf am Stück.

Maßnahmen Die Gefühle und Schmerzen ernst nehmen. Das Zimmer durch Herunterlassen der Jalousie abdunkeln. Für ruhige Umgebung zum Wohlfühlen sorgen. Störende Geräusche abstellen. Bei Schmerzen auf ärztliche Anordnung ein Schmerzmittel verabreichen. Den Patienten auf ein beruhigendes Schlafritual hinweisen, z.B. eine Stunde vor dem Schlafengehen Musik hören oder ein Buch lesen.

Der Patient hat Probleme beim

ATL 2 Sich bewegen

Problem 1 Aufgrund der Immobilität, bedingt durch Schmerzen, verändert der Patient seine Lage nur vermindert und es besteht eine erhöhte Druckbelastung besonders an den Fersen, Ellbogen und der Kreuzbeinregion. Es besteht Dekubitusgefahr.

Ressource Der Patient hat eine intakte Haut.

Nahziel Druckintensität und Zeitdauer des Druckes auf eine der oben genannten Körperstellen auf weniger als 40 mmHg in 2 Stunden reduzieren.

Fernziel Die Blutzirkulation an druckgefährdeten Stellen fördern.

Maßnahmen Die Haut 2mal täglich bei guten Lichtverhältnissen auf weiße Flecken oder Rötung ansehen. Täglich morgens und abends mit alkalifreier Seife den ganzen Körper waschen, *um die Haut nicht zusätzlich zu strapazieren.* Haut trocken halten. Nach jeder Waschung Einreiben mit rückfettenden Salben wie Fissan. Am Morgen und bei Bedarf saubere und trockene Kleidung anziehen. Zwei bis drei Lagen Schaumstoff in das Bett legen. Falten im Bett bei jedem Lagewechsel glatt ziehen und Krümel nach jeder Mahlzeit sorgfältig entfernen. Frühmobilisation betreiben, z.B. je nach körperlicher Verfassung Kopfteil 60° hoch stellen, an Bettrand oder in Rollstuhl setzen. Steh- bzw. Gehübungen oder passive und aktive Bewegungsübungen mit der Krankengymnastik machen. Darauf achten, daß dem Patienten genug Flüssigkeit von 2 bis 3 l pro Tag über die Ernährungssonde zugeführt wird. Die Haut um das Tracheostoma mittels eines Tracheostomalätzchens vor Druck schützen. Dokumentation des Hautzustandes.

Problem 2 Durch die Immobilität, bedingt durch die Schwäche, erfolgt eine Verlangsamung der Blutströmung, eine Beschleunigung der Blutgerinnung und eine verminderte Muskel-Venen-Pumpe. Der Patient ist thrombosegefährdet.

Ressource Der Patient hat keine Varizen.

Nahziel Der Patient verläßt in 2 Tagen für mindestens eine Stunde sein Bett.

Fernziel Intakte Muskel-Venen-Pumpe und ausreichende Strömungsgeschwindigkeit in den Venen.

Maßnahmen Hochlagerung der Beine alle 2 Stunden um 20°, *damit das Blut besser vom Knie bis zur Leiste fließen kann.* Frühmobilisation betreiben. Patienten mobilisieren durch das Sitzen an der Bettkante, Waschen oder Aufstehen zur Toilette 4- bis 5mal täglich. Dreimal täglich 5 Minuten im Bett Füße 10mal kreisen, anheben und wieder senken, Zehen 5mal einkrallen und spreizen lassen. 24 Stunden Antithrombosestrümpfe (AE-Strümpfe) tragen lassen. Das Anlegen der Strümpfe im Liegen, bei entstauten Venen, durchführen. Strümpfe alle 2 Tage erneuern. Morgens und abends Beobachtung der Haut im Hinblick auf Rötung, Erwärmung, Schwellung und Druckstellen. Verabreichung der Fragmin-Spritze auf ärztliche Anordnung täglich morgens.

Problem 3 Da der Patient durch die Schmerzen am Hals eine Schonhaltung einnimmt, hat er Funktions- und Bewegungseinschränkungen an Hals- und Schultergelenk. Aufgrund des Druckes der Bettdecke besteht die Gefahr des Spitzfußes. Er ist kontrakturgefährdet.

Ressource Der Patient führt die von der Krankengymnastik gezeigten Bewegungsübungen selbständig durch.

Nahziel Der Patient befindet sich in 3 Tagen mindestens für 2 bis 3 Stunden außerhalb seines Bettes.

Fernziel Erhaltung der funktionellen Gekenkstellung sowie des harmonischen Bewegungsablaufs.

Maßnahmen Einen Bettbogen ins Bett stellen, *um den Druck der Bettdecke zu nehmen.* Frühmobilisation betreiben. Alle 2 Stunden Lagewechsel und Bewegungsübungen passiv und aktiv durchführen, eventuell mit Krankengymnastik. Eine bequeme Lagerung des Kopfes anbieten. Schmerzmedikation verabreichen. Information des Patienten über die Gefahr und Entstehung einer Kontraktur und die Notwendigkeit von Bewegungsübungen. Beobachtung im Hinblick auf die Beweglichkeit der Gelenke, Schmerzen und Fehlstellung.

Problem 4 Durch die anfängliche Bettlägerigkeit besteht beim Aufstehen die Gefahr des Schwindels und des orthostatischen Kollapses.

Ressource Der Patient klingelt zum Aufstehen nach einer Krankenschwester.

Nahziel Der Patient steht in 3 Tagen schwindelfrei auf.

Fernziel Problemloses und selbständiges Stehen und Gehen.

Maßnahmen Vor jedem Aufstehen die Vitalwerte kontrollieren. Bei niedrigen Blutdruckwerten den Kreislauf vor dem Aufstehen anregen, indem der Patient im Bett sitzend Hände und Füße 10mal kreisen, dann 20mal die Hände zu einer Faust ballen soll, die Beine anziehen und ausstrecken. Ihn zuerst am Bettrand mit Fußsohlenkontakt zum Boden 5 bis 10 Minuten sitzen lassen und Vitalwerte kontrollieren. Ihn dann bitten, langsam aufzustehen. Dem Patienten sagen, daß er sich bei Schwindelgefühlen sofort melden soll. Bei Bedarf eine 2. Pflegekraft zur Hilfe rufen.

Problem 5 Durch die Wundheilung hat der Patient starke Schmerzen im Halsbereich. Er kann sich nur unter Schmerzen bewegen.

Ressource Der Patient meldet sich frühzeitig bei beginnenden Schmerzen.

Nahziel Der Patient erfährt nach Schmerzmittelgabe für 3 bis 4 Stunden Schmerzfreiheit.

Fernziel Schmerzfreiheit den ganzen Tag lang.

Maßnahmen Beobachtung im Hinblick auf Schmerzen, wenn man das Zimmer betritt. *Die Schmerzäußerungen können sehr unterschiedlich sein. Einerseits kann sie der Patient schriftlich äußern, andererseits versteckt mitteilen, durch eine veränderte Körperhaltung, angespannte Mimik oder blasses Aussehen.* Fragen, wo der Schmerz lokalisiert ist, welcher Art er ist (stechend, klopfend, kolikartig, beklemmend), Zeitpunkt (nachts, nach Anstrengung), Dauer (konstant, in Intervallen) und Auswirkung (vegetative Reaktionen, Einschränkung der Konzentration, soziale Isolation). Ihn auffordern, sich bei Schmerzen sofort zu melden. Eventuell Schmerzambulanz anfordern. Schmerzmedikation nur auf ärztliche Anordnung verabreichen und auf mögliche Nebenwirkungen wie Übelkeit oder Hautausschlag überwachen. Den Patienten in ein ruhiges Zimmer legen, kein grelles Licht anmachen und das Zimmer etwas abdunkeln. In eine für ihn bequeme Lage bringen. Sich mit dem Patienten beschäftigen, ihn berühren, *da diese Maßnahmen Schmerzen lindern können.*

Problem 6 Aufgrund der Neck-dissection ist der Nervus accessorius verletzt. Der Patient hat eine hängende Schulter.

Ressource Der Patient kann sich mit der gesunden Schulter bewegen.

Nahziel Der Patient kleidet sich in einer Woche selbständig an und aus.

Fernziel Intakte Funktion des Nervus accessorius.

Maßnahmen Bei der Ganzwaschung am Morgen helfen. Den Patienten auffordern, sich so weit wie möglich selbständig zu waschen und anzuziehen. Hilfe beim Herunterziehen oder Überstülpen von engen Kleidungsstücken anbieten. Den Ehepartner bitten, weite Kleidungsstücke zwecks leichterem Anziehen mitzubringen. Übernahme des Haarekämmens. Alle Gegenstände in erreichbare Nähe stellen. Krankengymnastik bestellen, die mindestens einmal pro Tag Schulterübungen durchführt. Den Patienten motivieren mitzuhelfen, indem er die ihm gezeigten Übungen selbständig über den Tag verteilt durchführen soll. Erklären, wie wichtig es ist, den kranken Arm einzusetzen, da die Schädigung des Nervs bei gezielten Bewegungsübungen reversibel ist.

Der Patient hat Probleme beim

ATL 3 Waschen und Kleiden

Problem 1 Aufgrund der gesteigerten Sekretproduktion besteht die Gefahr einer Mazeration der Haut um das Tracheostoma. Der Patient ist intertrigogefährdet.

Ressource Der Patient hat eine reizlose Haut.

Nahziel Verminderte Sekretproduktion in 6 Tagen.

Fernziel Beibehaltung einer intakten Haut.

Maßnahmen Täglich 2mal Beobachtung der Haut im Hinblick auf rote, brennende, mazerierte Stellen. Ein Kanülenschutzlätzchen unter die Kanüle ziehen. Dieses täglich 1- bis 2mal und nach Bedarf erneuern. Den Patienten regelmäßig absaugen und ihn anhalten, den Speichel mit einem Tuch selbst abzuwischen. Ihn über die Problematik des Intertrigos aufklären. Dokumentation des Hautzustandes.

Problem 2 Aufgrund der Verletzung des Nervus accessorius ist der Patient in seiner Mobilität eingeschränkt. Er braucht Hilfe beim Waschen des Rückens, der Arme, des Intimbereiches und der Beine. Er benötigt Unterstützung beim An- und Ausziehen seiner Unterwäsche und seines Nachthemds.

Ressource Der Patient wäscht sich das Gesicht und den Oberkörper selbständig.

Nahziel Der Patient zieht sich in einer Woche alleine an.

Fernziel Selbständigkeit in bezug auf Körperpflege und Bekleidung.

Maßnahmen Morgens Anrichten der Waschuntensilien am Waschbecken (2 Waschhandschuhe, 2 Handtücher, Waschlotion, Hautcreme). Zahnpasta, Zahnbecher, Zahnbürste zum Zähneputzen griffbereit hinstellen. Den Rücken, die Arme, Beine, Füße und den Intimbereich waschen. Nach der Waschung den Körper gut eincremen. Die Haare bürsten und kämmen. Patienten bei der Rasur darauf aufmerksam machen, daß keine Haare in das Tracheostoma gelangen dürfen, da es sonst zu Hustenreiz und Atemnot führen kann. Ihm raten, eine Naßrasur durchzuführen. Auf Wunsch ein privates Nachthemd anziehen. Dokumentation über Hautzustand und Mobilität des Patienten morgens und abends.

Problem 3 Da der Patient bei der Ganzkörperwaschung seine sexuellen Schutzzonen der Krankenschwester offenbaren muß, hat er ein Schamgefühl.

Ressource Keine.

Nahziel Der Patient wäscht sich in 3 Tagen den Intimbereich selbständig.

Fernziel Der Patient pflegt sich alleine.

Maßnahmen Die Gefühle ernst nehmen und Gesprächsbereitschaft signalisieren. Neutralen Umgang mit den Intimzonen wahren. Dem Patienten anbieten, sich von einer gleichgeschlechtlichen Pflegekraft waschen zu lassen. Frühmobilisation betreiben. Ihn motivieren, seine Körperpflege weitestgehend selbständig zu übernehmen.

Problem 4 Aufgrund des Tracheostomas besteht die Gefahr des Eindringens von Fremdkörpern, Stoffen oder Härchen in die Bronchien. Der Patient könnte bei der Körperpflege in Atemnot geraten.

Ressource Der Patient ist sich der Gefahr bewußt.

Nahziel Der Patient paßt in 5 Tagen beim Rasieren und Duschen eigenverantwortlich auf.

Fernziel Der Patient hat freie Atemwege.

Maßnahmen Dem Patienten zeigen, welche Schutzvorrichtungen es gegen Fremdkörpereindringen gibt. Den Vorteil von Trachealschutzlätzchen, Trachealschutztüchern und Trachealschutzrollis deutlich machen. Den Patienten bitten, beim Haarekämmen das Tracheostoma mit der Hand abzuschirmen. Ebenfalls die Gefahr aufzeigen, daß kleine Gegenstände, z.B. Heftklammern, sehr leicht in das Tracheostoma gelangen können. Ihn anleiten, sofort zum Schutze des Tracheostomas seine flache Hand vor den Eingang zu halten. Den Patienten bitten, beim Duschen den Brausekopf in die Hand zu nehmen und zielgerichtet das Wasser über den Körper laufen zu lassen. Eine Glocke an das Bett und in die Waschzelle hängen. Ihm sagen, daß er sofort klingeln soll, wenn z.B. beim Rasieren Härchen in die Öffnung gelangt sind. Immer ein Absauggerät neben das Bett stellen, *um im Falle einer Fremdkörperaspiration sofort helfen zu können.*

Problem 5 Aufgrund der fehlenden Nasenatmung und der liegenden Ernährungssonde besteht die Gefahr der Austrocknung der Schleimhäute in der Nase.

Ressource Die Nasenschleimhäute sind feucht.

Nahziel Der Patient führt in 4 Tagen die Nasenpflege alleine durch.

Fernziel Intakte Nasenschleimhäute.

Maßnahmen In einer Nierenschale die Utensilien für die Nasenpflege bereit stellen. Wattestäbchen, physiologische Kochsalzlösung und Bepanthennasensalbe im Zimmer bereitlegen. Den Patienten über Zweck und eventuelle Unannehmlichkeiten informieren. Dreimal täglich die Nasenpflege durchführen. Zuerst den Naseninnenraum absaugen und die Nase auf eventuelle Veränderungen inspizieren. Mit einem kochsalzgetränkten Wattestäbchen die Nasenschleimhäute vorsichtig auswischen. Danach mit Bepanthen-Salbe eincremen. Den Patienten anleiten, die Nasenpflege selbständig zu übernehmen.

Problem 6 Durch die Angst vor der neuen Situation kann der Patient die Kanülenpflege nicht alleine durchführen. Der Patient braucht Hilfe bei der Kanülenpflege.

Ressource Der Patient ist angstfrei, wenn das Pflegepersonal die Säuberung seiner Kanüle durchführt.

Nahziel Der Patient zeigt in 3 Tagen Interesse am Erlernen der Kanülenpflege.

Fernziel Der Patient führt seine Kanülenpflege selbständig durch.

Maßnahmen Das notwendige Material zur Kanülenpflege auf einem Tablett anordnen. Den Patienten informieren. Kanülenpflege morgens und abends vor einem Spiegel durchführen. Den Patienten in die Pflege einbeziehen. Vor der Reinigung der Kanüle zuerst die Trachea und den Mund mit einem Absauggerät absaugen. Dann Handschuhe anziehen und die alte Schlitzkompresse vorsichtig entfernen. Reinigung der Wundränder des Tracheostomas mit sterilen Watteträgern und sterilem Aqua. Bei starker Sekretion das Stoma an den Rändern mit Zinkpaste oder Bepanthensalbe abdecken. Das frische Lätzchen zum Schutze der Haut unter der Kanüle durchziehen und mit dünnem Leukosilk festkleben. Das Kanülenbändchen morgens von den Ärzten wechseln lassen. Sollte es dennoch stark verschmutzt sein, immer zu zweit das Wechseln vornehmen. Eine Pflegekraft hält die Kanüle, die andere löst das Bändchen und legt ein frisches um. Zur Kontrolle des richtigen Sitzes müssen sich noch 2 Finger unter das Bändchen schieben lassen. Morgens, mittags und abends die Seele entnehmen und unter fließendem, lauwarmem Wasser mit einem Bürstchen von Sekret befreien. Dem Patienten die Seele geben und ihn auffordern diese zu reinigen. Vor Einführen die Seele gut abtrocknen, um Aspirationen durch Wassertropfen zu vermeiden. Morgens wird die gesamte Kanüle von einem Arzt gewechselt, *damit täglich eine andere Länge der Kanüle eingesetzt werden kann, die Druckulzera in der Trachea vermeiden soll.*

Der Patient hat Probleme beim

ATL 4 Essen und Trinken

Problem 1 Aufgrund der oralen Nahrungskarenz kommt es zu einer mangelnden Kautätigkeit, der Patient hat einen verminderten Speichelfluß, trockene Lippen und einen schlechten Geschmack im Mund. Es besteht die Gefahr des Soors und der Parotitis.

Ressource Der Patient benutzt bei beginnender Mundtrockenheit ein in Dexpanthenol-Lösung getauchtes Stäbchen.

Nahziel Behebung der trockenen Mundschleimhaut in 2 Tagen.

Fernziel Feuchte Mundschleimhaut.

Maßnahmen Mund alle 2 Stunden mit Dexpanthenol-Lösung ausspülen lassen. Hierzu an das Nachtkästchen bzw. Waschbecken Nierenschalen und einen Becher stellen. Den Patienten anhalten, dies alle 2 Stunden selbständig durchzuführen. Ihm bewußt machen, daß er die Lösung nicht trinken darf. Keine Lemonstäbchen anbieten, *da diese bedingt durch die Säure Schmerzen im Wundgebiet auslösen könnten.* Bei Bedarf Dexpanthenol-Stäbchen anreichen. Den Patienten auffordern, sich 3mal täglich die Zähne mit Zahnpasta gründlich zu putzen. Mundpflege 3mal täglich mit Tupfer, Dexpanthenol-Lösung und einer Kornzange durchführen. Mund damit gründlich auswischen. Zungenbeläge mit Butter bestreichen oder mit einer Zitronenscheibe auflösen und abheben. Mit Tupfern und einer Kornzange die Beläge abstreifen. Mit einer Taschenlampe den Mund morgens und abends auf Risse, Rötungen und Beläge inspizieren. Lippen gegen Tockenheit mit Bepanthen-Salbe eincremen.

Problem 2 Aufgrund der Appetitlosigkeit und oralen Nahrungskarenz hat der Patient eine Mangelversorgung an Elektrolyten und Kalorien und damit verbunden einen Gewichtsverlust von ca. 4 kg.

Ressource Der Patient nimmt trotz Appetitlosigkeit morgens, mittags und abends eine Flasche Sondenkost über die Ernährungssonde zu sich.

Nahziel Der Patient hält 2 Tage lang sein Gewicht konstant.

Fernziel Erreichung einer optimal möglichen Ernährung.

Maßnahmen Vor jeder Mahlzeit Paspertin oder Schmerzmittel anbieten, *um das Gefühl der Übelkeit und des Ekels gegen die Nahrung zu reduzieren.* Pro Mahlzeit eine Flasche Sondenkost und 200 ml Tee über den Sondenkostbeutel langsam einlaufen lassen. Je nach Gewichtsverlust hochkalorische oder weniger kalorische Sondenkost verabreichen. Dem Patienten sagen, daß die Sondenkost beim Aufstoßen einen unangenehmen Nachgeschmack erzeugen könnte. Sollte dieser Nachgeschmack zu Übelkeit und Erbrechen führen, ihm Sondenkost mit Schokoladen-, Nuß- oder Vanillegeschmack zuführen. Anleiten, diese Art der Ernährung alleine vorzubereiten und sich selbst zu verabreichen. Erklären, daß er beim Einlaufen der Nahrung über die Sonde aufrecht sitzen soll, am besten am Tisch. Infusionstherapie nach ärztlicher Anordnung über den Tag verteilt. Tägliche Gewichtskontrolle am Morgen. Dokumentation über die tägliche Menge der Sondenkost und des Gewichtes.

Problem 3 Zur Schonung des Wundgebietes darf der Patient oral keine Nahrung zu sich nehmen. Der normale Schluckvorgang ist unterbrochen.

Ressource Keine.

Nahziel Der Patient sondiert sich in 5 Tagen selbständig.

Fernziel Der Patient nimmt oral Flüssigkeit und Nahrung zu sich.

Maßnahmen Den Patienten informieren, daß er oral keine Nahrung zu sich nehmen darf. Ihm den Sinn der Ernährungssonde verdeutlichen. Drei- bis fünfmal täglich Nahrung über die Sonde verabreichen. Patienten bei Wohlbefinden an den Tisch setzen oder im Bett aufrecht lagern. Vor Sondieren die Magensonde auf richtigen Sitz kontrollieren. In einen Sondenbeutel eine 500-ml-Flasche Sondenkost und 200 ml Tee einfüllen. Das System luftleer machen und die Temperatur der Sondenkost kontrollieren. Sie sollte 30 bis 32 °C erreichen. Den Patienten bitten, sich morgens, mittags und abends selbst zu sondieren. Stetige Kontrolle der Menge und Richtigkeit der Sondierung. Dem Patienten Mut machen und sagen, daß er nach Entfernung der Ernährungssonde wieder oral Nahrung zu sich nehmen darf.

Problem 4 Durch das Unvermögen, aus dem Mund auszuatmen, kann der Patient zum Abkühlen von Speisen und Getränken nicht blasen. Es besteht Verbrennungsgefahr.

Ressource Der Patient weiß über die Verbrennungsgefahr Bescheid.

Nahziel Der Patient läßt sein Essen abkühlen.

Fernziel Der Patient ißt und trinkt selbständig.

Maßnahmen Dem Patienten sagen, daß er seine Speisen nicht mit dem Mund abkühlen kann. Ihn aufmerksam machen, daß er seine Sondenkost, den Tee oder das Essen immer mit den Händen auf die richtige Temperatur hin betasten soll. Er muß lernen, die Temperatur seines Essens durch vorsichtiges Heranführen an den Mund zu kontrollieren. Ihm raten, die Nahrung lieber eine Viertelstunde unberührt stehen zu lassen, um sichergehen zu können, daß die Kost nicht zu heiß ist. Bis der Patient selbständig und verantwortungsbewußt essen und trinken kann, ihn beim Hinstellen des Tabletts auf die Temperatur hinweisen oder bereits das Essen und Trinken abgekühlt anreichen. Morgens und abends den Mund auf mögliche Rötungen und Verbrennungsmerkmale inspizieren.

Problem 5 Da der Patient durch die Nase keine Luft mehr einatmen kann, werden die Riechfäden nicht mehr stimuliert. Der Patient hat eine eingeschränkte Geruchswahrnehmung.

Ressource Der Patient kann mit der verbliebenen Nasenfunktion extreme Gerüche identifizieren und unterscheiden.

Nahziel Der Patient lernt, mit der Einschränkung zu leben.

Fernziel Der Patient findet sich mit der verbliebenen Geruchswahrnehmung zurecht.

Maßnahmen Die Ursache der verminderten Geruchsfunktion erklären. Patient sagen, daß er die Atemluft nicht mehr über die Nase einatmen kann und dadurch die Riechfäden, die verantwortlich für die Unterscheidung der Gerüche sind, nicht mehr so intensiv stimuliert werden. Gesprächsbereitschaft anbieten und versuchen, die Lust an der Nahrungsaufnahme trotz verminderter Geruchswahrnehmung zu vermitteln.

Der Patient hat Probleme beim

ATL 5 Ausscheiden

Problem 1 Aufgrund der anfänglichen Bettlägerigkeit nach der Operation besteht die Gefahr der Obstipation.

Ressource Der Patient hat Darmgeräusche.

Nahziel Der Patient hat alle 2 Tage Stuhlgang.

Fernziel Wiederherstellung der gesunden Ausscheidungsfunktion.

Maßnahmen Frühmobilisation betreiben. Zur Anregung der Darmperistaltik täglich Morgengymnastik machen lassen, z.B. bei gutem Wohlbefinden eine halbe Stunde auf der Station auf und ab gehen. Einmal am Tag Darm mit dem Stethoskop auf „Gurgeln" abhören. Auf ärztliche Anordnung einen Einlauf oder Laxanzien verabreichen. Ballaststoffreiche Sondenkost mit viel Tee sondieren, *damit die Peristaltik des Darms durch die Fülle angeregt wird.* Wenn der Patient wieder oral Nahrung aufnehmen darf, dann faserreiche Ballaststoffernährung mit Vollkornbrot, Hirse, Obst, Gemüse und Buttermilch in der Küche bestellen. Dokumentation morgens und abends über das tägliche Stuhlgangverhalten.

Problem 2 Durch die Nachwirkung der Narkose besteht die Gefahr des postoperativen Harnverhalts.

Ressource Keine.

Nahziel Der Patient läßt 6 Stunden nach der Operation 200 bis 300 ml Urin ab.

Fernziel Normale Urinausscheidung gemäß seines früheren Rhythmus.

Maßnahmen Den Patienten zum Lassen des 1. Spontanurins 6 Stunden nach der Operation auf die Toilette begleiten. Sollte er innerhalb der 6 Stunden keinen Urindrang verspüren, ihn dennoch zur Toilette bitten, *da oft psychologische Faktoren wie Angst vor Schmerzen diesen Harnverhalt auslösen können.* Das Wasser dabei aufdrehen und dem Patienten für den Toilettengang genug Zeit lassen. Sollte er dennoch nicht ausscheiden können, auf ärztliche Anordnung Medikamente geben oder einmalkatheterisieren. Dokumentation der 1. Urinausscheidung.

Der Patient hat Probleme bei der

ATL 6 Regulation der Körpertemperatur

Problem 1 Aufgrund der Operation besteht die Gefahr eines Resorptionsfiebers. Der Patient könnte erhöhte Temperaturen bis zu 38,5 °C bekommt.

Ressource Der Patient mißt selbständig rektal seine Temperatur.

Nahziel Der Patient ist fieberfrei.

Fernziel Körpertemperatur zwischen 36 und 37 °C.

Maßnahmen Den Patienten über die Möglichkeit des Resorptionsfiebers aufklären. Dreimal täglich Temperatur messen lassen. Rektal Thermometer 3 Minuten belassen. Ihn bitten, sich sofort bei Hitzegefühl oder Schüttelfrost zu melden.

Problem 2 Zur Abschwellung des Wundgebiets und zur Verhinderung einer Nachblutung erhält der Patient Eis in den Nacken und auf die Stirn. Der Patient friert dadurch.

Ressource Der Patient deckt sich zu.

Nahziel Der Patient sieht den Sinn der Eisauflagen ein.

Fernziel Der Patient fühlt sich warm.

Maßnahmen Dem Patienten den Sinn der Eisauflagen erklären. Ihm eine 2. Decke anbieten. Das Eis in einen kleinen Kopfkissenüberzug wickeln, *damit es nicht direkt auf der Haut aufliegt.* Die Sondenkost und den Tee warm sondieren. Darauf achten, daß im Zimmer eine angemessene Temperatur herrscht. Dreimal täglich Temperatur messen lassen. Bei Verminderung der Nachblutung und bei Abschwellung das Eis entfernen.

Der Patient hat Probleme beim

ATL 7 Atmen

Problem 1 Aufgrund der Schmerzen hat der Patient eine flache Atmung und damit verbunden kommt es zu einer Ansammlung von Sekret in den Bronchien und einer ungenügenden Belüftung der Lunge. Er ist pneumoniegefährdet.

Ressource Der Patient denkt täglich selbst daran, seine erlernte Atemgymnastik durchzuführen.

Nahziel Der Patient atmet in 4 Tagen tief durch.

Fernziel Eine optimale Lungenventilation.

Maßnahmen Einreiben von Brust und Rücken morgens und abends mit sekretlösenden Mitteln wie Nervgeist oder Stas-Salbe. Anschließend mit Feuchtigkeitslotion eincremen *gegen eine mögliche Austrocknung durch den Franzbranntwein. Für ausreichende Frischluft im Zimmer sorgen, um den Patienten zum Durchatmen zu stimulieren.* Frühmobilisation betreiben. Im Zweistundenwechsel Oberkörper hoch lagern mit Abstützen der Arme auf einem Kissen zur besseren Belüftung der Lunge. Eine V-Lagerung anbieten, indem 2 Kissen zu einem V überkreuzt unter den Thorax geschoben werden. Den Nacken hierbei auf die Kissenspitze lagern. Dem Patienten mitteilen, daß, befindet er sich im Zimmer, der Warmvernebler angestellt sein sollte. Er soll sich im Abstand von ungefähr 30 cm davor setzen, *um Borkenbildung und zähen Schleim zu verflüssigen.* Mehrere Nierenschalen mit Zellstoff für abgehustetes Sputum auf das Nachtkästchen stellen. Information über die Notwendigkeit der Pneumonieprophylaxe bei Aufnahme auf Station.

Problem 2 Aufgrund des Tracheostomas fehlt eine physiologische Nasenfunktion und damit verbunden die Luftfiltration, Befeuchtung und Anwärmung. Die Trachea ist gereizt und produziert vermehrt Sekret.

Ressource Der Patient überprüft die Funktionstüchtigkeit des Warmverneblers.

Nahziel Freie Atemwege.

Fernziel Die Schleimhaut ist feucht und intakt.

Maßnahmen Dem Patienten den Zusammenhang zwischen kalter Einatemluft und vermehrter Schleimproduktion erklären. Ihm sagen, daß die vermehrte Sekretproduktion täglich weniger wird. Das Sekret bei Bedarf absaugen. Dem Patienten Tücher geben und ihm sagen, daß er damit herauslaufendes Sekret abwischen kann. *Damit die Luft den Bedürfnissen der Trachea trotz fehlender Nasenfunktion angepaßt wird*, in das Zimmer einen Warmwasservernebler stellen, der 24 Stunden lang seine Tätigkeit durchführt. Der Dampf sollte in einem Abstand von ca. 30 bis 40 cm zum Tracheostoma ausstrahlen. Morgens überprüfen, ob genug steriles Aqua im Vernebler ist. Jeden Tag in der Früh die Schläuche des Verneblers wechseln, *um Infektionen zu vermeiden*. Zudem Kontrolle der Temperatursonde, *damit der Vernebler nicht zu heißen Dampf aussprüht*. Den Patienten bitten, sich zu melden, wenn sich in den Schläuchen zu viel Kondenswasser angesammelt hat oder kein warmer Dampf aus dem Vernebler strömt. Auf eine mögliche Verbrennungsgefahr bei unsachgemäßer Handhabung des Verneblers hinweisen.

Problem 3 Durch das Tracheostoma kann der Patient das Sputum über den Mund nicht abhusten. Das Sekret sammelt sich in der Trachea und fließt aus dem Tracheostoma heraus.

Ressource Der Patient wischt sich sein Sputum ab.

Nahziel Der Patient hustet ab dem 1. postoperativen Tag das Sputum über das Tracheostoma ab.

Fernziel Der Patient hält beim Husten die Hand vor das Tracheostoma.

Maßnahmen Nierenschalen und Kompressen auf das Nachtkästchen stellen und dem Patienten sagen, daß er sich damit das Sputum abwischen soll. Keinesfalls Zellstoff zum Abwischen des Sputums verwenden, *da Zellstoff nicht fusselfrei ist und es zu Aspirationen kommen kann*. Zum Schutz der Haut darauf achten, daß unter der Kanüle immer eine Schlitzkompresse liegt. Drei- bis fünfmal täglich und bei Bedarf steril absaugen. Den Patienten über den Vorgang informieren und die Hände desinfizieren. Den Absaugkatheter bereitlegen. Die Absaugvorrichtung auf 20 bis 40 kPA einstellen. Eine Verbindung zwischen dem Katheter und dem Absaugschlauch herstellen. Über die rechte Hand einen sterilen Handschuh streifen. Den Katheter steril aus der Tüte ziehen. Katheter ohne Sog einführen und Katheter langsam mit Sog zurückziehen. Danach Katheter in sterilen Handschuh wickeln und in den Abwurf werfen. Die Seele zusätzlich reinigen, indem sie entnommen und unter fließendem Wasser mit einer Bürste gesäubert wird. Den Patienten nach und nach anleiten, den Absaugvorgang selbständig zu übernehmen. Ihm sagen, daß er sich zu Hause auch alleine absaugen muß.

Problem 4 Aufgrund der Reizung durch den Absaugkatheter und die Kanüle hat der Patient einen starken Hustenreiz.

Ressource Der Patient versucht, den Hustenreiz während des Absaugens weitgehend zu unterdrücken.

Nahziel Der Patient hat in 4 Tagen verminderte Schleimproduktion; damit verbunden vermindertes Absaugen.

Fernziel Der Patient saugt sich selbst ab.

Maßnahmen Erklären, daß der Hustenreiz ein Schutzmechanismus ist, mit dem Fremdkörper und Schleim aus den Atemwegen entfernt werden können. Das Absaugen so schnell wie möglich durchführen. Dem Patienten beibringen, beim Husten die Hand vor das Tracheostoma zu halten. Ihm sagen, daß dies anfangs eine große Umstellung sein wird, weil er bis jetzt die Hand reflexartig vor den Mund gehalten hat. Sich bei Tätigkeiten am Tracheostoma nie mit dem Gesicht sich dem Stoma zuwenden, *um der Gefahr zu entgehen, abgehustetes Sputum aufzufangen.* Auf ärztliche Anordnung Medikamente gegen den starken Hustenreiz verabreichen.

Der Patient hat Probleme beim

ATL 8 Für Sicherheit sorgen

Problem 1 Aufgrund der Operation besteht die Gefahr der Wundhämatome, der Nahtinsuffizienz und der Nachblutungen.

Ressource Keine.

Nahziel Die Naht ist reizlos.

Fernziel Gut zugeheilte Operationsnaht mit Umgebung.

Maßnahmen Beobachtung der Wunde im Hinblick auf Rubor, Dolor, Calor, Tumor und Funktio laesa, Blutungen, Sekrete und Nahtundichtigkeiten. Die Fördermenge der Drainage beurteilen. Blutflecken auf dem Verband anzeichnen und stündlich auf Größe kontrollieren. Halsumfang einmal täglich messen. Den Arzt über den Wundverlauf informieren. Kontrolle der Haut im Hinblick auf eventuelle Hämatome.

Problem 2 Durch die Operationsnaht als sekundäre Körperöffnung besteht die Gefahr einer nosokomialen Infektion.

Ressource Keine.

Nahziel Die Operationsnaht ist frei von Rötungen.

Fernziel Der Patient ist frei von Infektionen.

Maßnahmen Temperaturkontrolle früh, mittags und abends durchführen. Auf ärztliche Anordnung 3mal täglich Antibiotikabehandlung. Vor Mitpatienten, die krankmachende Keime mit sich tragen, schützen, indem der Patient in ein Zimmer gelegt wird, das nach den Kriterien der Hygiene ausgesucht wurde. Körpereigene Abwehrkräfte durch Blutzufuhr, die Gabe von Eiweißen oder Vitaminen nach ärztlicher Anordnung stärken. Täglich einmal Verbandswechsel mit Desinfektionsmittel, sterilem Aqua, Kompressen und Verband. Die Wunde am Hals stets von innen nach außen reinigen. Über die Naht der Neck-dissection nicht sprechen.

Problem 3 Aufgrund der Nachwirkung der Narkose besteht eine Beeinträchtigung der Vitalfunktion. Der Patient hat einen Blutdruck von 165:90 mmHg.

Ressource Der Patient meldet sich bei Schwindel oder Kopfschmerzen.

Nahziel Senkung des Blutdrucks auf 140:80 mmHg.

Fernziel Konstanthaltung des Blutdruckes auf Werte von 130:80 mmHg. Konstanthaltung des Pulses auf Werte zwischen 60 und 80 Schlägen pro Minute. Konstanthaltung der Atmung bei 12 bis 20 Atemzügen pro Minute. Konstanthaltung der Temperatur zwischen 36 und 37 °C.

Maßnahmen Einen Überwachungsbogen anlegen. Nach Übernahme aus dem Aufwachraum halbstündlich Vitalwerte messen. Bei Stabilisierung stündlich bis zweistündlich. Am nächsten Tag 6mal täglich die Vitalwerte überprüfen und als Kurve dokumentieren. Bei Veränderungen sofort Arzt verständigen und auf Anordnung Medikamente verabreichen. Den Patienten informieren, daß er sich umgehend bei Veränderungen seines Befindens melden soll.

Problem 4 Aufgrund der Medikamentengabe besteht die Gefahr einer allergischen Reaktion.

Ressource Der Patient meldet sich bei körperlichem Mißempfinden.

Nahziel Gute Verträglichkeit der angeordneten Medikamente in der Zeit der Einnahme.

Fernziel Der Patient ist medikamentenfrei.

Maßnahmen Genaue Verabreichung der ärztlich angeordeneten Medikamente. Kontrolle im Hinblick auf Dosis, Häufigkeit, Anordnung und Patientennamen beim Richten und vor dem Austeilen. Die

1. Gabe des i.v.-Medikamentes vom Arzt durchführen lassen. Alle halbe Stunde während der Verabreichung von i.v.-Medikamenten Vitalwerte kontrollieren. Auf Nebenwirkungen wie Schüttelfrost, Fieber, Erbrechen, Durchfall oder Hautausschlag achten.

Problem 5 Aufgrund des Tracheostomas besteht die Gefahr des Eindringens von Fremdkörpern. Es kann zu einem Atemstillstand kommen.

Ressource Keine.

Nahziel Der Patient schützt mit der Hand sein Tracheostoma vor Fremdkörpern.

Fernziel Gut belüftete Lunge.

Maßnahmen Siehe ATL 3 „Waschen und Kleiden" unter dem Problem 4 „Eindringen von Fremdkörpern". Erklären, daß der Patient beim Schlafen die Bauchlage vermeiden soll, um sich dadurch nicht unbewußt die Luftzufuhr zu nehmen. Neben dem Krankenbett eine Notfalleinrichtung mit Tracheostomaspekulum, Lebensretter, 11er Skalpell und 20-ml-Spritze bereitstellen. Ein Sauerstoffgerät mit T-Stück griffbereit im Zimmer anbringen. Das Absauggerät täglich auf Funktion überprüfen und für den Notfall vorbereitet stehen lassen. Den Patienten informieren, daß er sich für zu Hause eine Borkenpinzette und ein Notfall-Trachealbeatmungstubus zulegen soll.

Problem 6 Durch eine erhöhte Schleimproduktion, bedingt durch die Reizung der Trachea durch kalte, ungefilterte Luft, muß der Patient 4- bis 5mal pro Tag abgesaugt werden. Es besteht die Gefahr von Schleimhautschäden der Trachea und einer Keimverschleppung.

Ressource Die Schleimhaut ist reizlos.

Nahziel Der Patient hat eine verminderte Sekretproduktion in 5 Tagen.

Fernziel Der Patient ist infektionsfrei und hat eine intakte Schleimhaut.

Maßnahmen Den Patienten 2mal pro Schicht und bei Bedarf steril absaugen. Den Absaugvorgang wie im ATL 7 „Atmen" beschrieben unter dem Problem 3 „Sputum nicht abhusten" durchführen. Das Absaugen stets vorsichtig und ohne Druck durchführen. Absaugvorgang nur bei Bedarf vornehmen. Den Patienten das Abhusten seines Sputums mit Hilfe von Atemgymnastik lehren. Die kalte, ungefilterte Luft im Krankenhaus durch einen Warmvernebler anfeuchten. Warmvernebler im Abstand von mindestens 20 bis 30 cm vor dem Patienten aufstellen und 24 Stunden im Zimmer laufen lassen.

Problem 7 Durch das Verbot, oral Alkohol und Zigarretten zu konsumieren, besteht die Gefahr einer Entzugssymptomatik.

Ressource Keine.

Nahziel Der Patient ist frei von Zeichen eines Entzugs.

Fernziel Der Patient ist frei von Risikofaktoren.

Maßnahmen Den Patienten bei jedem Gang in das Zimmer im Hinblick auf Bewußtsein, Vitalwerte, Reflexe und Pupillenreaktion kontrollieren. Den Arzt bei ersten Entzugssymptomatiken wie Zittern, Schwitzen und Schwindel verständigen. Den Patienten aufmerksam machen, daß er die Zigarretten nicht über das Tracheostoma inhalieren darf, weil es sonst zu Brandverletzungen und Aspiration kommen kann. Auf ärztliche Anordnung Distraneurin geben und auf Nebenwirkungen achten. Auf Selbsthilfegruppen wie die „Anonymen Alkoholiker" hinweisen. Auf Wunsch einen Psychologen anfordern.

Problem 8 Durch einen falschen Sitz der Kanüle, falschen Durchmesser, falsche Biegung oder zu hohen Cuffdruck, besteht die Möglichkeit von Druckulzera in der Trachea und auf der Haut.

Ressource Der Patient kümmert sich darum, 3 verschieden lange Kanülen für zu Hause zu bekommen.

Nahziel Der Patient hat eine intakte Haut.

Fernziel Der Patient ist frei von Druckulzera.

Maßnahmen Morgens und abends Beobachten der Haut um das Tracheostoma im Hinblick auf Rötung, Schmerzen, Schwellung. Bei Rötung Zinkpaste zum Schutz der Haut auftragen. Neue Schlitzkompressen unter das Tracheostoma schieben. *Um Druckulzera in der Trachea zu vermeiden,* täglich Wechsel der gesamten Kanüle. Kanülen mit unterschiedlicher Länge verwenden, *um die gereizte Stelle in der Trachea abzuwechseln.* Kontrolle des Bändchens auf Sitz und Festigkeit. Es müssen 2 Finger unter das Kanülenbändchen passen, *sonst sitzt das Bändchen zu eng und kann Verletzungen hervorrufen.* Beim Anreichen der frischen Kanüle, den Arzt nach der Größe und Länge der Kanüle fragen.

Problem 9 Durch die Verkürzung des Atemweges von dem Tracheostoma zu den Bronchien, besteht eine erhöhte Erkältungsgefahr.

Ressource Keine.

Nahziel Der Patient schützt sein Tracheostoma bei Spaziergängen vor kaltem Wind.

Fernziel Der Patient bleibt erkältungsfrei.

Maßnahmen Dem Patienten erklären, daß die Luft nicht mehr durch Mund oder Nase strömt, und damit nicht mehr gefiltert, gereinigt und vorgewärmt wird. Genügend warme Luftfeuchtigkeit im Raum durch einen Vernebler produzieren. Ihm sagen, daß der Dampf, der beim Duschen oder Baden entsteht, sehr günstig für die Schleimhäute ist. Unter Vorsichtsmaßnahmen täglich den Patienten duschen oder ihm Sitzbäder anbieten. Bei wechselnden Außentemperaturen verschieden dicke Trachealschutztücher anziehen lassen.

Der Patient hat Probleme beim

ATL 9 Arbeiten und Spielen

Problem 1 Da der Patient, bedingt durch Komplexe wegen des Tracheostomas, das Zimmer selten verläßt, hat er Langeweile und ist nicht ausgelastet.

Ressource Der Patient bekommt von seiner Familie Besuch.

Nahziel Der Patient nimmt in 4 Tagen zu Mitpatienten Kontakt auf.

Fernziel Der Patient findet sich in der Gesellschaft zurecht.

Maßnahmen Einen Mitpatienten ins Zimmer legen, der vom Alter und von den Interessen her ähnliche Ansichten vertritt, damit ein Gespräch zustande kommt. Die Besuchszeiten erweitern, *um berufstätigen Freunden die Möglichkeit zu geben, einen Besuch zur Abwechslung und zum Austausch von Gefühlen zu ermöglichen.* Formulare zur Anmeldung eines Telefons, Radios oder Fernsehers weitergeben. Das Pflegepersonal soll Gesprächsbereitschaft zeigen. Als Kommunikationshilfen weiße Blätter mit Stiften oder Tafeln auf das Nachtkästchen legen. Patienten den Tip geben, das Tracheostoma durch Schutzlätzchen zu verdecken. Auf Wunsch Psychotherapie vermitteln. Adressen von Selbsthilfegruppen aushändigen.

Problem 2 Der Patient kann nicht mehr in seinen früheren Beruf zurückkehren, da Staub und chemische Dämpfe die Atmung von tracheostomierten Patienten einschränken.

Ressource Der Patient denkt über eine Umschulung nach.

Nahziel Der Patient nimmt in einer Woche den Sozialdienst in Anspruch.

Fernziel Der Patient geht wieder arbeiten.

Maßnahmen Sorgen und Ängste ernst nehmen. Sich Zeit nehmen und Gespräche führen. Den Sozialdienst in Absprache mit dem Patienten und den Ärzten verständigen. Ihm sagen, daß dieser mit ihm Umschulungen durchspricht und neue Zukunftsperspektiven im beruflichen Leben vermittelt.

Der Patient hat Probleme beim

ATL 10 Kommunizieren

Problem 1 Durch den Verlust der Stimmbänder kann der Patient nicht sprechen. Die Fähigkeit zur normalen Tonbildung ist verlorengegangen.

Ressource Der Patient nimmt die Hilfsmittel zur Kommunikation an.

Nahziel Der Patient verständigt sich innerhalb eines Tages nonverbal.

Fernziel Der Patient erlernt die Ösophagusersatzsprache.

Maßnahmen Die Glocke in griffbereite Nähe hängen, *da der Patient bei Problemen nicht rufen kann.* Beim Eintreten in das Zimmer Blickkontakt suchen, *damit der Patient die Möglichkeit hat, sich durch Mimik und Gestik verständlich zu machen.* Dem Patienten sagen, daß er in der Lage ist, mit dem Mund alle Sprechlautbewegungen auszuführen. Das Pflegeteam kann bei ruhiger Umgebung und durch Ablesen vom Mund das Gesagte verstehen. Schreibutensilien zur Verfügung stellen. Anfangs nur Ja-nein-Fragen stellen. Informationsblätter vom Kehlkopflosenverband geben. Eine Logopädin anfordern, die den Patienten über die 2 Möglichkeiten einer Ersatzsprache aufklärt, nämlich der Ösophagusersatzsprache und des Sprechens mit Apparaten.

Problem 2 Aufgrund der Klinikfachsprache kann der Patient auf Anhieb nicht alle Informationen und Aufklärungen verstehen.

Ressource Der Patient interessiert sich für seine Operation.

Nahziel Der Patient fragt in 3 Tagen nach.

Fernziel Der Patient versteht die Informationen.

Maßnahmen Den Patienten ermutigen, sich bei Visite sofort bemerkbar zu machen, wenn er etwas nicht versteht. Bei pflegerischen Tätigkeiten mit einfachen, verständlichen Worten informieren. Medizinische Fachbegriffe vermeiden. Bei Fragen Auskunft geben und sich versichern, daß er alles verstanden hat. Bei Unklarheiten im ärztlichen Bereich ein Gespräch mit dem zuständigen Arzt arrangieren. Stationsübliche Informationsblätter und Broschüren geben.

Problem 3 Aufgrund des momentanen Unvermögens zur Sprachbildung, kann der Patient seine Bedürfnisse nur eingeschränkt äußern.

Ressource Der Patient verfügt über Mimik und Gestik.

Nahziel Der Patient verwendet in 2 Tagen Hilfsmittel zur Kommunikation.

Fernziel Der Patient findet sich mit der Situation zurecht.

Maßnahmen Auf Mimik, Gestik und Haltung achten. Bedürfnisse des Patienten daran ablesen lernen (s. ATL 10 „Kommunizieren“ unter dem Problem 1 „nicht sprechen“). Bei jeder pflegerischen Tätigkeit den Patienten bitten, durch Nicken oder Schüttteln des Kopfes mitzuteilen, ob er mit der Pflege einverstanden ist. Die natürlichen Bedürfnisse nach Essen, Trinken, Waschen, körperlicher Nähe und nach Gesprächen erfüllen. Über apparative Sprechhilfen informieren. Ihm sagen, daß diese Sprechhilfen Vibrationen durch das Anlegen an den Hals, auf den Rachen und die Mundhöhle, erzeugen, wodurch eine Lautbildung möglich ist.

Der Patient hat Probleme beim

ATL 11 Mann sein

Problem 1

Aufgrund der Abhängigkeit bei der Körperpflege nach der Operation fühlt sich der Patient nicht als vollwertiger Mann.

Ressource Keine.

Nahziel Der Patient wäscht sich in 4 Tagen selbständig.

Fernziel Der Patient führt die Kanülenpflege ohne Hilfe durch.

Maßnahmen Respektieren der individuellen Bedürfnisse. Wahrung des Schamgefühls beim Waschen. Frühmobilisation betreiben. Ihm die Möglichkeit geben, sich so viel wie möglich selbst zu waschen. Ihn zur Selbständigkeit anleiten, *damit das Gefühl der Abhängigkeit in den Hintergrund tritt.* Bei Bedarf den Patienten fragen, ob er lieber von einer gleichgeschlechtlichen Person gewaschen werden möchte. Die Gefühle ernst nehmen und akzeptieren.

Problem 2

Durch eventuellen Ekel der Mitmenschen aus Familienkreis, Beruf und Gesellschaft besteht die Möglichkeit der Ausgliederung aus der Gesellschaft. Der Patient hat Angst, ein Außenseiter zu werden.

Ressource Der Patient hat viele Freunde.

Nahziel Der Patient setzt sich im Krankenhaus mit der Situation auseinander.

Fernziel Der Patient hegt viele soziale Kontakte.

Maßnahmen Dem Patienten raten, daß er sich nicht abkapseln, sondern sein Leben in die Hände nehmen soll. Auf ambulante Krebsberatungsstellen hinweisen, *die mit Familienmitgliedern und Patienten Gespräche führen.* Ihm raten, bewußt Kontakt zu anderen

Menschen aufzunehmen. Ihm durch Gespräche zeigen, daß er auch nach der Operation seine Stellung in der Gesellschaft beibehalten kann. Selbsthilfegruppen anbieten. Ihm raten, Kontakte zu Leidgenossen herzustellen.

Problem 3 Aufgrund der ästhetischen Probleme durch das Tracheostoma hat der Patient sexuelle Hemmungen in der Partnerschaft. Der Patient hat Angst vor zu starkem Atmen und damit Geräuschbildung aus dem Tracheostoma.

Ressource Der Patient hat ein intaktes Sexualempfinden.

Nahziel Der Patient äußert bei Besserung seines körperlichen Befindens seine Ängste gegenüber seiner Ehefrau.

Fernziel Der Patient hat ein ausgefülltes Sexualleben.

Maßnahmen Gespräche über diese Themen führen. Offen mit dem Thema Sexualität umgehen. Wenn der Patient wünscht, einen Pfleger zu Gesprächen in sein Zimmer schicken. Den Kontakt zu Selbsthilfegruppen, Zeitschriften, Seelsorger und Psychologen auf Wunsch organisieren. Dem Patienten sagen, daß in einer liebevollen Beziehung ästhetische Anpassungsprobleme überwunden werden können. Ihm raten, seine Ängste dem Ehepartner mitzuteilen.

Der Patient hat Probleme beim

ATL 12 Sinn finden

Problem 1

Aufgrund der Bösartigkeit der Erkrankung hat der Patient Angst vor Rezidiven und Komplikationen.

Ressource Der Patient drückt seine Ängste aus.

Nahziel Der Patient bleibt nach der Operation alkohol- und rauchfrei.

Fernziel Der Patient ist gesund.

Maßnahmen Die Ängste ernst nehmen. Verständnis entgegenbringen und Gesprächsbereitschaft signalisieren. Den Patienten auf die Risikofaktoren einer erneuten Erkrankung hinweisen. Gesundheitsfördernde Maßnahmen wie z.B. ausgewogene Ernährung mit wenig Kalorien, viel Sport, Bewegung oder kein Trinken von Alkohol beibringen. Ein Gespräch mit dem Arzt organisieren, *bei dem er sich über Prognose und Früherkennung von Rezidiven erkundigen kann.* Selbsthilfegruppen und Bücher über die Erkrankung anbieten.

Problem 2

Aufgrund der ungewohnten Situation mit dem Tracheostoma verspürt der Patient Unsicherheiten und Ängste.

Ressource Der Patient putzt die Seele der Kanüle unter Anleitung.

Nahziel Der Patient beherrscht in einer Woche die Kanülenpflege.

Fernziel Der Patient geht mit seiner neuen Situation angstfrei um.

Maßnahmen Siehe ATL 3 „Waschen und Kleiden" unter dem Problem 6 „Kanülenpflege".

3.2 Erkrankungen des Nasenseptums

Der nachfolgende Text stellt eine kurze Zusammenfassung der Operation Septumplastik dar. Er soll die Operationsmethode in Erinnerung rufen, um mit der Pflegeplanung besser zurechtzukommen. Er ersetzt keinesfalls die Fachliteratur.

Definition: Unter Septum versteht man die knorpelige Nasenscheidewand.

Begünstigender Faktor: Begünstigender Faktor einer Septumdeviation ist ein Mißverhältnis zwischen Wachstumskraft der Nasenscheidewand und dem ihr zur Verfügung stehenden Raum zwischen hartem Gaumen und Schädelbasis. Nasenscheidewandverbiegungen entstehen entweder physiologisch, meist um die Zeit der Geschlechtsreife bei starker Wachstumsenergie des knorpeligen Anteils der Nasenscheidewand, oder traumatisch bei Unfällen.

Symptome: Septumdeviationen verursachen eine Behinderung der Atmung und müssen operativ korrigiert werden. Diese Geradestellung der verbogenen Scheidewand nennt man Septumplastik.

Postoperativ klagen die Patienten über starke Einschränkungen der Nasenatmung, einerseits bedingt durch die Tamponaden, andererseits durch Drainageröhrchen in der Nase. Die so notwendige Mundatmung führt zur Mundtrockenheit. Meist sind postoperative Symptome wie z.B. Wangenschwellungen mit Funktionseinschränkungen der Kaumuskulatur und Spannungsschmerzen bei der Mundöffnung zu verzeichnen.

Therapie: Die Therapie der Septumdeviation kann durch eine submuköse Septumresektion stattfinden, bei der die Nasenscheidewand und der Nasensteg durch Herausnehmen des knorpeligen und knöchernen Gerüstes der Scheidewand unter Erhaltung des Nasenrückens und der äußeren Nasenform begradigt wird. Der Eingriff wird vom Naseninneren aus vorgenommen. Neuerdings wird die submuköse Septumresektion durch die Septumplastik verdrängt, bei der der schiefstehende Knorpel nicht entfernt, sondern nur gerade gestellt wird. Der genaue Ablauf der Operationsmethode Septumplastik muß in der entsprechenden Literatur nachgelesen werden.

Der Patient hat Probleme beim

ATL 1 Wach sein und Schlafen

Problem 1 Dadurch, daß die Nachtschwester zweistündlich ihren Kontrolldurchgang durch die Zimmer machen muß, hat der Patient eine gestörte Nachtruhe.

Ressource Der Patient schläft 2 Stunden am Stück.

Nahziel Der Patient hat in der nächsten Nacht eine Ruhephase von mindestens 4 Stunden.

Fernziel Der Patient schläft die Nacht ungestört durch.

Maßnahmen Beobachten, Dokumentieren und Überwachen der Qualität, Tiefe, Dauer und Durchgängigkeit des Schlafes, indem man zweistündlich durch die Zimmer geht. Auf ärztliche Anordnung ein Schlafmedikament verabreichen. Beim Durchgang leise die Türen zu den Patientenzimmern öffnen. Kein grelles Licht anmachen. Als Lichtquelle eine Taschenlampe benutzen. In den Zimmern nur flüstern. Mitpatienten bitten, auf dem Stationsgang leise zu sprechen.

Problem 2 Aufgrund der Mundatmung und der aufrechten Lagerung hat der Patient einen unruhigen Schlaf.

Ressource Der Patient schläft 2 Stunden am Stück.

Nahziel Ruhephasen von mindestens 4 Stunden in der nächsten Nacht.

Fernziel 8 Stunden Schlaf am Stück.

Maßnahmen Das Zimmer durch Herunterlassen der Jalousie abdunkeln. Für ruhige Umgebung zum Wohlfühlen sorgen. Störende Geräusche abstellen. Bei Schmerzen auf ärztliche Anordnung ein Schmerzmittel verabreichen. Ihm ein zusätzliches Kissen für eine bequemere Lagerung anbieten.

Der Patient hat Probleme beim

ATL 2 Sich bewegen

Problem 1 Aufgrund der Müdigkeit nach der Narkose kommt es zu einer verminderten Lageveränderung, und es besteht eine erhöhte Druckbelastung, besonders an den Fersen, Ellbogen und der Kreuzbeinregion. Der Patient ist dekubitusgefährdet.

Ressource Der Patient hat eine intakte Haut.

Nahziel Druckintensität und Zeitdauer des Druckes auf eine der oben genannten Körperstellen auf weniger als 40 mmHg in 2 Stunden reduzieren.

Fernziel Die Blutzirkulation an druckgefährdeten Stellen fördern.

Maßnahmen Die Haut einmal täglich bei guten Lichtverhältnissen auf weiße Flecken oder Rötung ansehen. Dem Patienten sagen, daß er täglich morgens und abends mit alkalifreiher Seife den ganzen Körper waschen soll. Haut trocken halten. Einreiben mit rückfettenden Salben wie Fissan nach jeder Waschung. Am Morgen und bei Bedarf saubere und trockene Kleidung anziehen. Falten im Bett glatt ziehen. Krümel nach jeder Mahlzeit sorgfältig entfernen. Den Patienten bereits am Operationstag mobilisieren, indem er zur Entleerung des 1. Spontanurins zur Toilette begleitet wird. Vitaminreiches Obst und Getränke für ausreichende Flüssigkeitszufuhr von 2 bis 3 l in der Küche bestellen, *um einer möglichen Ernährungsstörung vorzubeugen.* Täglich Dokumentation des Hautzustandes.

Problem 2 Durch die Bettlägerigkeit aufgrund der Schmerzen kommt es zu einer Verlangsamung der Blutströmung, einer Beschleunigung der Blutgerinnung und einer verminderten Muskel-Venen-Pumpe. Es besteht Thrombosegefahr.

Ressource Der Patient hat keine Varizen.

Nahziel Der Patient verläßt in 2 Tagen für mindestens 4 Stunden sein Bett.

Fernziel Intakte Muskel-Venen-Pumpe und ausreichende Strömungsgeschwindigkeit in den Venen.

Maßnahmen Hochlagerung der Beine alle 2 Stunden um 20°, *damit das Blut besser vom Knie bis zur Leiste fließen kann.* Bereits am Operationstag mobilisieren. Hierzu ein Schmerzmittel auf ärztliche Anordnung anbieten. Erklären, daß die Thrombose durch viel Bewegung und Aufstehen verhindert werden kann. 24 Stunden Antithrombosestrümpfe (AE-Strümpfe) tragen. Anlegen der AE-Strümpfe im Liegen bei entstauten Venen. Strümpfe alle 2 Tage erneuern. Ihm sagen, daß er seine AE-Strümpfe nur so lange tragen muß, bis er mindestens die Hälfte des Tages auf den Beinen ist. Morgens und abends Beobachtung der Haut im Hinblick auf Rötung, Erwärmung, Schwellung und Druckstellen.

Problem 3 Da der Patient aufgrund der Schmerzen eine Schonhaltung einnimmt, hat er Funktions- und Bewegungseinschränkungen an Hals- und Schultergelenk. Er ist kontrakturgefährdet.

Ressource Der Patient führt die von der Krankengymnastik gezeigten Bewegungsübungen selbständig durch.

Nahziel Der Patient befindet sich in 2 Tagen mindestens für 4 Stunden außerhalb seines Bettes.

Fernziel Erhaltung der funktionellen Gelenkstellung sowie des harmonischen Bewegungsablaufes.

Maßnahmen Frühmobilisation betreiben. Den Patienten auffordern, das Bett so oft wie möglich zu verlassen. Ein Schmerzmittel vor der Mobilisation anbieten. Information über die Gefahr und Entstehung einer Kontraktur und die Notwendigkeit von Bewegungsübungen. Beobachtung im Hinblick auf die Beweglichkeit der Gelenke, Schmerzen und Fehlstellungen.

Problem 4 Durch die Nachwirkung der Narkose besteht beim Aufstehen die Gefahr des Schwindels und des orthostatischen Kollapses.

Ressource Der Patient ruft beim Aufstehen eine Krankenschwester.

Nahziel Der Patient ist am 1. postoperativen Tag schwindelfrei.

Fernziel Problemloses und selbständiges Stehen und Gehen.

Maßnahmen Vor jedem Aufstehen die Vitalwerte kontrollieren. Dem Patienten sagen, daß er nicht aus dem Bett springen, sondern langsam seinen Kreislauf an das Aufstehen gewöhnen soll. Den Kreislauf vor dem Aufstehen anregen, indem er im Bett sitzend 10mal Hände und Füße kreisen soll, dann 15mal Hände zu einer Faust ballen lassen, die Beine anziehen und ausstrecken. Zuerst an den Bettrand mit Fußsohlenkontakt zum Boden 5 bis 10 Minuten sitzen lassen und Vitalwerte kontrollieren. Bitten, aufzustehen und vor dem Bett einige Schritte zu tun. Bei Bedarf eine 2. Pflegekraft zur Hilfe rufen.

Problem 5 Durch die Nasentamponade und die Operation hat der Patient starke Schmerzen und ein Druckgefühl im Nasenbereich.

Ressource Der Patient meldet sich frühzeitig bei beginnenden Schmerzen.

Nahziel Der Patient erfährt nach Schmerzmittelgabe für 3 bis 4 Stunden Schmerzfreiheit.

Fernziel Schmerzfreiheit den ganzen Tag lang.

Maßnahmen Beobachtung im Hinblick auf Schmerzen, wenn man das Zimmer betritt. *Die Schmerzäußerungen können sehr unterschiedlich sein. Einerseits kann sie der Patient verbal äußern, andererseits durch eine veränderte Körperhaltung, angespannte Mimik oder blasses Aussehen versteckt mitteilen.* Fragen, wo der Schmerz lokalisiert ist, welcher Art er ist (stechend, klopfend, kolikartig, beklemmend), Zeitpunkt (nachts, nach Anstrengung), Dauer (konstant, in Intervallen) und Auswirkung (vegetative Reaktionen, Einschränkung der Konzentration, soziale Isolation). Schmerzmedikation nur auf ärztliche Anordnung verabreichen und mögliche Nebenwirkungen wie Übelkeit oder Hautausschlag überwachen. Den Patienten in ein ruhiges Zimmer legen, kein grelles Licht anmachen und das Zimmer etwas abdunkeln. Sich mit dem Patienten beschäftigen, ihn berühren, *da diese Maßnahmen Schmerzen lindern können.* In eine bequeme Lage bringen. Ihn auffordern, sich bei Schmerzen sofort zu melden.

Problem 6 Aufgrund der Gefahr der Nachblutung durch zu hohe Anstrengung darf sich der Patient nicht bücken.

Ressource Der Patient hält sich an die Vorschrift.

Nahziel Der Patient ist während seines Klinikaufenthaltes blutungsfrei.

Fernziel Der Patient darf sich bücken.

Maßnahmen Den Patienten informieren, daß er sich nicht bücken darf. Ihm den Sinn der Vorschrift näherbringen. Mithilfe bei der Körperpflege s. ATL 3 „Waschen und Kleiden" unter dem Problem 2 „Mobilität eingeschränkt". Ihm raten, sich Schuhe zum Hineinschlüpfen anzuschaffen, damit er ein Bücken beim Zubinden der Schnürsenkel vermeiden kann. Sagen, daß er nicht zu flach liegen soll, sondern mit dem Oberkörper leicht erhöht. Er soll keine falsche Scham haben, einen Mitpatienten zu bitten, ihm Dinge vom Boden aufzuheben.

Der Patient hat Probleme beim

ATL 3 Waschen und Kleiden

Problem 1 Aufgrund der Vermeidung von körperlicher Anstrengung wie z.B. bücken, ist der Patient in seiner Mobilität eingeschränkt. Er braucht Hilfe beim Waschen des Rückens, des Intimbereiches und der Beine. Er benötigt Unterstützung beim An- und Ausziehen seiner Unterwäsche und seines Nachthemds.

Ressource Der Patient wäscht sich das Gesicht und den Oberkörper selbständig. Er spült seinen Mund ohne Hilfe aus.

Nahziel Der Patient zieht sich in 2 Tagen das Nachthemd alleine an.

Fernziel Selbständigkeit in bezug auf Körperpflege und Bekleidung.

Maßnahmen Anrichten sämtlicher Waschutensilien (2 Waschhandschuhe, 2 Handtücher, Waschlotion, Hautcreme) am Waschbecken. Zahnbecher und Zahnfluid zum Mundausspülen richten. Patienten sagen, daß er sich erst am 2. bis 3. postoperativen Tag die Zähne putzen darf, da durch starke Kopfbewegungen eine Nachblutung provoziert werden könnte. Zum Zähneputzen am 2. oder 3. postoperativen Tag einen Zahnbecher mit Wasser, Zahnbürste, Zahncreme und einen Waschhandschuh richten. Einen Stuhl vor das Waschbecken stellen, *damit er sich beim Ausspucken des Zahnputzwassers nicht nach unten beugen muß.* Den Rücken, den Intimbereich und die Beine waschen. Eincremen, wenn der Patient möchte. Ihn auffordern, sich anschließend die Haare zu bürsten und zu kämmen. Auf Wunsch ein privates Nachthemd anziehen. Den Patienten darauf hinweisen, daß er sich nicht überanstrengen soll. Dokumentation über Hautzustand und Mobilität morgens und abends.

Problem 2 Da der Patient bei der Ganzkörperwaschung seine sexuellen Schutzzonen der Krankenschwester offenbaren muß, hat er ein Schamgefühl.

Ressource Der Patient kann über sein Schamgefühl sprechen.

Nahziel Der Patient wäscht sich in 2 Tagen seinen Intimbereich alleine.

Fernziel Der Patient kann mit seinem Schamgefühl umgehen.

Maßnahmen Die Gefühle ernst nehmen und Gesprächsbereitschaft signalisieren. Neutralen Umgang mit den Intimzonen wahren. Dem Patienten anbieten, sich von einer gleichgeschlechtlichen Pflegekraft waschen zu lassen. Ihm sagen, daß er sich am 1. oder 2. postoperativen Tag den Intimbereich alleine waschen darf, wenn er die Regel, sich nicht zu bücken, einhalten kann. In diesem Falle die Waschzelle verlassen oder sich diskret abwenden.

Problem 3 Aufgrund der Operation hat der Patient einen starken, blutigen Sekretfluß aus der Nase.

Ressource Der Patient führt die Nasenpflege selbständig durch.

Nahziel In 5 Tagen hat der Patient einen verminderten Sekretfluß.

Fernziel Der Patient ist frei von blutigem Sekretfluß aus der Nase.

Maßnahmen Einmal pro Schicht das Sekret vom Arzt absaugen lassen. Sekretfluß aus der Nase auf Farbe, Menge und Geruch beobachten. In der Nacht eine Nasenschleuder anbieten. Bei starkem Sekretfluß aus der Nase, Kompressen unter die Nasenschleuder legen. Den Patienten darauf hinweisen, daß er am Tag keine Nasenschleuder tragen soll, da die Gefahr der Entstehung einer feuchten Kammer unter der Nasenschleuder sonst erhöht wäre und es zu Infektionen kommen könnte. Ihm genügend Kompressen oder Zellstoff und Nierenschalen bereitstellen. Er soll sich das Sekret damit vorsichtig abtupfen. Dexpanthenol-Salbe zum Eincremen im Nasenbereich geben, *da durch das Wischen mit der Kompresse die Haut um die Nase schnell trocken und rissig werden kann.* Zur Stoppung der Blutung Eis in den Nacken legen. Nach Detamponierung am 3. postoperativen Tag soll der Patient stündlich die Nasensalbe Privin benutzen, *um das Abschwellen zu unterstützen.* Zusätzlich weiterhin mit Kompressen blutigen Sekretfluß abtupfen.

Problem 4 Aufgrund der Gefahr der Nachblutung durch körperliche Anstrengung darf der Patient nicht gurgeln, seine Zähne putzen, heiß baden, Haarwäsche durchführen und sich nicht schneuzen.

Ressource Der Patient hält sich an die Vorschriften.

Nahziel In 2 Tagen darf der Patient seine Zähne putzen.

Fernziel Der Patiernt darf baden und Haare waschen.

Maßnahmen Darauf hinweisen, daß er in den ersten 2 Tagen das Zähneputzen unterlassen soll, *um Blutdruckanstieg durch zu starke Kopfbewegungen und damit Nachblutungen zu verhindern.* Der Patient darf ebenfalls nicht gurgeln oder sich schneuzen. Erst am 5. postoperativen Tag erlauben, lauwarm zu duschen. Am 7. postoperativen Tag darf sich der Patient mit kühlem Wasser die Haare waschen. Patienten mitteilen, sobald das Wundgebiet vollständig abgeheilt ist, er wieder nach Belieben seine Körperpflege durchführen darf.

Der Patient hat Probleme beim

ATL 4 Essen und Trinken

Problem 1 Wegen der Operation hat der Patient Nahrungskarenz am Operationstag. Der Patient ißt und trinkt nichts.

Ressource Der Patient ist über die Nahrungskarenz informiert.

Nahziel 6 Stunden nach der Operation erhält der Patient oral Flüssigkeit.

Fernziel Der Patient nimmt Nahrung zu sich.

Maßnahmen Den Patienten informieren, daß die Nahrungskarenz bis 6 Stunden nach der Operation andauert. In der Zwischenzeit eine parenterale Ernährung verabreichen, *die dem Körper alle notwendigen Substanzen bietet.* Darauf achten, daß man nicht aus Versehen etwas zum Essen oder Trinken auf das Nachtkästchen stellt. An den Bettbügel ein Schild mit Hinweis auf Nahrungskarenz hängen.

Problem 2 Aufgrund der Nahrungskarenz am Operationstag kommt es zu einer mangelnden Kautätigkeit, einem verminderten Speichelfluß, einem starken Durstgefühl und einem schlechten Geschmack im Mund. Es besteht die Gefahr des Soors und der Parotitis.

Ressource Der Patient nimmt bei beginnender Mundtrockenheit ein Lemonstäbchen.

Nahziel Der Patient trinkt eine Tasse Tee 6 Stunden nach der Operation.

Fernziel Guter Geschmack im Mund.

Maßnahmen Anregen der Kautätigkeit, indem der Patient Kaugummi kauen soll. Anregen der Parotistätigkeit durch Massage der Wangen. Mund zweistündlich mit Wasser und 3 Tropfen Zahnfluid oder Dexpanthenol-Lösung spülen lassen. Lemonstäbchen und

Mundspray geben. Patienten sagen, daß er erst 6 Stunden nach der Operation eine Tasse lauwarmen Kamillentee zu sich nehmen darf, da die Gefahr der Aspiration von Nahrung durch Irritation der Epiglottis bei Intubation zu groß wäre. Ihm Zuspruch geben und bitten, daß er diese 6 Stunden durchhält. Gegen das starke Durstgefühl auf ärztliche Anordnung Infusionen verabreichen.

Problem 3 Durch die Intubationsnarkose besteht die Gefahr der Aspiration beim 1. Schluckversuch.

Ressource Keine.

Nahziel Der Patient ist beim 1. Schluckversuch frei von Aspirationen.

Fernziel Eine ungehinderte Flüssigkeitsaufnahme.

Maßnahmen 6 Stunden nach der Operation lauwarmen Kamillentee mit einem Strohhalm zum Trinken geben. Dem Patienten sagen, daß er beim 1. Schluckversuch nur eine kleine Menge Flüssigkeit zu sich nehmen soll. Beim 1. Schluckversuch neben ihm bleiben und ihn mit dem Oberkörper aufrecht lagern. Sollte er sich aspiriert haben, Ruhe bewahren, ihn auffordern, ruhig weiterzuatmen. Gegebenenfalls beim 1. Schluckversuch ein Absauggerät ins Zimmer mitnehmen. Den nächsten Schluckversuch erst wieder ein paar Stunden später versuchen.

Problem 4 Aufgrund der ausschließlichen Mundatmung, bedingt durch die Nasentamponade, hat der Patient Probleme, gleichzeitig zu essen und zu atmen. Der Patient hat eine Mangelversorgung an Elektrolyten und Kalorien und damit verbunden einen Gewichtsverlust von ca. 1 kg.

Ressource Der Patient nimmt trotz Atemschwierigkeiten morgens, mittags und abends eine kleine Menge der Ernährung zu sich.

Nahziel Der Patient hält 2 Tage lang sein Gewicht konstant.

Fernziel Erreichung einer optimal möglichen Ernährung.

Maßnahmen Beratung bezüglich des Eßverhaltens im Hinblick auf die Unterversorgung mit notwendigen Elektrolyten und Kalorien. Das Zimmer gut durchlüften. Den Patienten an den Tisch bitten. In den ersten postoperativen Tagen in der Küche Suppen und Breikost bestellen, *da diese leicht und schnell zu schlucken sind.* Bei Bedarf hochkalorische Getränke anbieten. Dem Patienten sagen, daß am 3. postoperativen Tag die Tamponaden entfernt werden und er dann wieder Normalkost erhalten wird. Tägliche Gewichtskontrollen morgens durchführen sowie Dokumentation über die Eßmenge.

Problem 5 Durch die Gefahr des Blutdruckanstiegs und einer damit verbundenen zu starken Durchblutung der Nase darf der Patient die Genußmittel Kaffee und Alkohol nicht zu sich nehmen.

Ressource Der Patient hält sich an die Verordnung.

Nahziel Der Patient trinkt alkoholfreie Getränke.

Fernziel Der Patient darf Kaffee zu sich nehmen.

Maßnahmen Auf die Gefahr der Nachblutung hinweisen. Sagen, daß er keinen Alkokol, Kaffee oder heiße Speisen zu sich nehmen darf. Dem Patienten erklären, daß diese Lebensmittel die Kapillaren erweitern und mehr Blut in die Gefäße lassen. Mitteilen, daß damit eine erhöhte Durchblutung des Wundgebietes und auch eine erhöhte Gefahr von Nachblutungen gegeben wäre.

Der Patient hat Probleme beim

ATL 5 Ausscheiden

Problem 1 Aufgrund der vermehrten Bettlägerigkeit nach der Operation und dem Preßverbot besteht die Gefahr der Obstipation.

Ressource Der Patient hat Darmgeräusche.

Nahziel Der Patient hat alle 2 Tage Stuhlgang.

Fernziel Wiederherstellung der gesunden Ausscheidungsfunktion.

Maßnahmen Einmal am Tag Darmgeräusche mit dem Stethoskop auf „Gurgeln" abhören. Frühmobilisation betreiben. Zur Anregung der Darmperistaltik täglich Morgengymnastik, z.B. eine halbe Stunde auf der Station auf und ab gehen, durchführen. Auf ärztliche Anordnung morgens einen Einlauf oder orale Laxanzien verabreichen. Patienten sagen, daß er auf der Toilette nicht pressen darf, um die Nachblutungsgefahr geringer zu halten. Faserreiche Ballaststoffernährung mit Vollkornbrot, Hirse, Vollreis, Obst, Gemüse und Buttermilch ab dem 3. postoperativen Tag in der Küche bestellen. Beim Essen darauf hinweisen, daß er sich Zeit nehmen, richtig kauen und genießen soll. Zu jeder Mahlzeit und vor dem Frühstück ein Glas Mineralwasser, Fencheltee oder Buttermilch trinken lassen. Dokumentation früh und abends über das täglich Stuhlgangverhalten.

Problem 2 Durch die Nachwirkung der Narkose besteht die Gefahr des postoperativen Harnverhaltes.

Ressource Keine.

Nahziel Der Patient läßt 6 Stunden nach der Operation 200 bis 300 ml Urin ab.

Fernziel Normale Urinausscheidung gemäß seines früheren Rhythmus.

Maßnahmen Den Patienten zum Lassen des 1. Spontanurins 6 Stunden nach der Operation auf die Toilette begleiten. Sollte er innerhalb der 6 Stunden keinen Urindrang verspüren, ihn dennoch zur Toilette bitten, *da oft psychologische Faktoren wie Angst vor Schmerzen diesen Harnverhalt auslösen können.* Während des Toilettengangs das Wasser aufdrehen und dem Patienten genug Zeit lassen. Sollte er dennoch nicht ausscheiden können, auf ärztliche Anordnung Medikamente geben oder einmalkatheterisieren. Dokumentation der 1. Urinausscheidung.

Problem 3 Aufgrund der Möglichkeit, bei der Operation zu viel Blut geschluckt zu haben, besteht die Gefahr des postoperativen Erbrechens.

Ressource Der Patient meldet sich bei Übelkeit.

Nahziel Der Patient ist 24 Stunden frei von Erbrechen.

Fernziel Dem Patienten geht es gut.

Maßnahmen Nierenschalen mit Zellstoff in erreichbare Nähe stellen. Oberkörper erhöht lagern, *um bei Erbrechen eine Aspiration zu vermeiden.* Bei anfänglicher Übelkeit Paspertin auf ärztliche Anordnung geben. Bei Erbrechen beim Patienten bleiben, ihn beruhigen, den Kopf unterstützen und das Erbrochene im Hinblick auf Menge, Farbe, Geruch und Beimengung beobachten. Den Arzt benachrichtigen. Danach das Zimmer gut durchlüften, Dexpanthenol-Lösung zum Ausspülen des Mundes geben. Eventuell neues Nachthemd und frischen Bettüberzug geben.

Der Patient hat Probleme bei der

ATL 6 Regulation der Körpertemperatur

Problem 1 Aufgrund der Operation besteht ab dem 3. postoperativen Tag die Gefahr des Resorptionsfiebers. Die Körpertemperatur könnte sich bis zu 37,5 °C erhöhen.

Ressource Der Patient mißt morgens, mittags und abends selbständig rektal seine Temperatur.

Nahziel Der Patient ist fieberfrei.

Fernziel Körpertemperatur zwischen 36 und 37 °C.

Maßnahmen Dreimal täglich Temperatur messen lassen. Thermometer rektal 3 Minuten belassen. Dokumentation der Temperatur.

Problem 2 Zur Abschwellung der Nase und zur Verhinderung einer Nachblutung erhält der Patient Eis in den Nacken und auf die Stirn. Der Patient friert dadurch.

Ressource Der Patient holt sich das Eis alleine.

Nahziel Der Patient sieht den Sinn des Eises ein.

Fernziel Der Patient fühlt sich warm.

Maßnahmen Dem Patienten den Sinn der Eisauflagen erklären. Eine 2. Decke anbieten. Das Eis in einen kleinen Kopfkissenüberzug wickeln, *damit es nicht direkt der Haut aufliegt.* Lauwarme Getränke anbieten, auf Wunsch warme Suppen in der Küche bestellen. Dreimal täglich Temperatur messen lassen. Bei Verminderung der Nachblutung und bei Abschwellung der Nasenschleimhaut das Eis entfernen.

Der Patient hat Probleme beim

ATL 7 Atmen

Problem 1 Aufgrund der flachen Atmung, bedingt durch die behinderte Nasenatmung, kommt es zu einer Ansammlung von Sekret in den Bronchien und zu einer ungenügenden Belüftung der Lunge. Es besteht Pneumoniegefahr.

Ressource Der Patient denkt täglich selbst daran, seine erlernte Atemgymnastik durchzuführen.

Nahziel Der Patient atmet in einer Woche tief durch.

Fernziel Eine optimale Lungenventilation.

Maßnahmen Einreiben von Brust und Rücken morgens und abends mit sekretlösenden Mitteln wie Nervgeist oder Stas-Salbe. Anschließend mit Feuchtigkeitslotion eincremen *gegen eine mögliche Austrocknung durch den Franzbranntwein.* Für ausreichende Frischluft im Zimmer sorgen. Atemgymnastik mit einem Triflo, das vom Patienten stündlich 10mal benutzt wird. Ihn auffordern, tief durch den Mund ein- und auszuatmen. Ihn darauf hinweisen, daß er zur Sekretlockerung bis zum Abend 2 l Flüssigkeit zu sich genommen haben muß. Mehrere Nierenschalen mit Zellstoff für abgehustetes Sputum auf das Nachtkästchen stellen. Frühmobilisation bereits am Operationstag betreiben. Den Patienten motivieren, sich viel außerhalb seines Bettes aufzuhalten. Schmerzmittel verabreichen. Information über die Notwendigkeit der Pneumonieprophylaxe bei Aufnahme auf Station.

Problem 2 Aufgrund der Nasentamponade besteht ein Unvermögen, Sauerstoff durch die Nase einzuatmen. Es besteht die Gefahr der Atemnot.

Ressource Der Patient atmet durch den Mund.

Nahziel Der Patient bekommt gut durch den Mund Luft.

Fernziel Der Patient atmet durch die Nase.

Maßnahmen Kontrolle der Atmung dreimal täglich auf Frequenz, Regelmäßigkeit und Qualität. Den Patienten darauf hinweisen, daß er langsam über den Mund ein- und ausatmen und sich bei beginnender Atemnot sofort melden soll. Sauerstoffgerät mit Maske griffbereit stellen. Den Oberkörper hoch lagern, die Arme mit Kissen unterstützen, *damit der Brustkorb frei liegt und der Patient besser durchatmen kann.* Weite Kleidung anziehen, das Fenster öffnen *als psychologische Unterstützung bei der Atmung.* Sagen, daß die Tamponaden am 3. postoperativen Tag entfernt werden.

Problem 3 Aufgrund der Nasentamponade hat der Patient eine eingeschränkte Geruchsfunktion. Der Patient kann verschiedene Gerüche nicht unterscheiden.

Ressource Der Patient kann intensive Gerüche wahrnehmen.

Nahziel Der Patient findet sich mit der eingeschränkten Geruchsfunktion zurecht.

Fernziel Der Patient unterscheidet alle Geruchsnuancen.

Maßnahmen Über die Ursache der eingeschränkten Geruchsfunktion informieren. Sagen, daß die Tamponaden am 3. postoperativen Tag entfernt werden. Danach so oft wie möglich Privin-Nasensalbe in die Nase geben, *um das Abschwellen zu beschleunigen.* Den Patienten darauf hinweisen, daß spätestens am 7. postoperativen Tag die Geruchsfunktion wiederhergestellt sein wird.

Problem 4 Durch die ausschließliche Mundatmung findet keine Erwärmung, Befeuchtung und Säuberung der Atemluft statt. Dies könnte zu einer Austrocknung der Rachenschleimhäute führen.

Ressource Der Patient hat eine feuchte Rachenschleimhaut.

Nahziel Der Patient hat während der 3 Tage ausschließlicher Mundatmung eine feuchte Rachenschleimhaut.

Fernziel Optimale Nasenatmung.

Maßnahmen Morgens Inspektion des Rachens durch einen Arzt. Patienten auffordern, sich sofort bei „Kribbeln" im Hals zu melden. Sollte der Patient über starke Halsschmerzen klagen, einen Vernebler in das Zimmer stellen. Bei Bedarf dreimal täglich Inhalation mit NaCl auf ärztliche Anordnung durch den Mund durchführen. Ihm Bepanthen-Lutschtabletten geben und raten, viel zu trinken.

Der Patient hat Probleme beim

ATL 8 Für Sicherheit sorgen

Problem 1

Aufgrund der Operation besteht die Gefahr der Nachblutung und Schwellung des Nasenbereiches.

Ressource Keine.

Nahziel Der Patient ist frei von starken Nachblutungen.

Fernziel Gute Abschwellung des Operationsfeldes.

Maßnahmen Nasenpflege s. ATL 3 „Waschen und Kleiden" unter dem Problem 3 „Sekretfluß aus der Nase". Drei- bis fünfmal täglich Eis in den Nacken und auf die Stirn legen. Patienten anhalten, sich körperlich nicht zu überanstrengen. Ihm erklären, daß dadurch die Nachblutungsgefahr erhöht wird. Kontrolle des Operationsgebietes im Hinblick auf mögliche Hämatome, Schwellungen, Umfang und Farbe. Bei starken Veränderungen sofort Arzt informieren.

Problem 2

Durch das feuchte Milieu in der Nase und das Einatmen ungesäuberter, unbefeuchteter Luft über den Mund, besteht die Gefahr einer Infektion des Mund-Rachen-Bereichs.

Ressource Keine.

Nahziel In 5 Tagen atmet der Patient über die Nase.

Fernziel Der Körper ist frei von Infektionen.

Maßnahmen Siehe ATL 7 „Atmen" unter dem Problem 4 „Austrocknung der Rachenschleimhäute". Auf ärztliche Anordnung dreimal täglich Antibiotikabehandlung. Temperaturkontrolle morgens, mittags und abends durchführen. Den Patienten darauf hinweisen, nicht zu kalte Luft über den Mund einzuatmen, sowie die Nasenschleuder nur nachts zu tragen. Ihm die Gefahr einer Infektion vor Augen führen.

Problem 3 Aufgrund der Nachwirkung der Narkotika besteht die Gefahr der Beeinträchtigung der Vitalfunktion.

Ressource Der Patient meldet sich bei Schwindel oder Kopfschmerzen.

Nahziel Der Patient hat stabile Vitalwerte.

Fernziel Konstanthaltung des Blutdruckes auf Werte von 120:80 mmHg. Konstanthaltung des Pulses auf Werte zwischen 60 und 80 Schlägen pro Minute. Konstanthaltung der Atmung bei 12 bis 20 Atemzügen pro Minute. Konstanthaltung der Temperatur auf Werte zwischen 36 und 37 °C.

Maßnahmen Dreimal täglich Vitalwerte messen und in einer Kurve dokumentieren. Bei Veränderungen sofort Arzt verständigen und auf Anordnung Medikamente verabreichen. Den Patienten darauf hinweisen, daß er sich umgehend bei Veränderungen seines Befindens melden soll.

Problem 4 Aufgrund der Medikamentengabe besteht die Gefahr einer allergischen Reaktion.

Ressource Der Patient meldet sich bei körperlichem Mißempfinden.

Nahziel Gute Verträglichkeit der angeordneten Medikamente in der Zeit der Einnahme.

Fernziel Der Patient ist medikamentenfrei.

Maßnahmen Genaue Verabreichung der ärztlich angeordeneten Medikamente. Kontrolle der Medikamente auf Dosis, Häufigkeit, Anordnung und Patientenname. Die 1. Gabe eines i.v.-Medikamentes vom Arzt durchführen lassen. Alle halbe Stunde während der Verabreichung der i.v.-Medikamente Vitalwerte kontrollieren. Auf Nebenwirkungen wie Schüttelfrost, Fieber, Erbrechen, Durchfall oder Hautausschlag achten.

Problem 5 Durch den Abbocath besteht die Gefahr der Infektion der Einstichstelle.

Ressource Der Patient hat körpereigene Abwehrstoffe.

Nahziel Entfernung des Abbocath am 1. postoperativen Tag.

Fernziel Der Patient ist frei von Infektionen.

Maßnahmen Einmal täglich sterilen Verbandswechsel am Abbocath durchführen. Alten Verband und altes Pflaster entfernen. Desinfektion der Einstichstelle und Beobachtung im Hinblick auf Rötung, Schwellung und Schmerzen. Altes Blut mit sterilem Watteträger entfernen. Immer von innen nach außen wischen, *damit keine Hautkeime in die Einstichstelle gelangen.* Neues, steriles Pflaster aufkleben und mit einem Verband zum Schutze der Nadel umwickeln.

Der Patient hat Probleme beim

ATL 9 Arbeiten und Spielen

Problem 1 Da der Patient durch seine Operation 7 Tage im Krankenhaus bleiben muß, hat er Langeweile und ist nicht ausgelastet.

Ressource Der Patient bekommt Besuch von Freunden und von seiner Familie.

Nahziel Der Patient knüpft in 2 Tagen Kontakte zu Mitpatienten.

Fernziel Der Patient kann sich trotz Krankenhausaufenthalt problemlos ablenken und beschäftigen.

Maßnahmen Einen Mitpatienten ins Zimmer legen, der vom Alter und von den Interessen her ähnliche Ansichten vertritt, *damit ein Gespräch zustande kommt.* Die Besuchszeiten erweitern, *um berufstätigen Freunden die Möglichkeit zu geben, einen Besuch zur Abwechslung und zum Austausch von Gefühlen zu machen.* Formulare zur Anmeldung eines Telefons, Radios oder Fernsehers weitergeben. Die Familie kann genügend Zeitungen und Bücher mitbringen. Gesprächsbereitschaft zeigen. Den Patienten motivieren, so viel wie möglich bei der Pflege selbständig zu machen.

Der Patient hat Probleme beim

ATL 10 Kommunizieren

Problem 1 Aufgrund der Klinikfachsprache kann der Patient auf Anhieb nicht alle Informationen und Aufklärungen verstehen.

Ressource Der Patient interessiert sich für seine Operation.

Nahziel Der Patient fragt in 2 Tagen nach.

Fernziel Der Patient versteht die Informationen.

Maßnahmen Den Patienten ermutigen, bei Visite sofort zu sagen, wenn er etwas nicht versteht. Bei pflegerischen Tätigkeiten mit einfachen, verständlichen Worten informieren. Medizinische Fachbegriffe vermeiden. Bei Fragen Auskunft geben und sich versichern, daß er alles verstanden hat. Bei Unklarheiten im ärztlichen Bereich ein Gespräch mit dem zuständigen Arzt arrangieren. Stationsübliche Informationsblätter und Broschüren aushändigen.

Problem 2 Aufgrund der Nasentamponade hat der Patient eine näselnde Aussprache. Der Patient spricht undeutlich.

Ressource Der Patient kann sich bemerkbar machen.

Nahziel Detamponierung am 3. postoperativen Tag.

Fernziel Der Patient spricht klar und deutlich.

Maßnahmen Den Patienten darauf hinweisen, daß er langsam sprechen soll, *um ihn besser verstehen zu können.* Gut hinhören, unangenehme Nebengeräusche beseitigen. Darauf verweisen, daß am 3. postoperativen Tag die Nasentamponade entfernt wird und sich dadurch die Sprache bessert. Die Information geben, daß er erst nach Abschwellung der Nasenschleimhaut seine alte Stimmlage wieder haben wird.

Problem 3 Durch die Nasenschleuder und die Kompressen hat der Patient ein eingeschränktes Gesichtsfeld.

Ressource Der Patient hat intakte Augen.

Nahziel In 4 Tagen hat der Patient ein freies Gesichtsfeld.

Fernziel Ungehinderte Kommunikationsfähigkeit.

Maßnahmen Den Patienten darauf hinweisen, daß er ab dem 1. postoperativen Tag untertags keine Nasenschleuder tragen soll, *damit das Gesichtsfeld frei ist und das Nasensekret abfließen kann.* Ihm sagen, daß er sich melden soll, wenn er etwas nicht lesen oder sehen kann.

Der Patient hat Probleme beim

ATL 11 Mann sein

Problem 1 Aufgrund der anfänglichen Abhängigkeit vom Pflegepersonal beim Waschen und Kleiden fühlt sich der Patient nicht als vollwertiger Mann.

Ressource Der Patient spricht über seine Abhängigkeit.

Nahziel Der Patient pflegt sich ab dem 3. postoperativen Tag fast selbständig.

Fernziel Der Patient fühlt sich als vollwertiger Mann.

Maßnahmen Respektieren der individuellen Bedürfnisse. Die Gefühle ernst nehmen und akzeptieren. Ihm die Chance geben, so viel wie möglich selbst zu machen. Bei Bedarf fragen, ob er lieber von einer gleichgeschlechtlichen Pflegekraft gewaschen werden möchte. Auf Fortschritte in bezug auf seine Selbständigkeit hinweisen und ihm das Gefühl geben, als vollwertiger Mann anerkannt zu werden.

Problem 2 Aufgrund der Nasentamponade leidet der Patient an einer momentanen Entstellung im Gesichtsbereich. Der Patient schämt sich für sein Aussehen.

Ressource Keine.

Nahziel Abschwellung der Ödeme innerhalb einer Woche.

Fernziel Der Patient findet sich attraktiv.

Maßnahmen Den Patienten beruhigen und darauf hinweisen, daß er innerhalb von 14 Tagen, wenn die Schwellung nach der Operation zurückgegangen sein wird, wieder wie vorher aussehen wird. Die Gefühle verstehen und ernst nehmen. Dem Patienten sagen, daß er in dieser Phase selbstbewußt sein soll.

Der Patient hat Probleme beim

ATL 12 **Sinn finden**

Problem 1 Aufgrund der Septumplastik hat der Patient Angst vor Nachblutungen.

Ressource Der Patient informiert sich über Komplikationen.

Nahziel Der Patient hält sich an die Vorschriften zur Vermeidung einer Nachblutung.

Fernziel Der Patient ist nachblutungsfrei.

Maßnahmen Die Ängste ernst nehmen. Verständnis entgegenbringen und Gesprächsbereitschaft signalisieren. Auf die Risikofaktoren Alkohol, Sport, Schneuzen, Bücken, Pressen, Haare waschen und Sonne in bezug auf eine Nachblutungsgefahr hinweisen. Ein Gespräch mit dem Arzt organisieren, bei dem er sich über weitere Risikofaktoren einer Nachblutung informieren kann. Patienten den Tip geben, sich lieber helfen zu lassen, bevor er das Risiko einer Nachblutung eingeht. Ihn beruhigen und sagen, wenn er sich an die Vorschriften hält, er keine übermäßige Angst vor Komplikationen zu haben braucht.

3.3 Hörsturz

Der nachfolgende Text stellt eine kurze Zusammenfassung der Erkrankung Hörsturz dar. Er soll die Erkrankung in Erinnerung rufen, um mit der Pflegeplanung besser zurecht zu kommen. Er ersetzt keinesfalls die Fachliteratur.

Definition: Unter Hörsturz versteht man einen plötzlichen Gehörverlust.
Begünstigende Faktoren: Der Hörsturz wird meistens nach körperlicher oder seelischer Überbelastung (Aufregung, Streß) oder auch morgens nach dem Erwachen beobachtet. Für die Entstehung ist eine Verlangsamung des Blutstroms im Labyrinth oder ein Gefäßspasmus der Innenohrgefäße verantwortlich. In der Regel betrifft der Hörsturz nur ein Ohr.
Symptome: Der Patient leidet an Ohrgeräuschen, Druckgefühl, Absinken des Hörvermögens, Schwerhörigkeit in allen Frequenzen und manchmal auch an Schwindel.
Therapie: Die Therapie sollte möglichst früh einsetzen mit Medikamenten, die die Durchblutung des Innenohrs fördern. Daneben ist die Gabe von Vitamin A und Zink wichtig.
Erläuterung: Wenn innerhalb von 24 Stunden nach Auftreten dieser Symptome eine sinnvolle Therapie mit durchblutungsfördernden Medikamenten begonnen wird, kann der Patient sein vollkommenes Hörvermögen wieder zurückgewinnen. Ruhe und die Entfernung aus dem häuslichen Milieu sind ebenfalls wichtig.

Der Patient hat Probleme beim

ATL 1 Wach sein und Schlafen

Problem 1 Dadurch, daß die Nachtschwester zweistündlich ihren Kontrolldurchgang durch die Zimmer machen muß, hat der Patient eine gestörte Nachtruhe.

Ressource Der Patient schläft 2 Stunden am Stück.

Nahziel Der Patient hat in der nächsten Nacht eine Ruhephase von mindestens 4 Stunden.

Fernziel Der Patient schläft die Nacht ungestört durch.

Maßnahmen Beobachten, Dokumentieren und Überwachen der Qualität, Tiefe, Dauer und Durchgängigkeit des Schlafes, indem man zweistündlich durch die Zimmer geht. Auf ärztliche Anordnung ein Schlafmedikament verabreichen. Beim Durchgang leise die Türen zu den Patientenzimmern öffnen. Kein grelles Licht anmachen. Als Lichtquelle eine Taschenlampe benutzen. In den Zimmern nur flüstern. Mitpatienten zum leise Sprechen anregen. Für Ruhe auf dem Stationsgang sorgen.

Problem 2 Aufgrund der klingenden Ohrgeräusche und des Druckgefühls im Ohr hat der Patient einen unruhigen Schlaf und Einschlafschwierigkeiten.

Ressource Der Patient schäft 2 Stunden am Stück.

Nahziel Der Patient schläft in 3 Tagen rasch ein.

Fernziel Der Patient schläft die Nacht durch.

Maßnahmen Auf ärztliche Anordnung durchblutungsfördernde Maßnahmen mit Infusionen durchführen. Nachts Sedierung während der ersten Tage, *damit der Patient zur Ruhe findet.* Den Patienten beruhigen und ihm sagen, daß die Ohrgeräusche durch die Therapie besser werden. Gesprächsbereitschaft signalisieren. Seine Probleme ausdiskutieren. Eine streßfreie Umgebung schaffen. Störende Nebengeräusche von Mitpatienten abstellen.

Der Patient hat Probleme beim

ATL 2 Sich bewegen

Problem 1 Aufgrund der Immobilität durch den Schwindel kommt es zu einer verminderten Lageveränderung und einer erhöhten Druckbelastung, besonders an den Fersen, Ellbogen und der Kreuzbeinregion. Der Patient ist dekubitusgefährdet.

Ressource Der Patient hat eine intakte Haut.

Nahziel Druckintensität und Zeitdauer des Druckes auf eine der oben genannten Körperstellen auf weniger als 40 mmHg in 2 Stunden reduzieren.

Fernziel Die Blutzirkulation an druckgefährdeten Stellen fördern.

Maßnahmen Die Haut einmal täglich bei guten Lichtverhältnissen im Hinblick auf weiße Flecken oder Rötung ansehen. Täglich früh und abends mit alkalifreier Seife den ganzen Körper waschen. Haut trocken halten. Einreiben mit rückfettenden Salben wie Fissan nach jeder Waschung. Am Morgen und bei Bedarf saubere und trockene Kleidung anziehen. Falten im Bett glatt ziehen. Krümel nach jeder Mahlzeit sorgfälltig entfernen. Den Patienten auffordern, eigenständig auf Unebenheiten im Bett zu achten. Mobilisieren, z.B. je nach momentanem Schwindel, Kopfteil 60° hoch stellen, an Bettrand setzen. Steh- bzw. Gehübungen oder aktive Bewegungsübungen bei der Krankengymnastik machen. Dem Patienten sagen, daß er trotz Schwindel aufstehen und gehen soll. Ihm eventuell Gehwagen bereitstellen. Der Patient soll im Bett seine Lage mindestens zweistündlich wechseln.

Problem 2 Durch den Schwindel steht der Patient wenig auf. Dadurch besteht eine Verlangsamung der Blutströmung, eine Beschleunigung der Blutgerinnung und eine verminderte Muskel-Venen-Pumpe. Er ist thrombosegefährdet.

Ressource Der Patient ist frei von Varizen.

Nahziel Der Patient verläßt in 2 Tagen für mindestens 4 Stunden sein Bett.

Fernziel Intakte Muskel-Venen-Pumpe und ausreichende Strömungsgeschwindigkeit in den Venen.

Maßnahmen Hochlagerung der Beine alle 2 Stunden um 20°, *damit das Blut besser vom Knie bis zur Leiste fließen kann.* Patienten mobilisieren durch Gehen und Stehen. Eventuell Gehwagen bereitstellen. Stets beim Aufstehen und Gehen anwesend sein. Ihn anhalten, Tretübungen (Radfahren) im Bett durchzuführen. 24 Stunden Antithrombosestrümpfe (AE-Strümpfe) tragen lassen. Anlegen der AE-Strümpfe im Liegen, bei entstauten Venen. Strümpfe alle 2 Tage erneuern. Morgens und abends Beobachtung der Haut im Hinblick auf Rötung, Erwärmung, Schwellung und Druckstellen. Verabreichung der Fragmin-Spritze auf ärztliche Anordnung täglich morgens.

Problem 3 Da der Patient bei kleinsten Bewegungen seines Körpers an Schwindel leidet, hat er durch die Ruhigstellung Funktions- und Bewegungseinschränkungen an Knie-, Hals- und Schultergelenk. Es besteht Kontrakturgefahr.

Ressource Der Patient führt die bei der Krankengymnastik gezeigten Bewegungsübungen selbständig durch.

Nahziel Der Patient befindet sich in 4 Tagen mindestens für 3 bis 4 Stunden außerhalb seines Bettes.

Fernziel Erhaltung der funktionellen Gelenkstellung sowie des harmonischen Bewegungsablaufes.

Maßnahmen Alle 2 Stunden Lagewechsel. Den Patienten bitten, die Lage selbständig zu verändern. Bewegungsübungen passiv und aktiv durchführen, eventuell mit Krankengymnastik. Ihn trotz Schwindel mobilisieren. Information über die Gefahr und Entstehung einer Kontraktur und die Notwendigkeit von Bewegungsübungen. Beobachtung des Patienten im Hinblick auf die Beweglichkeit der Gelenke, Schmerzen und Fehlstellungen.

Problem 4 Durch die Durchblutungsstörung des Innenohrs besteht beim Aufstehen die Gefahr des Schwindels und des orthostatischen Kollapses.

Ressource Der Patient ruft zum Aufstehen eine Krankenschwester.

Nahziel Der Patient steht in einer Woche schwindelfrei auf.

Fernziel Problemloses und selbständiges Stehen und Gehen.

Maßnahmen Vor jedem Aufstehen die Vitalwerte kontrollieren. Den Kreislauf vor dem Aufstehen anregen, indem der Patient im Bett sitzend Hände und Füße 10mal kreisen soll, dann 15mal Hände zu einer Faust ballen lassen, die Beine dazu anziehen und ausstrecken. Kopfteil 10 Minuten in 30°-, dann in 45°- und zum Schluß in 60°-Stellung bringen. Den Körper ganz langsam an den Lagewechsel heranführen, *damit sich das Gleichgewichtsorgan anpassen kann.* Den Patienten schließlich am Bettrand mit Fußsohlenkontakt zum Boden 5 bis 10 Minuten sitzen lassen und Vitalwerte kontrollieren. Bei Wohlbefinden Patienten aufstehen lassen. Dabei das tiefe Durchatmen nicht vergessen. Der Blick muß stets geradeaus gerichtet sein.

Problem 5 Durch die Mikrozirkulationsstörung im Ohr hat der Patient starke Schmerzen. Er verspürt ein Druckgefühl im Ohr.

Ressource Der Patient meldet sich frühzeitig bei beginnenden Schmerzen.

Nahziel Der Patient erfährt nach Schmerzmittelgabe für 3 bis 4 Stunden Schmerzfreiheit.

Fernziel Schmerzfreiheit den ganzen Tag lang.

Maßnahmen Beobachtung im Hinblick auf Schmerzen, wenn man das Zimmer betritt. Schmerzmedikation nur auf ärztliche Anordnung verabreichen und mögliche Nebenwirkungen wie Übelkeit oder Hautausschlag überwachen. Durchblutungsfördernde Infusionen, z.B. Rheomakrodex verabreichen. Sich mit dem Patienten beschäftigen, ihn berühren. Versuchen, den Patienten in ein ruhiges Zimmer zu legen, kein grelles Licht anzumachen und das

Zimmer etwas abzudunkeln, *da diese Maßnahmen den Streß reduzieren und wohltuend wirken.* Ihn auffordern, sich bei Schmerzen sofort zu melden.

Problem 6 Aufgrund der körperlichen Belastung leidet der Patient an Duckanstieg im Labyrinth. Der Patient muß sich körperlich schonen.

Ressource Der Patient kennt den Zusammenhang zwischen Belastung und Verschlechterung seines Zustands.

Nahziel Der Patient bewegt sich problemlos.

Fernziel Der Patient darf sich belasten.

Maßnahmen Siehe ATL 3 „Waschen und Kleiden“ unter dem Problem 2 „Mobilität eingeschränkt“. Den Patienten darauf hinweisen, daß er sich nicht überanstrengen darf und lieber das Pflegepersonal zur Mithilfe bei der Erfüllung seiner Bedürfnisse rufen soll, *da es bei Überanstrengung durch Erhöhung des Blutdrucks zu einem Druckanstieg im Labyrinth kommt und sich sein Hörsturz verschlechtern könnte.* Ihm sagen, daß er zur Toilette, zu Bewegungsübungen und zum Waschen aufstehen soll. Wenn er zu Untersuchungen muß, immer einen sitzenden Transport bestellen.

Der Patient hat Probleme beim

ATL 3 Waschen und Kleiden

Problem 1 Aufgrund des Schwindels ist der Patient in seiner Mobilität eingeschränkt. Er braucht Hilfe beim Waschen des Rückens und der Beine. Er benötigt Unterstützung beim An- und Ausziehen seiner Kleidung.

Ressource Der Patient wäscht sich das Gesicht, den Intimbereich und den Oberkörper selbständig. Er putzt seine Zähne ohne Hilfe.

Nahziel Der Patient wäscht sich in 3 Tagen alleine.

Fernziel Selbständigkeit in bezug auf Körperpflege und Bekleidung.

Maßnahmen Anrichten sämtlicher Waschutensilien am Waschbecken (Waschhandschuhe, Handtücher, Waschlotion, Hautcreme). Zahnpasta, Zahnbecher und Zahnbürste zum Zähneputzen richten. An das Waschbecken einen kleinen Stuhl stellen. Den Rücken, Beine und Füße waschen. Patienten bitten mitzuhelfen. Beobachtung im Hinblick auf Gesichtsfarbe und Mimik. Patienten bitten, daß er sich bei Schwindel oder Überanstrengung sofort melden soll. Eincremen. Die Haare anschließend bürsten und kämmen. Auf Wunsch private Kleidung anziehen lassen. Dokumentation über Hautzustand und Mobilität morgens und abends.

Problem 2 Da der Patient bei der Ganzkörperwaschung seine sexuellen Schutzzonen der Krankenschwester offenbaren muß, empfindet er ein Schamgefühl.

Ressource Der Patient wäscht sich am Waschbecken.

Nahziel Der Patient wäscht sich in 3 Tagen alleine.

Fernziel Selbständige Körperpflege.

Maßnahmen Den Vorhang zum Waschraum zuziehen. Die Gefühle ernst nehmen und Gesprächsbereitschaft signalisieren. Neutralen Umgang mit den Intimzonen wahren. Dem Patienten anbieten, sich von einer gleichgeschlechtlichen Pflegekraft waschen zu lassen. Bei Schwindelfreiheit nur zur Waschung der Beine und des Rückens in die Naßzelle dazustoßen. Im Zimmer anwesend bleiben. Stets alle 3 bis 5 Minuten einen Blick zum Patienten in das Bad werfen, *da bei Hörsturz der Schwindel ohne Ankündigung eintreten kann.*

Der Patient hat Probleme beim

ATL 4 Essen und Trinken

Problem 1

Aufgrund der Übelkeit durch den Schwindel hat der Patient keinen Appetit, und damit verbunden kommt es zu einer mangelnden Kautätigkeit und einem verminderten Speichelfluß. Es besteht die Gefahr des Soors und der Parotitis.

Ressource Der Patient benutzt bei beginnender Mundtrockenheit ein Lemonstäbchen.

Nahziel Appetitsteigerung in 5 Tagen.

Fernziel Gute Kautätigkeit.

Maßnahmen Anregen der Kautätigkeit, indem der Patient dreimal täglich Kaugummi kauen soll. Anregen der Parotistätigkeit durch Massage der Wangen. Mund dreimal täglich mit Wasser und 3 Tropfen Zahnfluid spülen lassen. Bei Bedarf Lemonstäbchen anbieten. Mit einer Taschenlampe den Mund morgens und abends auf Risse und Beläge inspizieren. Lippen gegen Trockenheit nach dem Zähneputzen mit Bepanthen-Salbe eincremen. Versuchen, den Patienten zu motivieren, etwas Nahrung und Flüssigkeit zu sich zu nehmen. Vor jeder Mahlzeit Paspertin anbieten. Das Zimmer gut durchlüften. Den Patienten an den Tisch setzen. Den Essensplatz aufräumen und appetitlich wirken lassen. Bei ihm bleiben und zum Essen motivieren. Auf die Gefahren eines Soors und Parotitis hinweisen.

Problem 2

Durch Alkohol und Koffein hat der Patient einen Druckanstieg im Labyrinth und damit Einrisse. Der Patient kann schwer auf diese Genußmittel verzichten.

Ressource Der Patient kennt die Gefahren eines Druckanstiegs.

Nahziel Der Patient bleibt frei von diesen Genußmitteln.

Fernziel Der Patient darf alles essen und trinken.

Maßnahmen Den Patienten darauf hinweisen, daß er die Genußmittel Alkohol und Koffein bis zur Besserung seiner Erkrankung nicht zu sich nehmen soll, da es sonst zu Blutungen und Einrissen im Innenohr kommen kann. Dem Patienten ausreichend Tee und Mineralwasser auf das Nachtkästchen stellen.

Der Patient hat Probleme beim

ATL 5 Ausscheiden

Problem 1 Aufgrund der verminderten körperlichen Bewegung besteht die Gefahr der Obstipation.

Ressource Der Patient geht mit Hilfe auf die Toilette.

Nahziel Der Patient hat alle 2 Tage Stuhlgang.

Fernziel Erhalten der gesunden Ausscheidungsfunktion.

Maßnahmen Zur Anregung der Darmperistaltik täglich je nach körperlichem Zustand Bewegungsübungen betreiben, z.B. eine halbe Stunde auf der Station auf und ab gehen oder Gymnastik im Bett. Auf ärztliche Anordnung morgens einen Einlauf oder orale Laxanzien verabreichen. Faserreiche Ballaststoffernährung mit Vollkornbrot, Hirse, Vollreis, Obst, Gemüse und Buttermilch in der Küche bestellen, *da diese Kost die Peristaltik des Darms anregt.* Beim Essen dem Patienten sagen, daß er sich Zeit nehmen, richtig kauen und genießen soll. Zu jeder Mahlzeit und vor dem Frühstück ein Glas Mineralwasser, Fencheltee oder Buttermilch trinken lassen. Dokumentation morgens und abends über das tägliche Stuhlgangverhalten.

Problem 2 Durch die Gefahr des Druckanstiegs im Labyrinth darf der Patient nicht pressen.

Ressource Der Patient hält sich an das Verbot.

Nahziel Der Patient hat weichen, geformten Stuhlgang.

Fernziel Regelmäßiger Stuhlgang im Zweitagerhythmus.

Maßnahmen Den Zusammenhang zwischen Pressen und Druckanstieg im Ohr erklären. Den Patienten fragen, ob der Stuhlgang weich und geformt ist. Bei hartem Stuhlgang auf ärztliche Anordnung Abführmittel geben.

Der Patient hat Probleme bei der

ATL 6 Regulation der Körpertemperatur

Problem 1 Aufgrund der Einrisse im Ohr, bedingt durch den Hörsturz, besteht die Gefahr des Eindringens von Bakterien oder Viren. Der Patient könnte an einer Infektion mit Temperaturanstieg bis zu 38,0 °C erkranken.

Ressource Der Patient mißt morgens, mittags und abends selbständig rektal seine Temperatur.

Nahziel Der Patient ist fieberfrei.

Fernziel Körpertemperatur zwischen 36 und 37 °C.

Maßnahmen Dreimal täglich Temperatur messen lassen. Thermometer rektal 3 Minuten belassen. Dem Patienten bei eventuellem Fieber eine dünne Decke geben. Eisbeutel, eingewickelt in einen kleinen Kopfkissenüberzug eine halbe Stunde rechts und links in die Leiste legen. Nach Bedarf wiederholen. 2 bis 3 l Mineralwasser oder Tee zum Trinken anbieten. Wadenwickel bei Bedarf. Bei Erhöhung der Temperatur auf ärztliche Anordnung Medikamente verabreichen.

Der Patient hat Probleme beim

ATL 7 Atmen

Problem 1

Aufgrund der Bettlägerigkeit, bedingt durch den Schwindel, hat der Patient eine Ansammlung von Sekret in den Bronchien, eine flache Atmung, ein erschwertes Abhusten und eine ungenügende Belüftung der Lunge. Er ist pneumoniegefährdet.

Ressource Der Patient denkt täglich selbst daran, seine erlernte Atemgymnastik durchzuführen.

Nahziel Der Patient atmet tief durch.

Fernziel Optimale Lungenventilation.

Maßnahmen Einreiben von Brust und Rücken morgens und abends mit sekretlösenden Mitteln wie Nervgeist oder Stas-Salbe. Für ausreichende Frischluft im Zimmer sorgen. Atemgymnastik mit einem Triflo durchführen lassen, das stündlich 10mal benutzt werden soll. Einen Mullbindenstreifen an den Bettbügel hängen, und den Patienten auffordern, diesen stündlich mindestens 5mal wegzupusten. Bei jedem Gang in das Zimmer auffordern, tief durchzuatmen. Zur Sekretlockerung muß der Patient bis zum Abend 2 l Flüssigkeit zu sich genommen haben. Ihn trotz Schwindel zum Waschbecken, zur Toilette und zu Bewegungsübungen aufstehen lassen. Information über die Notwendigkeit der Pneumonieprophylaxe bei Aufnahme auf Station.

Der Patient hat Probleme beim

ATL 8 Für Sicherheit sorgen

Problem 1

Aufgrund der Einrisse im Ohr durch Druckanstieg besteht die Gefahr der Blutungen.

Ressource Keine.

Nahziel Der Patient hat einen konstanten Blutdruck.

Fernziel Der Patient ist frei von Blutungen.

Maßnahmen Dreimal täglich Vitalwerte kontrollieren. Dem Patienten sagen, daß er jegliche starke körperliche Anstrengung vermeiden soll. Ihn bitten, sich umgehend bei Veränderungen seines Wohlbefindens und bei Blutungen zu melden.

Problem 2

Aufgrund des Schwindels und der Bettlägerigkeit besteht die Gefahr der Beeinträchtigung der Vitalfunktion.

Ressource Der Patient meldet sich bei Schwindel oder Kopfschmerzen.

Nahziel Der Patient ist in 3 Tagen schwindelfrei.

Fernziel Konstanthaltung des Blutdruckes auf Werte von 120:80 mmHg. Konstanthaltung des Pulses auf Werte zwischen 60 und 80 Schlägen pro Minute. Konstanthaltung der Atmung bei 12 bis 20 Atemzügen pro Minute. Konstanthaltung der Temperatur auf Werte zwischen 36 und 37 °C.

Maßnahmen Dreimal täglich die Vitalwerte messen und in einer Kurve dokumentieren. Bei Veränderungen sofort Arzt verständigen und auf Anordnung Medikamente verabreichen. Den Patienten informieren, daß er sich umgehend bei Veränderungen seines Befindens melden soll.

Problem 3 Aufgrund der Medikamentengabe besteht die Gefahr einer allergischen Reaktion.

Ressource Keine.

Nahziel Gute Verträglichkeit der angeordneten Medikamente in der Zeit der Verabreichung.

Fernziel Der Patient ist medikamentenfrei.

Maßnahmen Genaue Verabreichung der ärztlich angeordneten Medikamente. Kontrolle der Medikamente im Hinblick auf Dosis, Häufigkeit, Anordnung und Patientenname. Die erste Gabe des i.v.-Medikamentes vom Arzt durchführen lassen. Alle halbe Stunde während der Verabreichung der i.v.-Medikamente Vitalwerte kontrollieren. Dem Patienten mitteilen, daß es bei der Infusion zu Herzrasen, Übelkeit und Mißempfinden kommen kann. Auf weitere Nebenwirkungen wie Schüttelfrost, Fieber, Erbrechen, Durchfall oder Hautausschlag achten.

Problem 4 Aufgrund des Schwindels besteht Verletzungsgefahr. Der Patient könnte stürzen.

Ressource Der Patient geht mit Hilfe.

Nahziel Der Patient ist in 3 Tagen frei von Schwindel.

Fernziel Der Patient ist frei von Verletzungen.

Maßnahmen Den Patienten bitten, daß er zum Aufstehen nach einer Pflegekraft klingelt. Ihm raten, nie alleine aufzustehen. Alle unwichtigen Gegenstände, die bei einem Sturz zu Verletzungen führen könnten, aus dem Zimmer nehmen. So oft wie möglich einen Blick in das Zimmer werfen. Eventuell Gehwagen bereitstellen. Patienten anhalten, feste Schuhe zu tragen.

Problem 5 Aufgrund des Schwindels neigt der Patient zu Übelkeit und Erbrechen. Es besteht Aspirationsgefahr des Erbrochenen.

Ressource Der Patient meldet sich bei Übelkeit und Erbrechen.

Nahziel Der Patient ist in 3 Tagen frei von Erbrechen.

Fernziel Der Patient ist frei von Schwindel.

Maßnahmen Das Erbrochene im Hinblick auf Menge, Häufigkeit, Geruch, Beimengung und Zeitpunkt beobachten und dokumentieren. Nierenschalen und Zellstoff auf das Nachtkästchen stellen. Wenn der Patient erbricht, bei ihm bleiben, ihn beruhigen und Hand auf die Stirn legen. Ihn mit dem Oberkörper aufrecht lagern. Auf ärztliche Anordnung Paspertin geben, *da bei Erbrechen der Druckanstieg sehr hoch sein kann und die Gefahr des Einreißens des Innenohres zu groß wäre.* Nach Erbrechen Zimmer lüften, Bett frisch machen, die Möglichkeit zur Mundpflege geben und Hände waschen.

Der Patient hat Probleme beim

ATL 9 Arbeiten und Spielen

Problem 1 Da der Patient durch seine Bettlägerigkeit und seinen Schwindel das Zimmer selten verlassen kann, hat er Langeweile und ist nicht ausgelastet.

Ressource Der Patient bekommt Besuch von Freunden und von seiner Familie.

Nahziel Der Patient geht in 3 Tagen auf Station 2 Stunden auf und ab.

Fernziel Der Patient ist gesund.

Maßnahmen Den Patienten mobilisieren und in die Körperpflege einbeziehen, *damit er wenigstens zu den Pflegezeiten abgelenkt wird.* Einen Mitpatienten ins Zimmer legen, der vom Alter und von den Interessen her ähnliche Ansichten vertritt. Die Besuchszeiten erweitern. *Berufstätigen Freunden die Möglichkeit geben, einen Besuch zur Abwechslung und zum Austausch von Gefühlen abzustatten.* Formulare zur Anmeldung eines Telefons, Radios oder Fernsehers weitergeben. Die Familie kann genügend Zeitungen und Bücher mitbringen. Ihm den Vorschlag machen, mit seinem Ehepartner die Station für ein paar Stunden zu verlassen, indem ihm ein Rollstuhl angeboten wird. Den Patienten auf Wunsch in das Aufenthaltszimmer der Station bringen. Das Pflegepersonal soll Gesprächsbereitschaft zeigen.

Der Patient hat Probleme beim

ATL 10 Kommunizieren

Problem 1 Aufgrund der Klinikfachsprache kann der Patient auf Anhieb nicht alle Informationen und Aufklärungen verstehen.

Ressource Der Patient interessiert sich für seine Erkrankung.

Nahziel Der Patient fragt in 2 Tagen nach.

Fernziel Der Patient versteht die Informationen.

Maßnahmen Den Patienten ermutigen, bei Visite sofort zu sagen, wenn er etwas nicht versteht. Bei pflegerischen Tätigkeiten mit einfachen, verständlichen Worten informieren. Medizinische Fachbegriffe vermeiden. Bei Fragen Auskunft geben und sich versichern, daß er alles verstanden hat. Bei Unklarheiten im ärztlichen Bereich ein Gespräch mit dem zuständigen Arzt arrangieren. Stationsübliche Informationsblätter und Broschüren aushändigen.

Problem 2 Durch die Erkrankung leidet der Patient an Tinnitus. Der Patient hört höhere und mittlere Frequenzen schwer.

Ressource Der Patient kann sich unterhalten.

Nahziel Verminderter Tinnitus in 5 Tagen.

Fernziel Wiederherstellung der Hörfähigkeit.

Maßnahmen Nebengeräusche während der Kommunikation beseitigen. Mit dem Patienten laut und deutlich sprechen. Nahe auf ihn zugehen und erst dann anfangen zu sprechen. Den Patienten immer von dem gesunden Ohr her ansprechen. Blickkontakt herstellen. Patienten bitten, bei der Kommunikation das Ablesen von den Lippen als Hilfe miteinzubeziehen. Informationsblätter über Schwerhörigenvereine, Hörmittelzentralen, Hörtrainingskurse und Sprachpflegekurse austeilen. Ihn beruhigen und sagen, daß der Tinnitus nach erfolgreicher Therapie besser werden wird.

Der Patient hat Probleme beim

ATL 11 Mann sein

Problem 1 Aufgrund der Abhängigkeit vom Pflegepersonal bei der Körperpflege, bedingt durch den Schwindel, fühlt sich der Patient nicht als vollwertiger Mann.

Ressource Der Patient nimmt die Hilfestellungen an.

Nahziel Der Patient übernimmt in 4 Tagen seine Körperpflege selbständig.

Fernziel Der Patient fühlt sich als vollwertiger Mann.

Maßnahmen Respektieren der individuellen Bedürfnisse. Wahrung des Schamgefühls beim Waschen. Die Möglichkeit geben, so viel wie möglich selbst zu machen, indem dem Patienten z.B. ein Stuhl an das Waschbecken oder ein Gehwagen zur Verfügung gestellt wird. Dem Patienten Mut machen. Ihm sagen, daß nach Anschlagen der Therapie der Schwindel besser sein wird und er selbständiger sein kann. Die Gefühle ernst nehmen und akzeptieren.

Problem 2 Aufgrund der momentanen Schwerhörigkeit hat der Patient Angst, in eine Gesellschaft zu gehen. Der Patient glaubt, isoliert und ausgegrenzt zu werden.

Ressource Der Patient kann sich unterhalten.

Nahziel Der Patient erfährt in 4 Tagen eine Verbesserung der Hörleistung.

Fernziel Gutes Hörvermögen.

Maßnahmen Siehe ATL 10 „Kommunizieren“ unter dem Problem 2 „Tinnitus“. Dem Patienten das Gefühl vermitteln, daß sich sein Hörvermögen bald verbessern wird. Gesprächsbereitschaft signalisieren.

Auf Wunsch Seelsorger oder Psychotherapie anfordern. Ihn motivieren, in den Aufenthaltsraum zu gehen und Kontakte zu Mitpatienten aufzubauen. Ihm die Angst vor Schwierigkeiten bei der Kommunikation mit fremden Menschen nehmen. Ihm raten zu sagen, daß er momentan Probleme mit dem Hören hat.

Der Patient hat Probleme beim

ATL 12 **Sinn finden**

Problem 1 Aufgrund der Erkrankung hat der Patient Zukunftsängste. Er hat Angst, nie wieder sein normales Hörvermögen zurückzugewinnen.

Ressource Der Patient spricht über seine Ängste.

Nahziel Der Patient erfährt in 4 Tagen eine Verbesserung seines Hörvermögens.

Fernziel Der Patient hört gut.

Maßnahmen Gespräche anbieten. Ihn ernst nehmen. Fachzeitungen anbieten, Selbsthilfegruppen vor Augen führen. Auf Wunsch betroffene Mitpatienten zu einem Gespräch und zum Austausch von Gefühlen vorstellen. Klar machen, daß ein Hörsturz nicht unbedingt bleibende Folgen am Hörorgan hinterlassen muß, jedoch Zeit und Geduld braucht, bis sich alle Symptome verbessert haben.

3.4 Tonsillitis/Tonsillektomie

Der nachfolgende Text stellt eine kurze Zusammenfassung der Operationsmethode Tonsillektomie dar. Er soll die Erkrankung chronische Tonsillitis in Erinnerung rufen, um mit der Pflegeplanung besser zurechtzukommen. Er ersetzt keinesfalls die Fachliteratur.

Definition: Unter Tonsillektomie versteht man das Herausschälen der Gaumenmandel aus ihrem Bett, indem die Tonsille am Zungengrund mit einer Schlinge abgetrennt wird.
Häufigkeit: Bei Erwachsenen bis etwa zum 30. Lebensjahr steht die Entzündung der Gaumenmandel, die akute Tonsillitus palatina, im Vordergrund. Im höheren Alter ist mehr die Zungengrundmandel betroffen.
Begünstigende Faktoren: Eine Tonsillektomie wird z.B. wegen Tonsillenhyperplasie, chronischer Tonsillitis mit Vernarbungen des Gewebes und Eiterbildung, Pfeiffer-Drüsenfieber und bösartigen Mandelerkrankungen durchgeführt. Die Häufigkeit der verschiedenen Mandelerkrankungen erklärt, weshalb die Tonsillektomie der am meisten ausgeführte operative Eingriff überhaupt ist.
Symptome: Vor der Operation klagen Patienten mit chronischer Tonsillitis über Halsschmerzen, erhöhte Temperaturen, Schluckschmerzen und Brennen im Hals. Postoperativ wird der Nachschmerz als besonders belastend empfunden. Der Patient leidet in den ersten Tagen an Schluckbeschwerden, die sich bis in die Ohren ziehen. Durch das Blutschlucken neigt er zu Übelkeit und Erbrechen, sieht blaß aus und fühlt sich schwach.
Therapie: Das exakte Verfahren der Tonsillektomie muß in der Fachliteratur nachgelesen werden.
Komplikationen: Eine große Gefahr der Tonsillektomie ist die Nachblutung. Einerseits die Blutungsgefahr am Operationstag durch die frische Wunde, andererseits die Gefahr der Nachblutung am 5. bis 6. Tag nach der Operation durch das Abstoßen der Wundbeläge.

Der Patient hat Probleme beim

ATL 1 Wach sein und Schlafen

Problem 1 Dadurch, daß die Nachtschwester zweistündlich ihren Kontrolldurchgang durch die Zimmer machen muß, hat der Patient eine gestörte Nachtruhe.

Ressource Der Patient schläft 2 Stunden am Stück.

Nahziel Der Patient hat in der nächsten Nacht eine Ruhephase von mindestens 4 Stunden.

Fernziel Der Patient schläft die Nacht ungestört durch.

Maßnahmen Beobachten, Dokumentieren und Überwachen der Qualität, Tiefe, Dauer und Durchgängigkeit des Schlafes, indem man zweistündlich durch die Zimmer geht. Beim Durchgang leise die Türen zu den Patientenzimmern öffnen. Kein grelles Licht anmachen. Als Lichtquelle eine Taschenlampe benutzen. In den Zimmern nur flüstern. Mitpatienten bitten, sich auf dem Stationsgang leise zu verhalten.

Problem 2 Aufgrund der Schmerzen beim Schlucken und der halb sitzenden Lagerung hat der Patient Einschlaf- und Durchschlafprobleme.

Ressource Der Patient schläft 2 Stunden am Stück.

Nahziel Der Patient schläft nach Schmerzmittelgabe rasch ein.

Fernziel Der Patient schläft problemlos ein und durch.

Maßnahmen Bei Schmerzen auf ärztliche Anordnung ein Schmerzmittel verabreichen. Zur bequemeren Lage ein kleines Kissen unter den Kopf geben. Die ganze Bettebene schief stellen. Unter die Knie zur Entlastung eine Knierolle anbieten. Dem Patienten sagen, daß er auch die Seitenlage einnehmen darf. Dem Patienten erklären, daß er sich so lange an diese Lagerung halten muß, bis die Aspirationsgefahr bei eventuellen Nachblutungen nicht mehr gegeben ist.

Der Patient hat Probleme beim

ATL 2 Sich bewegen

Problem 1 Aufgrund der vorgeschriebenen Oberkörperhochlagerung und der postoperativen Müdigkeit durch die Narkose verändert der Patient seine Lage nur gering, und es besteht eine erhöhte Druckbelastung, besonders an den Fersen, Ellbogen und der Kreuzbeinregion. Er ist dekubitusgefährdet.

Ressource Der Patient hat eine intakte Haut.

Nahziel Druckintensität und Zeitdauer des Druckes auf eine der oben genannten Körperstellen auf weniger als 40 mmHg in 2 Stunden reduzieren.

Fernziel Die Blutzirkulation an druckgefährdeten Stellen fördern.

Maßnahmen Die Haut einmal täglich bei guten Lichtverhältnissen auf weiße Flecken oder Rötung ansehen. Täglich morgens und abends mit alkalifreier Seife den ganzen Körper waschen. Die Haut keinesfalls mit Seifen behandeln, die die Haut reizen, röten oder rissig machen. Einreiben mit rückfettenden Salben wie Fissan nach jeder Waschung. Am Morgen und bei Bedarf saubere und trockene Kleidung anziehen. Falten im Bett glatt ziehen. Krümel nach jeder Mahlzeit sorgfältig entfernen. Frühmobilisation betreiben. Bereits am Operationstag dem Patienten helfen aufzustehen. Ihm sagen, daß er so oft wie möglich sein Bett verlassen soll, z.B. zur Toilette oder zum Essen.

Problem 2 Da der Patient, bedingt durch Schmerzen in der Halsregion, eine Schonhaltung einnimmt, hat er Funktions- und Bewegungseinschränkungen an Hals- und Schultergelenk. Er ist kontrakturgefährdet.

Ressource Der Patient bewegt sich im Bett.

Nahziel Der Patient befindet sich in 2 Tagen mindestens für 4 bis 5 Stunden außerhalb seines Bettes.

Fernziel Erhaltung der funktionellen Gelenkstellung sowie des harmonischen Bewegungsablaufes.

Maßnahmen Information über die Gefahr und Entstehung einer Kontraktur und der Notwendigkeit von Bewegungsübungen. Beobachtung des Patienten im Hinblick auf die Beweglichkeit der Gelenke, Schmerzen und Fehlstellungen. Bei Bedarf krankengymnastische Übungen durchführen. Ihn anhalten, Lockerungsübungen zu machen, z.B. die Schultern anziehen und wieder fallen lassen. Dem Patienten Schmerzmedikamente geben.

Problem 3 Durch die Nachwirkungen der Narkose besteht beim 1. Aufstehen die Gefahr des Schwindels und des orthostatischen Kollapses.

Ressource Der Patient ruft zum 1. Aufstehen eine Krankenschwester.

Nahziel Der Patient steht in einem Tag schwindelfrei auf.

Fernziel Problemloses und selbständiges Stehen und Gehen.

Maßnahmen Vor dem 1. Aufstehen die Vitalwerte kontrollieren. Den Kreislauf vor dem Aufstehen anregen, indem der Patient im Bett sitzend 10mal Hände und Füße kreisen soll, dann 10mal Hände zu einer Faust ballen lassen, die Beine dazu anziehen und ausstrecken. Langsam mobilisieren, indem er zuerst 5 Minuten im Bett aufrecht sitzen soll. Am Bettrand mit Fußsohlenkontakt zum Boden 5 bis 10 Minuten sitzen lassen und dabei Vitalwerte kontrollieren. Bei Wohlbefinden ihm helfen aufzustehen. Dabei stets die Hautfarbe beobachten. Bei Bedarf eine 2. Pflegekraft zu Hilfe bitten.

Problem 4 Durch die Tonsillektomie hat der Patient Schmerzen im Halsbereich.

Ressource Der Patient meldet sich frühzeitig bei beginnenden Schmerzen.

Nahziel Der Patient erfährt nach Schmerzmittelgabe für 3 bis 4 Stunden Schmerzfreiheit.

Fernziel Schmerzfreiheit den ganzen Tag lang.

Maßnahmen Beobachtung auf Schmerzen, wenn man das Zimmer betritt. Fragen, wo der Schmerz lokalisiert ist, welcher Art er ist (stechend, klopfend, kolikartig, beklemmend), Zeitpunkt (nachts, nach Anstrengung), Dauer (konstant, in Intervallen) und Auswirkung (vegetative Reaktionen, Einschränkung der Konzentration, soziale Isolation). Schmerzmedikation auf ärztliche Anordnung verabreichen und mögliche Nebenwirkungen wie Übelkeit oder niedrigen Blutdruck überwachen. Versuchen, den Patienten in ein ruhiges Zimmer zu legen, kein grelles Licht anzumachen und das Zimmer etwas abzudunkeln, *da Streßfreiheit in einer ruhigen Umgebung entspannt und Schmerzen lindern kann.* Ihn auffordern, sich bei Schmerzen sofort zu melden.

Problem 5 Durch die Nachblutungsgefahr darf sich der Patient körperlich nicht anstrengen.

Ressource Der Patient hält sich an die körperliche Schonung.

Nahziel Der Patient geht in 4 Tagen zu einem Spaziergang in den Park.

Fernziel Der Patient darf sich ungehindert bewegen und belasten.

Maßnahmen Dem Patienten sagen, daß er sein Bett zur Toilette, zum Waschen und zu Bewegungsübungen verlassen soll. Er soll sich in den ersten Tagen nach der Operation daran halten, sich körperlich nicht anzustrengen. Ihm erklären, daß er keine schweren Gegenstände heben oder die Treppen in einem schnellen Tempo steigen soll. (Siehe ATL 3 „Waschen und Kleiden“ unter Problem 2 „Mobilität eingeschränkt“.)

Der Patient hat Probleme beim

ATL 3 Waschen und Kleiden

Problem 1 Da sich der Patient wegen der Nachblutungsgefahr nicht nach vorne beugen und anstrengen darf, ist er in seiner Mobilität eingeschränkt. Er braucht Hilfe beim Waschen des Rückens und der Beine. Er benötigt Unterstützung beim An- und Ausziehen seiner Kleidung.

Ressource Der Patient wäscht sich das Gesicht, den Intimbereich und den Oberkörper selbständig.

Nahziel Der Patient ist frei von Nachblutungen.

Fernziel Selbständigkeit in bezug auf Körperpflege und Bekleidung.

Maßnahmen Anrichten der Waschschüssel am Waschbecken mit sämtlichen Utensilien (2 Waschhandschuhe, 2 Handtücher, Waschlotion, Hautcreme). Dem Patienten sagen, daß er sich bis zum 3. oder 4. postoperativen Tag die Zähne nicht putzen darf, da die Erschütterung des Kopfes zu Nachblutungen führen kann. Einen Stuhl in das Bad stellen. Ihm sagen, daß er den Mund im Sitzen ausspülen soll. Einen Zahnbecher mit Dexpanthenol-Lösung bereitstellen. Den Rücken, die Beine und Füße waschen. Eincremen. Die Haare bürsten und kämmen. Patienten beim Anziehen der Schuhe, Socken und Hose behilflich sein. Ihn anhalten, sich nicht zu bücken. Dokumentation über Hautzustand und Mobilität früh und abends.

Problem 2 Wegen der Gefahr des Blutdruckanstiegs und damit verbunden einer Nachblutung, darf der Patient die Haare nicht waschen, nicht baden oder duschen.

Ressource Der Patient wäscht sich am Waschbecken.

Nahziel Der Patient duscht am 7. postoperativen Tag mit lauwarmem Wasser.

Fernziel Uneingeschränkte Körperpflege.

Maßnahmen Dem Patienten sagen, daß er erst ab dem 7. postoperativen Tag mit lauwarmem Wasser duschen darf. Ihm erklären, daß warmes Wasser seinen Blutdruck erhöht und es zur vermehrten Durchblutung der frischen Wunde kommen kann. *Es besteht die Gefahr der Ablösung der Wundfläche.* Den Rat geben, Trockenshampoo zu verwenden. Die Körperpflege am Waschbecken durchführen.

Problem 3 Aufgrund der Nachblutungsgefahr darf der Patient in den ersten Tagen nach der Operation nicht gurgeln, keine Zahnpasta verwenden und sich nicht räuspern.

Ressource Der Patient sieht die Notwendigkeit dieser Vorschriften ein.

Nahziel Der Patient spült zweistündlich seinen Mund aus.

Fernziel Der Patient putzt sich mit Zahnpasta seine Zähne.

Maßnahmen Dem Patienten am Waschbecken einen Becher mit Dexpanthenol-Lösung bereitstellen. Ihm sagen, daß er die Flüssigkeit nur in den Mund nehmen, jedoch nicht damit gurgeln darf. Am 2. postoperativen Tag die vorderen Schneidezähne mit Zahnpasta putzen lassen. Ab dem 4. bis 7. postoperativen Tag darf sich der Patient vorsichtig alle Zähne putzen. Darauf achten, daß die Zahnpasta nicht mit dem Wundbett in Berührung gebracht wird. Ihm raten, wenig Zahnpasta zu verwenden, *da diese im Hals brennen kann.*

Der Patient hat Probleme beim

ATL 4 Essen und Trinken

Problem 1 Aufgrund der Nahrungskarenz am Operationstag kommt es zu einer mangelnden Kautätigkeit. Der Patient hat eine trockene Mundschleimhaut und einen verminderten Speichelfluß. Es besteht die Gefahr des Soors und der Parotitis.

Ressource Der Patient spült seinen Mund aus.

Nahziel Der Patient erhält in 6 Stunden Kamillentee.

Fernziel Der Patient hat eine feuchte Mundschleimhaut.

Maßnahmen Anregen der Parotistätigkeit durch Massage der Wangen. Mund zweistündlich mit Dexpanthenol-Lösung ausspülen lassen. Kein Lemonstäbchen geben, *da die Säure zu Reizungen im Operationsgebiet führen und Schmerzen verursachen könnte.* Künstlichen Speichel in Form eines Mundsprays anbieten. Lippen gegen Tockenheit mit Bepanthen-Salbe eincremen. Patienten informieren, daß er 6 Stunden nach der Operation die 1. Menge Flüssigkeit oral zu sich nehmen darf.

Problem 2 Aufgrund der Schwellung im Hals und der Irritation der Epiglottis durch die Intubation besteht beim 1. Schluckversuch Aspirationsgefahr.

Ressource Keine.

Nahziel Aspirationsfreiheit beim 1. Schluckversuch.

Fernziel Problemloses Schlucken.

Maßnahmen Dem Patienten 6 Stunden nach der Operartion schluckweise kühlen Kamillentee geben. Ihn aufrecht lagern. Kamillentee mit einem Strohhalm anbieten. Neben dem Patienten stehen bleiben. Ihn bitten, nur eine kleine Menge Tee aufzunehmen. Eventuell Absauggerät für den Notfall in das Zimmer mitnehmen.

Problem 3 Durch die Schwellung und die Schmerzen im Hals hat der Patient Schluckbeschwerden. Der Patient erhält eine spezielle Kost.

Ressource Der Patient ißt und trinkt.

Nahziel In einer Woche Schmerzfreiheit beim Schlucken von weichen Speisen.

Fernziel Der Patient kann schmerzfrei essen und trinken.

Maßnahmen In der Diätküche TE-Kost (Kost für Tonsillektomie) bestellen. Der Patient erhält Breikost und viel Eis. Ihm sagen, daß er Früchte, Säuren und Gewürze meiden soll. Getränke und Essen nie heiß anreichen. Tee abkühlen lassen und Nahrung lauwarm bringen. Jeweils eine halbe Stunde vor dem Essen ein Analgetikum verabreichen.

Problem 4 Aufgrund der Gefahr der Reizung des Operationsgebietes darf der Patient keine säurehaltigen Getränke und keine Bananen zu sich nehmen.

Ressource Der Patient nimmt nur seine TE-Kost zu sich.

Nahziel Der Patient darf in einer Woche säurehaltige Säfte trinken.

Fernziel Gut zugeheiltes Operationsgebiet.

Maßnahmen Dem Patienten erklären, daß oben genannte Speisen das Wundgebiet reizen, Schmerzen und Nachblutungen verursachen können. Ausreichend Kamillentee an das Bett stellen. Ihn bitten, sich an die Vorschrift zu halten.

Problem 5 Durch die Gefahr der Nachblutung bei Blutdruckanstieg darf der Patient keinen Alkohol, Kaffee oder schwarzen Tee trinken.

Ressource Der Patient trinkt Kamillentee.

Nahziel Konstante Blutdruckwerte.

Fernziel Der Patient darf koffeinhaltige Getränke trinken.

Maßnahmen Die Notwendigkeit dieser Vorschrift erklären und bitten, sich daran zu halten. Morgens eine Kanne Kamillentee in das Zimmer stellen. Dem Patienten erklären, daß Genußmittel die Gefäße erweitern und die Gefahr der Nachblutung erhöhen.

Der Patient hat Probleme beim

ATL 5 **Ausscheiden**

Problem 1 Aufgrund des Bewegungsmangels nach der Operation besteht die Gefahr der Obstipation. Der Patient darf nicht pressen.

Ressource Der Patient hat hörbare Darmgeräusche.

Nahziel Der Patient hat alle 2 Tage weichen Stuhlgang.

Fernziel Wiederherstellung der gesunden Ausscheidungsfunktion.

Maßnahmen Auf ärztliche Anordnung einen Einlauf oder orale Laxanzien morgens verabreichen. Beim Essen sagen, daß er sich Zeit nehmen, richtig kauen und genießen soll. Zu jeder Mahlzeit und vor dem Frühstück ein Glas Kamillentee trinken lassen. *Flüssigkeit macht den Stuhlgang weicher.* Den Patienten darauf hinweisen, daß er nicht pressen darf. Stuhlgang im Hinblick auf Form, Regelmäßigkeit und Konsistenz beobachten. Dokumentation morgens und abends über das tägliche Stuhlgangverhalten.

Problem 2 Durch die Nachwirkungen der Narkose besteht die Gefahr des postoperativen Harnverhaltes.

Ressource Keine.

Nahziel Der Patient läßt in 6 Stunden 200 bis 300 ml Urin ab.

Fernziel Geregelte Urinausscheidung.

Maßnahmen Den Patienten zum Lassen des 1. Spontanurins 6 Stunden nach der Operation auf die Toilette begleiten. Das Wasser hörbar aufdrehen und dem Patienten genug Zeit lassen. Schmerzmittel anbieten. *Oft können psychologische Faktoren wie Angst vor Schmerzen ein Harnverhalten auslösen.* Bei Harnverhalt über 6 bis 8 Stunden auf ärztliche Anordnung Medikamente geben oder einmalkatheterisieren. Dokumentation über die 1. Urinausscheidung.

Problem 3 Aufgrund des Schluckens von Blut während der Operation besteht die Gefahr des postoperativen Erbrechens.

Ressource Keine.

Nahziel Der Patient ist frei von Erbrechen.

Fernziel Der Patient fühlt sich wohl.

Maßnahmen Auf das Nachtkästchen Nierenschalen mit Zellstoff stellen. Sagen, daß er sich bei dem Gefühl der Übelkeit melden soll. Auf ärztliche Anordnung Paspertin verabreichen. Patienten mit dem Oberkörper aufrecht lagern. Bei Erbrechen dieses im Hinblick auf Farbe, Geruch, Menge und Beimengung beobachten und dokumentieren. Erbrochenes auf frisches Blut inspizieren. Den Arzt verständigen und in den Hals sehen lassen. Die Möglichkeit geben, danach den Mund auszuspülen und die Hände zu waschen. Fenster öffnen und bei Bedarf Bettwäsche wechseln.

Der Patient hat Probleme bei der

ATL 6 Regulation der Körpertemperatur

Problem 1 Aufgrund der Operation besteht die Gefahr eines Resorptionsfieber bis zu 38 °C.

Ressource Der Patient mißt morgens, mittags und abends selbständig rektal seine Temperatur.

Nahziel Der Patient ist fieberfrei.

Fernziel Körpertemperatur zwischen 36 und 37 °C.

Maßnahmen Dreimal täglich Temperatur messen lassen. Thermometer rektal 3 Minuten belassen. Bei Beginn von erhöhten Temperaturen eine dünne Decke geben. Eisbeutel eingewickelt in einen kleinen Kopfkissenüberzug eine halbe Stunde rechts und links in die Leiste legen. Nach Bedarf wiederholen. Bei Erhöhung der Temperatur auf ärztliche Anordnung Medikamente verabreichen.

Der Patient hat Probleme beim

ATL 7 Atmen

Problem 1 Aufgrund der Schwellung im Hals hat der Patient ein Engegefühl. Der Patient meint, schlecht Luft zu bekommen.

Ressource Der Patient holt sich selbständig Eisbeutel.

Nahziel Abschwellung der Ödeme in 3 Tagen.

Fernziel Der Patient bekommt gut Luft.

Maßnahmen Oberkörper aufrecht lagern. Die Arme mit 2 Kissen unterstützen. Eiskrawatte um den Hals legen. Diese alle halbe Stunde wechseln. Kalte Getränke anbieten, *um ein Abschwellen von innen zu erzielen.* Atmung 3mal am Tag im Hinblick auf Regelmäßigkeit und Frequenz kontrollieren. Den Patienten beruhigen, und ihm erklären, warum das Engegefühl entsteht. Ein Sauerstoffgerät mit Maske am Platz richten.

Problem 2 Um das Operationsgebiet nicht zu reizen, darf der Patient nicht rauchen.

Ressource Der Patient erkennt die Notwendigkeit dieser Vorschrift an.

Nahziel Der Patient hält sich im Krankenhaus an das Rauchverbot.

Fernziel Gut abgeheiltes Operationsgebiet.

Maßnahmen Den Patienten darauf hinweisen, daß er das Rauchen unterlassen soll. Ihm sagen, daß es dadurch zu einer Reizung des Operationsgebietes kommen kann. Gesundheitsfördernde Maßnahmen nahebringen, wie z.B. Rauchen schadet der Gesundheit. Bei dem Wunsch der Entwöhnung Hilfe anbieten. Adressen und Broschüren von Selbsthilfegruppen weitergeben.

Der Patient hat Probleme beim

ATL 8 Für Sicherheit sorgen

Problem 1 Aufgrund der Operation besteht die Gefahr der Nachblutungen.

Ressource Keine.

Nahziel Reizlose Wunde mit Umgebung.

Fernziel Gut zugeheilte Wunde.

Maßnahmen Täglich morgens Beobachtung der Wunde durch den Arzt auf Rubor, Dolor, Calor, Tumor und Funktio laesa, Blutungen und Sekret. Beim Mundausspülen oder Zähneputzen auf Blutbeimengungen achten. Patienten anhalten, sich bei Blutgeschmack im Mund sofort zu melden.

Problem 2 Durch eine mögliche Keimverschleppung besteht die Gefahr der Infektion des Operationsgebietes.

Ressource Keine.

Nahziel Der Patient ist frei von Infektionen.

Fernziel Der Körper ist frei von pathologischen Keimen.

Maßnahmen Dreimal täglich Temperatur kontrollieren. Wunde einmal täglich auf Rubor, Dolor, Tumor und Funktio laesa hin kontrollieren. Den Patienten auffordern, sich bei Mißempfinden sofort zu melden.

Problem 3 Aufgrund der Nachwirkungen der Narkotika besteht die Gefahr der Beeinträchtigung der Vitalfunktion.

Ressource Der Patient meldet sich bei Schwindel oder Kopfschmerzen.

Nahziel Konstante Blutdruckwerte.

Fernziel Konstanthaltung des Blutdrucks auf Werte von 120:80 mmHg. Konstanthaltung des Pulses auf Werte zwischen 60 und 80 Schlägen pro Minute. Konstanthaltung der Atmung bei 12 bis 20 Atemzügen pro Minute. Konstanthaltung der Temperatur auf Werte zwischen 36 und 37 °C.

Maßnahmen Nach Übernahme aus dem Aufwachraum einen Überwachungsbogen anlegen. Den Blutdruck und Puls halbstündlich kontrollieren. Bei konstanten Vitalwerten über 3 Stunden Kontrolle stündlich bis zweistündlich durchführen. Am 1. postoperativen Tag 3mal täglich die Vitalwerte messen und in einer Kurve dokumentieren. Bei starken Veränderungen sofort Arzt verständigen und auf Anordnung Medikamente verabreichen. Patienten informieren, daß er sich umgehend bei Veränderungen seines Befindens melden soll.

Problem 4 Aufgrund des Abbocath besteht die Gefahr der Infektion der Einstichstelle. Der Patient könnte eine Thrombophlebitis bekommen.

Ressource Der Patient meldet sich bei Brennen der Einstichstelle.

Nahziel Am 1. postoperativen Tag Entfernung der Braunüle.

Fernziel Entzündungsfreie Vene.

Maßnahmen Täglich sterilen Verbandswechsel durchführen. Das alte Pflaster entfernen. Mit sterilen Kompressen und Desinfektionsmittel die Einstichstelle der Braunüle von innen nach außen reinigen. Beobachtung der Einstichstelle im Hinblick auf Rötung, Schwellung und Schmerzen. Steriles Pflaster aufkleben. Mit unsterilen Kompressen Nadel abpolstern und Drei-Wege-Hahn unterpolstern. Die Braunüle bis zum 1. postoperativen Tag liegen lassen, *um im Falle einer Veränderung des Befindens einen venösen Zugang für Antibiotika oder Infusionen zu haben.*

Problem 5 Aufgrund der Gefahr der Nachblutung bei Blutdruckanstieg darf der Patient nicht in die Sonne gehen.

Ressource Der Patient hält sich an die Vorschrift.

Nahziel Der Patient hält sich im Klinikgebäude auf.

Fernziel Der Patient darf in die Sonne gehen.

Maßnahmen Den Patienten darüber informieren, daß bei Sonneneinstrahlung der Blutdruck ansteigen kann und dadurch die Gefahr der Nachblutung durch Gefäßerweiterung erhöht wird. Ihn bitten, in den ersten Wochen nach der Operation Sonne zu meiden. Ihm raten, sich eventuell im Schatten des Parks aufzuhalten.

Der Patient hat Probleme beim

ATL 9 Arbeiten und Spielen

Problem 1 Da der Patient sich nicht körperlich anstrengen darf, verläßt er die Station selten. Der Patient hat Langeweile und ist nicht ausgelastet.

Ressource Der Patient bekommt von Freunden und Familie Besuch.

Nahziel Der Patient geht in 3 Tagen im Park für eine halbe Stunde spazieren.

Fernziel Der Patient kann sich trotz Krankenhausaufenthalt problemlos ablenken und beschäftigen.

Maßnahmen Einen Mitpatienten ins Zimmer legen, der vom Alter und von den Interessen her ähnliche Ansichten vertritt, *damit ein Gespräch zustande kommt. Die Besuchszeiten erweitern, um berufstätigen Freunden die Möglichkeit zu geben, einen Besuch zur Abwechslung und zum Austausch von Gefühlen zu ermöglichen.* Formulare zur Anmeldung eines Telefons, Radios oder Fernsehers aushändigen. Die Familie kann genügend Zeitungen und Bücher mitbringen. Dem Patienten raten, mit dem Aufzug z.B. in die Cafeteria zu fahren. Für längere Wege einen Rollstuhl mitgeben. Das Pflegepersonal soll Gesprächsbereitschaft zeigen.

Der Patient hat Probleme beim

ATL 10 Kommunizieren

Problem 1 Aufgrund der Klinikfachsprache kann der Patient auf Anhieb nicht alle Informationen und Aufklärungen verstehen.

Ressource Der Patient interessiert sich für seine Operation.

Nahziel Der Patient fragt in 2 Tagen nach.

Fernziel Der Patient versteht die Informationen.

Maßnahmen Den Patienten ermutigen, bei Visite sofort zu sagen, wenn er etwas nicht versteht. Bei pflegerischen Tätigkeiten mit einfachen, verständlichen Worten informieren. Medizinische Fachbegriffe vermeiden. Bei Fragen Auskunft geben und sich versichern, daß er alles verstanden hat. Bei Unklarheiten im ärztlichen Bereich ein Gespräch mit dem zuständigen Arzt arrangieren. Stationsübliche Informationsblätter und Broschüren weitergeben.

Problem 2 Aufgrund der Schmerzen im Operationsgebiet spricht der Patient leise.

Ressource Der Patient teilt sich mit.

Nahziel Der Patient spricht in 2 Tagen verständlicher.

Fernziel Der Patient spricht deutlich und laut.

Maßnahmen Nebengeräusche abstellen. Nahe an den Patienten treten. Ihm sagen, daß nach Abschwellung des Wundgebietes das Sprechen wieder leichter fallen wird. Auf Mimik und Gestik achten. Schmerzmittel auf ärztliche Anordnung geben.

Der Patient hat Probleme beim

ATL 11 Mann sein

Problem 1 Aufgrund der Abhängigkeit vom Pflegepersonal bei der Körperpflege fühlt sich der Patient nicht als vollwertiger Mann.

Ressource Keine.

Nahziel Der Patient pflegt sich in 3 Tagen selbständig.

Fernziel Der Patient ist unabhängig.

Maßnahmen Respektieren der individuellen Bedürfnisse. Dem Patienten die Möglichkeit geben, so viel wie möglich selbst zu machen. Frühmobilisation betreiben. Patienten bitten, die Hilfestellungen des Personals anzunehmen. Ihm erklären, daß die Übernahme bestimmter Tätigkeiten durch Dritte seiner raschen Genesung dient. Er soll diese nicht als Bevormundung betrachten.

Der Patient hat Probleme beim

ATL 12 Sinn finden

Problem 1 Aufgrund der Tonsillektomie hat der Patient Angst vor Nachblutungen und Komplikationen.

Ressource Der Patient äußerst seine Ängste.

Nahziel Der Patient lernt, mit seinen Ängsten umzugehen.

Fernziel Der Patient ist nachblutungsfrei

Maßnahmen Die Ängste ernst nehmen. Verständnis entgegenbringen und Gesprächsbereitschaft signalisieren. Den Patienten auf die Risikofaktoren Alkohol, Sport und Sonne in bezug auf eine Nachblutung hinweisen. Ihn bitten, körperliche Belastungen wie z.B. schweres Heben oder schnelles Laufen zu unterlassen. Ein Gespräch mit dem Arzt organisieren, *bei dem er sich über weitere Risikofaktoren einer Nachblutung informieren kann.*

4 Innere Medizin

4.1 Diabetes mellitus

Der nachfolgende Text stellt eine kurze Zusammenfassung der Erkrankung Diabetes mellitus dar. Er soll die Erkrankung in Erinnerung rufen, um mit der Pflegeplanung besser zurechtzukommen. Er ersetzt keinesfalls die Fachliteratur.

Definition: Unter Diabetes mellitus versteht man eine erblich-chronisch verlaufende Stoffwechselerkrankung des Kohlenhydrat-, Fett- und Eiweißstoffwechsels durch einen absoluten oder relativen Insulinmangel. Der Diabetiker ist nicht in der Lage, die mit der Nahrung aufgenommenen Zuckerstoffe so zu verwerten, daß dem Stoffwechsel in der Zelle ein dem jeweiligen Bedarf angepaßtes Glukoseangebot zur Verfügung steht. Es kommt zu überhöhten Blutzuckerwerten und zum Zuckerverlust mit dem Harn.
Häufigkeit: Es sind ca. 2 bis 3% der Bevölkerung an Diabetes erkrankt, wobei etwa 15 bis 25% Genträger darstellen. Der Diabetes mellitus betrifft überwiegend das höhere Lebensalter, zwischen dem 50. und 65. Lebensjahr. Frauen erkranken häufiger als Männer.
Begünstigende Faktoren: Mögliche begünstigende Faktoren für den primären Diabetes (jugendlicher Diabetes oder Altersdiabetes) sind verschiedene Belastungsfaktoren, wie z.B. Übergewicht, Infekte, Streßsituationen, endokrine Regulationsstörungen in der Pubertät, Schwangerschaft, Klimakterium und Bewegungsmangel. Die Anlage zum Diabetes mellitus wird in noch nicht eindeutig geklärter Folge vererbt. Somit besteht die Voraussetzung, daß die oben genannten Faktoren auf einen genetisch determinierten Organismus treffen müssen, um die Erkrankung auslösen zu können. Mögliche begünstigende Faktoren für einen sekundären (nichtgenetischer Diabetes) Diabetes mellitus sind übergeordnete Erkrankungen, wie z.B. rezidivierende Pankreatitiden, Hämochromatose, Überfunktion endokriner Drüsen wie Cushing-Syndrom, Phäochromozytom oder Hyperthyreose.
Symptome: Leitsymptome sind vermehrter Durst mit entsprechend vermehrter Harnmenge, Juckreiz und Neigung zu Entzündungen, Körpergewichtsverlust, allgemeine Abgeschlagenheit, Arbeitsunlust, depressive Verstimmung, Appetitsteigerung, Furunkulose, Karbunkel, Pruritus vulvae et ani, Sehstörungen, Neuritiden, verminderte Wundheilung und Potenzstörungen.

Therapie: Grundsätzlich sollte jeder Diabetiker einen regelmäßigen, gleichbleibenden Tagesrhythmus einhalten. Nahrungsaufnahme, Medikamenteneinnahme, körperliche Tätigkeit und Schlaf sollten sich mit großer Regelmäßigkeit wiederholen. Sparsames Leben, Idealgewicht, problemloser Alltag schaffen für den Diabetiker bessere Bedingungen. Schlagworte der Therapie sind Diät, orale Antidiabetika, Insulin und körperliche Bewegung. Detailliertes Wissen hierzu muß in der Fachliteratur nachgelesen werden.

Erläuterung: Durch den Insulinmangel wird einerseits die Glukose zu wenig in Fettgewebe und Muskulatur aufgenommen und verwertet, andererseits gleichzeitig zu viel Glukose in der Leber hergestellt, so daß eine Hyperglykämie entsteht. Um die Glukose aus dem Körper zu schleusen, gibt es eine Möglichkeit, nämlich die Glukosurie. Die Folge ist eine Polyurie und Exsikkose. Der Körper verliert die Glukose wieder. Wegen des großen Mangels an Glukose ist somit ebenfalls die Fettsynthese gestört. Es werden zu viele Lipide zu Fettsäuren und Glyzerin abgebaut. Die Folge ist, daß die freien Fettsäuren in der Leber als Fett gespeichert werden und es zu einer Hyperlipoproteinämie und einer diabetischen Fettleber kommt. Zudem werden durch den Insulinmangel vermehrt Proteine in der Muskulatur abgebaut, um Glukose aufzubauen. Die Folge ist Gewichtsverlust.

Durch die komplexe Störung des Kohlenhydrat-, Fett-, Protein-, Wasser-, Mineral-, Säure- und Basenhaushaltes infolge Insulinmangels entstehen Komplikationen. Einerseits ketoazedotisches, hyperosmolares oder laktatazedotisches Koma, andererseits das hyper- und hypoglykämische Koma, Mikroangiopathien (Retino-, Nephro- und Neuropathien), sowie Makroangiopathien (Arteriosklerose). Wann und ob überhaupt Komplikationen entstehen werden, hängt von zwei Faktoren ab. Zum ersten von der Dauer des Diabetes mellitus, zum zweiten von der Güte der Einstellung des Diabetes.

Der Patient hat Probleme beim

ATL 1 Wach sein und Schlafen

Problem 1 Dadurch, daß die Nachtschwester zweistündlich ihren Kontrolldurchgang durch die Zimmer machen muß, hat der Patient eine gestörte Nachtruhe.

Ressource Der Patient schläft 2 Stunden am Stück.

Nahziel Der Patient hat in der nächsten Nacht eine Ruhephase von mindestens 4 Stunden.

Fernziel Der Patient schläft die Nacht ungestört durch.

Maßnahmen Beobachten, Dokumentieren und Überwachen der Qualität, Tiefe, Dauer und Durchgängigkeit des Schlafes, indem man zweistündlich durch die Zimmer geht. Auf ärztliche Anordnung ein Schlafmedikament verabreichen. Beim Durchgang leise die Türen zu den Patientenzimmern öffnen. Kein grelles Licht anmachen. Als Lichtquelle eine Taschenlampe benützen. In den Zimmern nur flüstern. Mitpatienten auf dem Stationsgang bitten, leise zu sprechen. Patienten informieren, wenn man in der Nacht noch einmal Blutzucker stechen muß.

Problem 2 Durch die Stoffwechselstörung leidet der Patient an Abgeschlagenheit und Müdigkeit.

Ressource Der Patient schläft auch untertags.

Nahziel Der Patient schläft in 4 Tagen nur nachts.

Fernziel Der Patient fühlt sich fit.

Maßnahmen Dem Patienten sagen, daß seine Abgeschlagenheit von der Erkrankung kommt. Ihm mitteilen, daß nach optimaler Einstellung des Diabetes das Gefühl der Abgeschlagenheit verschwindet. Optimale Einstellung des Diabetes, *um den Glukosegehalt im*

Blut zu senken. Blutzucker vor und nach den Mahlzeiten kontrollieren. Auf ärztliche Anordnung Medikamente geben oder Insulin spritzen. Patienten die notwendige Ruhe für sein Schlafbedürfnis gewähren. Zimmer stets gut durchlüften, *um Müdigkeit zu verringern.*

Der Patient hat Probleme beim

ATL 2 Sich bewegen

Problem 1 Aufgrund der Immobilität durch die Müdigkeit verändert der Patient seine Lage nur wenig, und es besteht eine erhöhte Druckbelastung, besonders an Fersen, Ellbogen und der Kreuzbeinregion. Er ist dekubitusgefährdet.

Ressource Der Patient hat eine intakte Haut.

Nahziel Druckintensität und Zeitdauer des Druckes auf eine der oben genannten Körperstellen auf weniger als 40 mmHg in 2 Stunden reduzieren.

Fernziel Die Blutzirkulation an druckgefährdeten Stellen fördern.

Maßnahmen Die Haut einmal täglich bei guten Lichtverhältnissen im Hinblick auf weiße Flecken oder Rötung inspizieren. Täglich morgens und abends mit alkalifreier Seife den ganzen Körper waschen, *um die strapazierte Haut nicht zusätzlich zu schädigen. Haut trocken halten.* Einreiben mit rückfettenden Salben wie Fissan nach jeder Waschung. Am Morgen und bei Bedarf saubere und trockene Kleidung anziehen. Falten im Bett glatt ziehen. Krümel nach jeder Mahlzeit sorgfältig entfernen. Patienten mobilisieren, z.B. je nach körperlicher Verfassung Kopfteil 60° hoch stellen, Patienten an Bettrand oder in Rollstuhl setzen. Steh- bzw. Gehübungen oder passive und aktive Bewegungsübungen mit der Krankengymnastin machen. *Ein Dekubitus kann durch eine Ernährungsstörung begünstigt werden.* Eine Diätberaterin zum Patienten schicken, die gemeinsam mit ihm eine Ernährung zusammenstellt, die dem Diabetes und dem Vitaminmangel angepaßt ist.

Problem 2 Da der Patient, bedingt durch die Abgeschlagenheit, viel im Bett liegt, hat er Funktions- und Bewegungseinschränkungen an Knie-, Hals- und Schultergelenk. Er ist kontrakturgefährdet.

Ressource Der Patient ist frei von Varizen.

Nahziel Der Patient verläßt in 2 Tagen für mindestens 4 Stunden sein Bett.

Fernziel Intakte Muskelvenenpumpe und ausreichende Strömungsgeschwindigkeit in den Venen.

Maßnahmen Hochlagerung der Beine alle 2 Stunden um 20°, *damit das Blut besser vom Knie bis zur Leiste abfließen kann.* Mobilisieren durch das Sitzen an der Bettkante, Waschen oder Aufstehen zur Toilette 4- bis 5mal täglich. Dreimal täglich 5 Minuten im Bett Füße 10mal kreisen lassen, 15mal Heben und Senken, Zehen einkrallen und spreizen. Patienten motivieren zu einem Spaziergang im Park. Ihn bitten, trotz Müdigkeit seinen Körper durch Bewegungsübungen aktiv zu halten. 24 Stunden Antithrombosestrümpfe tragen lassen. Anlegen der Strümpfe im Liegen, bei entstauten Venen. Strümpfe alle 2 Tage erneuern. Morgens und abends Beobachtung der Haut im Hinblick auf Rötung, Erwärmung, Schwellung und Druckstellen. Verabreichung der Fragminspritze auf ärztliche Anordnung täglich morgens.

Problem 3 Durch die Durchblutungsstörung kommt es zu einer Verlangsamung der Blutströmung, einer Beschleunigung der Blutgerinnung und einer verminderten Muskel-Venen-Pumpe. Der Patient ist thrombosegefährdet.

Ressource Der Patient führt die von der Krankengymnastin gezeigten Bewegungsübungen selbständig durch.

Nahziel Der Patient befindet sich in 4 Tagen für mindestens 3 bis 4 Stunden außerhalb seines Bettes.

Fernziel Erhaltung der funktionellen Gelenkstellung sowie des harmonischen Bewegungsablaufs.

Maßnahmen Alle 2 Stunden Lagewechsel betreiben. Den Patienten bitten, im Bett Dehn-, Streck- und Tretübungen durchzuführen. Bewegungsübungen passiv und aktiv durchführen. Eventuell mit Krankengymnastik. Mit ihm mindestens einmal pro Schicht auf Station auf und ab gehen. Information über die Gefahr und Entstehung einer Kontraktur und die Notwendigkeit von Bewegungsübungen. Beobachtung auf Beweglichkeit der Gelenke, Schmerzen und Fehlstellungen.

Problem 4 Durch die Bettlägerigkeit besteht beim Aufstehen die Gefahr des Schwindels und des orthostatischen Kollapses.

Ressource Der Patient ruft zum Aufstehen eine Pflegekraft.

Nahziel Der Patient steht in 4 Tagen schwindelfrei auf.

Fernziel Problemloses und selbständiges Stehen und Gehen.

Maßnahmen Vor jedem Aufstehen die Vitalwerte kontrollieren. Den Kreislauf anregen, indem der Patient im Bett sitzend Hände und Füße 10mal kreisen soll, 20mal Hände zu einer Faust ballen lassen, die Beine dazu anziehen und ausstrecken. Das Kopfteil 60° hochstellen. Den Patienten bitten, aufrecht zu sitzen und tief durchzuatmen. Ihn am Bettrand mit Fußsohlenkontakt zum Boden 5 bis 10 Minuten sitzen lassen und Vitalwerte kontrollieren. Vor dem Losgehen auf der Stelle trippeln lassen. Bei Bedarf eine 2. Pflegekraft zur Hilfe rufen.

Problem 5 Aufgrund des Diabetes besteht die Gefahr, an peripheren, sensomotorischen Neuropathien zu erkranken. Der Patient hat bereits leichte Sensibilitätsstörungen an Füßen und Zehen.

Ressource Der Patient hat verletzungsfreie Füße und Hände.

Nahziel Der Patient hat in den Füßen ein Gefühl.

Fernziel Stabilisierung der Stoffwechsellage.

Maßnahmen Siehe ATL 8 „Für Sicherheit sorgen" unter Problem 5 „Fußkomplikationen". Den Patienten anhalten, beim Aufstehen stets Schuhe mit fester Sohle zu tragen. Optimale Einstellung des Blutzuckers durch die Ärzte. Vor und nach der Essenseinnahme Blutzucker bestimmen und auf ärztliche Anordnung Medikamente verabreichen.

Problem 6 Durch die Sensibilitätsstörungen hat der Patient eine verminderte Schmerzwahrnehmung. Dem Patienten fehlt die natürliche Schutzreaktion vor Verletzungen.

Ressource Der Patient nimmt starke Schmerzreize wahr.

Nahziel Der Patient verhält sich vorsichtig und vorschriftsmäßig.

Fernziel Verletzungsfreiheit.

Maßnahmen Dem Patienten sagen, daß er niemals ohne Schuhe sein Bett verlassen soll. Gegenstände wie Stühle, Tische oder Infusionsständer ordentlich an den Wandseiten des Zimmers plazieren. Den Patienten bitten, sich vorsichtig im Zimmer zu bewegen. Ihn anhalten, sich nicht an Kanten zu verletzen. Das Bett in Nähe der Tür aufstellen, *um den Weg durch das Zimmer zu vermeiden.* Ihm nie eine heiße Wärmflasche in das Bett legen. Füße morgens und abends auf Verletzungen hin inspizieren. Optimale Einstellung des Diabetes durch die Ärzte.

Problem 7 Durch den Diabetes hat der Patient Parästhesien und Taubheitsgefühl in den Fingern und Zehen. Er hat Schwierigkeiten, kleine Gegenstände zu greifen.

Ressource Keine.

Nahziel Verbesserung der Parästhesien in 14 Tagen.

Fernziel Beschwerdefreiheit.

Maßnahmen Dem Patienten den Zusammenhang zwischen Diabetes und Taubheitsgefühl in Füßen und Händen erklären. Ihm sagen, daß aufgrund der Nervenschäden die Tiefensensibilität gestört ist. Mithilfe bei der Körperpflege und beim Essen anbieten. Besteck mit dicken Griffen verwenden. Kleidung mit Druckknöpfen oder Reißverschlüssen anziehen lassen. Anmeldung bei der Krankengymnastik und der Diabetiker-Sportgruppe. Den Patienten Verrichtungen selbst durchführen lassen, z.B. soll er sein Essenstablett selbständig holen und wegtragen und sein Bett machen. *Dies übt die Fingerfertigkeit.*

Der Patient hat Probleme beim

ATL 3 Waschen und Kleiden

Problem 1 Der Patient hat, bedingt durch den Diabetes, eine eingeschränkte Schweißdrüsenfunktion. Die Haut ist trocken und spröde.

Ressource Der Patient cremt sich sorgfältig nach jeder Waschung ein.

Nahziel Der Patient ist frei von Hauteinrissen.

Fernziel Intakte, elastische Haut.

Maßnahmen Nach der Waschung die gesamte Haut mit feuchtigkeitsspendender Lotion eincremen. Die Haut morgens und abends inspizieren. Patienten Creme auf das Nachtkästchen legen und ihn bitten, seine Haut mindestens 3mal täglich damit einzucremen. Eventuell Vorstellung bei einem Dermatologen vereinbaren.

Problem 2 Aufgrund der Parästhesien ist der Patient in seiner Mobilität eingeschränkt. Er braucht Hilfe beim Waschen des Rückens und der Beine. Er benötigt Unterstützung beim An- und Ausziehen seiner Kleidung.

Ressource Der Patient wäscht sich das Gesicht, den Intimbereich und den Oberkörper selbständig.

Nahziel Der Patient zieht sich in 3 Tagen alleine an.

Fernziel Selbständigkeit in bezug auf Körperpflege und Bekleidung.

Maßnahmen Anrichten der Waschschüssel mit sämtlichen Utensilien (2 Waschhandschuhe, 2 Handtücher, Waschlotion, Hautcreme) am Waschbecken. Zahnpasta, Zahnbecher, Zahnbürste und Nierenschale zum Zähneputzen bereitstellen. Die Zahnbürste mit z.B. Schaumstoff umwickeln, *um den Griff damit zu verdicken.* Dem Patienten den Rücken, Beine und Füße waschen. Den ganzen

Körper sorgfältig eincremen. Die Haare bürsten und kämmen. Private Kleidung anziehen lassen. Kleidungsstücke mit Druckknöpfen oder Reißverschlüssen auswählen. Patienten anhalten, bei der Körperpflege und beim Ankleiden mitzuhelfen. Dokumentation über Hautzustand und Mobilität morgens und abends.

Problem 3 Aufgrund des verminderten Schmerzempfindens durch den Diabetes besteht die Gefahr der Hautverletzungen.

Ressource Der Patient trägt Schuhe.

Nahziel Der Patient ist frei von Verletzungen.

Fernziel Intakte, gesunde Haut.

Maßnahmen Inspektion der Haut morgens und abends im Hinblick auf Veränderungen wie Einrisse oder Rötungen. Den Patienten darauf hinweisen, daß er stets Schuhe tragen soll. Er sollte Naßrasuren vermeiden. Nie mit freiem Oberkörper über Station laufen. Die Haut stets mit angemessener Bekleidung vor äußeren Einflüssen schützen.

Problem 4 Durch den erhöhten Glukosegehalt im Blut leidet der Patient an Hautjucken.

Ressource Der Patient cremt sich mit einer juckreizstillenden Salbe ein.

Nahziel Verminderung des Juckreizes in 2 Tagen.

Fernziel Intakte, reizlose Hautbeschaffenheit.

Maßnahmen Auf ärztliche Anordnung eine juckreizstillende Salbe auf das Nachtkästchen legen. Dem Patienten erklären, daß er diese bei Bedarf an juckenden Körperpartien auftragen soll. Darauf hinweisen, daß er sich nicht mit den Fingernägeln kratzen soll, *da die Gefahr von Hauteinrissen zu groß ist.* Eventuell Verbände anlegen. Ihm raten, bei unstillbarem Juckreizgefühl dünne Handschuhe zu tragen. Bei Verschlimmerung des Juckreizes ein dermatologisches Konsil auf ärztliche Anordnung hin ausschreiben.

Täglich ein Blutzuckertagesprofil erstellen. Einmal täglich im Urin den Zuckergehalt bestimmen. Wenn die Werte nicht zwischen 80 und 120 mg/dl liegen, den Arzt benachrichtigen und evtl. Insulin nachspritzen oder bessere Einstellung des Blutzuckers durch die Ärzte veranlassen.

Der Patient hat Probleme beim

ATL 4 Essen und Trinken

Problem 1 Durch den Diabetes hat der Patient ein starkes Durstgefühl, eine trockene Mundschleimhaut und trockene Lippen. Er ist soor- und parotitisgefährdet.

Ressource Der Patient spült seinen Mund mehrmals täglich aus.

Nahziel Der Patient hat ein vermindertes Durstgefühl.

Fernziel Der Patient hat geschmeidige Lippen, feuchte Mundschleimhaut und einen guten Geschmack im Mund.

Maßnahmen Gegen die trockene Mundschleimhaut stündlich gekühlte Lemonstäbchen und Mundspray anbieten. Den Patienten 3mal täglich und bei Bedarf den Mund mit Zahnfluid und Wasser spülen lassen. Zuckerfreien Kaugummi gegen schlechten Geschmack kauen lassen. Bepanthensalbe für die Lippen am Bett bereitlegen. Ärzte über Durstgefühl informieren.

Problem 2 Aufgrund des Diabetes verspürt der Patient eine Appetitsteigerung.

Ressource Der Patient ißt nur die Nahrung, die aus der Diätküche kommt.

Nahziel Der Patient hält eine Woche lang sein Gewicht konstant.

Fernziel Normaler, gesunder Appetit.

Maßnahmen Jeden Morgen Gewicht auf der Waage kontrollieren. Patient sagen, daß er sein Idealgewicht erreichen soll, *damit eine leichtere und genauere Insulineinstellung möglich ist.* Ihn anhalten, keine Lebensmittel zusätzlich zu seiner Diät zu sich zu nehmen. (Siehe ATL 4 „Essen und Trinken" unter dem Problem 6 „Diät").

Problem 3 Durch die Stoffwechselstörung leidet der Patient an einem Mangel an Insulin.

Ressource Keine.

Nahziel Der Patient hat in einer Woche Blutzuckerwerte um die 180 mg/dl.

Fernziel Ausreichend Insulin im Körper.

Maßnahmen Insulin im Kühlschrank aufbewahren. Vor Gabe der Insulininjektion den Blutzucker mit einem Glukosometer bestimmen. Menge an Insulin in Einheiten auf eine graduierte 1-ml-Spritze aufziehen. Hautstelle desinfizieren. Das Aspirieren nach Einstechen der Nadel unterlassen, *da die Gefahr der Gewebeschädigung zu groß ist.* Nach Verabreichung der Insulinmenge und Einhaltung des Eß-Spritz-Abstandes das Essen bringen. Dokumentation über Blutzucker und die gespritzte Insulinmenge. Insulin nur auf ärztliche Anordnung hin injizieren. Patienten zur Diabetikerschulung anmelden und ihn daran erinnern, daß er dort hingeht, *damit er alles über Insulin, Diät, Verbrauch von Kalorien, Broteinheiten und Spritzen lernt.* Darauf hinweisen, daß es Hilfsmittel zur leichteren Insulininjektion gibt, wie z.B. PEN oder Pumpen.

Problem 4 Aufgrund des Diabetes darf der Patient keinen Alkohol trinken. Es besteht die Gefahr der Entgleisung des Blutzuckers.

Ressource Keine.

Nahziel Der Patient sieht die Notwendigkeit dieser Vorschrift ein.

Fernziel Der Patient ist alkoholabstinent.

Maßnahmen Ihm sagen, daß kohlenhydratreiche Alkoholgetränke verboten sind, er aber kohlenhydratfreie oder kohlenhydratarme Alkoholika wie Weinbrand, Gin, Rum, Cognac und Whisky trinken dürfte. Ihm jedoch raten, so weit wie möglich auf alkoholische Getränke zu verzichten. Dem Patienten sagen, daß bei Alkoholgenuß die Gefahr des hypoglykämischen Komas bestünde. Auf

Süßigkeiten und Medikamente (z.B. Hustensaft) mit alkoholischem Inhalt aufmerksam machen.

Problem 5 Aufgrund des Diabetes muß der Patient eine Diät einhalten.

Ressource Der Patient versteht den Sinn der Diät.

Nahziel Der Patient hält sich an die Diät.

Fernziel Blutzuckerwerte zwischen 80 und 120 mg/dl.

Maßnahmen Dem Patienten eine individuelle Diät bestellen. Diese muß energiegerecht, fettbegrenzt, eiweißbegrenzt und kohlenhydratreich sein. Die Nährstoffe auf 6 Mahlzeiten über den Tag verteilen. Eine Diätberatung zu einem Gespräch mit dem Patienten bitten. Die Kalorien werden von ihr je nach Körpergewicht berechnet. *Sollte der Patient sein Normalgewicht überschritten haben, bekommt er eine energiereduzierte Mischkost.* Ihm raten, sich eine Nährstofftabelle anzuschaffen, *um bereits im Krankenhaus den Umgang mit Broteinheiten zu lernen.* In der Diätschulung anmelden. Dem Patienten eine abwechslungsreiche Kost, die 20 bis 21 BE pro Tag aufweist, anbieten. Ihm sagen, daß er keine schnell resorbierbaren Kohlenhydrate wie Zucker zu sich nehmen darf. Zudem sind Honig, Schokolade und Backwaren verboten. Als Ersatz Fruktose und Sorbit zum Süßen geben. Aufmerksam machen auf versteckte Fette in Fleisch und Wurst. Er soll lieber ungesättigte Fettsäuren wie Sonnenblumenöl verwenden. Eiweiß ist in Form von fettarmen Fleisch-, Fisch- und Käsesorten erlaubt. Kohlenhydratreiche Alkoholgetränke sind verboten, aber kohlenhydratfreie oder kohlenhydratarme Alkoholika wie Weinbrand, Gin, Rum, Cognac und Whiskey sind erlaubt. Gewürze sind erlaubt. Den Patienten bei der Einhaltung seiner Diät unterstützen. Sich jederzeit für Fragen Zeit nehmen und ihn daran erinnern, regelmäßig die Diabetesschulung zu besuchen.

Problem 6 Wegen des Verzichts auf bestimmte Lebensmittel lehnt sich der Patient gegen seine Diagnose auf. Der Patient bewahrt Süßigkeiten im Nachtschrank auf.

Ressource Keine.

Nahziel Der Patient sucht in einer Woche einen Psychologen auf.

Fernziel Der Patient akzeptiert seine Krankheit.

Maßnahmen Dem Patienten die Wichtigkeit der Einhaltung seiner Diät erklären. Ihm Hilfe bei der Verarbeitung seiner Diagnose leisten. Gesprächsbereitschaft zeigen. Auf Wunsch einen Psychologen bestellen. Den Arzt über die Süßigkeiten informieren, *um einer möglichen Blutzuckerentgleisung entgegenwirken zu können.* Blutzucker täglich vor und nach den Mahlzeiten bestimmen.

Der Patient hat Probleme beim

ATL 5 Ausscheiden

Problem 1 Aufgrund der Bettlägerigkeit besteht die Gefahr der Obstipation.

Ressource Der Patient kann auf die Toilette gehen.

Nahziel Der Patient hat alle 2 Tage Stuhlgang.

Fernziel Gesunde Ausscheidungsfunktion.

Maßnahmen Zur Anregung der Darmperistaltik täglich Morgengymnastik durchführen, z.B. eine halbe Stunde auf der Station auf und ab gehen. Auf ärztliche Anordnung einen Einlauf oder orale Laxanzien morgens verabreichen. Lebensmittel wie Gemüse oder Reis in der Küche bestellen, *da diese im Darm aufquellen und ihm Fülle geben.* Dem Patienten beim Essen raten, daß er sich Zeit nehmen, richtig kauen und genießen soll. Zu jeder Mahlzeit und vor dem Frühstück ein Glas Mineralwasser oder Fencheltee trinken lassen. Dokumentation morgens und abends über das tägliche Stuhlgangverhalten.

Problem 2 Durch die große Trinkmenge leidet der Patient an Harnflut und Polyurie.

Ressource Keine.

Nahziel Der Patient scheidet in 4 Tagen 2500 ml/24 h aus.

Fernziel Normale Flüssigkeitsaufnahme und Urinausscheidung.

Maßnahmen Täglich den Urin im Hinblick auf Farbe, Menge und Aussehen kontrollieren. Patienten anhalten, täglich 24-Stunden-Urin zu sammeln, *um die Gesamtmenge beurteilen zu können.* Einfuhr und Ausfuhr bilanzieren, indem der Patient einen Behälter zum Sammeln seines Urins erhält und einen Zettel, auf dem er die

Menge der Einfuhr notieren kann. Zur Einfuhr neben Infusionen und Flüssigkeit auch Suppen oder Soßen rechnen. Auch eingelegtes Kompott oder Fruchtsalat nicht vergessen. Der Patient sollte so viel trinken, wie er ausgeschieden hat, *um einen ausgeglichenen Flüssigkeitshaushalt zu erlangen.* Ihn informieren, daß sein Urin sehr hell ist, eine große Ausscheidungsmenge hat, jedoch ein hohes spezifisches Gewicht über 1025 aufweist. Täglich einmal morgens das spezifische Gewicht kontrollieren und den Patienten anhalten, 3mal täglich selbständig einen Urinstix auf Glukose durchzuführen. Optimale Einstellung des Diabetes durch die Ärzte vermindert den Durst und reduziert die große Harnflut. Eventuell Infusionstherapie auf ärztliche Anordnung durchführen. Jeden Morgen Gewichtskontrolle durchführen.

Problem 3 Durch die Abwehrschwäche besteht die Gefahr der Harnwegsinfektion und des Pilzbefalls.

Ressource Der Patient führt eine korrekte Intimtoilette durch.

Nahziel Der Patient hat eine gesteigerte Abwehr in 3 Wochen.

Fernziel Der Patient hat keimfreie Harnwege.

Maßnahmen Täglich morgens Mittelstrahlurin abnehmen, *um im Labor diesen auf Keime untersuchen lassen zu können.* Gründliche Kontrolle des Intimbereiches auf Veränderungen wie Ausfluß, weiße Beläge oder Juckreiz. Dem Patienten erklären, daß eine optimale Intimpflege und bestmögliche Hygiene wie Händedesinfektion, täglicher Unterwäschewechsel oder frische Waschhandschuhe einen Harnwegsinfekt verhindern können. Die optimale Einstellung des Diabetes wirkt der Immunschwäche entgegen.

Problem 4 Durch die Zuckerausscheidung im Harn wird ein erhöhtes spezifisches Gewicht erreicht.

Ressource Der Patient gibt jeden Morgen Mittelstrahlurin ab.

Nahziel Senkung des spezifischen Gewichts in einer Woche auf Werte von 1025.

Fernziel Normales spezifisches Gewicht.

Maßnahmen Morgens und am Abend spezifisches Gewicht kontrollieren und dokumentieren. Bei starken Veränderungen den Arzt informieren. Den Blutzucker durch den Arzt einstellen lassen, damit das hohe spezifische Gewicht gesenkt werden kann.

Der Patient hat Probleme bei der

ATL 6 Regulation der Körpertemperatur

Problem 1 Durch die Arteriosklerose und die hohe Flüssigkeitszufuhr durch den Diabetes leidet der Patient an Hypertonie um die 180:90 mmHg.

Ressource Der Patient kommt 6mal täglich selbständig zum Blutdruckmessen.

Nahziel Senkung des Blutdrucks in 5 Tagen auf 150:90 mmHg.

Fernziel Konstante Blutdruckwerte um die 140:80 mmHg.

Maßnahmen Sechsmal täglich Kontrolle des Blutdrucks. Bei veränderten Blutdruckwerten den Blutdruck jede Stunde nachmessen. Auf ärztliche Anordnung blutdrucksenkende Medikamente verabreichen. Bei sehr hohen Blutdruckwerten vorübergehend Bettruhe verordnen. Dem Patienten sagen, daß er sich umgehend bei Kopfschmerzen oder Gesichtsrötung melden soll, da dies erste sichtbare Symptome eines zu hohen Blutdrucks sein können.

Der Patient hat Probleme beim

ATL 7 Atmen

Problem 1 Aufgrund der Bettlägerigkeit, bedingt durch die Müdigkeit, hat der Patient eine Ansammlung von Sekret in den Bronchien. Die Folge ist eine flache Atmung, ein erschwertes Abhusten und eine ungenügende Belüftung der Lunge. Er ist pneumoniegefährdet.

Ressource Der Patient denkt täglich selbst daran, seine erlernte Atemgymnastik durchzuführen.

Nahziel Der Patient hält sich in 3 Tagen mehr als 2 Stunden außerhalb seines Bettes auf.

Fernziel Eine optimale Lungenventilation.

Maßnahmen Einreiben von Brust und Rücken morgens und abends mit sekretlösenden Mitteln wie Nervgeist oder Stas-Salbe. Für ausreichende Frischluft im Zimmer sorgen, *da dies zum tiefen Durchatmen anregt.* Im Zweistundenwechsel Oberkörper hoch lagern mit Abstützen der Arme auf einem Kissen zur besseren Belüftung der Lunge. Den Patienten animieren, sein Bett zu verlassen und einen Spaziergang auf dem Stationsgang oder in den Klinikpark zu machen. Atemgymnastik mit einem Triflo, das vom Patienten stündlich 10mal benützt wird. Ihn bei jedem Gang in sein Zimmer auffordern, tief durchzuatmen und mit Hilfe des K-Lautes abzuhusten. Mehrere Nierenschalen mit Zellstoff für abgehustetes Sputum auf das Nachtkästchen stellen. Information über die Notwendigkeit der Pneumonieprophylaxe bei Aufnahme auf Station.

Problem 2 Wegen der Möglichkeit, daß sich die Arteriosklerose verschlechtert, darf der Patient nicht rauchen.

Ressource Der Patient versucht, seine Nikotinmenge zu reduzieren.

Nahziel Der Patient raucht in 3 Tagen nur noch 5 Zigaretten innerhalb von 24 Stunden.

Fernziel Der Patient hält sich an das Rauchverbot.

Maßnahmen Darauf hinweisen, daß Nikotin die Gefäße verengt und somit zu Durchblutungsstörungen führen kann. Dem Patienten erklären, daß die Folge ein schlechtes oder kein Heilen von Wunden wäre. Ihm mitteilen, daß er durch den Diabetes von vornherein eine schlechtere Durchblutung hat und das Rauchen eine zusätzliche Verschlechterung seines Zustandes nach sich ziehen würde. Ihm beim Nikotinentzug Hilfe in Form von psychologischer Unterstützung anbieten.

Der Patient hat Probleme beim

ATL 8 Für Sicherheit sorgen

Problem 1 Durch die herabgesetzte Körperresistenz, bedingt durch den Diabetes, besteht die Gefahr einer nosokomialen Infektion.

Ressource Keine.

Nahziel Der Patient ist während des Klinikaufenthalts frei von pathologischen Keimen.

Fernziel Gut eingestellter Diabetes.

Maßnahmen Den Patienten vor Mitpatienten, die krankmachende Keime mit sich tragen, schützen, indem er in ein Zimmer gelegt wird, das nach den Kriterien der Hygiene ausgesucht wird. Temperaturkontrolle morgens, mittags und abends durchführen. Diabetes durch die Ärzte optimal einstellen lassen. Die Haut im Hinblick auf Veränderungen oder Entzündungszeichen beobachten. (Siehe ATL 5 „Ausscheiden“ unter Problem 3 „Harnwegsinfektion“).

Problem 2 Aufgrund der Arteriosklerose kommt es zu einer Beeinträchtigung der Vitalfunktion.

Ressource Der Patient meldet sich bei Schwindel oder Kopfschmerzen.

Nahziel Senkung des Blutdrucks auf 150:80 mmHg.

Fernziel Konstanthaltung des Blutdrucks auf Werte von 140:80 mmHg. Konstanthaltung des Pulses auf Werte zwischen 60 und 80 Schlägen pro Minute. Konstanthaltung der Atmung bei 12 bis 20 Atemzügen pro Minute. Konstanthaltung der Temperatur auf Werte zwischen 36 und 37°.

Maßnahmen Sechsmal täglich und nach Bedarf Vitalwerte messen und in einer Kurve dokumentieren. Bei Veränderungen sofort Arzt verständigen und auf Anordnung Medikamente verabreichen. Den

Patienten informieren, daß er sich umgehend bei Veränderungen seines Befindens melden soll.

Problem 3 Aufgrund der Medikamentengabe besteht die Gefahr einer allergischen Reaktion.

Ressource Der Patient meldet sich bei körperlichem Mißempfinden.

Nahziel Der Patient beobachtet seinen Körper auf Veränderungen.

Fernziel Gute Verträglichkeit der angeordneten Medikamente in der Zeit der Einnahme.

Maßnahmen Genaue Verabreichung der ärztlich angeordneten Medikamente. Kontrolle im Hinblick auf Dosis, Häufigkeit, Anordnung und Patientennamen. Auf Nebenwirkungen wie Schüttelfrost, Fieber, Erbrechen, Durchfall oder Hautausschlag achten. Besonders bei Insulin auf Verfallsdatum, Menge und Art der Injektion achten.

Problem 4 Durch Diätfehler, Anstrengungen oder falsche Insulingaben besteht die Gefahr der Entgleisung des Blutzuckers. Der Patient könnte in ein hyper- oder hypoglykämisches Koma fallen.

Ressource Der Patient versucht, sich an die Diät zu halten.

Nahziel Der Patient hat konstante Blutzuckerwerte über den ganzen Tag verteilt zwischen 120 und 180 mg/dl.

Fernziel Komplikationsfreiheit.

Maßnahmen Täglich ein Blutzuckertagesprofil erstellen. Ebenfalls im Urin 3mal täglich den Glukosegehalt bestimmen. Erste Anzeichen eines Coma diabeticum anhand von Symptomen wie starkem Durst, Appetitlosigkeit, Übelkeit, Schläfrigkeit, trockener Haut und erhöhter Blutzuckerwerte erkennen. Bei diesen Anzeichen sofort Vitalzeichenkontrolle durchführen, zudem Blut- und Urinzuckerbestimmung. Auf ärztliche Anordnung Insulin, Flüssigkeits- und Elektrolyttherapie verabreichen. Die Insulinmenge stets für den Patienten aufziehen und ihm injizieren. Bei Betreten des Zimmers sofort die Symptome eines hypoglykämischen Komas erkennen wie Heißhunger, feuchte Haut, Angst, Zittern, Kribbeln und niedriger Blutdruck. Dem Patienten sofort nach Blutzuckerbestimmung gesüßten Tee, Zuckerwasser, Orangensaft oder Brot verabreichen. Optimale Einstellung des Diabetes verhindert diese Komplikationen. Ihm sagen, daß er sich an die Vorschriften wie Diät, körperliche Aktivität und Medikation halten soll, da die Entgleisungsgefahr unter diesen Bedingungen geringer ist.

Problem 5 Aufgrund der Durchblutungsstörungen besteht die Gefahr der Fußkomplikationen. Es könnten sich Ulzera und Gangrän entwickeln.

Ressource Der Patient hat intakte und verletzungsfreie Füße.

Nahziel Der Patient pflegt in einer Woche seine Füße selbständig und gewissenhaft.

Fernziel Intakte, gesunde Haut an den Füßen.

Maßnahmen Füße täglich mit lauwarmem Wasser unter Vermeidung hautreizender Seifen waschen und sorgfältig, besonders zwischen den Zehen, trocknen. Nach dem Zweiminutenfußbad bei 37° Wassertemperatur mit Babyseife die Füße bei trockener, spröder Haut mit einer milden Salbe wie Lanulin einreiben. Bei Neigung zu Fußschweiß die Zehenzwischenräume mit Azulonpuder einpudern. Patienten sagen, daß er Barfußgehen, auch im Schlaf- und Badezimmer, vermeiden soll, da bereits kleinste Verletzungen ein Ausgangspunkt einer schweren Infektion sein könnten. Dem Patienten klarmachen, daß er einschnürende Socken und Strumpfhalter, sowie zu enge Schuhe vermeiden soll. Der bequeme Schuh soll Platz für den Vorderfuß bieten, einen guten Fersensitz, weiche Sohlen und einen Absatz von nicht mehr als 2,7 cm Höhe haben. Geeignet sind Einlagen für die gesamte Fußsohle. Zehennägel nur nach einem Fußbad und unter Vermeidung jeglicher Verletzungen feilen. Zur Reinigung der Stellen unter den Zehennägeln keine spitzen Gegenstände verwenden. Raten, hierfür einen Zahnstocher oder ein Streichholz zu nehmen, das vorher mit einem kleinen Wattebausch umwickelt wurde. Wärmflaschen und Heizkissen sind wegen der Gefahr von Hautverbrennungen verboten. Am besten Wollsocken anziehen lassen. Bereits kleinste Verletzungen an den

Füßen dem Arzt zeigen. Selbstbehandlung von Druckstellen oder Hühneraugen soll der Patient unterlassen. Morgens und abends soll er seine Nägel, Fußballen und Fersen auf Druckstellen, Hauteinrisse, offene Stellen und verdickte Hornhaut mit einem Spiegel überprüfen. Die Blutzirkulation an den Füßen bei täglichen Spaziergängen im Park auf federndem Untergrund in Gang halten. Dem Patienten Fußgymnastik zeigen, wie z.B. Zehen-Fersen-Stand, *um die Durchblutung zu verbesssern.* Ein krankengymnastisches Konsil ausschreiben, *um Gymnastik und Schwimmübungen zu ermöglichen.*

Problem 6 Es besteht die Gefahr der Retinopathien durch den Diabetes. Der Patient könnte ein Katarakt, Glaukom, eine Ablösung der Netzhaut und einen Netzhautschaden durch Einblutungen bekommen.

Ressource Der Patient sieht gut.

Nahziel Gute Einstellung des Diabetes.

Fernziel Intakte Augen.

Maßnahmen Den Patienten über diese Komplikationen aufklären und ihn bitten, nach dem Krankenhausaufenthalt regelmäßig zur Vorsorgeuntersuchung zum Augenarzt zu gehen. Er soll sich an seine Diät und Medikation halten, um damit eine optimale Einstellung des Diabetes zu erreichen.

Der Patient hat Probleme beim

ATL 9 Arbeiten und Spielen

Problem 1 Aufgrund des Mehrbettzimmers und der ständig eintretenden Pflegekräfte fühlt sich der Patient in seinen Tätigkeiten gestört. Er kann z.B. nicht ungestört telefonieren.

Ressource Der Patient meldet seine Bedürfnisse an.

Nahziel Der Patient hält sich in 4 Tagen vorübergehend im Aufenthaltsraum auf.

Fernziel Der Patient ist die Krankenhausatmosphäre gewöhnt.

Maßnahmen Dem Patienten Bettnachbarn seines Alters und mit der gleichen Erkrankung dazulegen, *um die Diskrepanz zwischen erheblichem und niedrigem Pflegeaufwand zu verhindern.* Ihm die Zeiten mitteilen, an denen Pflegekräfte das Zimmer betreten müssen. Das Angebot machen, zwischen den Betten einen Sichtschutz aufzustellen. Die Gefühle ernst nehmen. Nachfragen, weshalb er sich gestört fühlt. Wenn der Patient durch das Mehrbettzimmer nicht zur Ruhe kommt, ihn eventuell in ein Einzelzimmer verlegen.

Problem 2 Da sich der Patient durch die schlechte Wundheilung nicht verletzen darf, ist er in seinen Aktivitäten eingeschränkt. Ihm ist es zeitweise langweilig.

Ressource Der Patient liest Bücher.

Nahziel Der Patient trägt bei jedem Spaziergang im Park ein angemessenes Schuhwerk.

Fernziel Verletzungsfreiheit.

Maßnahmen Dem Patienten sagen, daß er sich gleichmäßig körperlich betätigen soll, *da die Muskelarbeit die Verbrennung steigert und somit* *den Blutzucker senkt.* Er sollte darauf achten, sich nicht zu verletzen oder keinen Leistungssport zu betreiben. Bei zu viel Belastung besteht die Gefahr der Blutzuckerentgleisung. Pausen einlegen. Formulare zur Anmeldung eines Telefons, Radios oder Fernsehers weitergeben. Die Familie kann genügend Zeitungen und Bücher mitbringen.

Der Patient hat Probleme beim

ATL 10 Kommunizieren

Problem 1 Aufgrund der Klinikfachsprache kann der Patient auf Anhieb nicht alle Informationen und Aufklärungen verstehen.

Ressource Der Patient interessiert sich für seine Erkrankung.

Nahziel Der Patient fragt in 2 Tagen nach.

Fernziel Der Patient versteht die Informationen.

Maßnahmen Den Patienten ermutigen, bei Visite sofort zu sagen, wenn er etwas nicht versteht. Bei pflegerischen Tätigkeiten mit einfachen, verständlichen Worten informieren. Medizinische Fachbegriffe vermeiden. Bei Fragen Auskunft geben und sich versichern, daß er alles verstanden hat. Bei Unklarheiten im ärztlichen Bereich ein Gespräch mit dem zuständigen Arzt arrangieren. Stationsübliche Informationsblätter und Broschüren geben.

Problem 2 Aufgrund der Tatsache, chronisch krank zu sein, ist der Patient zeitweise depressiv verstimmt. Der Patient kann in diesem Moment seine Bedürfnisse nicht ausdrücken.

Ressource Keine.

Nahziel Der Patient sucht in einer Woche Kontakt zu einem Psychologen.

Fernziel Der Patient findet seinen Lebensmut zurück.

Maßnahmen Die Stimmungslage erkennen und ernst nehmen. Patienten darauf ansprechen und Gesprächsbereitschaft signalisieren. Auf Mimik, Gestik und Haltung achten. Bedürfnisse erkennen. Patienten durch Nachfragen motivieren, seine Wünsche zu äußern. Ihm Zeit geben, mit der Diagnose „chronisch krank“ zurechtzukommen. Nicht beleidigt oder gekränkt sein, *wenn der Patient aufgrund seiner Situation unhöflich auf Fragen reagiert.* Selbsthilfegruppen ins Gespräch bringen. Auf Wunsch ein psychologisches Konsil ausschreiben. Patienten den Rat geben, Kontakte zu anderen Diabetikern herzustellen.

Der Patient hat Probleme beim

ATL 11 Mann sein

Problem 1 Durch die Stoffwechselstörung leidet der Patient an Pruritus ani und Impotenz. Er fühlt sich nicht als vollwertiger Mann.

Ressource Keine.

Nahziel Der Patient spricht in 5 Tagen mit seiner Ehefrau über sein Problem.

Fernziel Befriedigende sexuelle Kontakte.

Maßnahmen Patienten ernst nehmen. Gesprächsbereitschaft zeigen. Patienten raten, sich seiner Ehefrau anzuvertrauen. Optimale Blutzuckereinstellung. Patienten anhalten, sich an die Diät zu halten. Selbsthilfegruppen vermitteln.

Der Patient hat Probleme beim

ATL 12 Sinn finden

Problem 1

Aufgrund der Erkrankung hat der Patient Zukunftsängste. Er glaubt, mit den Einschränkungen kein erfülltes Leben mehr führen zu können.

Ressource Der Patient spricht über seine Gefühle.

Nahziel Der Patient entdeckt neue Zukunftsperspektiven.

Fernziel Der Patient fühlt sich gut.

Maßnahmen Gespräche anbieten. Den Patienten ernst nehmen. Auf Wunsch einen Seelsorger rufen. Fachzeitungen anbieten, Selbsthilfegruppen vor Augen führen. Auf Wunsch betroffene Mitpatienten zu einem Gespräch und zum Austausch von Gefühlen vorstellen. Patienten in der Diätberatung anmelden. Ihm zu einem routinierten Umgang mit der Diät und Injektion verhelfen. Ihm Mut machen.

Problem 2

Aufgrund der Erkrankung hat der Patient Angst vor Komplikationen wie Retino-, Nephro-, Neuropathien und Amputationen.

Ressource Keine.

Nahziel Der Patient hält sich an seine Diät.

Fernziel Der Patient bleibt komplikationslos.

Maßnahmen Die Ängste ernst nehmen. Verständnis entgegenbringen und Gesprächsbereitschaft signalisieren. Ein Gespräch mit dem Arzt organisieren, bei dem sich der Patient über Prognose und Folgeerscheinungen des Diabetes erkundigen kann. Selbsthilfegruppen erwähnen und Bücher über die Erkrankung anbieten. Positives Denken vermitteln und versuchen, die Angst zu nehmen.

4.2 Leberzirrhose

Der nachfolgende Text stellt eine kurze Zusammenfassung der Erkrankung Leberzirrhose dar. Er soll die Erkrankung in Erinnerung rufen, um mit der Pflegeplanung besser zurechtzukommen. Er ersetzt keinesfalls die Fachliteratur.

Definition: Unter Leberzirrhose versteht man einen chronischen, nichtreparablen Zustand der Leber, bei dem das normale Lebergewebe und die Blutgefäßstruktur durch die Bildung von regenerierenden Lebergewebsknoten zerstört werden. Zwischen den Knoten bildet sich Bindegewebe aus, wodurch die Funktion der Leber beeinträchtigt und die Gefäßleistung behindert wird.
Begünstigende Faktoren: Zur Leberzirrhose können nicht nur die durchgemachte und chronisch gewordene Hepatitis, sondern auch die chronische Alkoholintoxikation, chronische Entzündungen der Gallenwege, Stoffwechselstörungen mit Einlagerungen von Eisen, Kupfer und Galaktose führen. In etwa 30% der Fälle bleibt der zur Zirrhose führende Leberschaden ungeklärt.
Symptome: Patienten mit einer ruhenden Leberzirrhose können über lange Zeit ohne Symptome sein oder uncharakteristische Krankheitszeichen wie Müdigkeit, Mattigkeit, verminderte körperliche und geistige Leistungsfähigkeit aufweisen. Die aktive Form der Zirrhose weist Haut- und Schleimhautveränderungen (Lebersternchen, Palmarerythem, Spida naevi, grau-gelbliche Verfärbung, Weißfleckenbildung), Ikterus, Nagelveränderungen, Aszites, Anämie, hämorrhagische Diathesen, Gynäkomastie, Hodenatrophie, Leukopenie, Thrombozytopenie, Splenomegalie, Ösophagus- und Magenfundusvarizen, Konzentrationsschwäche, Tremor, Potenzstörungen, Pfortaderhochdruck, Appetitlosigkeit, Völlegefühl, Druck unter dem rechten Rippenbogen und Menstruationsstörungen auf.
Therapie: Im inaktiven Stadium liegt der Schwerpunkt auf der Ausschaltung der leberschädigenden Noxen, insbesondere absolutes Alkoholverbot. Vollwertige eiweiß- und vitaminreiche Kost und Regelung des Alltags mit ausreichendem Schlaf. Die Frage des operativen Vorgehens muß geprüft werden. Bei aktiven Formen kann der Einsatz von Kortikoiden, auch in Kombination mit immundepressiven Stoffen, versucht werden. Zur Vorbeugung der Ammoniakintoxikation bedarf es der Reduzie-

rung oder Vermeidung von Nahrungseiweiß, Beseitigung des eiweißhaltigen Darminhaltes durch Lactulose und Magnesiumsulfat, sowie Bekämpfung der Darmflora durch Antibiose. Weitere Informationen zum Thema Leberzirrhose müssen in der entsprechenden Fachliteratur nachgelesen werden.

Erläuterung: Die Ösophagusvarizen entstehen dadurch, daß durch zunehmenden zirrhotischen Umbau der Leber sich die Blutstrombahn verengt und die Durchblutung in der Leber behindert wird. Vor der Leber entsteht ein Bluthochdruck. Der Blutstrom sucht sich nun Umgehungskreisläufe. Komplikationen ergeben sich aus möglichen Blutungen durch die Ösophagusvarizen, ein Leberkarzinom und die Schädigung des ZNS durch Anstau von Stoffen (Ammoniak), die nicht mehr von der Leber entgiftet werden können.

Der Patient hat Probleme beim

ATL 1 Wach sein und Schlafen

Problem 1 Dadurch, daß die Nachtschwester zweistündlich ihren Kontrolldurchgang durch die Zimmer machen muß, hat der Patient eine gestörte Nachtruhe.

Ressource Der Patient schläft 2 Stunden am Stück.

Nahziel Der Patient hat in der nächsten Nacht eine Ruhephase von mindestens 4 Stunden.

Fernziel Der Patient schläft die Nacht ungestört durch.

Maßnahmen Beobachten, Dokumentieren und Überwachen der Qualität, Tiefe, Dauer und Durchgängigkeit des Schlafes, indem man zweistündlich durch die Zimmer geht. Beim Durchgang leise die Türen zu den Patientenzimmern öffnen. Kein grelles Licht anmachen. Als Lichtquelle eine Taschenlampe benützen. In den Zimmern nur flüstern. Mitpatienten auffordern, leise zu sprechen. Geräusche auf dem Stationsgang beseitigen.

Problem 2 Aufgrund der Leberschmerzen und Zukunftsängste hat der Patient einen unruhigen Schlaf.

Ressource Der Patient schläft 2 Stunden am Stück.

Nahziel Ruhephasen von mindestens 4 Stunden in der nächsten Nacht.

Fernziel 8 Stunden Schlaf am Stück.

Maßnahmen Gesprächsbereitschaft signalisieren. Die Zukunftsängste ernst nehmen. Schmerzmittel auf ärztliche Anordnung hin verabreichen. Dem Patienten behilflich sein, ihn in eine schmerzvermindernde Lage zu bringen. Eventuell ein 2. Kissen anbieten. Das Zimmer durch Herunterlassen der Jalousie abdunkeln, *da eine angenehme Atmosphäre beruhigend wirkt.*

Der Patient hat Probleme beim

ATL 2 Sich bewegen

Problem 1

Aufgrund der Immobilität durch die starken Schmerzen kann der Patient seine Lage nur begrenzt verändern und es besteht eine erhöhte Druckbelastung, besonders an den Fersen, Ellbogen und der Kreuzbeinregion. Er ist dekubitusgefährdet.

Ressource Der Patient hat eine intakte Haut.

Nahziel Druckintensität und Zeitdauer des Druckes auf eine der oben genannten Körperstellen auf weniger als 40 mmHg in 2 Stunden reduzieren.

Fernziel Die Blutzirkulation an druckgefährdeten Stellen fördern.

Maßnahmen Die Haut einmal täglich bei guten Lichtverhältnissen im Hinblick auf weiße Flecken und Rötung ansehen. Täglich morgens und abends mit alkalifreier Seife den ganzen Körper waschen. Keine parfümierten Seifen oder Cremes gegen den Ammoniakgeruch der Haut verwenden. *Diese würden den Zustand der Haut strapazieren.* Haut trocken halten. Einreiben mit rückfettenden Salben wie Fissan nach jeder Waschung. Am Morgen und bei Bedarf saubere und trockene Kleidung anziehen. 2 bis 3 Lagen Schaumstoff in das Bett legen. Falten im Bett bei jedem Lagewechsel glatt ziehen. Krümel nach jeder Mahlzeit sorgfältig entfernen. Patienten mobilisieren, z.B. je nach körperlicher Verfassung Kopfteil 60° hoch stellen, an Bettrand oder in Rollstuhl setzen. Steh- bzw. Gehübungen oder passive und aktive Bewegungsübungen mit der Krankengymnastin durchführen.

Problem 2

Da der Patient Schmerzen in der Lebergegend empfindet, kommt es zu Funktions- und Bewegungseinschränkungen an Knie-, Hals- und Schultergelenk. Durch den Leberschaden besteht die Gefahr der Dupuytren-Kontraktur. Der Patient könnte eine Beugekontraktur der Finger infolge der Kollagenfehlbildung durch die Leber bekommen.

Ressource Der Patient führt die von der Krankengymnastin gezeigten Bewegungsübungen selbständig durch.

Nahziel Der Patient befindet sich in einer Woche für mindestens 2 bis 3 Stunden außerhalb seines Bettes.

Fernziel Erhaltung der funktionellen Gelenkstellung sowie des harmonischen Bewegungsablaufs.

Maßnahmen Physiologische Lagerung der Gelenke in mittlerer Funktionsstellung, indem der Oberarm in Abduktionsstellung von 30° (Schultergelenk), der Unterarm im Winkel von 100° leicht erhöht (Ellbogengelenk), Finger in leichter Schalenhaltung (Handgelenk), Hüftgelenk und Kniegelenk möglichst gestreckt und Füße an Fußstütze gelagert werden. Alle 2 Stunden Lagewechsel durchführen. Bewegungsübungen passiv und aktiv. Eventuell mit Krankengymnastik. Patienten trotz seiner Schmerzen mobilisieren. Vor dem Aufstehen Schmerzmedikation anbieten. Information des Patienten über die Gefahr und Entstehung einer Kontraktur und die Notwendigkeit von Bewegungsübungen. Beobachtung auf Beweglichkeit der Gelenke, Schmerzen und Fehlstellungen.

Problem 3 Durch die Bettlägerigkeit besteht beim Aufstehen die Gefahr des Schwindels und des orthostatischen Kollapses.

Ressource Der Patient ruft zum Aufstehen eine Pflegekraft.

Nahziel Der Patient steht in 4 Tagen schwindelfrei auf.

Fernziel Problemloses und selbständiges Stehen und Gehen.

Maßnahmen Vor jedem Aufstehen die Vitalwerte kontrollieren. Den Kreislauf vor dem Aufstehen anregen, indem der Patient im Bett sitzend 10mal Hände und Füße kreisen, 15mal Hände zu einer Faust ballen und die Beine anziehen und ausstrecken soll. Oberkörper in eine 60°-Haltung bringen. Patienten 5 Minuten in dieser Position verweilen lassen. Ihn dann am Bettrand mit Fußsohlenkontakt zum Boden 5 bis 10 Minuten hinsetzen und Vitalwerte kontrollieren. Bei Wohlbefinden Patienten aufstehen und am Platz vor dem Bett trippeln lassen. Bei Bedarf eine 2. Pflegekraft zu Hilfe rufen.

Problem 4 Durch die Vergrößerung der Leber hat der Patient dumpfe Schmerzen in der Lebergegend rechts.

Ressource Der Patient meldet sich frühzeitig bei beginnenden Schmerzen.

Nahziel Der Patient erfährt nach Schmerzmittelgabe für 3 bis 4 Stunden Schmerzfreiheit.

Fernziel Schmerzfreiheit den ganzen Tag lang.

Maßnahmen Beobachtung im Hinblick auf Schmerzen, wenn man das Zimmer betritt. *Die Schmerzäußerungen können sehr unterschiedlich sein. Einerseits kann sie der Patient verbal äußern, andererseits versteckt mitteilen, durch eine veränderte Körperhaltung, angespannte Mimik oder blasses Aussehen.* Fragen, wo der Schmerz lokalisiert ist, welche Art er hat (stechend, klopfend, kolikartig, beklemmend), Zeitpunkt (nachts, nach Anstrengung), Dauer (konstant, in Intervallen) und Auswirkung (vegetative Reaktionen, Einschränkung der Konzentration, soziale Isolation). Schmerzmedikation nur auf ärztliche Anordnung verabreichen und mögliche Nebenwirkungen wie Übelkeit oder Hautausschlag überwachen. Versuchen, Patienten in ein ruhiges Zimmer zu legen, kein grelles Licht anzumachen und das Zimmer etwas abzudunkeln, *da diese Maßnahmen entspannen und Schmerzen lindern können.* Pflegerische Tätigkeiten auf Zeiten der Schmerzfreiheit oder Verminderung verschieben. Den Patienten auffordern, sich bei Schmerzen sofort zu melden. Eventuell Schmerzambulanz anfordern.

Problem 5 Durch die eingeschränkte Funktion der Leber hat der Patient einen herabgesetzten Eiweißstoffwechsel. Der Patient leidet durch verminderten Zellaufbau an Kräftezerfall.

Ressource Keine.

Nahziel Der Patient baut in 2 Wochen Muskulatur auf.

Fernziel Der Patient ist kräftig.

Maßnahmen Krankengymnastik zweimal am Tag kommen lassen, *um Muskulatur aufzubauen.* Patienten mindestens einmal pro Schicht an den Bettrand setzen und je nach Kraft im Zimmer auf und ab gehen lassen. Ihn auffordern, alle 2 Stunden im Bett gymnastische Übungen selbständig durchzuführen, z.B. Tretübungen wie Radfahren zu trainieren. Albumin-Infusionen auf ärztliche Anordnung geben. Patienten bei den ATLs „Sich bewegen“, „Waschen und Kleiden“ und „Ausscheiden“ unterstützen.

Der Patient hat Probleme beim

ATL 3 Waschen und Kleiden

Problem 1 Aufgrund der Schwäche und Schmerzen ist der Patient in seiner Mobilität eingeschränkt. Er braucht Hilfe beim Waschen des Rückens, des Intimbereiches und der Beine. Er benötigt Unterstützung beim An- und Ausziehen seiner Unterwäsche und seines Nachthemds.

Ressource Der Patient wäscht sich das Gesicht und den Oberkörper selbständig.

Nahziel Der Patient zieht sich in 4 Tagen alleine an.

Fernziel Selbständigkeit in bezug auf Körperpflege und Bekleidung.

Maßnahmen Richten der Waschschüssel mit sämtlichen Utensilien (2 Waschhandschuhe, 2 Handtücher, Waschlotion, Hautcreme) am Waschbecken oder bei schlechtem Zustand am Nachtkästchen. Zahnbecher, Zahnfluid und Nierenschale zum Mundausspülen richten. In der Naßzelle einen Stuhl bereitstellen. Den Rücken, Intimbereich und die Beine waschen. Den Patienten bei der Waschung so viel wie möglich selbständig durchführen lassen. Pausen gewähren. Eincremen. Die Haare bürsten und kämmen. Auf Wunsch privates Nachthemd anziehen. Dokumentation über Hautzustand und Mobilität morgens und abends.

Problem 2 Da der Patient bei der Ganzkörperwaschung seine sexuellen Schutzzonen den Mitpatienten und dem Pflegepersonal offenbaren muß, hat er ein Schamgefühl.

Ressource Der Patient läßt sich dennoch von einer Pflegekraft waschen.

Nahziel Der Patient wäscht sich in 4 Tagen den Intimbereich selbständig.

Fernziel Der Patient pflegt sich selbständig.

Maßnahmen Bei der Ganzkörperwaschung im Bett die Mitpatienten aus dem Zimmer bitten und einen Sichtschutz aufstellen. Den Vorhang zur Naßzelle zuziehen. Die Gefühle ernst nehmen und Gesprächsbereitschaft signalisieren. Neutralen Umgang mit den Intimzonen wahren. Dem Patienten anbieten, sich von einer gleichgeschlechtlichen Pflegekraft waschen zu lassen. Wenn möglich, jeden Tag dieselbe Pflegekraft zur Waschung in das Zimmer bitten. Bei Besserung des Zustands ihn soweit wie möglich selbständig waschen lassen. Bei der Waschung des Intimbereiches abwenden oder kurz die Naßzelle verlassen.

Problem 3 Aufgrund des Bilirubinanstiegs hat der Patient einen Ikterus. Er leidet an einem Juckreiz an Armen, Beinen, Oberkörper und Rücken.

Ressource Der Patient cremt sich die Arme selbständig mit juckreizstillenden Salben ein.

Nahziel Der Patient verspürt in einer Woche verminderten Juckreiz.

Fernziel Patient ist frei von Juckreiz.

Maßnahmen Den Patienten früh und abends mit Essigwasser gegen den Juckreiz und zur Geruchsverminderung waschen. Ihm Fenistilcreme nach ärztlicher Anordnung an das Bett legen und auffordern, sich selbständig bei auftretendem Juckreiz an Armen und Oberkörper einzucremen. Bei den anderen Körperstellen Hilfe anbieten. Patienten raten, Baumwollkleidung zu tragen. Ihm sagen, daß er sich so wenig wie möglich kratzen soll, da die Gefahr der unstillbaren Blutungen an offenen Stellen gegeben sei. Aufgekratzte Stellen mit Bepanthensalbe eincremen und mit einem sterilen Verband einmal täglich verbinden. Patienten Mut zusprechen und ihm sagen, daß der Juckreiz bei Verminderung des Bilirubins im Körper nachlassen wird.

Problem 4 Durch den Anstieg des Bilirubins hat der Patient Ikterus in den Skleren.

Ressource Keine.

Nahziel Verminderung der Bilirubinablage in den Augen.

Fernziel Der Patient hat weiße Skleren.

Maßnahmen Patienten erklären, daß die gelbe Farbe im Auge von dem zu hohen direkten Bilirubin kommt, das sich durch die mangelnde Leberfunktion nicht mehr an die Glukuronsäure binden und somit nicht über die Niere ausgeschieden werden kann. Täglich Dokumentation der Farbe der Skleren. Verbesserung bzw. Verschlechterung den Ärzten melden.

Problem 5 Aufgrund der Erkrankung besteht die Möglichkeit, die typischen Leberhautzeichen zu bekommen. Es könnten Spider-Naevi im Gesicht-, Hals- und Brustbereich, rotfleckige Sprenkelungen an den Handinnenflächen, Lackzunge, Weißfleckung an Armen und Gesäß und Gefäßschlängelungen im Gesicht und Bauchbereich auftreten.

Ressource Patient hat keine Hautveränderungen.

Nahziel Der Patient ist frei von Hautveränderungen.

Fernziel Intakte, reizlose und gesunde Haut.

Maßnahmen Dem Patienten erklären, daß oben genannte Hautzeichen zu einer Lebererkrankung dazugehören können, daß man aber bislang noch keine Ursache für diese Veränderungen gefunden hat. Den Patienten beruhigen und sagen, daß nicht jeder Patient mit einer Leberzirrhose diese Hautveränderungen aufweisen muß. Haut morgens und abends beobachten. Dokumentation in einer Kurve.

Der Patient hat Probleme beim

ATL 4 Essen und Trinken

Problem 1 Aufgrund der Appetitlosigkeit durch die dumpfen Schmerzen kommt es zu einer mangelnden Kautätigkeit, trockenen Mundschleimhaut und einem verminderten Speichelfluß. Der Patient ist soor- und parotitisgefährdet.

Ressource Der Patient nimmt bei beginnender Mundtrockenheit ein Lemonstäbchen.

Nahziel Appetitsteigerung in 5 Tagen.

Fernziel Gute Kautätigkeit.

Maßnahmen Anregen der Kautätigkeit, indem der Patient 3mal täglich Kaugummi kaut. Anregen der Parotistätigkeit durch Massage der Wangen. Mund 3mal täglich mit Wasser und 3 Tropfen Zahnfluid spülen lassen. Bei Bedarf gekühlte Lemonstäbchen bereitlegen. Patienten künstlichen Speichel in Form eines Mundsprays anbieten. Mit einer Taschenlampe den Mund morgens und abends im Hinblick auf Beläge, Risse und Rötungen inspizieren. Vor dem Essen Schmerzmittel auf ärztliche Anordnung geben. Ihn in eine aufrechte Lage bringen, *um das Gefühl des Druckes auf den Magen-Darm-Trakt, bedingt durch die Aszites und vergrößerte Leber, zu reduzieren.* Den Patienten zum Essen und Trinken ermuntern.

Problem 2 Aufgrund der geringen Nahrungsaufnahme bedingt durch die Appetitlosigkeit hat der Patient eine Mangelversorgung an Elektrolyten und Kalorien und damit verbunden einen Gewichtsverlust von ca. 4 kg.

Ressource Der Patient nimmt trotz Appetitlosigkeit morgens, mittags und abends eine kleine Menge der Ernährung zu sich.

Nahziel Der Patient hält 2 Tage lang sein Gewicht konstant.

Fernziel Erreichen einer optimal möglichen Ernährung.

Maßnahmen Beratung bezüglich des Eßverhaltens im Hinblick auf die Unterversorgung mit notwendigen Elektrolyten. Vor jeder Mahlzeit Paspertin oder Schmerzmittel anbieten. Das Zimmer gut durchlüften. Den Patienten an den Tisch setzen. Den Essensplatz aufräumen und appetitlich wirken lassen. Beim Patienten bleiben und ihn zum Essen motivieren. Wunschkost bei der Diätberatung anfordern. Infusionstherapie nach ärztlicher Anordnung über den Tag verteilt verabreichen. Täglich Gewichtskontrolle am Morgen. Dokumentation über die tägliche Eßmenge.

Problem 3 Durch die eingeschränkte Leberfunktion leidet der Patient an einer Fettstoffwechselstörung. Durch zu wenig Gallensäureproduktion ist der Patient an einer Unverträglichkeit von Fetten durch mangelnde Emulgierung erkrankt. Der Patient leidet an Verdauungsproblemen.

Ressource Der Patient nimmt die Nahrung aus der Diätküche zu sich.

Nahziel Der Patient hält sich an seine fettarme Diät während des Klinikaufenthaltes.

Fernziel Normaler Verdauungsvorgang.

Maßnahmen Dem Patienten erklären, wie wichtig es ist, daß er sich an die Diät hält, da seine Leber aufgrund der Schädigung Fette nicht mehr aufspalten und verdauen kann. Die Diätberatung anfordern und fettarme Kost in der Küche bestellen. Ihn darauf hinweisen, daß er nur in geringen Mengen Butter, Öl, Fett und Sahne essen soll. Ebenfalls auf versteckte Fette in Wurst, Fleisch, Eiern, Käse, Nüssen und Schokolade hinweisen. Sagen, daß er keinen Alkohol trinken darf, *da die Leber diesen nicht abbauen kann.*

Problem 4 Aufgrund der Lebererkrankung kann der Patient keine Vitamine und Glykogen speichern. Es besteht die Gefahr eines Vitaminmangels und erhöhten Blutzuckers.

Ressource Der Patient ißt nur die Lebensmittel, die aus der Klinikküche kommen.

Nahziel Der Patient ernährt sich vitaminreich und kohlenhydratarm.

Fernziel Ausreichende Vitaminzufuhr und Blutzuckerwerte um 75 bis 135 mg%.

Maßnahmen Tägliche Kontrolle des Blutzuckers auf ärztliche Anordnung. Einmal wöchentlich ein Blutzuckertagesprofil erstellen, wozu der Patient jeweils vor und nach der Nahrungsaufnahme für den Blutzuckertest in den Finger gestochen wird. Den Patienten über die Gefahr des Blutzuckeranstiegs informieren. Ihm erklären, daß die Leber ein Speicherorgan für Glykogen und Vitamine, besonders von Vitamin B_{12} ist. Ihm sagen, daß seine Leber diese Funktion nur in geringem Maße übernehmen kann und er deshalb mit einer Diät seine Leber unterstützen muß. Bei hohem Blutzucker eine Diät mit wenig Kohlenhydraten bestellen. Dem Patienten sagen, daß er viel Gemüse, Obst und Kartoffeln essen soll, *da hier ausreichend Vitamine enthalten sind.* Eventuell Substitution der fehlenden Vitamine, besonders Vitamin B_{12}. Patienten sagen, daß Vitamin B_{12} in Milch und Milchprodukten enthalten ist.

Problem 5 Aufgrund der mangelnden Entgiftungs- und Ausscheidungsfunktion der Leber kommt es zu einem Anstieg des Ammoniaks.

Ressource Der Patient meldet sich bei Schwindel, Kopfschmerzen und beginnender Bewußtseinsveränderung.

Nahziel Der Patient bleibt während des Klinikaufenthalts bewußtseinsklar.

Fernziel Gute Entgiftungsfunktion der Leber.

Maßnahmen Bei jedem Gang in das Zimmer Patienten auf sein Bewußtsein hin überprüfen. Bei Schwindel oder Bewußtseinstrübung sofort den Arzt verständigen und den Patienten ins Bett bringen. Die Diätberatung anfordern und eiweißarme Kost in der Küche bestellen. Erklären, daß Eiweiß zu Ammoniak umgewandelt wird und daß dieses Ammoniak normalerweise von der Leber in Harnstoff umgeformt werden kann. *Da die Leber nicht funktioniert, fehlt die Entgiftungsfunktion und die Ammoniakmenge steigt an.* Ihm sagen, daß er viel Eiweiß essen soll, das in Fisch,

Fleisch, Geflügel und Eiern enthalten ist. Auf ärztliche Anordnung Einläufe mit Bifiteral durchführen, *um das Ammoniak zu binden und über den Darm auszuscheiden.*

Problem 6

Durch die verminderte Leberfunktion besteht ein Mangel an den Plasmaeiweißen Albumin und Globulin. Durch die Störung des kolloidosmotischen Drucks hat der Patient Aszites am Bauch und Ödeme vorwiegend in den Beinen.

Ressource Der Patient atmet ohne Sauerstoff.

Nahziel Der Bein- und Bauchumfang nimmt in 5 Tagen um 1 cm ab.

Fernziel Der Patient ist frei von Ödemen und Aszites.

Maßnahmen Täglich das Gewicht überprüfen, *um starke Einlagerungen rechtzeitig zu erkennen.* Darauf achten, daß der Patient seine Diät einhält. Flüssigkeitsreduktion nach ärztlicher Anordnung durchführen und Diuretika verabreichen. Ein- und Ausfuhr täglich kontrollieren und den Patienten ausgeglichen bis negativ bilanzieren. Den Patienten beim Essen aufrecht mit Oberkörper 45 bis 90° lagern. Täglich am Morgen den Bauchumfang an einer vorgezeichneten Stelle messen. Den Beinumfang dazu kontrollieren. Dokumentation der Meßwerte.

Problem 7

Durch die verzögerte Fettverdauung neigt der Patient nach dem Essen zu Erbrechen und Übelkeit.

Ressource Keine.

Nahziel Der Patient ist in 10 Tagen nach dem Essen frei von Erbrechen.

Fernziel Der Patient hat nach Nahrungsaufnahme ein gutes Wohlbefinden.

Maßnahmen Dem Patienten erklären, daß das Erbrechen durch die ungenügende Verdauung des Fettes bedingt ist. Patienten raten, sich gemäß seiner Diät zu ernähren. Ihm sagen, daß er momentan nur die Lebensmittel aus der Diätküche zu sich nehmen darf. Nierenschalen und Zellstoff an das Nachtkästchen stellen. Bei eventuellem Erbrechen beim Patienten bleiben, ihm den Kopf stützen und beruhigen. Dem Patienten erklären, daß er langsam essen, gut kauen und kleine Mahlzeiten zu sich nehmen sollte, *um eine bessere Verdauung zu erreichen.* Nach dem Erbrechen die Möglichkeit geben, den Mund auszuspülen. Das Zimmer gut durchlüften.

Der Patient hat Probleme beim

ATL 5 Ausscheiden

Problem 1 Aufgrund der langen Bettlägerigkeit hat der Patient Obstipation.

Ressource Der Patient hat hörbare Darmgeräusche.

Nahziel Der Patient hat alle 2 Tage Stuhlgang.

Fernziel Wiederherstellung der gesunden Ausscheidungsfunktion.

Maßnahmen Zur Anregung der Darmperistaltik täglich Bewegungsübungen im Bett durchführen, indem der Patient 20mal Arme und Beine kreisen, 10mal zum Körper anziehen und wieder ausstrecken soll. Den Patienten mindestens einmal pro Schicht dazu bewegen, in seinem Zimmer 10 Minuten mit Hilfe auf und ab zu gehen. Nachts einen Nachtstuhl neben das Bett stellen. Auf ärztliche Anordnung einen Einlauf oder orale Laxanzien morgens verabreichen. Beim Essen den Patienten darauf hinweisen, daß er sich Zeit nehmen, richtig kauen und genießen soll. Zu jeder Mahlzeit und vor dem Frühstück ein Glas Mineralwasser oder Fencheltee trinken. Arzt über Obstipation informieren. Dokumentation morgens und abends über das tägliche Stuhlgangverhalten.

Problem 2 Durch verminderte Aufspaltung der Nährstoffe, insbesondere der Fette, kommt es zu Meteorismus.

Ressource Keine.

Nahziel Der Patient ist frei von Blähungen.

Fernziel Gute Verdauung der Fette.

Maßnahmen Den Patienten darauf hinweisen, sich an die fettarme Diät zu halten. Feuchte Bauchwickel mit Salbei oder Kamille nach

Bedarf machen. Kolonmassage einmal täglich durchführen, indem der Darm vorsichtig im Uhrzeigersinn ausgestrichen wird. Einmal täglich ein Darmrohr legen. Gegen die Blähungen Fencheltee verabreichen. Auf ärztliche Anordnung Medikamente wie Dimeticon/Sab verabreichen.

Problem 3 Aufgrund des niedrigen Blutdrucks ist die Nierendurchblutung vermindert. Der Patient hat eine Oligurie.

Ressource Der Patient scheidet zwischen 150 und 200 ml Urin innerhalb von 24 Stunden aus.

Nahziel Der Patient scheidet innerhalb von einer Woche zwischen 500 und 900 ml täglich aus.

Fernziel Der Patient scheidet täglich 1500 bis 2000 ml Urin aus.

Maßnahmen Dreimal täglich Vitalwerte kontrollieren. Bei niedrigem Blutdruck den Arzt verständigen und auf Anweisung blutdrucksteigernde Medikamente geben. Tägliche Bilanzierung der Ein- und Ausfuhrmenge. Täglich Sammelurinkontrolle über 24 Stunden. Hierzu dem Patienten eine Urinflasche reichen und in der Toilette einen Meßkrug aufstellen. Achtstündliche Kontrolle des spezifischen Gewichts des Urins. Auf ärztliche Anordnung Diuretika verabreichen und auf Nebenwirkungen wie Schwindel oder Übelkeit achten. Beobachtung der Haut am Morgen und am Abend im Hinblick auf Hautturgor und Dehydratation. Den Patienten dazu anhalten, sich an die oral einzunehmende Flüssigkeitsmenge (Ausscheidung + 500 ml) zu halten. Bei Rückgang der Ausscheidung sofort den Arzt verständigen.

Der Patient hat Probleme bei der

ATL 6 Regulation der Körpertemperatur

Problem 1 Aufgrund einer Infektion hat der Patient erhöhte Temperaturen bis zu 37,8 °C.

Ressource Der Patient mißt selbständig seine Temperatur.

Nahziel Senkung der Körpertemperatur auf 37,0 °C innerhalb eines Tages.

Fernziel Körpertemperatur zwischen 36 und 37 °C.

Maßnahmen Sechsmal täglich und bei Bedarf Temperatur messen lassen. Axillar 8 Minuten Thermometer belassen. Dem Patienten eine dünne Decke geben. Eisbeutel eingewickelt in einen kleinen Kopfkissenüberzug eine halbe Stunde rechts und links in die Leiste legen. Nach Bedarf wiederholen. Wadenwickel bei Bedarf. Bei Erhöhung der Temperatur auf ärztliche Anordnung Medikamente verabreichen. Dokumentation des Fieberverlaufs.

Der Patient hat Probleme beim

ATL 7 Atmen

Problem 1 Aufgrund der Durchatemschwierigkeiten, bedingt durch die Aszites, hat der Patient eine Ansammlung von Sekret in den Bronchien. Die Folgen sind eine flache Atmung, ein erschwertes Abhusten und eine ungenügende Belüftung der Lunge. Es besteht Pneumoniegefahr.

Ressource Der Patient denkt täglich selbst daran, seine erlernte Atemgymnastik durchzuführen.

Nahziel Der Patient atmet in einer Woche tief durch und hustet vorhandenes Sekret problemlos ab.

Fernziel Optimale Lungenventilation.

Maßnahmen Einreiben von Brust und Rücken morgens und abends mit sekretlösenden Mitteln wie Melissenöl oder Stas-Salbe. Dreimal täglich Inhalation mit NaCl und eventuell Zusätzen. Für ausreichende Frischluft im Zimmer sorgen. Im Zweistundenwechsel Oberkörper hoch lagern mit Abstützen der Arme auf einem Kissen zur besseren Belüftung der Lunge. Bettebene schief stellen. Rücken abklopfen. Atemgymnastik mit einem Triflo, das vom Patienten stündlich 10mal benützt wird. Einen Mullbindenstreifen an den Bettbügel hängen und den Patienten auffordern, diesen stündlich mindestens 5mal wegzupusten. Bei jedem Gang in das Zimmer auffordern, tief durchzuatmen und mit Hilfe des K-Lautes abzuhusten. Mehrere Nierenschalen mit Zellstoff für abgehustetes Sputum auf das Nachtkästchen stellen.

Problem 2 Aufgrund der Aszites hat der Patient Atemnot.

Ressource Der Patient braucht keinen Sauerstoff.

Nahziel Der Patient ist in 6 Tagen frei von Atemnot.

Fernziel Der Patient hat eine gut belüftete Lunge.

Maßnahmen Dreimal täglich Kontrolle der Atmung auf Frequenz, Qualität und Regelmäßigkeit. Patienten mit Oberkörper aufrecht lagern und Arme unterstützen, *damit der Aszites nicht auf das Zwerchfell drückt.* Gesamte Bettebene schief stellen. Raum gut lüften, beengende Kleidung ausziehen, Glocke in die Hand geben, *um das Gefühl der Beengung psychologisch auszuschließen.* An das Bett Sauerstoffgerät mit Nasensonde oder Maske legen. Den Patienten darauf hinweisen, sich sofort bei Beginn der Atemnot zu melden. Im Fall der Atemnot Patienten beruhigen und auffordern, langsam und bewußt ein- und auszuatmen. Arzt bei Verschlechterung des Zustands rufen. Patienten bitten, nicht zu rauchen.

Der Patient hat Probleme beim

ATL 8 Für Sicherheit sorgen

Problem 1 Aufgrund der veränderten Stoffwechselfunktion besteht die Gefahr der Beeinträchtigung der Vitalfunktion. Der Patient hat einen niedrigen Blutdruck.

Ressource Der Patient meldet sich bei Schwindel oder Kopfschmerzen.

Nahziel Erhöhung des Blutdrucks auf 120:80 mmHg.

Fernziel Konstanthaltung des Blutdruckes auf Werte von 130:80 mmHg. Konstanthaltung des Pulses auf Werte zwischen 60 und 80 Schlägen pro Minute. Konstanthaltung der Atmung bei 12 bis 20 Atemzügen pro Minute. Konstanthaltung der Temperatur auf Werte zwischen 36 und 37 °C.

Maßnahmen Sechsmal täglich die Vitalwerte messen und in der Kurve dokumentieren. Bei Veränderungen sofort Arzt verständigen und auf Anordnung Medikamente verabreichen. Den Patienten darauf hinweisen, daß er sich umgehend bei Veränderungen seines Befindens melden soll.

Problem 2 Aufgrund der Medikamentengabe besteht die Gefahr einer allergischen Reaktion.

Ressource Keine.

Nahziel Gute Verträglichkeit der angeordneten Medikamente in der Zeit der Einnahme.

Fernziel Der Patient ist medikamentenfrei.

Maßnahmen Genaue Verabreichung der ärztlich angeordneten Medikamente. Kontrolle der Medikamente im Hinblick auf Dosis, Häufigkeit, Anordnung und Patientenname. Auf Nebenwirkungen wie Schüttelfrost, Fieber, Erbrechen, Durchfall oder Hautausschlag achten.

Problem 3 Durch den Anstieg des Ammoniaks besteht die Gefahr der Verwirrtheit, Demenz und Bewußtlosigkeit. Der Patient könnte eine zerebrale Intoxikation bekommen.

Ressource Keine.

Nahziel Klare Bewußtseinslage während des gesamten Klinikaufenthalts.

Fernziel Normaler Ammoniakspiegel.

Maßnahmen Bei jedem Gang in das Zimmer den Patienten auf sein Bewußtsein hin prüfen, indem man ihn anspricht und seine Reaktion im Hinblick auf Schnelligkeit und Korrektheit prüft. Den Patienten einmal täglich Schriftproben anfertigen lassen. Dabei auf einen möglichen Tremor achten. Symptome der Bewußtseinstrübung, wie z.B. Sprachstörungen, Koordinations- und Sensibilitätsstörungen, sofort erkennen. Mundgeruch auf Ammoniak überprüfen. Täglich einmal zur Ammoniakreduktion Einläufe mit Bifiteral oder NaCl 0,9% durchführen.

Problem 4 Da die Leber durch die Insuffizienz zu wenig Gerinnungsfaktoren produziert, besteht die Gefahr der unstillbaren Blutungen an Haut und Organen.

Ressource Keine.

Nahziel Der Patient bleibt während des Krankenhausaufenthaltes verletzungsfrei.

Fernziel Gute Gerinnungswerte.

Maßnahmen Auf Blutbeimengung im Stuhl, Urin, Erbrechen und Sputum achten. Nie Zähne fest putzen lassen. Dem Patienten sagen, daß er auf Zahnfleischbluten achten soll. Bei Rasur Schnittwunden vermeiden. Patienten raten, einen elektrischen Rasierapparat zu verwenden. Weiche, eventuell pürierte säure- und salzarme Kost zur Schonung der Schleimhäute des Mund-Rachen-Raums und des Magen-Darm-Kanals bestellen. Patienten niemals rektal Fieber messen lassen oder i.m. Spritzen geben. Darauf achten, daß er sich nicht verletzt oder an Gegenständen hängen bleibt. Patienten bitten, beim Aufstehen stets Schuhe zu tragen. Vitalwerte stündlich messen. Einmal pro Schicht Bauchumfang messen. Täglich einmal Blutabnahme durch die Ärzte. Auf ärztliche Anordnung Blutkonserven bereithalten.

Problem 5 Durch den jahrelangen Alkoholabusus besteht die Gefahr einer Entzugssymptomatik.

Ressource Keine.

Nahziel Der Patient steht in 5 Tagen zu seinem Alkoholproblem.

Fernziel Der Patient trinkt alkoholfreie Getränke.

Maßnahmen Den Patienten morgens, mittags und abends im Hinblick auf Bewußtsein, Vitalwerte, Reflexe und Pupillenreaktion kontrollieren. Den Arzt bei ersten Entzugssymptomen wie Zittern, Schwitzen und Schwindel verständigen. Auf ärztliche Anordnung Distraneurin geben und auf Nebenwirkungen achten. Auf Selbsthilfegruppen wie die „Anonymen Alkoholiker" aufmerksam machen. Auf Wunsch ein psychiatrisches Konsil anfordern.

Problem 6 Durch die Umwandlung des normalen Lebergewebes in narbiges Bindegewebe kommt es zur Behinderung der Strömung in den Pfortaderästen und damit zum Druckanstieg im Pfortaderkreislauf. Es besteht die Gefahr der Ösophagusvarizenblutung.

Ressource Keine.

Nahziel Konstante Blutdruckwerte um 130:80 mmHg.

Fernziel Ungehinderter venöser Rückfluß über die Vena portae.

Maßnahmen Intensive Überwachung der Vitalwerte, der Ausscheidung im Hinblick auf Blut und des Bewußtseinszustandes. Für weichen Stuhlgang sorgen, *damit der Patient nicht pressen muß*. Zentralen Venendruck einmal täglich messen. Flüssige, breiige Ernährung bestellen. Harte Speisen vermeiden, *damit eventuelle*

Ösophagusvarizen nicht gereizt werden. Dem Patienten sagen, daß er keinen Alkohol, Nikotin oder Kaffee zu sich nehmen darf.

Problem 7 Aufgrund des Antikörpermangels durch Eiweißmangel und der peripheren, zentralen Zugänge ist die Infektionsanfälligkeit erhöht.

Ressource Keine.

Nahziel Der Patient hat in 6 Tagen nur noch einen peripheren Zugang.

Fernziel Der Patient ist infektionsfrei.

Maßnahmen Einmal täglich Verbandswechsel mit sterilen Kompressen, Desinfektionsmittel und Pflastern. Einstichstellen stets von innen nach außen desinfizieren. Über den Einstichstellen nicht sprechen. Zu dem Patienten einen Mitpatienten legen, der frei von Infektionskrankheiten ist. Pflegerische Materialien vor Benützen desinfizieren. Schleimhautdefekte z.B. durch eine Naßrasur vermeiden. Sechsmal täglich Temperaturkontrolle.

Der Patient hat Probleme beim

ATL 9 Arbeiten und Spielen

Problem 1 Aufgrund der raschen Atemnot, bedingt durch den Aszites, kann sich der Patient körperlich nicht betätigen. Der Patient kann seine Arbeit nicht ausführen.

Ressource Der Patient liest Bücher.

Nahziel Der Patient ist in 7 Tagen frei von Atemnot.

Fernziel Der Patient führt seine Arbeit wieder aus.

Maßnahmen Den Patienten aufmuntern und ihm sagen, daß nach Besserung des Aszites die Atemnot verschwunden ist. Ihm kleinere Arbeiten wie z.B. das Wegbringen seines Essenstabletts auftragen. Den Patienten dazu anhalten, sich körperlich zu betätigen. Mindestens einmal pro Schicht mit ihm gemeinsam auf dem Stationsgang auf und ab gehen. Ihm sagen, daß er seine Energien momentan vermehrt in geistige Arbeiten investieren muß.

Problem 2 Aufgrund des Mehrbettzimmers und der ständig eintretenden Pflegekräfte fühlt sich der Patient in seinen Tätigkeiten gestört. Er kann z.B. nicht ungestört telefonieren.

Ressource Der Patient meldet seine Bedürfnisse an.

Nahziel Der Patient fühlt sich in einer Woche bei seinen Aktivitäten ungestört.

Fernziel Der Patient ist die Krankenhausatmosphäre gewöhnt.

Maßnahmen Dem Patienten Bettnachbarn seines Alters und mit der gleichen Erkrankung dazulegen, *um die Diskrepanz zwischen erheblichem und niedrigem Pflegeaufwand zu verhindern.* Die Zeiten mitteilen, an denen Pflegekräfte das Zimmer betreten müssen. Anbieten, zwischen den Betten einen Sichtschutz aufzustellen.

Die Gefühle ernst nehmen. Ihn fragen, weshalb er sich gestört fühlt. Wenn der Patient durch das Mehrbettzimmer nicht zur Ruhe kommt, ihn eventuell in ein Einzelzimmer verlegen.

Der Patient hat Probleme beim

ATL 10 Kommunizieren

Problem 1 Aufgrund der Klinikfachsprache kann der Patient auf Anhieb nicht alle Informationen und Aufklärungen verstehen.

Ressource Der Patient interessiert sich für seine Erkrankung.

Nahziel Der Patient fragt in 3 Tagen nach.

Fernziel Der Patient versteht die Informationen.

Maßnahmen Den Patienten ermutigen, bei Visite sofort zu sagen, wenn er etwas nicht versteht. Bei pflegerischen Tätigkeiten ihn mit einfachen, verständlichen Worten informieren. Medizinische Fachbegriffe vermeiden. Bei Fragen Auskunft geben und sich versichern, daß er alles verstanden hat. Bei Unklarheiten im ärztlichen Bereich ein Gespräch mit dem zuständigen Arzt arrangieren. Dem Patienten stationsübliche Informationsblätter und Broschüren aushändigen.

Problem 2 Aufgrund der momentanen kritischen Krankheitssituation ist der Patient schnell depressiv verstimmt. Der Patient kann in diesem Moment seine Bedürfnisse nicht ausdrücken.

Ressource Keine.

Nahziel Der Patient zeigt seine Gefühle.

Fernziel Der Patient sieht positiv in die Zukunft.

Maßnahmen Die Stimmungslage erkennen und ernst nehmen. Den Patienten darauf ansprechen und Gesprächsbereitschaft signalisieren. Auf Mimik, Gestik und Haltung achten. Eventuelle Bedürfnisse durch Patientenbeobachtung erkennen. Ihn durch Nachfragen motivieren, seine Wünsche zu äußern. Ihm ein psychologisches Konsil anraten. Auf Wunsch einen Seelsorger zu ihm bitten. Dem Patienten Fortschritte in der Genesung aufzeigen. Ihm Mut machen.

Der Patient hat Probleme beim

ATL 11 Mann sein

Problem 1 Aufgrund der Abhängigkeit vom Pflegepersonal bei der Ganzkörperwaschung fühlt sich der Patient nicht als vollwertiger Mann.

Ressource Der Patient spricht über seine Abhängigkeit.

Nahziel Der Patient wäscht sich in einer Woche selbständig.

Fernziel Der Patient fühlt sich als vollwertiger Mann.

Maßnahmen Respektieren der individuellen Bedürfnisse. Beachtung seines Schamgefühls beim Waschen. Ihm die Möglichkeit geben, so viel wie möglich selbst zu machen. Durch Bewegungsübungen seine Mobilität fördern. Fortschritte vor Augen führen. Die Gefühle ernst nehmen und akzeptieren.

Problem 2 Aufgrund der eingeschränkten Leberfunktion können gegengeschlechtliche Hormone nicht genügend abgebaut werden. Der Patient leidet an Hodenatrophie und Gynäkomastie.

Ressource Keine.

Nahziel Verbesserung der Leberfunktion in 8 Tagen.

Fernziel Der Patient ist frei von übermäßig vielen gegengeschlechtlichen Hormonen.

Maßnahmen Mit dem Patienten Gespräche führen. Zum Besuch von Selbsthilfegruppen anregen. Ihm raten, Kontakte zu Leidensgenossen aufzubauen. Seelsorger und Psychologen auf Wunsch anfordern. Darauf hinweisen, daß sich bei Besserung der Erkrankung die Symptome vermindern. Ihm raten, mit seinem Ehepartner seine Ängste und Sorgen bezüglich der Sexualität zu besprechen.

Problem 3 Durch den veränderten Stoffwechsel leidet der Patient an einer Behaarungsanomalie. Es kommt zu einem Verlust der Achsel- und Schambehaarung.

Ressource Keine.

Nahziel Der Patient akzeptiert in 3 Tagen die momentane Situation.

Fernziel Nachwachsen der Achsel- und Schambehaarung.

Maßnahmen Den Patienten durch den Arzt über die Behaarungssituation aufklären lassen. Ihm raten, mit seinem Partner darüber Gespräche zu führen, *um den Leidensdruck zu verringern.* Gesprächsbereitschaft signalisieren. Bei der Ganzkörperwaschung diskret mit der Situation umgehen.

Der Patient hat Probleme beim

ATL 12 Sinn finden

Problem 1 Aufgrund der Prognose der Erkrankung hat der Patient Angst vor einer Lebertransplantation.

Ressource Keine.

Nahziel Verbesserung der Leberfunktion.

Fernziel Der Patient ist gesund.

Maßnahmen Die Ängste ernst nehmen. Verständnis entgegenbringen und Gesprächsbereitschaft signalisieren. Ein Gespräch mit dem Arzt organisieren, bei dem sich der Patient über Prognose, Früherkennung von Komplikationen wie Varizenblutungen und eine eventuelle Lebertransplantation erkundigen kann. Selbsthilfegruppen nennen und Bücher über die Erkrankung anbieten. Positives Denken vermitteln und versuchen, dem Patienten die Angst zu nehmen. Ihm sagen, daß er seinen Alkoholkonsum einstellen muß.

Problem 2 Durch die Erkrankung hat der Patient keinen Lebensmut mehr. Er läßt sich gehen.

Ressource Keine.

Nahziel Der Patient hilft in 2 Tagen bei der Körperpflege mit.

Fernziel Der Patient sieht positiv in die Zukunft.

Maßnahmen Die Gefühle ernst nehmen. Gespräche führen. Den Ehepartner bitten, den Patienten zu unterstützen und ihm zu neuem Lebensmut für die Zukunft zu verhelfen. Seelsorger und Psychotherapie auf Wunsch anfordern. So oft wie möglich zu dem Patienten in das Zimmer gehen und Kontakt zu ihm aufbauen. Ihm den Tip geben, noch während des Klinikaufenthalts Kontakte zu Selbsthilfegruppen aufzubauen. Ihm raten, Gespräche mit Leidensgenossen zu führen. Fortschritte seiner körperlichen Belastbarkeit vor Augen führen. Mobilität durch Krankengymnastik und Bewegungsübungen fördern.

4.3 Cholelithiasis

Der nachfolgende Text stellt eine kurze Zusammenfassung der Erkrankung Cholelithiasis dar. Er soll die Erkrankung in Erinnerung rufen, um mit der Pflegeplanung besser zurechtzukommen. Er ersetzt keinesfalls die Fachliteratur.

Definition: Unter Cholelithiasis versteht man das Vorhandensein von Steinen in der Gallenblase oder in den Gallenwegen. Man unterscheidet Cholesterin-Solitärsteine (Einzelsteine), Gallengrieß (Pigmentsteine), Cholesterin-Pigmentsteine (Fettensteine, Tonnensteine, Maulbeersteine) und Bilirubin-Karbonatsteine.
Häufigkeit: Mit zunehmendem Alter nimmt die Häufigkeit der Erkrankung zu. Jenseits des 40. Lebensjahres treten bei 32% der Frauen und bei 16% der Männer Gallensteine auf.
Begünstigende Faktoren: Steine werden begünstigt durch eine Veränderung der normalen Zusammensetzung der Gallenflüssigkeit, so daß wasserunlösliche Substanzen wie Cholesterin oder Bilirubin als Kristalle ausfallen. Verschiedene Faktoren disponieren zur Steinbildung, insbesondere Fettsucht, Schwangerschaft, manche Stoffwechselstörungen (Diabetes) und hämolytische Anämien.
Symptome: Zwei Drittel der Gallenblasensteine sind klinisch stumm. Der Rest weist Symptome wie z.B. Druckgefühl, Völlegefühl, Fieber, Blähungen, Erbrechen, kolikartige Schmerzen im rechten Oberbauch mit Ausstrahlung in das rechte Schulterblatt, Dyspepsien, Unverträglichkeit von Fett, Eierspeisen, Hülsenfrüchten und Kaffee, Diarrhoe und Gewichtsabnahme auf. Je nach Sitz des Steins entwickelt sich eine Gelbsucht.
Therapie: Im akuten Fall sind Nahrungskarenz, heiße Kompressen auf die Gallenblasengegend, spasmenlösende und schmerzstillende Medikamente indiziert. Im symptomfreien Intervall sollte die Cholezystektomie oder Lithotripsie durch Ultraschallstoßwellen erfolgen. Ausführlichere Informationen zur Therapie des Gallensteins müssen in der entsprechenden Fachliteratur nachgelesen werden.
Erläuterung: Zur Kolik kommt es dann, wenn eine plötzliche Drucksteigerung im Gallensteinsystem eintritt, z.B. bei Einklemmung eines Steins in der Vater-Papille. Mögliche Komplikationen können ein Verschlußikterus durch Steineinklemmung, Durchbruch in den freien Bauchraum, Pankreatitis und Gallenblasenkarzinom sein.

Der Patient hat Probleme beim

ATL 1 Wach sein und Schlafen

Problem 1 Dadurch, daß die Nachtschwester zweistündlich ihren Kontrolldurchgang durch die Zimmer machen muß, hat der Patient eine gestörte Nachtruhe.

Ressource Der Patient schläft 2 Stunden am Stück.

Nahziel Der Patient hat in der nächsten Nacht eine Ruhephase von mindestens 4 Stunden.

Fernziel Der Patient schläft die Nacht ungestört durch.

Maßnahmen Beobachten, Dokumentieren und Überwachen der Qualität, Tiefe, Dauer und Durchgängigkeit des Schlafes, indem man zweistündlich durch die Zimmer geht. Auf ärztliche Anordnung ein Schlafmedikament verabreichen. Beim Durchgang leise die Türen zu den Patientenzimmern öffnen. Kein grelles Licht anmachen. Als Lichtquelle eine Taschenlampe benützen. In den Zimmern nur flüstern. Mitpatienten bitten, leise zu sprechen. Für Ruhe auf dem Stationsgang sorgen.

Problem 2 Aufgrund der anfallartigen Schmerzen hat der Patient einen unruhigen Schlaf. Er hat Ein- und Durchschlafstörungen.

Ressource Der Patient sagt, wenn er Schmerzen hat.

Nahziel Ruhephase von mindestens 4 Stunden in der nächsten Nacht.

Fernziel 8 Stunden Schlaf am Stück.

Maßnahmen Gesprächsbereitschaft signalisieren. Die Schmerzen ernst nehmen. Dem Patienten sagen, daß er sich bei Schmerzen melden soll. Das Zimmer durch Herunterlassen der Jalousie abdunkeln. Für ruhige Umgebung zum Wohlfühlen sorgen, *da solche Maßnahmen entspannen und Schmerzen lindern können.* Störende Geräusche abstellen. Bei Schmerzen auf ärztliche Anordnung ein Schmerzmittel verabreichen.

Der Patient hat Probleme beim

ATL 2 Sich bewegen

Problem 1

Aufgrund der Bettlägerigkeit durch die Schmerzen verändert der Patient seine Lage nur geringfügig und es besteht eine erhöhte Druckbelastung besonders an den Fersen, Ellbogen und der Kreuzbeinregion. Er ist dekubitusgefährdet.

Ressource Der Patient hat eine intakte Haut.

Nahziel Druckintensität und Zeitdauer des Drucks auf eine der oben genannten Körperstellen auf weniger als 40 mmHg in 2 Stunden reduzieren.

Fernziel Die Blutzirkulation an druckgefährdeten Stellen fördern.

Maßnahmen Die Haut des Patienten einmal täglich bei guten Lichtverhältnissen auf weiße Flecken oder Rötung ansehen. Täglich morgens und abends mit alkalifreier Seife den ganzen Körper waschen, *um die Haut nicht zusätzlich mit aggressiven Substanzen zu schädigen.* Haut mit rückfettenden Salben wie Fissan nach jeder Waschung eincremen. 2 bis 3 Lagen Schaumstoff in das Bett legen. Am Morgen und bei Bedarf saubere und trockene Kleidung anziehen. Falten im Bett bei jedem Lagewechsel glatt ziehen. Krümel nach jeder Mahlzeit sorgfältig entfernen. Den Patienten mobilisieren, z.B. je nach körperlicher Verfassung Kopfteil 60° hoch stellen, Patienten an Bettrand oder in Rollstuhl setzen. Steh- bzw. Gehübungen oder passive und aktive Bewegungsübungen mit der Krankengymnastin machen. Vor der Mobilisation ein Schmerzmittel anbieten.

Problem 2

Durch die Bettruhe und Immobilität besteht eine Verlangsamung der Blutströmung, eine Beschleunigung der Blutgerinnung und eine verminderte Muskel-Venen-Pumpe. Der Patient ist thrombosegefährdet.

Ressource Der Patient ist frei von Varizen.

Nahziel Der Patient verläßt in 2 Tagen für mindestens 2 Stunden sein Bett.

Fernziel Intakte Muskel-Venen-Pumpe und ausreichende Strömungsgeschwindigkeit in den Venen.

Maßnahmen Hochlagerung der Beine alle 2 Stunden um 20°, *damit das Blut besser vom Knie bis zur Leiste fließen kann.* Mobilisation durch das Sitzen an der Bettkante, Waschen oder Aufstehen zur Toilette 4- bis 5mal täglich. Dreimal täglich 5 Minuten im Bett Füße 10mal kreisen, heben und senken, Zehen 20mal einkrallen und wieder spreizen. 24 Stunden Antithrombosestrümpfe tragen. Anlegen der Strümpfe im Liegen, bei entstauten Venen. Strümpfe alle 2 Tage erneuern. Morgens und abends Beobachtung der Haut im Hinblick auf Rötung, Erwärmung, Schwellung und Druckstellen. Verabreichung der Fragminspritze auf ärztliche Anordnung täglich am Morgen.

Problem 3 Aufgrund der starken Schmerzen nimmt der Patient eine Schonhaltung ein. Er hat Funktions- und Bewegungseinschränkungen an Knie-, Hals- und Schultergelenk. Aufgrund des Drucks der Bettdecke besteht die Gefahr des Spitzfußes. Er ist kontrakturgefährdet.

Ressource Der Patient führt die von der Krankengymnastin gezeigten Bewegungsübungen selbständig durch.

Nahziel Der Patient befindet sich in 4 Tagen mindestens für 2 bis 3 Stunden außerhalb seines Bettes.

Fernziel Erhaltung der funktionellen Gelenkstellung sowie des harmonischen Bewegungsablaufs.

Maßnahmen Physiologische Lagerung der Gelenke in mittlerer Funktionsstellung, indem der Oberarm in Abduktionsstellung von 30° (Schultergelenk), der Unterarm im Winkel von 100° leicht erhöht (Ellbogengelenk), Finger in leichter Schalenhaltung (Handgelenk), Hüftgelenk und Kniegelenk möglichst gestreckt und Füße an die Fußstütze gelagert werden. Einen Bettbogen an das Fußende stellen. Alle 2 Stunden Lagewechsel. Bewegungsübungen passiv und aktiv durchführen. Vor der Mobilisation ein Schmerzmittel anbieten. Die Zeiten der Schmerzreduktion nützen, *um den Patienten zu motivieren aufzustehen.* Eventuell mit Krankengymnastik. Information über die Gefahr und Entstehung einer Kontraktur und die Notwendigkeit von Bewegungsübungen. Beobachtung im Hinblick auf die Beweglichkeit der Gelenke, Schmerzen und Fehlstellungen.

Problem 4 Durch die Bettlägerigkeit besteht beim Aufstehen die Gefahr des Schwindels und des orthostatischen Kollapses.

Ressource Der Patient ruft zum Aufstehen eine Krankenschwester.

Nahziel Der Patient steht in einer Woche schwindelfrei auf.

Fernziel Problemloses und selbständiges Stehen und Gehen.

Maßnahmen Vor jedem Aufstehen die Vitalwerte kontrollieren. Den Kreislauf vor dem Aufstehen anregen, indem der Patient im Bett sitzend 10mal Hände und Füße kreisen soll, dann 15mal Hände zu einer Faust ballen lassen, die Beine dazu anziehen und ausstrecken. Zuerst das Kopfteil in 60°-Stellung bringen und den Patienten in dieser Position 10 Minuten verweilen lassen. Ihn am Bettrand mit Fußsohlenkontakt zum Boden 5 bis 10 Minuten sitzen lassen und Vitalwerte kontrollieren. Sollte es ihm gut gehen, ihn langsam aufstehen lassen. Ihn bitten, 5mal auf der Stelle zu treten und dann erst weiter zu gehen. Bei Bedarf eine 2. Pflegekraft zur Hilfe rufen.

Problem 5 Durch die Gallenkoliken hat der Patient wellenförmige, krampfartige und anfallsweise Schmerzen im rechten Oberbauch, die sich bis in die rechte Schulter und zum Rücken hinziehen.

Ressource Der Patient meldet sich frühzeitig bei beginnenden Schmerzen.

Nahziel Der Patient erfährt nach Schmerzmittelgabe für 3 bis 4 Stunden Schmerzfreiheit.

Fernziel Schmerzfreiheit den ganzen Tag lang.

Maßnahmen Beobachtung im Hinblick auf Schmerzen, wenn man das Zimmer betritt. *Die Schmerzäußerungen können sehr unterschiedlich sein. Einerseits kann sie der Patient verbal äußern, andererseits versteckt mitteilen, durch eine veränderte Körperhaltung, angespannte Mimik oder blasses Aussehen.* Fragen, wo der Schmerz lokalisiert ist, welche Art er hat (stechend, klopfend, kolikartig, beklemmend), Zeitpunkt (nachts, nach Anstrengung), Dauer (konstant, in Intervallen) und Auswirkung (vegetative Reaktionen, Einschränkung der Konzentration, soziale Isolation). Schmerzmedikation nur auf ärztliche Anordnung verabreichen und auf mögliche Nebenwirkungen wie Übelkeit oder Hautausschlag überwachen. Versuchen, ein ruhiges Zimmer zu schaffen, kein grelles Licht anzumachen und das Zimmer etwas abzudunkeln, *da diese Maßnahmen psychologisch entspannen.* Den Patienten in eine für ihn bequeme Lage bringen, dazu eine Knierolle zur Entlastung anbieten. Sich mit ihm beschäftigen, ihn berühren, *da diese Maßnahmen Schmerzen lindern können.* Bei Schmerzen warme Wickel auf die Gallenblasengegend legen, diese bei Abkühlung immer wieder erneuern. Ihn auffordern, sich bei Schmerzen sofort zu melden. Eventuell Schmerzambulanz anfordern.

Problem 6 Während der schmerzhaften Gallenkoliken hat der Patient eingeschränkte Bettruhe. Er darf zur Toilette und zum Waschen aufstehen.

Ressource Der Patient hält sich an die Bettruhe.

Nahziel Aufhebung der Bettruhe in 3 Tagen.

Fernziel Der Patient ist frei von Koliken.

Maßnahmen Dem Patienten erklären, daß er bei Koliken im Bett bleiben und eine eingeschränkte Bettruhe einhalten soll. Bereitstellung eines Nachtstuhls, wenn der Patient aufgrund der Schmerzen nachts die Toilette nicht erreichen kann. Gegen die Schmerzen heiße Wickel auf die Gallenblasengegend legen. Ihn bitten, sich zu melden, wenn der Wickel unangenehm werden sollte. Spasmenlösende oder schmerzstillende Medikamente auf ärztliche Anordnung geben. Das Trinken in erreichbare Nähe stellen. Nachtkästchen und Glocke patientennah und griffbereit plazieren. Patienten aber motivieren, wenigstens zum Waschen und zur Toilette aufzustehen.

Der Patient hat Probleme beim

ATL 3 Waschen und Kleiden

Problem 1 Aufgrund des Schwitzens, bedingt durch das Fieber, besteht die Gefahr einer Mazeration unter den Achselhöhlen, im Dammbereich, zwischen Fingern und Zehen. Der Patient ist intertrigogefährdet.

Ressource Der Patient trocknet sich sorgfältig nach jeder Waschung unter den Achseln ab.

Nahziel Reduktion der Körpertemperatur auf 36 bis 37 °C in 4 Tagen.

Fernziel Beibehaltung einer intakten, trockenen Haut.

Maßnahmen Täglich 2mal Beobachtung der Haut im Hinblick auf rote, brennende, mazerierte Stellen. Unter den Achseln und im Dammbereich Haut gut abtrocknen. *Hier liegt Hautfalte auf Falte und es bildet sich eine feuchte Kammer. Die Haut wird rot und reibt sich auf.* Dem Patienten anbieten, ihn auch außerhalb der Ganzwaschung mit kühlem Wasser zu erfrischen und die Haut dann gut abzutrocknen. Temperaturkontrolle regelmäßig durchführen und fiebersenkende Medikamente verabreichen.

Problem 2 Aufgrund der Schmerzen ist der Patient in seiner Mobilität eingeschränkt. Er braucht Hilfe beim Waschen des Rückens, des Intimbereiches und der Beine. Er benötigt Unterstützung beim An- und Ausziehen seiner Unterwäsche und seines Nachthemds.

Ressource Der Patient wäscht sich das Gesicht und den Oberkörper selbständig. Er putzt seine Zähne.

Nahziel Der Patient zieht sich in 4 Tagen alleine an.

Fernziel Selbständigkeit in bezug auf Körperpflege und Bekleidung.

Maßnahmen Anrichten der Waschschüssel mit sämtlichen Utensilien (2 Waschhandschuhe, 2 Handtücher, Waschlotion, Hautcreme). Je nach Befinden, diese Utensilien am Waschbecken oder auf dem Nachtkästchen bereitstellen. Zahnpasta, Zahnbecher, Zahnbürste und Nierenschale zum Zähneputzen richten. Dem Patienten den Rücken, die Beine und den Intimbereich waschen. Danach eincremen. Haare bürsten und kämmen. Auf Wunsch ein privates Nachthemd anziehen. Dokumentation über Hautzustand und Mobilität morgens und abends.

Problem 3 Da der Patient bei der Ganzkörperwaschung seine sexuellen Schutzzonen der Pflegekraft offenbaren muß, hat er ein Schamgefühl.

Ressource Der Patient toleriert die Waschung.

Nahziel Der Patient kann sich in einer Woche alleine waschen.

Fernziel Der Patient führt eine selbständige Körperpflege durch.

Maßnahmen Die Gefühle ernst nehmen und Gesprächsbereitschaft signalisieren. Neutralen Umgang mit seinen Intimzonen wahren. Dem Patienten anbieten, sich von einer gleichgeschlechtlichen Pflegekraft waschen zu lassen. Versuchen, stets dieselbe Pflegekraft in das Zimmer zu schicken. So viel wie möglich von der Waschung den Patienten selbständig durchführen lassen.

Problem 4 Aufgrund der Abflußbehinderung durch den Gallenstein kommt es zu einem Anstieg des Bilirubins und damit verbunden zu einem Ikterus. Der Patient leidet an Juckreiz an den Armen, Beinen, Oberkörper und am Rücken.

Ressource Der Patient cremt sich seine Haut selbständig mit einer juckreizstillenden Salbe ein.

Nahziel Der Patient hat in einer Woche einen verminderten Juckreiz.

Fernziel Der Patient ist frei von Ikterus.

Maßnahmen Den Körper mit Essigwasser gegen den Juckreiz abwaschen. Dem Patienten Fenistil-Creme nach ärztlicher Anordnung an das Bett stellen und ihn auffordern, sich selbständig bei auftretendem Juckreiz einzucremen. Darauf hinweisen, daß er so wenig wie möglich kratzen soll. Aufgekratzte Stellen mit Bepanthensalbe eincremen und mit einem sterilen Verband einmal täglich verbinden. Patienten beruhigen und sagen, daß der Juckreiz nach beginnender Therapie besser wird.

Der Patient hat Probleme beim

ATL 4 Essen und Trinken

Problem 1 Wegen der krampfartigen Gallenkoliken muß der Patient Nulldiät einhalten.

Ressource Der Patient hält sich an die Nulldiät.

Nahziel In 3 Tagen darf der Patient Tee trinken.

Fernziel Der Patient darf sich fettarm ernähren.

Maßnahmen Parenterale Ernährung auf ärztliche Anordnung verabreichen. Das Gewicht täglich morgens kontrollieren, *um starke Verluste ausgleichen zu können.* Bei starkem Gewichtsverlust den Arzt verständigen. Die Vitalwerte 3mal täglich auf Schwankungen beobachten. An das Bett ein Schild mit dem Hinweis auf Nahrungskarenz hängen. Versuchen, nicht aus Versehen dem Patienten ein Essen zu geben. Eventuell Mitpatienten bitten, seine Mahlzeit im Aufenthaltszimmer zu sich zu nehmen. Den Patienten motivieren und sagen, daß er die Zeit der Nulldiät durchhalten wird.

Problem 2 Aufgrund der Nahrungskarenz kommt es zu einer mangelnden Kautätigkeit, einem verminderten Speichelfluß und einem schlechten Geschmack im Mund. Es besteht die Gefahr des Soors und der Parotitis.

Ressource Der Patient nimmt bei beginnender Mundtrockenheit ein Lemonstäbchen.

Nahziel Der Patient darf in 3 Tagen wieder Nahrung zu sich nehmen.

Fernziel Optimale Kautätigkeit und guter Geschmack im Mund.

Maßnahmen Anregen der Kautätigkeit, indem der Patient 3mal täglich Kaugummi kaut. Anregen der Parotistätigkeit durch Massage der

Wangen. Mund alle 2 Stunden mit Wasser und 3 Tropfen Zahnfluid spülen lassen. Um Mundtrockenheit zu lindern, bei Bedarf gekühlte Lemonstäbchen oder Mundspray verwenden. Mit einer Taschenlampe den Mund morgens und abends im Hinblick auf Rötungen und Risse inspizieren. Lippen gegen Trockenheit nach dem Zähneputzen mit Bepanthensalbe eincremen.

Problem 3 Aufgrund der Nahrungskarenz hat der Patient eine Mangelversorgung an Elektrolyten und Kalorien und damit verbunden einen Gewichtsverlust von ca. 2 kg.

Ressource Das Gewicht des Patienten liegt im Normbereich.

Nahziel Der Patient hält 2 Tage lang sein Gewicht konstant.

Fernziel Erreichung einer optimal möglichen Ernährung.

Maßnahmen Infusionstherapie nach ärztlicher Anordnung über den Tag verteilt verabreichen. Täglich Gewichtskontrolle am Morgen. Den Patienten in einem Schlafanzug stets zur selben Zeit und mit der gleichen Waage wiegen. Gewicht dokumentieren. Starken Gewichtsverlust dem Arzt mitteilen. Versuchen, die Zeit der Nahrungskarenz mittels optimaler parenteraler Ernährung zu überbrücken.

Problem 4 Durch die extremen Schmerzen neigt der Patient zu Erbrechen und Übelkeit.

Ressource Keine.

Nahziel Der Patient ist in 3 Tagen frei von Erbrechen.

Fernziel Der Patient hat ein gutes Wohlbefinden.

Maßnahmen Nierenschalen und Zellstoff an das Bett stellen. Bei Erbrechen im Zimmer bleiben, ihm den Kopf stützen, beruhigen und das Kopfteil senkrecht stellen. Beobachtung des Erbrochenen im Hinblick auf Menge, Zeitpunkt, Farbe und Beimengung. Dokumentation des Erbrechens. Nach dem Erbrechen die Möglichkeit geben, den Mund auszuspülen und die Zähne zu putzen. Das

Zimmer gut durchlüften. Nach ärztlicher Anordnung Paspertin geben, *um Übelkeit zu unterdrücken.*

Problem 5 Aufgrund der Gallensteinerkrankung verträgt der Patient keine Fette, Kaffee und Eier. Der Patient muß nach der Zeit der Nahrungskarenz eine Diät einhalten.

Ressource Der Patient interessiert sich für seine Diät.

Nahziel Der Patient beginnt in 3 Tagen die aufbauende Diät.

Fernziel Der Patient ernährt sich fettarm.

Maßnahmen Dem Patienten die Wichtigkeit der Einhaltung seiner Diät erklären. Nach der Nahrungskarenz dem Patienten zunächst Tee geben. Am nächsten Tag Tee und Zwieback. Bei guter Verträglichkeit Suppen und Breikost in der Küche bestellen. Am darauffolgenden Tag passierte Kost. Schließlich Übergang in die fettarme, eiweißarme Diät. Eine Diätassistentin anfordern, die ihm Ernährungstips gibt. Fettarme, eiweißarme, leicht verdauliche Diät auf ärztliche Anordnung bestellen. Dem Patienten sagen, daß er Hülsenfrüchte, Kaffee, hartgekochte Eier und Speisen, die in erhitztem Fett gegart sind, vermeiden soll. Ihn bitten, nur die Lebensmittel aus der Diätküche zu sich zu nehmen.

Der Patient hat Probleme beim

ATL 5 Ausscheiden

Problem 1

Aufgrund der eingeschränkten Bettruhe leidet der Patient an Darmträgheit und Meteorismus. Es besteht die Gefahr der Obstipation und des mechanischen Ileus.

Ressource Der Patient hat hörbare Darmgeräusche.

Nahziel Der Patient hat alle 2 Tage Stuhlgang.

Fernziel Wiederherstellung der gesunden Ausscheidungsfunktion.

Maßnahmen Zur Anregung der Darmperistaltik täglich Bewegungsübungen, z.B. Füße und Arme im Bett kreisen, durchführen. Auf ärztliche Anordnung einen Einlauf oder orale Laxanzien täglich morgens verabreichen. Täglich Darmgeräusche mit einem Stethoskop im Hinblick auf „Gurgeln" abhören. Gegen Blähungen durch Einführen eines Darmrohrs Erleichterung verschaffen. Bei Bedarf Wärmewickel anbieten. Einmal täglich Kolonmassage durchführen. Arzt über Obstipation informieren. Dokumentation morgens und abends über das tägliche Stuhlgangverhalten.

Problem 2

Durch den Bilirubinanstieg, aufgrund der Abflußbehinderung der Galle, hat der Patient einen dunklen bierbraunen Urin.

Ressource Der Patient scheidet Urin aus.

Nahziel Senkung des Bilirubins in 3 Tagen.

Fernziel Der Patient scheidet normalfarbigen Urin aus.

Maßnahmen Kontrolle des Urins bei jeder Ausscheidung im Hinblick auf Farbe, Geruch und Menge. Morgens auf Station einen Urinstix durchführen. Das spezifische Gewicht hierbei kontrollieren. Einmal täglich Mittelstrahlurin in das Labor schicken, um den Bilirubingehalt bestimmen zu lassen.

Der Patient hat Probleme bei der

ATL 6 Regulation der Körpertemperatur

Problem 1 Aufgrund der Gallenkoliken hat der Patient erhöhte Temperaturen bis zu 38,5 °C.

Ressource Der Patient mißt selbständig rektal seine Temperatur.

Nahziel Senkung des Fiebers auf 37,5 °C innerhalb eines Tages.

Fernziel Körpertemperatur zwischen 36 und 37 °C.

Maßnahmen Alle 1 bis 2 Stunden Temperatur messen lassen. Rektal Thermometer 3 Minuten belassen. Dem Patienten eine dünne Decke geben. Eisbeutel eingewickelt in einen kleinen Kopfkissenüberzug eine halbe Stunde rechts und links in die Leiste legen. Nach Bedarf wiederholen. Wadenwickel bei Bedarf. Ausreichend Infusionstherapie durchführen. Bei Erhöhung der Temperatur auf ärztliche Anordnung Medikamente verabreichen. Dokumentation des Fieberverlaufs.

Der Patient hat Probleme beim

ATL 7 Atmen

Problem 1

Aufgrund der flachen Atmung, bedingt durch Schmerzen, hat der Patient eine Ansammlung von Sekret in den Bronchien. Die Folge ist ein erschwertes Abhusten und eine ungenügende Belüftung der Lunge. Er ist pneumoniegefährdet.

Ressource Der Patient denkt täglich selbst daran, seine erlernte Atemgymnastik durchzuführen.

Nahziel Der Patient atmet in einer Woche tief durch und hustet vorhandenes Sekret problemlos ab.

Fernziel Gute Lungenventilation.

Maßnahmen Einreiben von Brust und Rücken morgens und abends mit sekretlösenden Mitteln wie Nervgeist oder Stas-Salbe. Anschließend mit Feuchtigkeitslotion eincremen *gegen eine mögliche Austrocknung durch den Franzbrandwein.* Dreimal täglich Inhalation mit NaCl und eventuell Zusätzen, *um das Sekret zu verflüssigen.* Für ausreichende Frischluft im Zimmer sorgen. Patienten mobilisieren. Im Zweistundenwechsel Oberkörper hoch lagern mit Abstützen der Arme auf einem Kissen zur besseren Belüftung der Lunge. Eine V-Lagerung anbieten, indem 2 Kissen zu einem V überkreuzt unter den Thorax des Patienten geschoben werden. Den Nacken auf die Kissenspitze lagern. Der Hals liegt frei und wird mit einen Kissen unterstützt. Atemgymnastik mit einem Triflo, das vom Patienten stündlich 10mal benützt wird. Einen Mullbindenstreifen an den Bettbügel hängen, und den Patienten auffordern, diesen stündlich mindestens 5mal wegzupusten. Bei jedem Gang in das Zimmer auffordern, tief durchzuatmen und mit Hilfe des K-Lautes abzuhusten. Mehrere Nierenschalen mit Zellstoff für abgehustetes Sputum auf das Nachtkästchen stellen. Schmerzmedikation auf ärztliche Anordnung verabreichen. Information über die Notwendigkeit der Pneumonieprophylaxe bei Aufnahme auf Station.

Der Patient hat Probleme beim

ATL 8 Für Sicherheit sorgen

Problem 1 Aufgrund der Medikamentengabe besteht die Gefahr einer allergischen Reaktion.

Ressource Der Patient meldet sich bei körperlichem Mißempfinden.

Nahziel Gute Verträglichkeit der angeordneten Medikamente in der Zeit der Einnahme.

Fernziel Der Patient ist medikamentenfrei.

Maßnahmen Genaue Verabreichung der ärztlich angeordneten Medikamente. Kontrolle im Hinblick auf Dosis, Häufigkeit, Anordnung und Patientenname. Die 1. Gabe des i.v.-Medikamentes vom Arzt durchführen lassen. Alle halbe Stunde während der Verabreichung der i.v.-Medikamente Vitalwerte kontrollieren. Auf Nebenwirkungen wie Schüttelfrost, Fieber, Erbrechen, Durchfall oder Hautausschlag achten.

Problem 2 Durch den Gallenstein besteht die Gefahr von Komplikationen wie einer akuten Pankreatitis bei Steinverschluß der Papille, eines Hydrops bei Gallengangsverschluß, einer Cholezystitis bei aufsteigenden E.-coli-Bakterien aus dem Darm und einer Perforation mit Peritonitis.

Ressource Keine.

Nahziel Zertrümmerung des Gallensteins in einer Woche.

Fernziel Der Patient ist frei von Komplikationen.

Maßnahmen Den Patienten auf die Gefahren hinweisen und ihm sagen, daß er sich bei Veränderung seines Gesundheitszustandes sofort melden soll. Bei Veränderung des Bewußtseins, bei Blut im Urin, bei starken Schmerzen und bei Zunahme des Leibesumfangs sofort den Arzt verständigen. Dreimal täglich Vitalwerte kontrollieren. Dabei auf Schocksymptome wie niedrigen Blutdruck und hohen Puls achten.

Problem 3 Durch die Risikofaktoren „Adipositas und Diabetes mellitus" besteht die Gefahr einer Vermehrung der Gallensteine.

Ressource Der Patient hat Normalgewicht.

Nahziel Der Patient ist frei von Risikofaktoren.

Fernziel Der Patient ist gesund.

Maßnahmen Den Patienten über die Risikofaktoren aufklären. Blutzucker täglich kontrollieren. Morgens Urinstix auf Glukose durchführen. Diätassistentin auf Station bitten, die den Patienten in Ernährungsfragen beraten soll. In der Küche fettarme, eiweißarme Kost nach Beendigung der Nahrungskarenz bestellen.

Der Patient hat Probleme beim

ATL 9 Arbeiten und Spielen

Problem 1 Da der Patient durch seine eingeschränkte Bettruhe das Zimmer nicht verlassen darf, hat er Langeweile und ist nicht ausgelastet.

Ressource Der Patient bekommt von Freunden und Familie Besuch.

Nahziel Aufhebung der Bettruhe in 3 Tagen.

Fernziel Der Patient kann sich trotz Krankenhausaufenthalt problemlos ablenken und beschäftigen.

Maßnahmen Den Patienten mobilisieren und ihn in die Körperpflege einbeziehen, *damit er wenigstens zu den Pflegezeiten abgelenkt wird.* Einen Mitpatienten ins Zimmer legen, der vom Alter und von den Interessen ähnliche Ansichten vertritt, *damit ein Gespräch zustande kommt.* Die Besuchszeiten erweitern, *um berufstätigen Freunden die Möglichkeit zu geben, einen Besuch zur Abwechslung und zum Austausch von Gefühlen zu machen.* Formulare zur Anmeldung eines Telefons, Radios oder Fernsehers weitergeben. Die Familie kann genügend Zeitungen und Bücher mitbringen. Das Pflegepersonal soll Gesprächsbereitschaft zeigen.

Der Patient hat Probleme beim

ATL 10 Kommunizieren

Problem 1 Aufgrund der Klinikfachsprache kann der Patient auf Anhieb nicht alle Informationen und Aufklärungen verstehen.

Ressource Der Patient interessiert sich für seine Erkrankung.

Nahziel Der Patient fragt in 3 Tagen nach.

Fernziel Der Patient versteht die Informationen.

Maßnahmen Den Patienten ermutigen, bei Visite sofort zu sagen, wenn er etwas nicht versteht. Bei pflegerischen Tätigkeiten mit einfachen, verständlichen Worten informieren. Medizinische Fachbegriffe meiden. Bei Fragen Auskunft geben und sich versichern, daß er alles verstanden hat. Bei Unklarheiten im ärztlichen Bereich ein Gespräch mit dem zuständigen Arzt arrangieren. Stationsübliche Informationsblätter und Broschüren aushändigen.

Der Patient hat Probleme beim

ATL 11 Mann sein

Problem 1 Aufgrund der Abhängigkeit vom Pflegepersonal bei der Körperpflege fühlt sich der Patient nicht als vollwertiger Mann.

Ressource Keine.

Nahziel Der Patient wäscht sich in 3 Tagen selbständig.

Fernziel Der Patient fühlt sich als vollwertiger Mann.

Maßnahmen Respektieren der individuellen Bedürfnisse. Beachten seines Schamgefühls beim Waschen. Ihm die Möglichkeit geben, so viel wie möglich selbst zu machen. Bei Bedarf fragen, ob er lieber von einer gleichgeschlechtlichen Pflegekraft gewaschen werden möchte. Die Gefühle ernst nehmen und akzeptieren. Ihm das Gefühl geben, daß er als vollwertiger Mann anerkannt ist.

Der Patient hat Probleme beim

ATL 12 Sinn finden

Problem 1 Aufgrund der Erkrankung hat der Patient Angst vor einer Operation.

Ressource Der Patient spricht über seine Angst.

Nahziel Der Patient kann eine Verbesserung seines Zustands verzeichnen.

Fernziel Der Patient ist angstfrei.

Maßnahmen Gespräche anbieten. Den Patienten ernst nehmen. Fachzeitungen besorgen. Auf Wunsch betroffene Mitpatienten zu einem Gespräch und zum Austausch von Gefühlen vorstellen. Ihm genaue Informationen über eine mögliche Operation geben. Ihm erklären, wie die Vorbereitung zur Operation und das Geschehen im Operationssaal ablaufen wird.

Problem 2 Aufgrund der Erkrankung hat der Patient Angst vor Komplikationen.

Ressource Der Patient informiert sich über Komplikationen.

Nahziel Der Patient ist angstfrei.

Fernziel Der Patient sieht zuversichtlich in die Zukunft.

Maßnahmen Die Ängste ernst nehmen. Verständnis entgegenbringen und Gesprächsbereitschaft signalisieren. Auf die Risikofaktoren einer erneuten Erkrankung hinweisen. Gesundheitsfördernde Maßnahmen, wie z.B. ausgewogene Ernährung mit wenig Kalorien, viel Sport, Bewegung oder keinen Alkohol, beibringen. Ein Gespräch mit dem Arzt organisieren, *bei dem sich der Patient über Prognose und Komplikationen der Gallensteine erkundigen kann.* Den Besuch von Selbsthilfegruppen vorschlagen und Bücher über die Erkrankung anbieten. Positives Denken vermitteln und versuchen, dem Patienten die Angst zu nehmen.

4.4 Ulcus ventriculi/Ulcus duodeni

Der nachfolgende Text stellt eine kurze Zusammenfassung der Erkrankung Ulkus dar. Er soll die Erkrankung in Erinnerung rufen, um mit der Pflegeplanung besser zurechtzukommen. Er ersetzt keinesfalls die Fachliteratur.

Definition: Unter Ulkuskrankheit sind Geschwüre gemeint, die einzeln oder zu mehreren im Magen und Zwölffingerdarm entstehen, also in denjenigen Abschnitten des Verdauungstraktes, welche mit Magensaft in Berührung kommen. Es handelt sich um akut oder chronisch umschriebene Schleimhautdefekte, die die Muscularis mucosae durchdringen.
Häufigkeit: 10 bis 12% der Bevölkerung sind von einem Ulkus betroffen, davon doppelt so viele Männer wie Frauen. Der Ulcus duodeni kommt 3- bis 4mal häufiger vor als der Ulcus ventriculi.
Begünstigende Faktoren: Begünstigende Faktoren für die Entstehung können ein gestörtes Gleichgewicht zwischen den aggressiven (Pepsin, Alkohol) und den schützenden Faktoren (Durchblutung) sein. Zudem Veranlagung, Disposition, Hypertonie, Sepsis, Verbrennungen, Langzeitgaben von Kortison, endokrine Einflüsse, Leberzirrhose, chronischer Hunger, chronische Lungenbefunde, Arzneimittelgaben (Antirheumatika), Streß (Schock, Polytraumen) oder Folgen einer Gastritis.
Symptome: Die Symptome des Duodenalgeschwüres sind z.B. Unbehagen, Druck- und Völlegefühl im Oberbauch, Aufstoßen, Erbrechen, Gewichtsabnahme, Stuhlunregelmäßigkeit und Diarrhoe oder Obstipation. Schmerzen treten meistens 1½ bis 2 Stunden nach der Mahlzeit auf, zudem sind zu erwähnen der Nüchtern- und Nachtschmerz, der Frühjahrs- und Herbstschmerz, die Schmerzzunahme nach Streßbelastung und Schmerzen nach Fettzufuhr. Die Schmerzlokalisation tritt im Epigastrium und paraumbilikal rechts auf. Schmerzfreiheit erfolgt nach Erbrechen.
Symptome des Magenulkus sind unter anderem Früh- oder Spätschmerz nach Nahrungsaufnahme, Völlegefühl, Druck- und Speisenunverträglichkeit und Leistungsknicke.
Therapie: Die konservative Therapie besteht in der Gabe von kleinen Mahlzeiten, Natriumbikarbonat, Magnesiumoxid, Wis-

mut, Bettruhe und Sedativa. Entscheidende Voraussetzung für den chirurgischen Eingriff ist die vorausgehende Ausschöpfung aller konservativen Behandlungsmethoden. Die speziellen Operationsmethoden müssen in der Fachliteratur nachgelesen werden.

Erläuterung: Ohne Magensäure entsteht kein Magen- oder Zwölffingerdarmgeschwür. Normalerweise wird die Magenschleimhaut vor der verdauenden Kraft des Magensaftes durch schützende Faktoren bewahrt. Der Ulkus der Schleimhaut dringt bis in die Muskelschicht vor. Er kann die Muskelschicht durchdringen (Penetration) oder sogar in die freie Bauchhöhle durchbrechen (Perforation).

Der Patient hat Probleme beim

ATL 1 Wach sein und Schlafen

Problem 1 Dadurch, daß die Nachtschwester zweistündlich ihren Kontrolldurchgang durch die Zimmer machen muß, hat der Patient eine gestörte Nachtruhe.

Ressource Der Patient schläft 2 Stunden am Stück.

Nahziel Der Patient hat in der nächsten Nacht eine Ruhephase von mindestens 4 Stunden.

Fernziel Der Patient schläft die Nacht ungestört durch.

Maßnahmen Beobachten, Dokumentieren und Überwachen der Qualität, Tiefe, Dauer und Durchgängigkeit des Schlafes, indem man zweistündlich durch die Zimmer geht. Beim Durchgang leise die Türen zu den Patientenzimmern öffnen, kein grelles Licht anmachen. Als Lichtquelle eine Taschenlampe benützen. In den Zimmern nur flüstern. Mitpatienten auffordern, leise zu sprechen. Auf dem Stationsgang laute Geräusche vermeiden.

Problem 2 Aufgrund der Schmerzen im Magen-Darm-Trakt hat der Patient einen unruhigen Schlaf.

Ressource Der Patient schläft 2 Stunden am Stück.

Nahziel Ruhephasen von mindestens 4 Stunden in der nächsten Nacht.

Fernziel 8 Stunden Schlaf am Stück.

Maßnahmen Schmerzen ernst nehmen. Schmerzmedikation auf ärztliche Anordnung verabreichen. Das Zimmer durch Herunterlassen der Jalousie abdunkeln. Für ruhige Umgebung zum Wohlfühlen sorgen. Störende Geräusche abstellen. *Schmerzen und Unruhe können sich bessern, wenn sich der Patient in einer freundlichen Umgebung entspannen kann.* Eine schmerzreduzierende Lagerung mit eventuell einem zusätzlichen Kissen oder Knierolle anbieten.

Problem 3 Aufgrund von Streß und Hektik im Privatleben des Patienten besteht die Möglichkeit der Verschlechterung seiner Krankheit. Der Patient braucht Ruhe und Entspannung.

Ressource Keine.

Nahziel Der Patient schaltet im Krankenhaus die Stressoren ab.

Fernziel Der Patient ist ruhig und ausgeglichen.

Maßnahmen Dem Patienten sagen, daß er nur zu ganz bestimmten Zeiten Besuch bekommen soll. Diese Zeiten begrenzen, daß heißt, der Besuch darf den Patienten höchstens 2 Stunden belasten. Er soll nur von Personen Besuch erhalten, die ihm Ruhe und Ausgeglichenheit vermitteln können. Jede Aufregung und Spannung von dem Patienten fern halten. Ihn in ein Einzelzimmer oder mit einem Patienten zusammenlegen, der wenig Besuch bekommt und mit dem er sich versteht. Erklären, daß Ruhe für die Heilung seiner Erkrankung eine große Rolle spielt. Versuchen, den Schlaf nachts und untertags nicht zu stören. Pflegerische Tätigkeiten auf Phasen der Wachheit verschieben. Untersuchungen auf den Patienten abstimmen und eventuell auf einen späteren Zeitpunkt verschieben.

Der Patient hat Probleme beim

ATL 2 Sich bewegen

Problem 1 Aufgrund der Bettlägerigkeit, bedingt durch Schmerzen, verändert der Patient seine Lage nur wenig und es erfolgt eine erhöhte Druckbelastung, besonders an den Fersen, Ellbogen und der Kreuzbeinregion. Es besteht Dekubitusgefahr.

Ressource Der Patient hat eine intakte Haut.

Nahziel Druckintensität und Zeitdauer des Druckes auf eine der oben genannten Körperstellen auf weniger als 40 mmHg in 2 Stunden reduzieren.

Fernziel Die Blutzirkulation an druckgefährdeten Stellen fördern.

Maßnahmen Die Haut einmal täglich bei guten Lichtverhältnissen auf weiße Flecken oder Rötung ansehen. Täglich morgens und abends mit alkalifreier Seife den ganzen Körper waschen. Haut trocken halten. Einreiben mit rückfettenden Salben wie Fissan nach jeder Waschung. Am Morgen und bei Bedarf saubere und trockene Kleidung anziehen. Falten im Bett glatt ziehen. Krümel nach jeder Mahlzeit sorgfältig entfernen. Patienten mobilisieren, z.B. je nach körperlicher Verfassung an den Bettrand oder in einen Rollstuhl setzen. Steh- bzw. Gehübungen oder passive und aktive Bewegungsübungen mit der Krankengymnastin machen. Den Patienten bitten, seine Lage selbständig alle 1 bis 2 Stunden zu verändern.

Problem 2 Durch die Bettlägerigkeit wegen des Ulkus kommt es zu einer Verlangsamung der Blutströmung, einer Beschleunigung der Blutgerinnung und einer verminderten Muskel-Venen-Pumpe. Der Patient ist thrombosegefährdet.

Ressource Der Patient hat keine Varizen.

Nahziel Der Patient verläßt in 2 Tagen für mindestens 3 Stunden sein Bett.

Fernziel Intakte Muskel-Venen-Pumpe und ausreichende Strömungsgeschwindigkeit in den Venen.

Maßnahmen Hochlagerung der Beine alle 2 Stunden um 20°, *damit das Blut besser vom Knie bis zur Leiste fließen kann.* Patienten mobilisieren durch das Sitzen an der Bettkante oder Aufstehen zur Toilette 4- bis 5mal täglich. Dreimal täglich 5 Minuten im Bett Füße 10mal kreisen, heben und senken, Zehen 20mal einkrallen und spreizen. Patienten motivieren, im Bett liegend mit den Beinen Tret-, Streck- und Anspannungsübungen wie z.B. Radfahren durchzuführen. 24 Stunden Antithrombosestrümpfe tragen lassen. Anlegen der Strümpfe im Liegen, bei entstauten Venen. Strümpfe alle 2 Tage erneuern. Morgens und abends Beobachtung der Haut im Hinblick auf Rötung, Erwärmung, Schwellung und Druckstellen der Beine. Verabreichung der Fragminspritze auf ärztliche Anordnung täglich morgens.

Problem 3 Da der Patient, bedingt durch Schmerzen, eine Schonhaltung einnimmt, hat er Funktions- und Bewegungseinschränkungen an Knie-, Hals- und Schultergelenk. Er ist kontrakturgefährdet.

Ressource Der Patient führt die von der Krankengymnastin gezeigten Bewegungsübungen selbständig durch.

Nahziel Der Patient befindet sich in einer Woche für mindestens 3 bis 4 Stunden außerhalb seines Bettes.

Fernziel Gute funktionelle Gelenkstellung sowie harmonischer Bewegungsablauf.

Maßnahmen Bewegungsübungen passiv und aktiv durchführen. Eventuell mit Krankengymnastik. Den Patienten dazu anhalten, während der schmerzfreien Phasen seine Gelenke zu bewegen, indem er sich in seinem Bett aufsetzt oder die Schultern durch Lockerungsübungen wie z.B. Ausschütteln entspannt. Schmerzmedikation auf ärztliche Anordnung verabreichen. Information über die Gefahr und Entstehung einer Kontraktur und der Notwendigkeit von Bewegungsübungen. Beobachtung des Patienten im Hinblick auf die Beweglichkeit der Gelenke, Schmerzen und Fehlstellungen.

Problem 4 Durch die Bettlägerigkeit besteht beim Aufstehen die Gefahr des Schwindels und des orthostatischen Kollapses.

Ressource Der Patient ruft zum Aufstehen eine Krankenschwester.

Nahziel Der Patient steht in 3 Tagen schwindelfrei auf.

Fernziel Problemloses und selbständiges Stehen und Gehen.

Maßnahmen Vor jedem Aufstehen die Vitalwerte kontrollieren. Den Kreislauf vor dem Aufstehen anregen, indem der Patient im Bett sitzend 10mal Hände und Füße kreisen, dann 15mal Hände zu einer Faust ballen lassen, die Beine anziehen und ausstrecken soll. Den Patienten im Bett bei hochgestellter Rückenlehne im 60°-Winkel 5 Minuten sitzen lassen. Schließlich am Bettrand mit Fußsohlenkontakt zum Boden 5 bis 10 Minuten hinsetzen und Vitalwerte kontrollieren. Sollte der Patient frei von Schwindel oder Übelkeit sein, darf er langsam aufstehen. Bei Bedarf eine 2. Pflegekraft zu Hilfe rufen.

Problem 5 Aufgrund des Ulkus hat der Patient einen Druckschmerz im Verdauungstrakt.

Ressource Der Patient meldet sich frühzeitig bei beginnenden Schmerzen.

Nahziel Der Patient erfährt nach Schmerzmittelgabe für 3 bis 4 Stunden Schmerzfreiheit.

Fernziel Schmerzfreiheit den ganzen Tag lang.

Maßnahmen Beobachtung im Hinblick auf Schmerzen bei Betreten des Zimmers. Fragen, wo der Schmerz lokalisiert ist, welche Art er hat (stechend, klopfend, kolikartig, beklemmend), Zeitpunkt (nachts, nach Anstrengung), Dauer (konstant, in Intervallen) und Auswirkung (vegetative Reaktionen, Einschränkung der Konzentration, soziale Isolation). Schmerzmedikation auf ärztliche Anordnung verabreichen und auf mögliche Nebenwirkungen wie Übelkeit oder Hautausschlag überwachen. Versuchen, ihn in ein ruhiges Zimmer zu legen, kein grelles Licht anzumachen und das Zimmer etwas abzudunkeln. Körper in eine bequeme Lage bringen. Sich mit dem Patienten beschäftigen, ihn berühren. *Schmerzen werden oft auch psychologisch verstärkt, deshalb ist es für einen Ulkuspatienten besonders wichtig, sich entspannt und wohl zu fühlen.* Pflegerische Tätigkeiten auf einen späteren Zeitpunkt verschieben. Den Patienten auffordern, sich bei Schmerzen sofort zu melden. Fragen, ob er mit einer Psychologin Kontakt aufnehmen möchte.

Problem 6 Zur Entspannung seiner psychischen Situation und aufgrund der Spasmen soll sich der Patient körperlich schonen. Er soll zur Ruhe kommen.

Ressource Der Patient hält sich an die Bettruhe.

Nahziel Der Patient steht in 4 Tagen für mindestens 4 Stunden auf.

Fernziel Der Patient ist ruhig und entspannt.

Maßnahmen Dem Patienten erklären, daß er zur Toilette, zum Waschen und für Bewegungsübungen das Bett verlassen soll. Nachtkästchen und die Glocke patientennah und griffbereit plazieren. Nach Bedürfnissen und Wünschen fragen. Dafür sorgen, daß der Krankenhausaufenthalt nicht zum Streß für den Patienten wird. Höchstens 1 bis 2 Untersuchungen pro Tag für ihn ausmachen. Für Untersuchungen einen Rollstuhl bereitstellen und den Patienten begleiten. Schmerzstillende Medikamente auf ärztliche Anordnung geben.

Der Patient hat Probleme beim

ATL 3 Waschen und Kleiden

Problem 1

Aufgrund der Schmerzen ist der Patient in seiner Mobilität eingeschränkt. Er braucht Hilfe beim Waschen des Rückens, des Intimbereichs und der Beine. Er benötigt Unterstützung beim An- und Ausziehen seiner Unterwäsche und seines Nachthemds.

Ressource Der Patient wäscht sich das Gesicht, den Oberkörper und den Intimbereich selbständig. Er putzt seine Zähne.

Nahziel Der Patient wäscht sich in 4 Tagen selbständig.

Fernziel Selbständigkeit in bezug auf Körperpflege und Bekleidung.

Maßnahmen Anrichten der Waschschüssel mit sämtlichen Utensilien (Waschhandschuhe, Handtücher, Waschlotion, Hautcreme). Zahnpasta, Zahnbecher, Zahnbürste und Nierenschale zum Zähneputzen richten. Dem Patienten Rücken, Beine und Gesäß waschen. Vor dem Waschen ein spasmenlösendes Medikament anbieten. Eincremen auf Wunsch. Die Haare anschließend bürsten und kämmen. Ein privates Nachthemd anziehen lassen. Dokumentation über Hautzustand und Mobilität morgens und abends.

Problem 2

Da der Patient bei der Ganzkörperwaschung seine sexuellen Schutzzonen der Krankenschwester offenbaren muß, hat er ein Schamgefühl.

Ressource Der Patient wäscht sich seine Intimzone alleine.

Nahziel Der Patient wäscht sich in 4 Tagen alleine.

Fernziel Der Patient ist selbständig.

Maßnahmen Die Gefühle ernst nehmen und Gesprächsbereitschaft signalisieren. Neutralen Umgang mit seinen Intimzonen wahren. Dem

Patienten anbieten, sich von einer gleichgeschlechtlichen Pflegekraft waschen zu lassen. Beim Waschen des Intimbereichs diskret die Waschzelle verlassen. Handtücher zum Abdecken der bereits gewaschenen Körperpartien bereitlegen. Patienten nie völlig entblößt am Waschbecken sitzen lassen.

Der Patient hat Probleme beim

ATL 4 Essen und Trinken

Problem 1

Aufgrund der Appetitlosigkeit, bedingt durch Spasmen, kommt es zu einer mangelnden Kautätigkeit, einem verminderten Speichelfluß, einer trockenen Mundschleimhaut und einem schlechten Geschmack im Mund. Es besteht die Gefahr des Soors und der Parotitis.

Ressource Der Patient nimmt bei beginnender Mundtrockenheit ein Lemonstäbchen.

Nahziel Der Patient verspürt in einer Woche gesteigerten Appetit.

Fernziel Normale Nahrungsaufnahme.

Maßnahmen Anregen der Kautätigkeit, indem der Patient 3mal täglich Kaugummi kauen soll. Anregen der Parotistätigkeit durch Massage der Wangen. Mund alle 2 bis 3 Stunden mit Wasser und 3 Tropfen Zahnfluid spülen lassen. Um Mundtrockenheit zu lindern, bei Bedarf gekühlte Lemonstäbchen oder Mundspray verwenden. Mit einer Taschenlampe den Mund morgens und abends untersuchen. Lippen gegen Trockenheit nach dem Zähneputzen mit Bepanthensalbe eincremen.

Problem 2

Aufgrund der verminderten Nahrungsaufnahme, bedingt durch Spasmen, hat der Patient eine Mangelversorgung an Elektrolyten und Kalorien und damit verbunden einen Gewichtsverlust von ca. 2 kg.

Ressource Der Patient nimmt trotz Appetitlosigkeit morgens, mittags und abends eine kleine Menge der Nahrung zu sich.

Nahziel Der Patient hält 2 Tage lang sein Gewicht konstant.

Fernziel Der Patient hat eine beschwerdefreie Verdauung.

Maßnahmen Beratung bezüglich des Eßverhaltens im Hinblick auf die Unterversorgung mit notwendigen Elektrolyten. Vor jeder Mahlzeit Paspertin oder Schmerzmittel anbieten. Das Zimmer gut durchlüften. Patienten an den Tisch setzen. Essensplatz aufräumen und appetitlich wirken lassen. Beim Patienten bleiben und ihn zum Essen motivieren. Wunschkost bei der Diätberatung anfordern. Infusionstherapie nach ärztlicher Anordnung über den Tag verteilt verabreichen. Tägliche Gewichtskontrolle am Morgen. Dokumentation über die tägliche Eßmenge.

Problem 3 Durch die Verdauungsstörung neigt der Patient nach dem Essen zu Erbrechen und Übelkeit.

Ressource Keine.

Nahziel Der Patient ist in 10 Tagen nach der Essenseinnahme frei von Erbrechen.

Fernziel Der Patient verspürt nach Nahrungsaufnahme ein gutes Wohlbefinden.

Maßnahmen Dem Patienten sagen, daß das Erbrechen durch die ungenügende Verdauung des Fettes bedingt ist. Nierenschalen und Zellstoff an das Bett stellen. Bei Erbrechen beim Patienten bleiben, ihm den Kopf stützen und beruhigen. Dokumentation des Erbrochenen. Nach dem Erbrechen dem Patienten die Möglichkeit geben, den Mund auszuspülen und die Zähne zu putzen. Das Zimmer gut durchlüften. Nach ärztlicher Anordnung vor dem Essen Paspertin geben, *um eine Übelkeit zu unterdrücken.* Ihm sagen, daß er langsam essen, gut kauen und kleine Mahlzeiten zu sich nehmen soll.

Problem 4 Aufgrund des Ulkus kommt es zu einer Unverträglichkeit von Zitrusfrüchten, Alkohol, Nikotin, Kaffee und Süßigkeiten. Der Patient muß seine Ernährung umstellen.

Ressource Der Patient hält sich an die Vorschriften.

Nahziel Der Patient informiert sich in 2 Tagen bei der Diätberatung.

Fernziel Der Patient hat eine gute Verdauung.

Maßnahmen Den Sinn der Ernährungsumstellung erklären. Grundsätzlich darf der Patient essen, was ihm bekommt. Dem Patienten aber sagen, daß er alle 2 bis 3 Stunden kleine Mahlzeiten zu sich nehmen soll. Sagen, daß der Magen mehrere kleine Portionen besser verdauen kann als 3 große Mahlzeiten über den Tag verteilt. Er soll langsam essen und dabei gut kauen. Er sollte Kaffee, Nikotin, Alkohol, schwer bekömmliche Speisen wie fettes Fleisch, scharfes Essen und Zitrusfrüchte vermeiden. Gegebenenfalls vor dem Essen auf ärztliche Anordnung Medikamente gegen Übelkeit, Schmerzen und Sodbrennen anbieten. Dokumentation über die Verträglichkeit und Menge der Mahlzeiten. Den Patienten bei der Diätberatung anmelden, die ihn über eine gesunde Ernährung aufklären soll. Den Ehepartner darauf aufmerksam machen, keine Speisen von zu Hause mitzubringen.

Problem 5 Aufgrund der Verdauungsprobleme und Schleimhautdefekte, bedingt durch ein Ungleichgewicht zwischen schützenden und aggressiven Faktoren, leidet der Patient an Druckgefühl und Völlegefühl.

Ressource Der Patient hält sich an seine Ernährungsumstellung.

Nahziel Der Patient ist innerhalb von 5 Tagen frei von Druckgefühlen.

Fernziel Der Patient hat eine gute Verdauung.

Maßnahmen Siehe ATL 4 „Essen und Trinken“ unter Problem 4 „Umstellung der Ernährung“. Spasmenlösende Medikamente auf ärztliche Anordnung verabreichen. Die Bettebene zu einer besseren Verdauung schief stellen. Patienten bitten, sich an die Ernährungsumstellung zu halten.

Der Patient hat Probleme beim

ATL 5 Ausscheiden

Problem 1 Aufgrund der Unverdaulichkeit von erhitzten Fetten und stark gewürzten Speisen leidet der Patient an Meteorismus.

Ressource Keine.

Nahziel Der Patient kann in 2 Tagen Gase ablassen.

Fernziel Der Patient hat eine ungestörte Verdauung.

Maßnahmen Siehe ATL 4 „Essen und Trinken" unter Problem 4 „Umstellung der Ernährung". Meteorismus durch die Symptome Völlegefühl, Glucksen, Plättschergeräusche im Bauch und krampfartige Schmerzen im Bereich des Dickdarms erkennen. Gegen Blähungen Einführen eines Darmrohres zur Erleichterung. Wärmewickel anbieten, wenn der Patient sie verträgt. Auf ärztliche Anordnung Sab-Tropfen verabreichen.

Problem 2 Durch die Erkrankung hat der Patient Durchfall.

Ressource Keine.

Nahziel Der Patient hat nach Umstellung der Ernährung geformten Stuhlgang.

Fernziel Der Patient hat eine normale Stuhlgangausscheidung.

Maßnahmen Beobachtung und Dokumentation der Menge, Häufigkeit, Zeitpunkt, Geruch, Farbe und Beimengung des Stuhlgangs. Das Bett des Patienten an den Platz im Zimmer stellen, der der Toilette am nächsten ist. Ihm Netzhöschen mit Einlagen anbieten, *um Verschmutzungen des Bettes und der Kleidung gering zu halten.* Sollte der Patient sehr schwach sein, ihm nachts einen Nachtstuhl an das Bett stellen. Genügend Flüssigkeit und Salzersatz zuführen, gegebenenfalls Infusionstherapie. In der Küche geriebene Äpfel, trockenen Reis, Bananen und Zwieback bestellen, *da diese Lebensmittel stopfend wirken.* Sorgfältige Intimpflege nach jedem Durchfall durchführen, indem die Analgegend mit Kamillenkompressen abgetupft und mit einem Handtuch gut abgetrocknet wird. Niemals reiben. Die Haut mit Dexpanthenol-Salbe eincremen. Eventuell Kamillensitzbäder nach jedem Stuhlgang für 3 bis 5 Minuten anbieten. Auf frische Kleidung achten. Bett bei Verschmutzung mehrmals täglich überziehen. Auf ärztliche Anordnung Medikamente gegen Durchfall verabreichen. Dokumentation des Hautzustandes im Analbereich.

Problem 3 Durch die Verletzung der Magen-Darm-Schleimhaut, bedingt durch den Ulkus, besteht die Gefahr des Bluterbrechens und Teerstuhls.

Ressource Der Patient zeigt seine Ausscheidung den Pflegekräften.

Nahziel Der Patient ist während seines Krankenhausaufenthalts frei von Blutungen.

Fernziel Der Patient hat eine intakte Schleimhaut.

Maßnahmen Beobachtung des Stuhls und Erbrochenen auf Blutbeimengung. Patienten anhalten, dies selber auch durchzuführen. Bei Veränderungen Arzt informieren.

Der Patient hat Probleme bei der

ATL 6 Regulation der Körpertemperatur

Problem 1 Aufgrund der Bewegungsarmut besteht die Gefahr der Verlangsamung des Blutkreislaufs.

Ressource Der Patient steht zur Toilette auf.

Nahziel Konstante Vitalwerte.

Fernziel Der Patient hat einen stabilen Kreislauf.

Maßnahmen Die Vitalwerte 3mal täglich kontrollieren. Bei Veränderungen den Arzt verständigen. Patienten für den Weg zur Toilette und zum Waschbecken aufstehen lassen. Patienten motivieren, im Bett Bewegungsübungen selbständig durchzuführen.

Der Patient hat Probleme beim

ATL 7 Atmen

Problem 1 Aufgrund der Bettlägerigkeit, bedingt durch die Spasmen, hat der Patient eine Ansammlung von Sekret in den Bronchien, eine flache Atmung. Die Folgen sind ein erschwertes Abhusten und eine ungenügende Belüftung der Lunge. Es besteht Pneumoniegefahr.

Ressource Der Patient denkt täglich selbst daran, seine erlernte Atemgymnastik durchzuführen.

Nahziel Der Patient hustet in einer Woche vorhandenes Sekret problemlos ab.

Fernziel Eine optimale Lungenventilation.

Maßnahmen Einreiben von Brust und Rücken morgens und abends mit sekretlösenden Mitteln wie Nervgeist oder Stas-Salbe. Anschließend mit Feuchtigkeitslotion eincremen *gegen eine mögliche Austrocknung durch den Franzbranntwein.* Dreimal täglich Inhalation mit NaCl und eventuellen Zusätzen, *um das zähe Sekret flüssig zu machen und das Abhusten zu erleichtern.* Für ausreichende Frischluft im Zimmer sorgen, *da dies den Patienten animiert, tief durchzuatmen.* Patienten zum Waschen und zur Toilette aufstehen lassen. Im Zweistundenwechsel Oberkörper hoch lagern mit Abstützen der Arme auf einem Kissen zur besseren Belüftung der Lunge. Atemgymnastik mit einem Triflo, das vom Patienten stündlich 10mal benützt wird. Einen Mullbindenstreifen an den Bettbügel hängen und den Patienten auffordern, diesen stündlich mindestens 5mal wegzupusten. Bei jedem Gang in das Zimmer dazu anhalten, tief durchzuatmen und mit Hilfe des K-Lautes abzuhusten. Mehrere Nierenschalen mit Zellstoff für abgehustetes Sputum auf das Nachtkästchen stellen. Information über die Notwendigkeit der Pneumonieprophylaxe bei Aufnahme auf Station.

Der Patient hat Probleme beim

ATL 8 Für Sicherheit sorgen

Problem 1 Durch die herabgesetzte Körperresistenz auf Basis des schlechten Allgemeinzustandes und der zentralen und peripheren Zugänge besteht die Gefahr der Infektion.

Ressource Keine.

Nahziel Der Patient bleibt während des Krankenhausaufenthalts frei von einer Infektion.

Fernziel Der Körper ist frei von pathologischen Keimen.

Maßnahmen Auf ärztliche Anordnung 3mal täglich Antibiotikabehandlung. Vor Mitpatienten, die krankmachende Keime mit sich tragen, schützen, indem der Patient in ein Zimmer gelegt wird, das nach den Kriterien der Hygiene ausgesucht wurde. Temperaturkontrolle morgens, mittags und abends durchführen. Die zentralen und peripheren Zugänge einmal täglich verbinden, indem das alte Pflaster vorsichtig entfernt, die Einstichstelle desinfiziert und ein steriles Pflaster aufgeklebt wird. Die Einstichstelle im Hinblick auf Rötungen und Hautveränderungen beobachten.

Problem 2 Aufgrund der Medikamentengabe besteht die Gefahr einer allergischen Reaktion.

Ressource Der Patient meldet sich bei körperlichem Mißempfinden.

Nahziel Gute Verträglichkeit der angeordneten Medikamente in der Zeit der Einnahme.

Fernziel Der Patient ist medikamentenfrei.

Maßnahmen Genaue Verabreichung der ärztlich angeordeneten Medikamente. Kontrolle der Medikamente im Hinblick auf Dosis, Häufigkeit, Anordnung und Patientenname. Auf Nebenwirkungen wie

Schüttelfrost, Fieber, Erbrechen, Durchfall oder Hautausschlag achten.

Problem 3 Aufgrund des Rauchens erfolgt eine verminderte Durchblutung der Schleimhaut. Die geschädigte Schleimhaut heilt schlecht.

Ressource Der Patient kennt den Zusammenhang zwischen Rauchen und verminderter Gefäßdurchblutung.

Nahziel Der Patient lebt gesund.

Fernziel Der Patient hat eine intakte Schleimhaut.

Maßnahmen Den Patienten darauf hinweisen, daß er das Rauchen aufgeben soll. Adressen von Selbsthilfegruppen geben. Ihm beim Entzug helfen. Auf ärztliche Anordnung durchblutungsfördernde Medikamente verabreichen.

Problem 4 Durch den Ulkus besteht die Gefahr der Komplikationen. Der Patient könnte Blutungen, Perforationen, Penetrationen, Stenosen und Karzinome des Magen-Darm-Traktes bekommen.

Ressource Keine.

Nahziel Der Patient ist frei von Komplikationen.

Fernziel Der Patient ist gesund.

Maßnahmen Den Patienten über mögliche Komplikationen aufklären lassen. Die Ausscheidungen auf eventuelle Blutbeimengungen und Veränderungen in der Beschaffenheit inspizieren. Die Hautfarbe, Vitalwerte und Bewußtseinslage kontinuierlich über den Tag verteilt beobachten. Bei Veränderungen sofort den Arzt verständigen.

Der Patient hat Probleme beim

ATL 9 Arbeiten und spielen

Problem 1 Aufgrund des Mehrbettzimmers und der ständig eintretenden Pflegekräfte fühlt sich der Patient in seinen Tätigkeiten gestört. Er kann z.B. nicht ungestört telefonieren.

Ressource Der Patient meldet seine Bedürfnisse an.

Nahziel Der Patient findet Ruhe.

Fernziel Der Patient ist die Krankenhausatmosphäre gewöhnt.

Maßnahmen Dem Patienten Bettnachbarn seines Alters und seiner Erkrankung dazulegen, *um die Diskrepanz zwischen erheblichem und niedrigem Pflegeaufwand zu verhindern.* Die Zeiten mitteilen, an denen Pflegekräfte das Zimmer betreten müssen. Anbieten, zwischen den Betten einen Sichtschutz aufzustellen. Die Gefühle ernst nehmen. Ihn fragen, weshalb er sich gestört fühlt. Dem Patienten auch tagsüber Zeiten zum Schlafen einräumen. Versuchen, die Umgebung streßfrei zu halten. Wenn der Patient durch das Mehrbettzimmer zu keiner Ruhe kommt, ihn eventuell in ein Einzelzimmer verlegen.

Problem 2 Da bei Streß die Magensekretion erhöht und die Bildung eines Ulkus gefördert wird, muß der Patient seine Lebensführung ändern.

Ressource Der Patient arbeitet im Krankenhaus nicht.

Nahziel Der Patient schaltet Stressoren im Privatleben aus.

Fernziel Der Patient lebt streßfrei.

Maßnahmen Den Patienten darauf hinweisen, daß er Streß vermeiden soll. Ihm sagen, daß er sich die geschäftlichen Unterlagen nicht ins Krankenhaus mitbringen lassen soll. Ebenfalls sollte er berufliche Telefonate unterlassen. Ihm sagen, daß er sich Zeit für sich selbst nehmen soll. Gespräche anbieten und auf Wunsch Psychologen, Seelsorger oder Sozialdienst verständigen, *damit der Patient über eine Umstellung des privaten und beruflichen Stresses sprechen kann.* Sich Zeit nehmen, ihm zuhören und Aufmerksamkeit signalisieren.

Der Patient hat Probleme beim

ATL 10 Kommunizieren

Problem 1 Aufgrund der Klinikfachsprache kann der Patient auf Anhieb nicht alle Informationen und Aufklärungen verstehen.

Ressource Der Patient interessiert sich für seine Erkrankung.

Nahziel Der Patient frägt in 3 Tagen nach.

Fernziel Der Patient versteht die Informationen.

Maßnahmen Den Patienten ermutigen, bei Visite sofort zu sagen, wenn er etwas nicht versteht. Bei pflegerischen Tätigkeiten mit einfachen, verständlichen Worten informieren. Medizinische Fachbegriffe vermeiden. Bei Fragen Auskunft geben und sich versichern, daß er alles verstanden hat. Bei Unklarheiten im ärztlichen Bereich ein Gespräch mit dem zuständigen Arzt arrangieren. Stationsübliche Informationsblätter und Broschüren weitergeben.

Problem 2 Aufgrund der Vermeidung von Streß muß der Patient die Privatsphäre vom Beruf trennen. Der Patient fühlt sich durch das berufliche Telefonverbot in seinem Kommunikationsdrang eingeschränkt.

Ressource Der Patient hält sich an die Abmachung.

Nahziel Der Patient sucht mehr Kontakt zur Familie.

Fernziel Der Patient teilt sich uneingeschränkt mit.

Maßnahmen Dem Patienten den Grund des Verbotes erklären. Ihm sagen, daß die Erkrankung schlimmer werden könnte, wenn er im Krankenhaus seinem Beruf weiterhin nachgeht. Er soll Streß in dieser Zeit vermeiden. Den Patienten bitten, über seine berufliche Eingespanntheit nachzudenken. Ihm raten, mehr Kontakt zu seiner Familie aufzunehmen und dort Ruhe und Ausgleich zu finden. Er soll versuchen abzuschalten, zu sich selbst zu finden. Auf Wunsch ein psychologisches Konsil ausschreiben. Gesprächsbereitschaft signalisieren.

Der Patient hat Probleme beim

ATL 11 Mann sein

Problem 1 Aufgrund der beruflichen Einschränkungen fühlt sich der Patient nicht als vollwertiger Mann.

Ressource Der Patient hat Familie.

Nahziel Der Patient sucht Kontakt zu seiner Familie.

Fernziel Der Patient fühlt sich als vollwertiger Mann.

Maßnahmen Gesprächsbereitschaft signalisieren. Auf Wunsch ein psychologisches Konsil ausschreiben. Dem Patienten den Tip geben, intensivere Kontakte zu seiner Familie herzustellen und dort seine Rolle als Mann zu finden. Ihm sagen, daß er seinen Beruf nicht aufgeben muß, nur etwas kürzer treten sollte.

Der Patient hat Probleme beim

ATL 12 Sinn finden

Problem 1 Aufgrund der Erkrankung empfindet der Patient Zukunftsängste. Der Patient befürchtet, mit einer Neugestaltung im privaten und beruflichen Leben nicht zurechtzukommen.

Ressource Der Patient spricht über seine Ängste.

Nahziel Der Patient findet in der Familie Ruhe und Halt.

Fernziel Der Patient entwickelt neue Zukunftsperspektiven.

Maßnahmen Gespräche anbieten. Ihn ernst nehmen. Sozialdienst einschalten, *um Zukunftsperspektiven besprechen zu können.* Auf Wunsch einen Seelsorger rufen. Fachzeitungen anbieten, ihm den Besuch von Selbsthilfegruppen empfehlen. Auf Wunsch betroffene Mitpatienten zu einem Gespräch und zum Austausch von Gefühlen vorstellen.

Problem 2 Aufgrund seiner extremen Gewissenhaftigkeit und Genauigkeit leidet der Patient unter erhöhtem Streß.

Ressource Keine.

Nahziel Der Patient reduziert im Krankenhaus Stressoren.

Fernziel Der Patient ändert seine Charaktereigenschaft.

Maßnahmen Gesprächsbereitschaft signalisieren. Ihm seine Stressoren vor Augen führen und bewußt machen. Auf Wunsch einen Psychologen zu einem Gespräch bitten. Mit Hilfe des Sozialdienstes versuchen, den beruflichen Alltag positiv zu gestalten. Den Patienten dazu anregen, selbst über eine Veränderung nachzudenken.

4.5 Asthma bronchiale

Der nachfolgende Text stellt eine kurze Zusammenfassung der Erkrankung Asthma bronchiale dar. Er soll die Erkrankung in Erinnerung rufen, um mit der Pflegeplanung besser zurechtzukommen. Er ersetzt keinesfalls die Fachliteratur.

Definition: Unter Asthma bronchiale versteht man eine anfallsweise Atemnot, die durch eine reversible Atemwegsobstruktion im Bereich der Bronchien hervorgerufen wird. Diese reversible Obstruktion des Bronchialsystems führt zur Überblähung und Minderbelüftung der Alveolen.
Begünstigende Faktoren: Es gibt zwei Hauptgruppen des Asthmas, wobei die begünstigenden Faktoren unterschiedlich sind. Zum einen gibt es das extrinsic Asthma (exogen-allergisches Asthma), das ausgelöst wird durch die Einatmung von Allergenen. Die allergische Reaktion tritt als Sofortreaktion ein. Sie wird durch Antikörper aus der Gruppe der Immunglobuline E vermittelt. Es tritt nur selten jenseits des 35. Lebensjahres erstmals auf. Am häufigsten wird das allergische Asthma durch z.B. Tierschuppen, Tierhaare, Federn, Pollen, Pilzsporen und Hausstaub ausgelöst. Zum anderen gibt es das intrinsic Asthma (endogenes Astma), das ausgelöst wird durch eine Intoleranzreaktion, also ohne Nachweis eines bestimmten Allergens. Es entwickelt sich meist jenseits des 40. Lebensjahres. Auslösende Faktoren sind Infekte der Atemwege, Analgetika oder Chemikalien, die inhaliert wurden. Meist wird eine psychische Komponente z.B. psychische Überlastung mitdiskutiert.
Symptome: Der einzelne Asthmaanfall entsteht plötzlich. Der Patient ist schweißbedeckt, blaß und zyanotisch. Oft steht er am Fenster oder sitzt aufrecht im Bett. Die Arme aufgestützt, ringt nach Luft und atmet pfeiffend. Quälende Atemnot wird von starken Hustenanfällen begleitet. Es entleeren sich kleine Mengen zähen Sputums. Außerdem sieht man einen faßförmigen Thorax mit nur geringen Atemexkursionen. Weitere Symptome sind Orthopnoe, Tachykardien, verlängertes Expirium, Giemen, Blässe und Zyanose.
Therapie: Die Behandlung muß zunächst darauf zielen, die auslösenden Antigene kennenzulernen und den Kontakt mit ihnen möglichst zu vermeiden. Sind bakterielle Antigene als auslö-

sende Momente erkannt, muß eine antibiotische Behandlung durchgeführt werden. Sonst gibt es die Möglichkeit der Hyposensibilisierung. Weitere Schlagworte der Therapie sind Sedierung, Sauerstoffgabe, Gabe von Broncholytika, Sekretolytika und Kortikosteroiden. Im freien Intervall sollte der Patient eine spezielle Atemgymnastik erlernen und eine Psychoanalyse durchführen. Nähere Erklärungen zu den Schlagworten können in der entsprechenden Fachliteratur nachgelesen werden.

Erläuterung: Das Trias, das zur Obstruktion der Atemwege führt, ist der Spasmus der glatten Muskulatur der Bronchien, die Ödeme der Bronchialschleimhaut und die Sekretion von zähem, glasigem Schleim. Der Asthmaanfall dauert oft bis zu einer Stunde an. Der Status asthmaticus kann über einen Tag und länger andauern. Die Komplikationen des Asthmas können ein Cor pulmonale, obstruktives Lungenemphysem und respiratorische Insuffizienz bis hin zum Tod sein.

Der Patient hat Probleme beim

ATL 1 Wach sein und Schlafen

Problem 1 Dadurch, daß die Nachtschwester zweistündlich ihren Kontrolldurchgang durch die Zimmer machen muß, hat der Patient eine gestörte Nachtruhe.

Ressource Der Patient schläft 2 Stunden am Stück.

Nahziel Der Patient hat in der nächsten Nacht eine Ruhephase von mindestens 4 Stunden.

Fernziel Der Patient schläft die Nacht ungestört durch.

Maßnahmen Beobachten, Dokumentieren und Überwachen der Qualität, Tiefe, Dauer und Durchgängigkeit des Schlafes, indem man zweistündlich durch die Zimmer geht. Auf ärztliche Anordnung ein Schlafmedikament verabreichen. Beim Durchgang leise die Türen zu den Patientenzimmern öffnen. Kein grelles Licht anmachen. Als Lichtquelle eine Taschenlampe benützen. In den Zimmern nur flüstern. Mitpatienten zum leise Sprechen anhalten. Geräusche auf dem Stationsgang minimieren.

Problem 2 Aufgrund der Angst vor einem erneuten Asthmaanfall hat der Patient einen unruhigen Schlaf.

Ressource Der Patient schläft 2 Stunden am Stück.

Nahziel Ruhephase von mindestens 4 Stunden in der nächsten Nacht.

Fernziel 8 Stunden Schlaf am Stück.

Maßnahmen Gesprächsbereitschaft signalisieren. Die Gefühle und Ängste ernst nehmen. Das Zimmer durch Herunterlassen der Jalousie abdunkeln. Für ruhige Umgebung zum Wohlfühlen sorgen. Störende Geräusche abstellen. *Es kann alleine durch Streß und Unruhe ein Anfall provoziert werden. Die Psyche des Asthmati-*

kers wirkt bedeutend auf die Stärke eines Anfalls ein. Dem Patienten sagen, daß er jederzeit klingeln kann, wenn er angstvolle Gedanken hat. Ihn beruhigen, Sauerstoff in griffbereiter Nähe anbringen.

Problem 3 Durch einen plötzlich auftretenden Asthmaanfall wacht der Patient in der Nacht auf.

Ressource Der Patient klingelt nach dem Pflegepersonal bei beginnendem Anfall.

Nahziel In 2 Tagen hat der Patient nur noch einen Asthmaanfall pro Nacht.

Fernziel Der Patient schläft die Nacht ungestört durch.

Maßnahmen Dem Patienten sagen, daß er bei einem beginnenden Asthmaanfall sofort klingeln soll. Bei einem Asthmaanfall ihn beruhigen und in eine aufrechte Lagerung bringen. Die Arme mit 2 Kissen unterstützen. Zur psychologischen Unterstützung eng sitzende Kleidung öffnen und das Fenster weit aufmachen. Ein Sprechverbot einräumen. Ihm sagen, daß er statt dessen die eingeübte Lippenbremse durchführen und mit dem Doppel-F-Laut ausatmen soll. Ihm Sicherheit vermitteln, indem man beruhigend auf ihn einspricht. Beim Patienten im Zimmer bleiben und keine Hektik verbreiten. Ihm eventuell Sauerstoff über eine Sauerstoffbrille anbieten. Im Nachtkästchen das Notfallmedikament griffbereit halten. Ihn auffordern, einen Hub aus seinem Tascheninhalator zu inhalieren. Wenn es dem Patienten nicht besser geht, einen Arzt per Telefon anfunken. Wenn der Asthmaanfall vorbei ist, Licht erlöschen und ihn für den weiteren Schlaf lagern.

Problem 4 Wegen der Atemnot muß der Patient eine aufrechte Lage einnehmen. Er hat dadurch Einschlafprobleme.

Ressource Keine.

Nahziel Der Patient schläft in 3 Tagen schneller ein.

Fernziel Der Patient darf in jeder Position schlafen.

Maßnahmen Den Patienten von der Notwendigkeit einer aufrechten Lagerung überzeugen. Erklären, daß dadurch der Brustkorb geweitet wird und sich die Alveolen besser ausdehnen können. Sagen, daß die Atemhilfsmuskulatur in aufrechter Lage optimal eingesetzt und eine Atemnot bedingt durch ein Druckgefühl in Bauchlage verhindert werden kann. Dem Patienten eine Knierolle zur entspannteren Lage anbieten. Ihm raten, sich einen geregelten Einschlafrhythmus vor dem zu Bett gehen anzugewöhnen. Auf ärztliche Anordnung ein Schlafmedikament verabreichen.

Der Patient hat Probleme beim

ATL 2 Sich bewegen

Problem 1 Aufgrund der Bettlägerigkeit, bedingt durch die Atemnot, verändert der Patient seine Lage nur gering und es besteht eine erhöhte Druckbelastung, besonders an den Fersen, Ellbogen und der Kreuzbeinregion. Er ist dekubitusgefährdet.

Ressource Der Patient hat eine intakte Haut.

Nahziel Druckintensität und Zeitdauer des Drucks auf eine der oben genannten Körperstellen auf weniger als 40 mmHg in 2 Stunden reduzieren.

Fernziel Die Blutzirkulation an druckgefährdeten Stellen fördern.

Maßnahmen Die Haut 2mal täglich bei guten Lichtverhältnissen im Hinblick auf weiße Flecken oder Rötung inspizieren. Auch hinter den Ohren sorgfältige Inspektion der Haut, *da durch den Druck der Sauerstoffbrille Hautverletzungen entstehen können.* Täglich morgens und abends mit alkalifreier Seife den ganzen Körper waschen. Haut trocken halten. Einreiben mit rückfettenden Salben wie Fissan nach jeder Waschung. Am Morgen und bei Bedarf saubere und trockene Kleidung anziehen. Falten im Bett glatt ziehen. Krümel nach jeder Mahlzeit sorgfältig entfernen. Den Patienten mobilisieren. Wenn er frei von Atemnot ist und keinen Asthmaanfall hat, mit ihm gemeinsam aufstehen. Der Patient muß erkennen, daß er außerhalb seiner Anfälle körperlich so weit fit ist, daß er sich aus dem Bett erheben und auf einem Stuhl sitzen kann. Ihm sagen, daß allein das Sitzen die Druckverteilung verändert und die Entstehung eines Dekubitus verhindert. In der Küche vitaminreiches Obst und Getränke für ausreichende Flüssigkeitszufuhr von 2 bis 3 l bestellen, *um einer möglichen mitverursachenden Ernähungsstörung vorzubeugen.*

Problem 2 Durch die Bettlägerigkeit während der Asthmaanfälle kommt es zu einer Verlangsamung der Blutströmung, einer Beschleunigung der Blutgerinnung und einer verminderten Muskelvenenpumpe. Der Patient ist thrombosegefährdet.

Ressource Der Patient ist frei von Varizen.

Nahziel Der Patient verläßt in 2 Tagen für mindestens 3 Stunden sein Bett.

Fernziel Intakte Muskel-Venen-Pumpe und ausreichende Strömungsgeschwindigkeit in den Venen.

Maßnahmen Hochlagerung der Beine alle 2 Stunden um 20°, *damit das Blut besser vom Knie bis zur Leiste abfließen kann.* Je nach Ausmaß der Atemnot mobilisieren durch das Sitzen an der Bettkante, das Waschen oder Aufstehen zur Toilette 4- bis 5mal täglich. Dreimal täglich 5 Minuten im Bett Füße 10mal kreisen, 15mal heben und senken, Zehen 20mal einkrallen und wieder spreizen. Den Patienten dazu anhalten, in den anfallsfreien Zeiten im Zimmer auf und ab zu gehen. 24 Stunden Antithrombosestrümpfe tragen lassen. Anlegen der Strümpfe im Liegen, bei entstauten Venen. Strümpfe alle 2 Tage erneuern. Morgens und abends Beobachtung der Haut im Hinblick auf Rötung, Erwärmung, Schwellung und Druckstellen. Verabreichung der Fragminspritze auf ärztliche Anordnung täglich in der Früh.

Problem 3 Aufgrund der verkrampften, aufrechten Sitzhaltung, bedingt durch die Atemnot, hat der Patient Funktions- und Bewegungseinschränkungen von Hals- und Schultergelenk. Er ist kontrakturgefährdet.

Ressource Der Patient führt die von der Krankengymnastin gezeigten Bewegungsübungen selbständig durch.

Nahziel Der Patient ist in 5 Tagen frei von Atemnot.

Fernziel Erhaltung der funktionellen Gelenkstellung sowie des harmonischen Bewegungsablaufs.

Maßnahmen Bewegungsübungen passiv und aktiv durchführen. Eventuell mit Krankengymnastik. Information über die Gefahr und Entstehung einer Kontraktur und die Notwendigkeit von Bewegungsübungen. Beobachtung des Patienten im Hinblick auf die Beweglichkeit der Gelenke, Schmerzen und Fehlstellungen. Ihn auffordern, die von der Krankengymnastin gezeigten Übungen selbständig durchzuführen. Während eines Asthmaanfalls darauf achten, daß er aufrecht sitzt und sich mit den Armen abstützen kann. Ihm sagen, daß er sich nicht verkrampfen soll, sondern versuchen muß, sich zu entspannen, *da eine unverkrampfte Haltung das Atmen erleichtert.* Den Kutschersitz zeigen. Er soll auf der vorderen Stuhlhälfte Platz nehmen, die Beine grätschen, beengende Kleidungsstücke öffnen, die Unterarme auf die Knie abstützen, den Rücken gerade machen und den Hals in der gestreckten Wirbelsäule halten. Bequem ist auch der Reitsitz, bei dem der Patient den Stuhl umdreht und mit der Brust zur Lehne gerichtet ist. Die Ellbogen auf die Lehne stützen und den Rücken gerade lassen. *Diese Sitztechniken verhindern das Einsteifen der Gelenke bei stetig verkrampfter aufrechter Lagerung. Der Patient befindet sich in einer Position, in der er gut seine Atemhilfsmuskulatur einsetzen kann.* Ihn in den anfallsfreien Intervallen von der Notwendigkeit der Bewegungsübungen überzeugen.

Problem 4 Durch die häufige Bettlägerigkeit besteht beim Aufstehen die Gefahr des Schwindels und des orthostatischen Kollapses.

Ressource Der Patient ruft zum Aufstehen eine Pflegekraft.

Nahziel Der Patient kann in 2 Tagen schwindelfrei aufstehen.

Fernziel Problemloses und selbständiges Stehen und Gehen.

Maßnahmen Vor jedem Aufstehen die Vitalwerte kontrollieren. Den Kreislauf anregen, indem der Patient im Bett sitzend Hände und Füße 10mal kreisen, dann 15mal die Hände zu einer Faust ballen und die Beine 15mal anziehen und ausstrecken soll. Ihn anfangs 5 Minuten im Bett bei senkrecht gestelltem Kopfteil sitzen lassen. Schließlich am Bettrand mit Fußsohlenkontakt zum Boden 5 bis 10 Minuten verweilen lassen und Vitalwerte kontrollieren. Wenn sich der Patient gut fühlt, ihn bitten, tief durchzuatmen und seinen Blick geradeaus zu richten. Nun aufstehen. Ihn zuerst am Platz 10mal trippeln lassen. Wenn der Patient frei von Schwindel ist, mit ihm langsam losgehen. Bei Bedarf eine 2. Pflegekraft zu Hilfe rufen.

Problem 5 Durch die Gefahr, bei Überanstrengung einen Asthmaanfall auszulösen, darf sich der Patient körperlich nicht anstrengen. Er ist körperlich nicht belastbar.

Ressource Der Patient macht Bewegungsübungen.

Nahziel In einer Woche hält sich der Patient für 5 Stunden außerhalb des Bettes auf.

Fernziel Normale körperliche Belastungsfähigkeit.

Maßnahmen Dem Patienten erklären, daß zu große körperliche Belastung einen Asthmaanfall auslösen kann. In den Phasen des Asthmaanfalls nur zum Toilettengang aufstehen lassen. Hilfe bei der Körperpflege anbieten. Wenn der Patient medikamentös eingestellt ist und darunter frei von Atemnot, ihn auffordern sich mindestens für 3 bis 4 Stunden außerhalb des Bettes aufzuhalten. Motivieren, auf der Station auf und ab zu gehen. Ihn täglich zunehmend körperlich belasten, aber dabei nicht überfordern.

Der Patient hat Probleme beim

ATL 3 Waschen und Kleiden

Problem 1 Da der Patient viel zugedeckt im Bett liegt, besteht die Gefahr einer Mazeration unter den Achselhöhlen und im Dammbereich.

Ressource Der Patient hat eine intakte Haut.

Nahziel Der Patient hält sich in 2 Tagen für mindestens 3 Stunden außerhalb seines Bettes auf.

Fernziel Beibehaltung einer intakten, trockenen Haut.

Maßnahmen Täglich 2mal Beobachtung der Haut im Hinblick auf rote, brennende, mazerierte Stellen. Unter den Achseln und im Dammbereich Haut gut abtrocknen, *da dort Hautfalte auf Falte liegt und sich leicht eine feuchte Kammer bilden kann.* Den Patienten mit kühlem Wasser erfrischen und die Haut an den gefährdeten Stellen gut abtrocknen. Ihn ermuntern, so oft wie möglich das Bett zu verlassen.

Problem 2 Aufgrund der Atemnot ist der Patient in seiner Mobilität eingeschränkt. Er braucht Hilfe beim Waschen des Rückens, des Gesäßes und der Beine. Er benötigt Unterstützung beim An- und Ausziehen seiner Unterwäsche und seines Nachthemds.

Ressource Der Patient wäscht sich das Gesicht, den Oberkörper und den Intimbereich selbständig. Er putzt seine Zähne.

Nahziel Der Patient zieht sich in 3 Tagen alleine an.

Fernziel Selbständigkeit in bezug auf Körperpflege und Bekleidung.

Maßnahmen Anrichten der Waschschüssel mit sämtlichen Utensilien (2 Waschhandschuhe, 2 Handtücher, Waschlotion, Hautcreme) am Bettrand oder Waschbecken. Zahnpasta, Zahnbecher, Zahnbürste und Nierenschale zum Zähneputzen bereitstellen. Den Patienten sein Gesicht, seinen Oberkörper, seine Arme und Teile seines Intimbereichs selbst waschen lassen. Ihm nicht alles abnehmen, *um einen gewissen Grad an Selbständigkeit zu erhalten.* Die Beine, das Gesäß und den Rücken waschen. Sollte der Patient während des Waschens Atemnot bekommen, ihn nicht überanstrengen, sondern die restliche Waschung vollständig übernehmen. Bei besserem Befinden den Patienten nicht im Bett waschen, sondern an das Waschbecken bringen. Am Waschbecken einen Stuhl zur Entlastung hinstellen. Nie alleine lassen. Den Körper nach der Waschung eincremen. Die Haare bürsten und kämmen. Auf Wunsch sein privates Nachthemd anziehen lassen. Dokumentation über Hautzustand und Mobilität morgens und abends.

Problem 3 Durch die Sauerstoffbrille hat der Patient gereizte Schleimhäute. Es besteht die Gefahr von Druckstellen und Schleimhautirritationen in der Nase und hinter den Ohren.

Ressource Der Patient braucht die Sauerstoffbrille nicht kontinuierlich.

Nahziel Der Patient ist in 3 Tagen frei von Atemnot.

Fernziel Intakte Schleimhäute.

Maßnahmen Dreimal täglich die Nase auf Druckstellen und Verletzungen mit Hilfe einer Taschenlampe untersuchen. Dreimal täglich Nasenpflege durchführen. Mit einem Watteträger und Kochsalzlösung die beiden Nasenlöcher vorsichtig reinigen. Danach Bepanthen-Salbe mit einem Watteträger in der Nase verteilen. Die Sauerstoffbrille an den Enden zuschneiden, *um durch verschieden lange Enden an unterschiedlichen Stellen in der Nase die Druckeinwirkung zu erzeugen.* Ebenfalls hinter den Ohren 3mal täglich nachsehen, *ob sich durch den Druck der Sauerstoffbrille Dekubiti gebildet haben.* Hinter den Ohren Bepanthen-Salbe auftragen. Bei bereits geröteten Stellen hinter dem Ohr Kompressen oder Schaumstoff um die Brille legen. Täglich Dokumentation über den Zustand der Schleimhäute.

Problem 4 Während eines Asthmaanfalls hat der Patient bläulich verfärbte Lippen und eine kalte, feuchte Haut.

Ressource Keine.

Nahziel Verminderung der Asthmaanfälle in 2 Tagen.

Fernziel Der Patient ist frei von Atemnot.

Maßnahmen Während des Anfalls gegen eine mögliche Auskühlung eine zusätzliche Decke auf die Beine legen und ihm einen Morgenmantel über die Schultern hängen. *Die Maßnahmen zur Erwärmung des Körpers dürfen jedoch auf keinen Fall einengend wirken, da sich dadurch der Anfall verstärken könnte.* Darauf achten, daß nach der Atemnot die Lippen wieder rosig erscheinen und die Haut gut durchblutet ist. Sauerstoff bei Bedarf geben. Dokumentation des Hautzustands und der Lippenfärbung. Warme Getränke nach dem Asthmaanfall anbieten.

Der Patient hat Probleme beim

ATL 4 Essen und Trinken

Problem 1 Durch die Atemnot ist die Nahrungsaufnahme erschwert.

Ressource Der Patient kann Nahrung zu sich nehmen.

Nahziel In 4 Tagen ist der Patient während des Essens frei von Atemnot.

Fernziel Problemlose Nahrungsaufnahme.

Maßnahmen Zur leichteren Nahrungsaufnahme anfangs flüssige Kost, z.B. Suppen, pürierte Kost oder Brei in der Küche bestellen. Patienten während des Essens aufrecht setzen, *um die Atemhilfsmuskulatur optimal einsetzen zu können.* Während eines Asthmaanfalls nichts zum Essen oder Trinken anbieten, *um eine Aspiration zu vermeiden.*

Problem 2 Wegen der Gefahr, auf bestimmte Lebensmittel allergisch zu reagieren und einen Asthmaanfall zu bekommen, muß der Patient seine Lebensmittel sorgsam auswählen.

Ressource Der Patient hat keine bekannte Lebensmittelallergie.

Nahziel Der Patient informiert sich in 4 Tagen bei der Diätberatung.

Fernziel Erreichen einer optimal möglichen Ernährung.

Maßnahmen Die Diätberatung anfordern, *damit die Ernährung individuell auf die Situation des Patienten abgestimmt werden kann.* Dem Patienten sagen, daß er nur die Speisen zu sich nehmen soll, die aus der Küche kommen. Er soll sich erinnern, ob er früher irgendwelche Reaktionen auf Lebensmittel hatte. Sollte ein Asthmaanfall während oder nach der Nahrungsaufnahme auftreten, den Arzt informieren und eventuell diese Lebensmittel aus dem Essensplan streichen.

Problem 3 Durch die anfallsweise Atemnot leidet der Patient an Appetitlosigkeit. Der Patient ißt wenig.

Ressource Der Patient nimmt Nahrung zu sich.

Nahziel In 4 Tagen ißt der Patient die Hälfte jeder Mahlzeit auf.

Fernziel Der Patient hat einen gesunden Appetit.

Maßnahmen Den Patienten nicht zum Essen zwingen. Ihn loben, wenn er die Hälfte seiner Nahrung zu sich genommen hat. Den Essensplatz aufräumen und appetitlich wirken lassen. Lebensmittel wie Suppen oder Brei in der Küche bestellen, *da diese leicht zu schlucken sind.* Mitpatienten oder Freunde bitten, mit ihm an einem Tisch zu sitzen und gemeinsam zu speisen. So wird er durch Gespräche abgelenkt und angeregt zu essen. Zum Essen motivieren. Wunschkost in der Diätküche bestellen.

Problem 4 Aufgrund des zähen Sputums muß der Patient viel Flüssigkeit zu sich nehmen.

Ressource Der Patient kann alleine trinken.

Nahziel Der Patient nimmt 1 bis 2 l Flüssigkeit täglich zu sich.

Fernziel Flüssiges Sputum.

Maßnahmen Dem Patienten mitteilen, daß er täglich mindestens 2 bis 3 l Flüssigkeit zu sich nehmen soll, damit das zähe Sputum flüssiger wird und besser abgehustet werden kann. Besonders geeignet sind warme Getränke. Bei jedem Gang in das Zimmer Flüssigkeit in das Glas nachgießen und ihn bitten, einige Schlucke zu sich zu nehmen. Immer darauf achten, daß ausreichend Flüssigkeit im Zimmer steht. Nachfragen, was er am liebsten trinkt. Bei Allergien auf bestimmte Getränke diese nicht geben. Den Ehepartner bitten, genug Getränke mitzubringen.

Der Patient hat Probleme beim

ATL 5 Ausscheiden

Problem 1 Aufgrund der überwiegenden Bettlägerigkeit besteht die Gefahr der Obstipation.

Ressource Der Patient geht mit Hilfe auf die Toilette.

Nahziel Der Patient hat in einer Woche alle 3 Tage Stuhlgang.

Fernziel Wiederherstellung der gesunden Ausscheidungsfunktion.

Maßnahmen Auf ärztliche Anordnung einen Einlauf oder orale Laxantien morgens verabreichen. Faserreiche Ballaststoffernährung mit Vollkornbrot, Hirse, Vollreis, Obst, Gemüse und Buttermilch in der Küche bestellen und diese eventuell püriert anbieten. *Diese Lebensmittel quellen im Darm auf und geben Fülle.* Beim Essen dem Patienten sagen, daß er sich Zeit nehmen, richtig kauen und genießen soll. Zu jeder Mahlzeit und vor dem Frühstück ein Glas Mineralwasser, Fencheltee oder Buttermilch trinken lassen. Patienten mobilisieren. Dokumentation morgens und abends über das tägliche Stuhlgangverhalten.

Problem 2 Aufgrund der Atemnot darf der Patient nicht pressen. Die Atemnot verstärkt sich unter Anstrengung.

Ressource Keine.

Nahziel Der Patient hat in 3 Tagen weichen Stuhlgang.

Fernziel Problemlose Ausscheidung.

Maßnahmen Dem Patienten sagen, daß er nicht pressen darf, da die Atemnot durch die Überanstrengung schlimmer werden und einen Asthmaanfall auslösen könnte. Darauf achten, daß er weichen Stuhlgang hat. (Siehe ATL 5 „Ausscheiden" unter Problem 1 „Obstipation".)

Problem 3 Aufgrund des Sauerstoffbedarfs bei Atemnot kann der Patient nicht alleine auf die Toilette gehen.

Ressource Der Patient meldet sich, wenn er auf die Toilette muß.

Nahziel Der Patient benützt die Urinflasche.

Fernziel Der Patient ist frei von Atemnot.

Maßnahmen Während eines Asthmaanfalls die Bettschüssel anbieten. Wenn der Patient Atemnot hat und Sauerstoff benötigt, ihm neben sein Bett einen Nachtstuhl stellen, den er schnell erreichen kann. Ihm helfen aufzustehen und sich auf den Stuhl zu setzen. Darauf achten, daß das Sauerstoffkabel lang genug ist. Bei Besserung des Zustands mit dem Rollstuhl zur Toilette fahren. Wenn er körperlich fit ist, mit ihm zur Toilette gehen. Den Patienten in ein Bett legen, das in der Nähe der Toilette ist. Ihm die Glocke griffbereit an das Bett hängen und sagen, daß er jederzeit klingeln darf, wenn er auf die Toilette muß.

Der Patient hat Probleme bei der

ATL 6 Regulation der Körpertemperatur

Problem 1 Durch die erschwerte Atemarbeit hat der Patient einen Pulsanstieg von über 160 Schlägen pro Minute.

Ressource Keine.

Nahziel Der Patient atmet in 2 Tagen ruhiger.

Fernziel Normale Herzfrequenz.

Maßnahmen Alle 1 bis 2 Stunden Blutdruck und Puls kontrollieren. Dem Patienten sagen, daß die Tachykardie von der erschwerten Atemarbeit und der Anstrengung kommt. Eine Besserung kann durch eine optimale Behandlung der Erkrankung erfolgen. Dem Patienten zur Erleichterung der Atmung 2 Kissen unter die Arme geben und den Brustkorb frei und aufrecht lagern.

Problem 2 Aufgrund der Anstrengung bei Atemnot hat der Patient eine feuchte und kalte Haut. Der Patient friert.

Ressource Der Patient mißt selbständig seine Temperatur.

Nahziel Der Patient ist in einer Woche frei von Asthmaanfällen.

Fernziel Physiologische Hauttemperatur und Feuchtigkeit.

Maßnahmen Dreimal täglich Temperatur rektal messen lassen. Patienten gut zudecken und für ein warmes Zimmer sorgen. Auf Wunsch eine Wärmflasche ins Bett legen. Nach dem Asthmaanfall warme Getränke und Suppen anbieten. Dem Patienten sagen, daß er sich sofort melden soll, wenn er friert.

Der Patient hat Probleme beim

ATL 7 Atmen

Problem 1

Aufgrund der bronchialen Obstruktion hat der Patient eine Ansammlung von Sekret in den Bronchien. Folgen sind eine flache Atmung, ein erschwertes Abhusten und eine ungenügende Belüftung der Lunge. Er ist pneumoniegefährdet.

Ressource Der Patient denkt täglich selbst daran, seine erlernte Atemgymnastik durchzuführen.

Nahziel Der Patient atmet in einer Woche tief durch und hustet vorhandenes Sekret problemlos ab.

Fernziel Optimale Lungenventilation.

Maßnahmen Einreiben von Brust und Rücken morgens und abends mit sekretlösenden Mitteln wie Melissenöl oder Stas-Salbe. Klopf- und Vibrationsmassagen durchführen. Hierzu am besten eine Krankengymnastin bestellen, die 2mal täglich diese Massagen durchführt. Dreimal täglich Inhalation mit Sekretolytika oder Broncholytika. Für ausreichende Frischluft im Zimmer sorgen, *damit der Patient zum tiefen Durchatmen angeregt wird.* Im Zweistundenwechsel Oberkörper hoch lagern mit Abstützen der Arme auf einem Kissen. Atemgymnastik mit einem Triflo durchführen lassen, das stündlich 10mal benützt wird. Einen Mullbindenstreifen an den Bettbügel hängen und den Patienten auffordern, diesen stündlich mindestens 5mal wegzupusten. Patienten bei jedem Gang in sein Zimmer auffordern, tief durchzuatmen und mit Hilfe des K-Lautes abzuhusten. Zur Sekretlockerung muß er bis zum Abend 2l Flüssigkeit zu sich genommen haben. Mehrere Nierenschalen mit Zellstoff für abgehustetes Sputum auf das Nachtkästchen stellen. Information über die Notwendigkeit der Pneumonieprophylaxe bei Aufnahme auf Station.

Problem 2

Aufgrund der Obstruktion der Bronchien hat der Patient anfallsweise Atemnot.

Ressource Keine.

Nahziel Vermindert starke Atemnot in 4 Tagen.

Fernziel Der Patient ist frei von Atemnot.

Maßnahmen Bei beginnender Atemnot bei dem Patienten im Zimmer bleiben. Ihn beruhigen. Mit 60°-Oberkörperhochlagerung im Bett aufsetzen. Beengende Kleidung öffnen. Unter beide Arme ein Kissen legen, *damit er die Atemhilfsmuskulatur mitbenutzen kann.* Den Patienten in den Kutscherhaltersitz zur Erleichterung der Atmung bringen. Ihn zu einer zweckmäßigen Atmung anhalten. Ihn anleiten, nur über die Lippenbremse auszuatmen. Ihm sagen, daß eine Lippenbremse durch den Doppel-F-Laut erzeugt werden kann. *Dadurch wird die Luft nicht so schnell aus den Bronchien gedrückt.* Im Notfall Sauerstoff über eine Maske verabreichen. Nie mehr als 1 bis 2 l Flow/Minute einstellen. Sauerstoffgabe nach ärztlicher Anordnung. Arzt verständigen und auf Anordnung Medikamente verabreichen. Stets Blutgaskontrollen durchführen lassen. Die Atemfrequenz viertelstündlich zählen und auf das Bewußtsein achten.

Problem 3 Durch die Überblähung der Alveolen hat der Patient eine verlängerte Expiration. Er kann die Luft schwer ausatmen.

Ressource Der Patient atmet ohne Hilfe.

Nahziel Verbesserte Ausatmung in 2 Tagen.

Fernziel Normale Expiration und Inspiration im Verhältnis 2:1.

Maßnahmen Aufklären, warum er eine verlängerte Ausatmung hat. Ihn anleiten, nur über die Lippenbremse auszuatmen. Ihm sagen, daß eine Lippenbremse durch den Doppel-F-Laut erzeugt werden kann. *Dadurch wird die Luft nicht so schnell aus den Bronchien gedrückt.* Atemvorgang bewußt machen. Ihm den Rhythmus des Ein- und Ausatmens vorzählen.

Problem 4 Durch die Ödeme der Schleimhaut hat der Patient ein zähes, glasiges Sputum.

Ressource Keine.

Nahziel Der Patient hustet das Sputum in 3 Tagen ab.

Fernziel Flüssiges Sputum.

Maßnahmen Einen Vernebler in das Zimmer stellen. Dem Patienten erklären, daß das Sekret durch den Vernebler angefeuchtet und flüssig gemacht wird. Den Kalt- oder Warmvernebler im Abstand von 20 cm zum Gesicht des Patienten aufstellen. Alle 2 bis 3 Stunden Wasserbehälter überprüfen und auf korrekte Handhabung achten. Bei Bedarf Kondenswasser in den Schläuchen ausschlagen. Der Patient soll den Vernebler bei Bedarf anschalten. Dem Patienten mindestens 2 l Tee an das Nachtkästchen stellen. Ihm sagen, daß er diesen bis zum Abend ausgetrunken haben soll, da dadurch das Sekret verflüssigt wird. Alle 2 bis 3 Stunden Inhalation mit Sekretolytika durchführen.

Problem 5 Durch das Asthma bronchiale treten trockene Rasselgeräusche über allen Lungenabschnitten auf. Der Patient macht giemende und pfeiffende Atemgeräusche.

Ressource Keine.

Nahziel Verminderung der Atemgeräusche in 4 Tagen.

Fernziel Der Patient ist frei von Atemgeräuschen.

Maßnahmen Erklären, woher die Atemgeräusche kommen. Genaue Dokumentation der Geräusche. Zur besseren Belüftung der Lunge eine gute Pneumonieprophylaxe durchführen. (Siehe ATL 7 „Atmen“ unter Problem 1 „Ansammlung von Sekret“.)

Der Patient hat Probleme beim

ATL 8 Für Sicherheit sorgen

Problem 1 Durch die Neigung zu Asthmaanfällen besteht die Gefahr des Status asthmaticus.

Ressource Keine.

Nahziel Einstellung der Asthmaanfälle in einer Woche.

Fernziel Der Patient ist frei von einem Status asthmaticus.

Maßnahmen Auf die Gefahr hinweisen, einen Asthmaanfall zu bekommen, der über Tage hinweg andauern kann. Dem Patienten keine Angst einjagen, sondern ihm klar machen, daß er bei regelmäßiger Medikamenteneinnahme und vorschriftsmäßiger Lebensführung dieser Komplikation entgehen kann. Ihm sagen, daß er täglich 3mal seine Atemgymnastik durchführen soll, daß heißt 10mal tief ein- und ausatmen, 3mal am Tag die Lippenbremse einüben und mit Hilfe des K-Lautes 10mal abhusten. Ihm die Technik der Lippenbremse erklären, vormachen und einüben. Die Ausatemluft durch die fast geschlossenen Lippen ausströmen lassen und dabei die Wangen leicht blähen. Das Asthmaspray griffbereit auf das Nachtkästchen stellen. Ihm die richtige Anwendung zeigen. Dem Patienten mitteilen, daß es wichtig ist, die gesunde Atemfunktion zu erhalten und fördern. Er soll nicht rauchen und keinen Alkohol trinken. Alle allergieauslösenden Faktoren wie z.B. Blumen oder Aerosole vermeiden. Im Winter das Fenster im Patientenzimmer schließen. Der Patient soll sich gesund bewegen und dazu im gleichen Verhältnis ruhen. Dem Patienten erklären, daß die richtige Atemtechnik beim Aufstehen oder Heben von Gegenständen Sicherheit, eine gute Atemfunktion und eine Verminderung der Gefahr des Status asthmaticus bringt. Ihn beim Aufstehen in eine leichte Schrittstellung bringen, die Hände auf den Schoß aufstützen lassen, den Rücken gerade und das Gewicht nach vorne verlagern. Ihn bitten, in der Zeit des Krankenhausaufenthalts schwere Gegenstände nicht zu heben. Für das Aufheben von leichten Gegenständen die richtige Hebetechnik beibringen. Der Patient soll sich in Grätschstellung aufstellen, Knie beugen und Rücken aufrecht halten. Die Arme lang machen und den schweren Gegenstand beim Gehen vor dem Körper halten. Die erschlaffte Bauchmuskulatur trainieren. Hierzu bei einer Krankengymnastin anmelden.

Problem 2 Aufgund der Erkrankung besteht die Gefahr von Komplikationen. Der Patient kann an obstruktivem Lungenemphysem oder Cor pulmonale erkranken.

Ressource Keine.

Nahziel Der Patient ist während des Krankenhausaufenthalts frei von Komplikationen.

Fernziel Der Patient geht mit seiner Erkrankung korrekt um.

Maßnahmen Über diese Komplikationen aufklären. Ihm sagen, daß bei vorschriftsmäßiger Atemübung und Medikamenteneinnahme eine geringere Wahrscheinlichkeit für Komplikationen besteht. (Siehe ATL 8 „Für Sicherheit sorgen" unter Problem 1 „Status Asthmaticus".)

Problem 3 Aufgrund der Medikamentengabe und Allergenen wie Abgase, Tierhaare und Zigarettenrauch besteht die Gefahr einer allergischen Reaktion.

Ressource Der Patient meldet sich bei körperlichem Mißempfinden.

Nahziel Gute Verträglichkeit der angeordneten Medikamente in der Zeit der Einnahme.

Fernziel Der Patient ist frei von Allergien.

Maßnahmen Genaue Verabreichung der ärztlich angeordneten Medikamente. Kontrolle im Hinblick auf Dosis, Häufigkeit, Anordnung und Patientenname. Auf Nebenwirkungen wie Schüttelfrost, Fieber, Erbrechen, Durchfall oder Hautausschlag achten. Den Patienten durch einen Allergologen auf seine Allergien testen lassen. Ihm sagen, daß er gegebenenfalls seinen Allergieausweis immer bei sich tragen soll und Allergene vermeiden muß. Auch bei der

Arbeit muß ein möglichst allergenfreies Gebiet geschaffen werden. Ihm sagen, daß er bei Vermeidung dieser Reizstoffe sein Asthma besser in den Griff bringen kann. Oft ist eine Desensibilisierung während der asthmafreien Intervalle von Bedeutung. Eventuell kann für den Patienten ein Milieuwechsel eine Lösung zur Bekämpfung seiner allergiebedingten Asthmaanfälle sein.

Problem 4 Aufgrund von möglichen Komplikationen kann der Patient sterben. Er kann ersticken.

Ressource Der Patient weiß über das Risiko Bescheid.

Nahziel Der Patient ist frei von Komplikationen.

Fernziel Der Patient führt ein langes Leben.

Maßnahmen Über diese Gefahr vom Arzt aufklären lassen. Der Patient soll seine Erkrankung ernst nehmen, aber nicht andauernd in Angst leben müssen. Ihm sagen, daß die Gefahr bevorzugt besteht, wenn er sich nicht an die Anweisungen der Ärzte hält und die Erkrankung als bedeutungslos ansieht.

Der Patient hat Probleme beim

ATL 9 Arbeiten und Spielen

Problem 1 Da der Patient durch seine Atemnot und seinen langen Krankenhausaufenthalt das Zimmer selten verlassen kann, verspürt er Langeweile und ist nicht ausgelastet.

Ressource Der Patient bekommt von Freunden und Familie Besuch.

Nahziel Der Patient verläß in 2 Tagen für eine Stunde sein Zimmer.

Fernziel Der Patient kann sich trotz des Krankenhausaufenthalts problemlos ablenken und beschäftigen.

Maßnahmen Den Patienten mobilisieren und ihn in die Körperpflege einbeziehen, *damit er wenigstens zu den Pflegezeiten abgelenkt wird.* Einen Mitpatienten ins Zimmer legen, der vom Alter und von den Interessen her ähnliche Ansichten vertritt, *damit ein Gespräch zustande kommt.* Die Besuchszeiten erweitern, *um berufstätigen Freunden die Möglichkeit zu geben, einen Besuch zur Abwechslung und zum Austausch von Gefühlen zu machen.* Ihm Formulare zur Anmeldung eines Telefons, Radios oder Fernsehers aushändigen. Die Familie kann genügend Zeitungen und Bücher mitbringen.

Problem 2 Aufgrund des Mehrbettzimmers und der ständig eintretenden Pflegekräfte fühlt sich der Patient in seinen privaten Tätigkeiten gestört. Er braucht Freiraum, um z.B. mit seinem Ehepartner privat telefonieren zu können.

Ressource Der Patient meldet seine Bedürfnisse an.

Nahziel Der Patient sagt, wenn er einen Freiraum braucht.

Fernziel Der Patient hat ausreichend Freiraum für private Unterhaltungen.

Maßnahmen Die Gefühle ernst nehmen. Nachfragen, weshalb er sich gestört fühlt. Den Patienten ermutigen, seine Wünsche zu äußern. Einen mobilen Mitpatienten in das Zimmer legen, der ab und zu den Raum verlassen kann. Bei Telefonaten oder Besuch des Ehepartners versuchen, nicht zu stören und pflegerische Tätigkeiten eventuell auf später zu verlegen. Wenn der Patient durch das Mehrbettzimmer zu keiner Ruhe kommt, ihn eventuell in ein Einzelzimmer verlegen.

Problem 3 Aufgrund der Allergie auf bestimmte Reizstoffe kann der Patient seinen Beruf nicht mehr ausüben. Er muß eine Umschulung machen.

Ressource Keine.

Nahziel Der Patient sucht in einer Woche eine Sozialberatungsstelle auf.

Fernziel Der Patient macht eine Umschulung.

Maßnahmen Dem Patienten erklären, daß die Stoffe, auf die er allergisch reagiert, zur Auslösung eines Asthmaanfalls führen können. Ihm sagen, daß er mit seinem Arbeitgeber sprechen und das Problem schildern sollte, damit gemeinsam eine Lösung gefunden werden kann. Auf Wunsch eine Sozialberatung einschalten, die mit ihm eine eventuelle Umschulung besprechen kann.

Problem 4 Da sich der Patient körperlich nicht überanstrengen darf, muß er bestimmte Aktivitäten unterlassen.

Ressource Der Patient kann sich beschäftigen.

Nahziel Der Patient findet in seinen Hobbies Befriedigung.

Fernziel Der Patient kann seine Freizeit zufriedenstellend gestalten.

Maßnahmen Dem Patienten sagen, daß er sich in einem ausgewogenen Verhältnis bewegen und ausruhen soll. Leistungssport führt zu einer starken Überanstrengung und kann einen erneuten Asthmaanfall provozieren. Er soll sich während des Sports an die Richtlinien der gesunden Atmung halten. Zudem soll er keine Hobbies ausführen, bei denen er mit Reizstoffen in Verbindung kommt.

Der Patient hat Probleme beim

ATL 10 Kommunizieren

Problem 1 Aufgrund der Klinikfachsprache kann der Patient auf Anhieb nicht alle Informationen und Aufklärungen verstehen.

Ressource Der Patient interessiert sich für seine Erkrankung.

Nahziel Der Patient fragt in 3 Tagen nach.

Fernziel Der Patient versteht die Informationen.

Maßnahmen Ihn ermutigen, bei Visite sofort zu sagen, wenn er etwas nicht versteht. Bei pflegerischen Tätigkeiten mit einfachen, verständlichen Worten informieren. Medizinische Fachbegriffe vermeiden. Bei Fragen Auskunft geben und sich versichern, daß der Patient alles verstanden hat. Bei Unklarheiten im ärztlichen Bereich ein Gespräch mit dem zuständigen Arzt arrangieren. Ihm stationsübliche Informationsblätter und Broschüren aushändigen.

Problem 2 Während eines starken Asthmaanfalls soll der Patient jegliche Anstrengung unterlassen. Er darf während des Anfalls nicht sprechen.

Ressource Der Patient kann sich verständigen.

Nahziel Der Patient erkennt in 2 Tagen den Nutzen der Vorschrift.

Fernziel Der Patient ist anfallsfrei.

Maßnahmen Den Patienten informieren, daß er während eines Asthmaanfalls nicht sprechen soll, sondern sich auf seine Atemgymnastik konzentrieren muß. Ihm klar machen, daß durch hektisches Sprechen die Atmung außer Kontrolle gerät und die Gefahr besteht, das Einatmen zu vergessen. Sollte er bei einem Asthmaanfall sprechen, ihn auf das Sprechverbot hinweisen.

Der Patient hat Probleme beim

ATL 11 Mann sein

Problem 1 Da der Patient sich körperlich schonen soll, hat er Angst, kein erfülltes Sexualleben genießen zu können.

Ressource Der Patient ist sexuell aktiv.

Nahziel Der Patient spricht in 4 Tagen mit seinem Ehepartner über die Ängste.

Fernziel Der Patient hat ein erfülltes Sexualleben.

Maßnahmen Dem Patienten sagen, daß er sich körperlich betätigen darf. Er soll ein gesundes Verhältnis zwischen Schonung und körperlicher Bewegung finden. Die Gefühle ernst nehmen. Ihm raten, seinen Ehepartner in diese Gedanken einzuweihen. Auf Wunsch einen Psychologen oder Seelsorger anfordern. Informationsblätter über Selbsthilfegruppen aushändigen, so daß er die Möglichkeit hat mit Betroffenen zu sprechen. Dem Patienten sagen, daß er ein normales Sexualleben führen kann.

Der Patient hat Probleme beim

ATL 12 Sinn finden

Problem 1 Aufgrund der Obstruktion der Luftwege bei einem Asthmaanfall hat der Patient Angst zu ersticken. Er leidet an Todes- und Erstickungsangst.

Ressource Der Patient setzt sich mit der Angst auseinander.

Nahziel Der Patient hat in einer Woche verminderte Anfälle.

Fernziel Der Patient ist frei von Angst.

Maßnahmen Gespräche anbieten. Ihn ernst nehmen. Fachzeitungen anbieten, ihm den Besuch von Selbsthilfegruppen vorschlagen. Während einer Angstattacke bei dem Patienten bleiben, ihn beruhigen und ihm das Gefühl der Sicherheit geben. Ihm sagen, daß er durch die gezielte Atemtechnik mehr Sicherheit im Umgang mit der Erkrankung bekommen wird. Er wird selbstbewußter und kann in Zukunft alleine mit Hilfe der Atemübungen den drohenden Asthmaanfall umgehen. Bei Atemnot ist es für ihn hilfreich, menschliche Nähe zu erfahren. Ihm daher ein tröstendes Wort zusprechen oder über den Handrücken streicheln. Dem Patienten sagen, daß er lernen muß, sich auf das Pflegepersonal zu verlassen, denn dadurch vermindern sich Panik und Angst. Er muß erfahren, daß bei Betätigung der Klingel augenblicklich eine Krankenschwester in sein Zimmer kommt und die nötigen Erstmaßnahmen durchführt.

Problem 2 Durch die Erkrankung hat der Patient Angst vor dem Leben. Er läßt sich hängen.

Ressource Der Patient spricht über diese Gedanken.

Nahziel Der Patient lernt, mit der Erkrankung zu leben.

Fernziel Der Patient sieht positiv in die Zukunft.

Maßnahmen Die Gefühle ernst nehmen, mit ihm Gespräche führen. Auf Wunsch einen Seelsorger oder Psychologen anfordern. Den Arzt über die seelische Verfassung informieren. So oft wie möglich zu ihm in das Zimmer gehen und Kontakt aufbauen. Der Patient sollte sehr diszipliniert sein und regelmäßig die Medikamente einnehmen und die Atemgymnastik durchführen. Ihm sagen, daß man der Meinung sei, daß er die Stärke besitze, die Erkrankung in den Griff zu bekommen.

Problem 3 Es besteht bei psychischer Belastung die Möglichkeit, einen Asthmaanfall auszulösen. Der Patient ist psychisch labil.

Ressource Der Patient kennt den Zusammenhang von psychischer Belastung und der Auslösung eines Asthmaanfalls.

Nahziel Der Patient sucht in einer Woche einen Psychologen auf.

Fernziel Der Patient ist ausgeglichen und streßfrei.

Maßnahmen Darauf hinweisen, daß eine starke psychische Belastung zur Auslösung eines Asthmaanfalls führen kann. Er soll sich frei von Streß halten, Ausgleich zu seiner Arbeit finden, den Jahresurlaub so planen, daß er 3 Wochen am Stück frei hat, *um völlig ausspannen zu können.* Ihm sagen, daß er sich nicht schämen soll, einen Psychologen aufzusuchen, sondern daß sich dies nur positiv auf die Besserung und Akzeptanz seiner Erkrankung auswirken wird.

4.6 Chronisch-lymphatische Leukämie

Der nachfolgende Text stellt eine kurze Zusammenfassung der Erkrankung chronisch-lymphatische Leukämie dar. Er soll die Erkrankung in Erinnerung rufen, um mit der Pflegeplanung besser zurechtzukommen. Er ersetzt keinesfalls die Fachliteratur.

Definition: Unter chronisch-lymphatischer Leukämie (CLL) versteht man eine langsam fortschreitende Wucherung lymphatischer Zellen in allen lymphatischen Geweben. In späteren Stadien kann die Erkrankung sogar andere Organe wie die Haut, die Nieren oder den Magen-Darm-Trakt befallen.
Häufigkeit: Die CLL tritt, im Gegensatz zu der akuten-lymphatischen Leukämie, im späteren Lebensalter auf. Der Häufigkeitsgipfel liegt zwischen dem 50. und 70. Lebensjahr. Männer sind doppelt so häufig betroffen wie Frauen.
Begünstigende Faktoren: Die begünstigenden Faktoren sind weitgehend idiopathisch. Anzunehmen sind eine genetische Disposition und eine Mitwirkung von Viren oder Infektionen.
Symptome: Symptomatisch sind frühzeitig Lymphknotenschwellungen am Hals, axillär oder inguinal zu erkennen. Die Milz ist vergrößert und in der Haut werden ausgedehnte lymphatische Infiltrationen sichtbar. Die Abwehr des Patienten ist durch einen Antikörpermangel stark vermindert. Es kommt durch die Durchsetzung des Knochenmarkes mit lymphatischen Zellen zu einer Anämie und Blutungsneigung, da die normale Blutbildung gehemmt wird.
Therapie: Therapeutisch ist eine zytostatische Therapie in Kombination mit Glukokortikoiden indiziert. Zudem erhält der Patient Antibiotika und Gamma-Globuline zur Beseitigung der Infektabwehrschwäche. Röntgenbestrahlung der Milz oder der mediastinalen Lymphknoten kann vorgenommen werden. Weitere Informationen müssen aus der entsprechenden Fachliteratur entnommen werden.

Der Patient hat Probleme beim

ATL 1 Wach sein und Schlafen

Problem 1 Dadurch, daß die Nachtschwester zweistündlich ihren Kontrollgang durch die Zimmer machen muß, hat der Patient eine gestörte Nachtruhe.

Ressource Der Patient schläft schnell wieder ein.

Nahziel Der Patient hat in der nächsten Nacht eine Ruhephase von mindestens 4 Stunden.

Fernziel Der Patient schläft die Nacht ungestört durch.

Maßnahmen Beobachten, Dokumentieren und Überwachen der Qualität, Tiefe, Dauer und Durchgängigkeit des Schlafes, indem man zweistündlich durch die Zimmer geht. Auf ärztliche Anordnung ein Schlafmedikament verabreichen. Beim Durchgang leise die Türen zu den Patientenzimmern öffnen. Kein grelles Licht anmachen. Als Lichtquelle eine Taschenlampe benutzen. In den Zimmern nur flüstern. Mitpatienten bitten, leise zu sprechen. Für Ruhe auf dem Stationsgang sorgen.

Problem 2 Bedingt durch die Erkrankung leidet der Patient an Müdigkeit und Schlappheit. Der Patient schläft viel.

Ressource Der Patient kann auch tagsüber schlafen.

Nahziel Verringerung der Müdigkeit in 3 Tagen.

Fernziel Der Patient ist vital und fit.

Maßnahmen Dem Patienten erklären, daß sein Müdigkeitsgefühl durch die Erkrankung bedingt ist. Ihm Mut machen, indem man ihm sagt, daß bei Anschlagen der Therapie eine Verbesserung der Symptomatik zu erwarten ist. Ihm den Schlaf gönnen. Pflegerische

Maßnahmen auf den Zeitpunkt seines Wachseins verschieben. Ihn nur zu wichtigen Untersuchungen oder pflegerischen Tätigkeiten wecken.

Der Patient hat Probleme beim

ATL 2 Sich bewegen

Problem 1 Aufgrund der Bettlägerigkeit durch das Schwächegefühl verändert der Patient seine Lage nur wenig, und es erfolgt eine erhöhte Druckbelastung, besonders an den Fersen, Ellbogen und der Kreuzbeinregion. Es besteht Dekubitusgefahr.

Ressource Der Patient hat eine intakte Haut.

Nahziel Druckintensität und Zeitdauer des Druckes auf eine der oben genannten Körperstellen auf weniger als 40 mmHg in 2 Stunden reduzieren.

Fernziel Die Blutzirkulation an druckgefährdeten Stellen fördern.

Maßnahmen Die Haut einmal täglich bei guten Lichtverhältnissen im Hinblick auf weiße Flecken oder Rötung ansehen. Täglich morgens und abends mit alkalifreier Seife den ganzen Körper waschen. *Aggressive Stoffe strapazieren die Haut zusätzlich.* Haut trocken halten. Einreiben mit rückfettenden Salben wie Fissan nach jeder Waschung. Am Morgen und bei Bedarf saubere und trockene Kleidung anziehen. Falten im Bett glatt ziehen. Krümel nach jeder Mahlzeit sorgfältig entfernen. Den Patienten mobilisieren, z.B. je nach körperlichem Befinden im Zimmer auf und ab gehen oder Bewegungsübungen im Bett durchführen. Eine Krankengymnastin anfordern, die gemeinsam mit ihm Steh-, Geh- und Sitzübungen in seinem Zimmer durchführt. Wenn die Infektionsgefahr geringer ist und sich die Abwehr nach Beendigung einer Zytostatikatherapie wieder verbessert hat, den Patienten auf ärztliche Anordnung mit Mundschutz und Kittel zu einem Spaziergang auf dem Stationsgang bitten. Den Patienten auffordern, selbständig einige Bewegungsübungen durchzuführen. Ihm das Risiko eines Dekubitus verdeutlichen.

Problem 2 Da der Patient viel im Bett liegt, hat er Funktions- und Bewegungseinschränkungen von Knie-, Hals-, Hüft- und Schultergelenk. Aufgrund des Drucks der Bettdecke besteht die Gefahr des Spitzfußes. Er ist kontrakturgefährdet.

Ressource Der Patient führt die von der Krankengymnastin gezeigten Bewegungsübungen selbständig durch.

Nahziel Der Patient befindet sich in einer Woche mindestens für 2 bis 3 Stunden außerhalb seines Bettes.

Fernziel Erhaltung der funktionellen Gelenkstellung sowie des harmonischen Bewegungsablaufs.

Maßnahmen Physiologische Lagerung der Gelenke in mittlerer Funktionsstellung, indem der Oberarm in Abduktionsstellung von 30° (Schultergelenk), der Unterarm im Winkel von 100° leicht erhöht (Ellbogengelenk), Finger in leichter Schalenhaltung (Handgelenk), Hüftgelenk und Kniegelenk möglichst gestreckt und Füße an Fußstütze gelagert werden. Einen Bettbogen an das Fußende stellen. Patienten mobilisieren. Ihm sagen, daß beim Gehen und Stehen alle Gelenke optimal durchbewegt werden. Ihn daran erinnern, alle 2 Stunden seine Lage zu verändern. Bewegungsübungen passiv und aktiv durchführen, eventuell mit Krankengymnastik. Information über die Gefahr und Entstehung einer Kontraktur und die Notwendigkeit von Bewegungsübungen. Beobachtung im Hinblick auf die Beweglichkeit der Gelenke, Schmerzen und Fehlstellungen.

Problem 3 Durch die Abgeschlagenheit besteht beim Aufstehen die Gefahr des Schwindels und des orthostatischen Kollapses.

Ressource Der Patient ruft zum Aufstehen eine Krankenschwester.

Nahziel Der Patient steht in einer Woche schwindelfrei auf.

Fernziel Problemloses und selbständiges Stehen und Gehen.

Maßnahmen Vor jedem Aufstehen die Vitalwerte kontrollieren. Den Kreislauf anregen, indem der Patient im Bett sitzend Hände und Füße

10mal kreisen, 15mal Hände zu einer Faust ballen, die Beine dazu anziehen und ausstrecken soll. Zuerst das Kopfteil in senkrechte Stellung bringen. Der Patient soll im Bett ungefähr 5 Minuten in dieser Position verweilen. Bei Wohlbefinden schließlich am Bettrand mit Fußsohlenkontakt zum Boden 5 bis 10 Minuten sitzen lassen und Vitalwerte kontrollieren. Der Patient soll hierbei aufrecht sitzen und tief durchatmen. Sein Blick muß geradeaus gerichtet sein. Dann erst aufstehen lassen. Ihn bitten, am Platz einige Schritte zu tun. Bei Bedarf eine 2. Pflegekraft zu Hilfe rufen.

Problem 4 Wegen der Umkehrisolation, bedingt durch das Ansteckungsrisiko, darf der Patient das Zimmer nicht verlassen. Der Patient bewegt sich auf engem Raum.

Ressource Der Patient bewegt sich im Zimmer.

Nahziel In einer Woche geht der Patient auf dem Stationsgang spazieren.

Fernziel Der Patient ist zu Hause.

Maßnahmen Über den Sinn der Isolation informieren. Ihm erklären, daß seine Immunabwehr verringert ist und die Gefahr bestünde, daß er sich mit Keimen von Mitpatienten oder Besuchern ansteckt. Ihn motivieren, so oft wie möglich das Bett zu verlassen und sich in seinem Zimmer zu bewegen. Ihn in ein großes Zimmer legen. Sagen, daß er in ein paar Tagen, wenn sich seine Immunlage gebessert hat, das Zimmer für kurze Spaziergänge auf dem Stationsgang verlassen darf. Ihm Mut zusprechen und helfen, diese Zeit durchzustehen.

Problem 5 Durch die Gerinnungsstörung besteht die Gefahr von Gelenkblutungen. Der Patient könnte bei einem Sturz einbluten.

Ressource Keine.

Nahziel Der Patient paßt auf seinen Körper auf.

Fernziel Der Patient ist frei von Gelenkblutungen.

Maßnahmen Erklären, daß, bedingt durch die Leukämie, die Gerinnung nicht optimal ist und im Falle eines Sturzes Einblutungen in Gelenke oder Muskulatur auftreten könnten. Den Patienten bitten, beim Aufstehen nach einer Pflegekraft zu klingeln, die ihm behilflich sein kann, wenn er sich sehr schwach fühlt. Ihn auffordern, sich bei Unwohlsein beim Gehen am Bett oder der Wand abzustützen und sich stets in der Nähe eines Stuhls aufzuhalten. Alle Gegenstände mit spitzen oder scharfen Ecken aus dem Zimmer entfernen, *um die Verletzungswahrscheinlichkeit bei einem Sturz gering zu halten.*

Der Patient hat Probleme beim

ATL 3 Waschen und Kleiden

Problem 1

Aufgrund des Schwitzens, bedingt durch Fieber, besteht die Gefahr einer Mazeration unter den Achselhöhlen, im Dammbereich, zwischen Fingern und Zehen. Der Patient ist intertrigogefährdet.

Ressource Der Patient trocknet sich sorgfältig nach jeder Waschung an den gefährdeten Stellen ab.

Nahziel Reduktion der Körpertemperatur auf 36 bis 37 °C in 4 Tagen.

Fernziel Intakte, trockene Haut.

Maßnahmen Täglich 2mal Beobachtung der Haut im Hinblick auf rote, brennende, mazerierte Stellen. Unter den Achseln und im Dammbereich Haut gut abtrocknen. Dem Patienten erklären, daß sich an den Körperstellen, wo Hautfalte auf Falte liegt, bedingt durch Schweißproduktion, eine feuchte Kammer bilden kann. Dem Patienten anbieten, ihn auch außerhalb der Ganzwaschung mit kühlem Wasser zu erfrischen und die Haut gut abzutrocknen. Alle 1 bis 2 Stunden Temperatur kontrollieren und das Fieber durch Eisauflagen, Wadenwickel oder Medikamente senken. Patienten bei Bedarf ein trockenes Nachthemd und Bettwäsche geben.

Problem 2

Aufgrund der Schwäche ist der Patient in seiner Mobilität eingeschränkt. Er braucht Hilfe beim Waschen des Rückens und der Beine. Er benötigt Unterstützung beim An- und Ausziehen seiner Unterwäsche und seines Nachthemds.

Ressource Der Patient wäscht sich das Gesicht, den Oberkörper und Intimbereich selbständig. Er spült seinen Mund ohne Hilfe aus.

Nahziel Der Patient wäscht sich in 3 Tagen selbständig.

Fernziel Selbständigkeit in bezug auf Körperpflege und Bekleidung.

Maßnahmen Anrichten der Waschschüssel mit sämtlichen Utensilien (2 Waschhandschuhe, 2 Handtücher, Waschlotion, Hautcreme) am Waschbecken. Zahnbecher, Dexpanthenol-Lösung und eventuell Nierenschale zum Mundausspülen dazustellen. Einen Stuhl vor das Waschbecken stellen. Den Rücken, die Beine und die Füße waschen. Patienten motivieren, den Rest der Waschung selbständig auszuführen. Eincremen und die Haare anschließend bürsten und kämmen. Auf Wunsch ein privates Nachthemd anziehen lassen. Dokumentation über Hautzustand und Mobilität morgens und abends.

Problem 3 Durch die Chemotherapie leidet der Patient an Alopesie. Der Patient hat kaum Haare am Kopf, im Gesicht, an Beinen, Brust, in der Scham- und Achselregion.

Ressource Keine.

Nahziel Der Patient nimmt sich an.

Fernziel Der Patient hat Haare auf dem Kopf.

Maßnahmen Bereits vor Gabe der Zytostatika durch die Ärzte über den Haarausfall informieren. Dem Patienten den Tip geben, sich Kopfbedeckungen wie z.B. Schirmmützen, Seidentücher und Perücken zuzulegen. Stets Gesprächsbereitschaft signalisieren, *da der Haarausfall für den Patienten eine negative Veränderung seines Äußeren bedeutet.* Ihm Psychotherapie zukommen lassen. Ihn fragen, ob er Gespräche mit einem Seelsorger führen möchte. Der Patient leidet zudem an Haarausfall in den Achselhöhlen und im Intimbereich. Ihn in seinem Leidensdruck ernst nehmen und durch Wahrung des Intimbereiches das Schamgefühl vermindern. Ihm sagen, daß nach Beendigung der Chemotherapie die Haare wieder nachwachsen werden. Ihm die Telefonnummer von Selbsthilfegruppen geben, mit Hilfe derer er Kontakt zu Leidensgenossen aufbauen kann.

Problem 4 Durch eine verminderte Abwehr und niedrige Thrombozytenzahl hat der Patient Mundschleimhautinfektionen. Er hat Ulzerationen der Mundschleimhaut.

Ressource Keine.

Nahziel In 3 Tagen inspiziert der Patient seinen Mund selbständig.

Fernziel Der Patient ist frei von Mundschleimhautdefekten.

Maßnahmen Dem Patienten erklären, daß die Nekrosen und Ulzeras in seinem Mund aufgrund der Zytostatika entstanden sind. Dem Patienten sagen, daß er seinen Mund stets vorsichtig reinigen soll, dies bedeutet, daß die Zahnpflege ohne Verwendung einer Zahnbürste stattfinden muß. Erklären, daß die Zahnbürste Zahnfleischblutungen verursacht, die aufgrund der erhöhten Blutungsneigung schwer zu stillen sein könnten. Ihm Wattetupfer zum Auswischen des Mundes geben. Er soll milde Mittel wie z.B. Dexpanthenol-Lösung zur Reinigung des Mundes verwenden. Ihn anhalten, nach jedem Essen den Mund gründlich auszuspülen. Dreimal täglich mit einer Kornzange und in Dexpanthenol-Lösung getränkten Tupfer den Mund und die Wangentaschen auswischen. Sechsmal täglich den Mund mit einer Mischlösung ausspülen lassen. Hierzu 20 ml Bepanthen-Lösung, 20 ml Kamillosan-Lösung und 500 ml Aqua nehmen. Ihm schmerzlindernde Mundspülungen anbieten. Täglich den Mund morgens und abends mit Hilfe einer Taschenlampe auf Verbesserung oder Verschlechterung der Defekte inspizieren und dokumentieren.

Der Patient hat Probleme beim

ATL 4 Essen und Trinken

Problem 1 Durch die Gefahr von Mundschleimhautdefekten und Magen-Darm-Infektion muß der Patient eine spezielle Kost einnehmen.

Ressource Der Patient kann Nahrung zu sich nehmen.

Nahziel In 4 Tagen hält sich der Patient an die spezielle Kost.

Fernziel Der Patient darf alles essen.

Maßnahmen Dem Patienten erklären, daß durch seine verminderte Abwehr Darminfektionen bei Zuführung der gewohnten Nahrung auftreten könnten. In der Diätküche eine spezielle Kost bestellen und Diätberatung anfordern, die gemeinsam mit dem Patienten die Kost zusammenstellt. Ihm sagen, daß er keinen frischen Salat und kein ungeschältes Obst zu sich nehmen darf. Alle Lebensmittel vorher abwaschen, jedoch darf hierzu kein Leitungswasser verwendet werden. Ihm destilliertes Aqua auf das Nachtkästchen stellen. Zudem sind Alkohol, Schokolade, harte Süßigkeiten und Milch verboten. Er soll hartkantige und scharfkantige Speisen meiden, *um Verletzungen der Mundschleimhaut zu verhindern.* Ihm weiche Speisen in Form von z.B. pürierter Kost in der Küche bestellen. Den Ehepartner aufmerksam machen, Lebensmittel nur in Absprache mit dem Pflegeteam mitzubringen.

Problem 2 Aufgrund der Appetitlosigkeit, bedingt durch Schmerzen im Mundbereich, hat der Patient eine Mangelversorgung an Elektrolyten und Kalorien und damit verbunden einen Gewichtsverlust von ca. 4 kg.

Ressource Der Patient nimmt trotz Appetitlosigkeit morgens, mittags und abends eine kleine Menge der Nahrung zu sich.

Nahziel Der Patient hält 2 Tage lang sein Gewicht konstant.

Fernziel Erreichen einer optimal möglichen Ernährung.

Maßnahmen Beratung bezüglich des Eßverhaltens im Hinblick auf die Unterversorgung mit notwendigen Elektrolyten und Kalorien. Vor jeder Mahlzeit Paspertin oder Schmerzmittel anbieten. Das Zimmer gut durchlüften. Patienten an den Tisch setzen. Den Essensplatz aufräumen und appetitlich wirken lassen. Bei ihm bleiben und zum Essen motivieren. Wunschkost bei der Diätberatung anfordern. Infusionstherapie nach ärztlicher Anordnung über den Tag verteilt verabreichen. Täglich Gewichtskontrolle am Morgen. Patienten stets zur selben Zeit, mit derselben Kleidung und der gleichen Waage wiegen. Dokumentation über die tägliche Eßmenge und das Gewicht.

Problem 3 Durch die Mundschleimhautinfekte hat der Patient Schmerzen beim Essen. Er ißt wenig.

Ressource Der Patient nimmt Nahrung zu sich.

Nahziel Verringerung der Schmerzen beim Essen in 3 Tagen.

Fernziel Der Patient ißt mit Genuß.

Maßnahmen Siehe ATL 4 „Essen und Trinken“ unter dem Problem 2 „Gewichtsverlust“. Ihn trotz Schmerzen dazu motivieren, ein paar Bissen seiner Nahrung zu sich zu nehmen. Gesellschaft beim Essen leisten. Stets weiche Kost bestellen, z.B. Brei, pürierte Kost oder Schonkost. Ein Gespräch mit der Diätberatung ausmachen, *um dem Patienten die Möglichkeit zu geben, seine Vorlieben, Abneigungen und Probleme beim Essen darzulegen.* Schmerzmittel auf ärztliche Anordnung vor dem Essen verabreichen. Schmerzlindernde Mundspülungen anbieten.

Problem 4 Durch die Chemotherapie leidet der Patient an Übelkeit und Erbrechen.

Ressource Der Patient meldet sich bei Übelkeit.

Nahziel In 3 Tagen ist der Patient nach dem Essen frei von Erbrechen.

Fernziel Der Patient ist frei von Übelkeit.

Maßnahmen Medikamente gegen Übelkeitsgefühl, wie z. B. Paspertin auf ärztliche Anordnung regelmäßig morgens, mittags, abends und nach Bedarf verabreichen. Dem Patienten raten, bei beginnender Übelkeit beruhigende und entspannende Musik spielen zu lassen. *Dadurch können sich Ängst lösen, und eventuell nimmt die Übelkeit ab.* Bei Erbrechen Patienten aufsetzen, die Stirn stützen, eine Nierenschale mit Zellstoff reichen und bei ihm bleiben. Nach dem Erbrechen zum Waschbecken begleiten, den Mund ausspülen und die Hände waschen lassen. Bei einer Verschmutzung des Bettes, dieses frisch beziehen. Für einen besseren Geruch bei Bedarf Raumspray versprühen. Das Erbrochene auf Farbe, Geruch, Aussehen, Beschaffenheit, Menge und Beimengung beobachten und dokumentieren. Bei Auffälligkeiten, wie z.B. Blut, das Erbrochene dem Arzt zeigen.

Der Patient hat Probleme beim

ATL 5 Ausscheiden

Problem 1 Aufgrund der Zerstörung der Darmflora und der Gabe der Zytostatika leidet der Patient an Obstipation.

Ressource Der Patient kann auf die Toilette gehen.

Nahziel Der Patient hat alle 4 Tage Stuhlgang.

Fernziel Wiederherstellung der gesunden Ausscheidungsfunktion.

Maßnahmen Zur Anregung der Darmperistaltik täglich Morgengymnastik z.B. eine halbe Stunde im Zimmer auf und ab gehen durchführen. Auf ärztliche Anordnung einen Einlauf oder orale Laxantien morgens verabreichen. Faserreiche Ballaststoffernährung mit Hirse, Vollreis und Gemüse in der Küche bestellen. *Diese Lebensmittel geben dem Darm Fülle.* Darauf achten, daß die Lebensmittel in den speziellen Ernährungsplan des Patienten passen. Der Patient soll sich beim Essen Zeit nehmen, richtig kauen und genießen. Zu jeder Mahlzeit und vor dem Frühstück ein Glas Mineralwasser oder Fencheltee trinken lassen. *Flüssigkeitszufuhr verhindert ein Eindicken des Stuhlgangs.* Dokumentation morgens und abends über das tägliche Stuhlgangverhalten.

Problem 2 Durch die Schwäche und Müdigkeit braucht der Patient Hilfe beim Toilettengang.

Ressource Der Patient kann zu 50% alleine auf die Toilette gehen.

Nahziel Der Patient geht tagsüber alleine zur Toilette.

Fernziel Der Patient geht Tag und Nacht alleine zur Toilette.

Maßnahmen Dem Patienten klar machen, daß jedes Aufstehen den Kreislauf anregt und zu einem besseren Wohlbefinden führen kann. Die

Glocke griffbereit legen und ihm sagen, daß er jederzeit klingeln kann, wenn er meint, nicht alleine zur Toilette gehen zu können. Den Patienten motivieren, zur Toilette zu gehen und ihm hierbei behilflich sein. Nur in Ausnahmefällen eine Urinflasche oder ein Steckbecken anbieten. Eventuell nachts bei starkem Schwächegefühl einen Nachtstuhl neben das Bett stellen.

Problem 3 Aufgrund der Ausscheidung von zytostatischen Stoffen, bedingt durch die Chemotherapie, muß der Patient eine spezielle Hygiene einhalten.

Ressource Der Patient hält sich an die Vorschrift der Entsorgung.

Nahziel Der Patient versteht den Sinn der Hygiene.

Fernziel Der Patient hat die Chemotherapie abgeschlossen.

Maßnahmen Dem Patienten sagen, daß seine Urin- und Stuhlausscheidung nicht getrennt behandelt werden müssen, wenn sie mit Wasser ausreichend verdünnt werden. Jedoch soll er Toilettenpapier, Einlagen oder Zellstoff gesondert sammeln. Hierzu in die Toilette eine Zytostatikabox stellen. Diese Box stets verschlossen lassen und nur beim Abwerfen öffnen. Die Box gut beschriften, *damit es zu keiner Verwechslung kommt.*

Der Patient hat Probleme bei der

ATL 6 Regulation der Körpertemperatur

Problem 1 Aufgrund der Mundinfektionen durch die verminderte Abwehr hat der Patient erhöhte Temperaturen bis zu 39 °C.

Ressource Der Patient mißt selbständig axillar seine Temperatur.

Nahziel Senkung des Fiebers auf 38,0 °C innerhalb eines Tages.

Fernziel Körpertemperatur zwischen 36 und 37 °C.

Maßnahmen Jede Stunde Temperatur messen lassen, bis das Fieber gesenkt ist. Patienten sagen, daß er aufgrund der Blutungsgefahr nie rektal Fieber messen darf. Er soll unter der Achsel 8 bis 10 Minuten das Thermometer belassen. Eine dünne Decke geben. Eisbeutel, eingewickelt in einen kleinen Kopfkissenüberzug eine halbe Stunde rechts und links in die Leiste legen. Nach Bedarf wiederholen. Wadenwickel bei Bedarf, indem man unter die Beine einen Bettschutz legt, 2 Handtücher unter laufendem, kalten Wasser naß macht und auswringt. Um die Waden legen und ein trockenes Handtuch darüber. Dies alle halbe Stunde erneuern. Wadenwickel nur bei gut durchbluteten Beinen anwenden. 2 bis 3 l Mineralwasser oder Tee zum Trinken anbieten. Sollte der Patient nicht so viel trinken können, parenterale Zufuhr von Elektrolyten über einen peripheren Zugang. Bei Erhöhung der Temperatur auf ärztliche Anordnung Medikamente verabreichen. Dokumentation des Fieberverlaufs.

Der Patient hat Probleme beim

ATL 7 Atmen

Problem 1 Aufgrund der Bettlägerigkeit hat der Patient eine Ansammlung von Sekret in den Bronchien. Folgen sind eine flache Atmung, ein erschwertes Abhusten und eine ungenügende Belüftung der Lunge. Es besteht Pneumoniegefahr.

Ressource Der Patient denkt täglich selbst daran, seine erlernte Atemgymnastik durchzuführen.

Nahziel Der Patient atmet in 4 Tagen tief durch und hustet vorhandenes Sekret problemlos ab.

Fernziel Eine optimale Lungenventilation.

Maßnahmen Einreiben von Brust und Rücken morgens und abends mit sekretlösenden Mitteln wie Nervgeist oder Stas-Salbe. Anschließend mit Feuchtigkeitslotion eincremen *gegen eine mögliche Austrocknung durch den Franzbranntwein.* Dreimal täglich Inhalation mit NaCl und eventuell Zusätzen, *um das Sekret zu verflüssigen.* Für ausreichende Frischluft im Zimmer sorgen. Patienten mobilisieren. Im Zweistundenwechsel Oberkörper hoch lagern, mit Abstützen der Arme auf einem Kissen zur besseren Belüftung der Lunge. Dem Patienten eine V-Lagerung anbieten, indem 2 Kissen zu einem V überkreuzt unter den Thorax geschoben werden. Den Nacken auf die Kissenspitze lagern. Der Hals liegt frei und wird mit einen Kissen unterstützt. Atemgymnastik mit einem Triflo, das stündlich 10mal vom Patienten benützt wird. Einen Mullbindenstreifen an den Bettbügel hängen und auffordern, diesen stündlich mindestens 5mal wegzupusten. Bei jedem Gang in das Zimmer bitten, tief durchzuatmen und mit Hilfe des K-Lautes abzuhusten. Mehrere Nierenschalen mit Zellstoff für abgehustetes Sputum auf das Nachtkästchen stellen. Information über die Notwendigkeit der Pneumonieprophylaxe bei Aufnahme auf Station.

Problem 2 Durch die Anämie hat der Patient Atemnot. Er braucht zeitweise Sauerstoff.

Ressource Der Patient kann überwiegend ohne Sauerstoff atmen.

Nahziel Der Patient braucht 21%igen Sauerstoff.

Fernziel Der Patient ist frei von Atemnot.

Maßnahmen Aufklären, daß die zeitweise Atemnot durch die Anämie hervorgerufen werden kann. Am Bett eine Sauerstoffbrille mit Befeuchterflasche anbringen. Die Sauerstoffbrille täglich erneuern, die Befeuchterflasche und den Wandanschluß einmal in der Woche auswechseln. Das Datum auf die Flasche schreiben. Dem Patienten sagen, daß er sich bei beginnender Atemnot sofort melden soll. Wenn er Atemnot hat, bei ihm bleiben. Ihn im Bett aufrecht mit Oberkörper 60° hoch lagern, die Arme mit 2 Kissen neben dem Brustkorb stützen. Beengende Kleidung öffnen und auf den Patienten beruhigend einsprechen. Ihm die Sauerstoffbrille geben und den Flow auf 3 bis 4 l einstellen. Sollte keine Besserung eintreten, eine 2. Pflegekraft bitten, einen Arzt zu rufen. Dokumentation über den Vorfall und die Zeit der Sauerstoffgabe.

Der Patient hat Probleme beim

ATL 8 Für Sicherheit sorgen

Problem 1 Durch den Granulozytenmangel muß der Patient in eine Umkehrisolation. Der Patient ist anfällig gegen Keime.

Ressource Keine.

Nahziel Der Patient geht in einer Woche für 30 Minuten auf dem Stationsgang spazieren.

Fernziel Aufhebung der Umkehrisolation.

Maßnahmen Den Patienten über die Isolation informieren. Ihn in ein Einzelzimmer legen. Sagen, daß dies ein Schutz für ihn darstellt, damit er keine fremden Infekte auffangen kann. Erklären, daß aufgrund seiner Leukopenie die Abwehr herabgesetzt ist. An die Tür ein Schild hängen mit dem Wort „Umkehrisolation" und darauf schreiben, daß sich Besucher im Stützpunkt melden sollen und vorher das Zimmer nicht betreten dürfen. Vor Betreten des Zimmers die Hände mit 3 ml Desinfektionslösung versehen und 30 Sekunden einwirken lassen. Einen kleinen Wagen vor das Zimmer stellen, auf dem Handschuhe, Mundschutz und Desinfektionsmittel stehen. Einen Mundschutz anziehen, Handschuhe und einen Kittel, der so am Ständer aufgehängt wird, daß die Innenseite nach außen zeigt. Wenn der Ständer im Gang der Station steht, darauf achten, daß Mitpatienten nicht dadurch behindert werden. Die Kittel täglich morgens erneuern. Alle Pflegeutensilien vorher desinfizieren und im Zimmer belassen. Patienten raten, die Fenster geschlossen zu halten. Auch die Tür nur bei Betreten des Zimmers öffnen. Es dürfen nur Pflegekräfte und Besucher das Zimmer betreten, die infektfrei sind. Am besten eine Bezugsperson im Pflegeteam auswählen, die dieses Zimmer übernimmt. Bei pflegerischen Tätigkeiten Einmalschürzen verwenden, die sofort nach Gebrauch entfernt werden. Im Zimmer hygienisch einwandfreie Arbeitsweise durchführen. Den Patienten und die Besucher informieren, daß Blumen und andere Pflanzen verboten sind. Täglich morgens einen frischen Bettbezug aufziehen und mindestens einmal in der Woche das gesamte Bett auswechseln. Darauf achten, daß weder Pflegeperson noch Besucher sich auf das Bett setzen. Sollte dies geschehen sein, das gesamte Bett frisch beziehen. Täglich neue Handtücher und Waschhandschuhe ausgeben. Darauf achten, daß der Patient jeden Tag einen neuen Schlafanzug trägt und sich morgens frisch gewaschene Unter- und Oberbekleidung anzieht. Ihm sagen, daß er nur kochfeste Naturfasern tragen soll, da seine Wäsche bei hohen Temperaturen ausgekocht werden muß. Einmal täglich das Zimmer mit einer Wischdesinfektion säubern und 2mal täglich den Boden und das Bad reinigen lassen. Auch das Putzpersonal in die richtige Kittelpflege und den Sinn der Umkehrisolation einweisen.

Problem 2 Durch den Thrombozytenmangel besteht die Gefahr der Blutungsneigung. Der Patient könnte verbluten.

Ressource Keine.

Nahziel Der Patient ist frei von Verletzungen.

Fernziel Der Patient ist frei von Blutungen.

Maßnahmen Information über die Ursache der Blutungsneigung. Ihm sagen, daß es zu Zahnfleischblutungen, Nasenbluten, Hautblutungen und Gehirnblutungen kommen kann. Täglich Inspektion aller Körperstellen auf Veränderungen oder Blutungen. Den Patienten anleiten, dies selbst einmal am Tag durchzuführen. Auch die Ausscheidungen auf Blutungen kontrollieren. Versuchen, im Zimmer Verletzungsmöglichkeiten auszuschließen, indem alle unnötigen oder spitzen Gegenstände entfernt werden. Den Patienten bitten, bei der Körperpflege umsichtig vorzugehen. Er soll sich für jede Tätigkeit Zeit nehmen und konzentriert bleiben, *um die Gefahr einer Verletzung gering zu halten.* Niemals rektal Fieber messen oder i.m.-Injektionen geben. Bei einer auftretenden Blutung diese dokumentieren und beobachten.

Problem 3 Aufgrund der Medikamentengabe besteht die Gefahr einer allergischen Reaktion.

Ressource Der Patient meldet sich bei körperlichem Mißempfinden.

Nahziel Gute Verträglichkeit der angeordneten Medikamente in der Zeit der Einnahme.

Fernziel Der Patient ist medikamentenfrei.

Maßnahmen Genaue Verabreichung der ärztlich angeordneten Medikamente. Kontrolle der Medikamente im Hinblick auf Dosis, Häufigkeit, Anordnung und Patientenname. Die erste Gabe der i.v.-Medikamente oder der Chemotherapie vom Arzt durchführen lassen. Alle halbe Stunde während der Verabreichung der i.v.-Medikamente und der Chemotherapie Vitalwerte kontrollieren. Auf Nebenwirkungen wie Schüttelfrost, Fieber, Erbrechen, Durchfall oder Hautausschlag achten. Täglich die Haut auf Hautveränderungen wie Ausschläge inspizieren.

Problem 4 Durch die Erkrankung besteht die Möglichkeit der Entstehung von Leber-, Milz- oder Lymphknotenschwellungen sowie Mykosen und Zystitis.

Ressource Keine.

Nahziel Der Patient beobachtet seinen Körper auf Veränderungen hin.

Fernziel Der Patient ist frei von Komplikationen.

Maßnahmen Über die Gefahr einer Zystitis informieren. Dem Patienten sagen, daß er bei der Reinigung seines Intimbereichs immer das Glied von vorne nach hinten säubern soll. Viel Flüssigkeit anbieten, *um einen Spüleffekt zu erzeugen.* Ihm sagen, daß er bei beginnendem Brennen beim Wasserlassen, sofort eine Pflegekraft informieren soll. Dem Patienten die Möglichkeit von Mykosen aufzeigen. Ihm an das Nächtkästchen eine Moronalsuspension stellen. Ihm erklären, daß er nach jeder Mahlzeit eine Pipette Moronal in den Mund geben muß, damit auf diese Weise Pilzauflagen durch die geschwächte Abwehr vermieden werden. Bereits vorhandene Ulzerationen 4- bis 5mal täglich mit Gentiana-Violett-Lösung bepinseln. Patienten über weitere Komplikationen aufklären lassen. Einmal täglich die Leber-, Milz- und Lymphknoten von einem Arzt abtasten lassen.

Der Patient hat Probleme beim

ATL 9 Arbeiten und Spielen

Problem 1 Da der Patient durch seine Umkehrisolation das Zimmer nicht verlassen darf, hat er Langeweile und ist nicht ausgelastet.

Ressource Der Patient bekommt Besuch von Freunden und Familie.

Nahziel Der Patient findet in einer Woche wieder Kraft und Spaß am Lesen eines Buches.

Fernziel Der Patient darf das Zimmer verlassen.

Maßnahmen Den Patienten mobilisieren und in die Körperpflege einbeziehen, *damit er wenigstens zu den Pflegezeiten abgelenkt wird.* Die Besuchszeiten erweitern, *um berufstätigen Freunden die Möglichkeit zu geben, einen Besuch zur Abwechslung und zum Austausch von Gefühlen zu machen.* Formulare zur Anmeldung eines Telefons, Radios oder Fernsehers weitergeben. Die Familie kann genügend Zeitungen und Bücher mitbringen. Das Pflegepersonal soll Gesprächsbereitschaft zeigen. Wichtig ist eine Bezugsperson, die den Patienten über die wichtigen Ereignisse außerhalb seines begrenzten Radius informiert. Ihm sagen, wie das Wetter ist, ob kalt, warm oder bewölkt, *um den Kontakt zur Außenwelt zu erhalten.* Sollte die Leukozytenzahl gestiegen sein, in Absprache mit den Ärzten die Erlaubnis erteilen, auf dem Gang umherzulaufen.

Problem 2 Durch den schlechten Allgemeinzustand leidet der Patient an Leistungschwäche.

Ressource Der Patient kann Gesprächen folgen.

Nahziel Der Patient konzentriert sich in einer Woche auf ein Buch.

Fernziel Der Patient ist fit.

Maßnahmen Wenn es dem Patienten körperlich nicht gut geht, ihm Ruhe und Schlaf gönnen. Den Patienten aufmuntern und ihm sagen, daß er bei Besserung seines Zustandes wieder mehr Leistung erbringen wird. Zur Schulung der Konzentration leichte Spiele oder Puzzels vorschlagen. Ihm sagen, daß er nach Beendigung der Therapie möglicherweise wieder leichte Arbeiten durchführen kann. Raten, sich mit einem Sozialberater oder seinem Chef in Verbindung zu setzen, *um die Berufsperspektiven besprechen zu können.*

Der Patient hat Probleme beim

ATL 10 Kommunizieren

Problem 1 Aufgrund der Klinikfachsprache kann der Patient auf Anhieb nicht alle Informationen und Aufklärungen verstehen.

Ressource Der Patient interessiert sich für seine Erkrankung.

Nahziel Der Patient fragt in 3 Tagen nach.

Fernziel Der Patient versteht die Informationen.

Maßnahmen Den Patienten ermuntern, bei Visite sofort zu sagen, wenn er etwas nicht versteht. Bei pflegerischen Tätigkeiten mit einfachen, verständlichen Worten informieren. Medizinische Fachbegriffe vermeiden. Bei Fragen Auskunft geben und sich versichern, daß er alles verstanden hat. Bei Unklarheiten im ärztlichen Bereich ein Gespräch mit dem zuständigen Arzt arrangieren. Stationsübliche Informationsblätter und Broschüren aushändigen.

Problem 2 Aufgrund der Isolation ist der Patient in seinem Kommunikationsdrang eingeschränkt. Er ist von der Außenwelt abgeschnitten.

Ressource Der Patient hat ein Telefon im Zimmer.

Nahziel Der Patient verläßt in einer Woche sein Zimmer.

Fernziel Der Patient ist in die Gesellschaft integriert.

Maßnahmen Gesprächsbereitschaft signalisieren. Die Gefühle des Patienten ernst nehmen. Ihm ein Telefon, Radio und Fernseher ins Zimmer stellen. Eine Bezugsperson aus dem Team auswählen, die ihn über Ereignisse auf Station, das Wetter etc. informiert. Ihm Tageszeitungen bringen. Dem Patienten raten, daß er in dieser Zeit viel telefonieren, oder gute Freunde zu einem Besuch bitten soll. Adressen von Selbsthilfegruppen geben und ihm raten, daß er noch während des Krankenhausaufenthalts Kontakt zu ihnen aufnehmen soll. Er kann dort Tips von Leidensgenossen erhalten, wie er die Zeit überstehen kann. Ihm sagen, daß er in ca. einer Woche sein Zimmer für kurze Zeit verlassen darf.

Der Patient hat Probleme beim

ATL 11 Mann sein

Problem 1 Aufgrund der Abhängigkeit vom Pflegepersonal bei der Körperpflege fühlt sich der Patient nicht als vollwertiger Mann.

Ressource Der Patient spricht über seine Gefühle.

Nahziel Der Patient wäscht sich in 3 Tagen selbständig.

Fernziel Der Patient fühlt sich als vollwertiger Mann.

Maßnahmen Respektieren der individuellen Bedürfnisse. Wahrung seines Schamgefühls beim Waschen. Dem Patienten die Möglichkeit geben, so viel wie möglich selbst zu machen. *Dies fördert einerseits seine Beweglichkeit und andererseits senkt es das Abhängigkeitsgefühl.* Bei Bedarf nachfragen, ob er lieber von einer gleichgeschlechtlichen Pflegeperson gewaschen werden möchte. Die Gefühle ernst nehmen und akzeptieren

Problem 2 Durch die Alopesie hat der Patient Hemmungen. Er trägt sogar nachts einen Kopfschutz und findet sich unattraktiv.

Ressource Der Patient nimmt zur Ganzkörperwaschung den Kopfschutz ab.

Nahziel Der Patient kann mit dem momentanen Haarausfall umgehen.

Fernziel Der Patient findet sich attraktiv.

Maßnahmen Seine Gefühle ernst nehmen. Ihn verstehen. Den Patienten nicht zwingen, den Kopfschutz abzunehmen. Ihm das Gefühl vermitteln, daß seine Hemmungen unbegründet sind. Ihm sagen, daß eine Glatze keineswegs eine Ausnahmeerscheinung darstellt, sondern bereits Männer jüngeren Alters aus genetischen Ursachen davon betroffen sind. Er muß lernen, sich anzunehmen. Auf Wunsch einen Psychologen kommen lassen.

Der Patient hat Probleme beim

ATL 12 Sinn finden

Problem 1 Aufgrund der Erkrankung hat der Patient Zukunftsängste. Er hat Angst zu sterben.

Ressource Der Patient spricht über seine Ängste.

Nahziel Der Patient entwickelt neue Zukunftsperspektiven.

Fernziel Der Patient führt ein erfülltes Leben.

Maßnahmen Gespräche anbieten. Ihn ernst nehmen. Sozialdienst einschalten, *um Zukunftsperspektiven besprechen zu können.* Auf Wunsch einen Seelsorger oder Psychologen rufen. Fachzeitungen anbieten, ihm den Besuch von Selbsthilfegruppen vorschlagen. Dem Patienten mitteilen, daß er mit der Diagnose, chronisch krank zu sein, lernen muß umzugehen. Ihm deutlich machen, daß diese Diagnose keineswegs bedeutet, daß er das Krankenhaus nie mehr verlassen wird. Erklären, daß die Erkrankung schleichend progredient ist und sich über Jahre hinziehen kann.

4.7 HIV-Infektion

Der nachfolgende Text stellt eine kurze Zusammenfassung der Erkrankung HIV-Infektion dar. Er soll die Erkrankung in Erinnerung rufen, um mit der Pflegeplanung besser zurechtzukommen. Er ersetzt keinesfalls die Fachliteratur.

Definition: Unter HIV-Infektion versteht man eine erworbene Immunschwäche, die durch das HTLV-Virus ausgelöst wird. Dieses Virus befällt die T-Helferzellen, die die Funktion der T-Lymphozyten unterstützen. Durch diesen Befall vermindert sich die Anzahl der T-Lymphozyten und der Körper wird abwehrgeschwächt.
Häufigkeit: Die Zahl der Infizierten wird auf 5 bis 10 Millionen geschätzt. Man nimmt an, daß 25 bis 50% der Infizierten nach Monaten bis Jahren erkranken.
Begünstigende Faktoren: Das sehr empfindliche Virus wird durch Sperma, Blut oder Scheidensekret übertagen. Am häufigsten erfolgt die Infektion beim Geschlechtsverkehr oder durch infizierte Spritzen. Infizierte Mütter können ihre Kinder intrauterin, perinatal oder durch die Muttermilch anstecken. In einzelnen Fällen erfolgt die Übertragung durch Stich- oder Schnittverletzungen.
Symptome: Die akute Infektion ähnelt einem grippalen Infekt mit Müdigkeit und Leistungsabfall. Nach einer jahrelangen Latenzzeit entwickelt sich bei etwa 50% der Infizierten das Lymphadenopathiesyndrom mit generalisierter Lymphknotenschwellung. Im weiteren Verlauf treten Fieber, Nachtschweiß, Durchfall und Gewichtsverlust auf (Aids-related-Komplex). Das Vollbild des Aids wird durch hinzutretende Infektionen, Tumoren (Kaposi-Sarkom) und den Gehirnbefall bestimmt.
Therapie: Am wichtigsten ist die Aufklärung und damit verbunden die Prophylaxe. Die opportunistischen Infektionen lassen sich durch bakterien-, protozoen-, pilz- und virushemmende Mittel zeitweise beherrschen. Gegen die Retroviren selbst zeigt bis heute Retrovir die stärkste virushemmende Wirkung. Detailliertere Informationen über die Erkrankung müssen in der Fachliteratur nachgelesen werden.
Erläuterung: Das Virus befindet sich in fast allen Körperflüssigkeiten, kann jedoch nur in bestimmten Konzentrationen an-

steckend sein. Die Inkubationszeit beträgt 6 Monate bis 6 Jahre und trifft überwiegend Homosexuelle, Bisexuelle, Fixer, Neugeborene infizierter Müttter und Personen mit häufig wechselnden Geschlechtspartnern.

Der Patient hat Probleme beim

ATL 1 Wach sein und Schlafen

Problem 1 Dadurch, daß die Nachtschwester zweistündlich ihren Kontrolldurchgang durch die Zimmer machen muß, hat der Patient eine gestörte Nachtruhe.

Ressource Der Patient schläft 2 Stunden am Stück.

Nahziel Der Patient hat in der nächsten Nacht eine Ruhephase von mindestens 4 Stunden.

Fernziel Der Patient schläft die Nacht ungestört durch.

Maßnahmen Beobachten, Dokumentieren und Überwachen der Qualität, Tiefe, Dauer und Durchgängigkeit des Schlafes, indem man zweistündlich durch die Zimmer geht. Auf ärztliche Anordnung ein Schlafmedikament verabreichen. Beim Durchgang leise die Türen zu den Patientenzimmern öffnen. Kein grelles Licht anmachen. Als Lichtquelle eine Taschenlampe benutzen. In den Zimmern nur flüstern. Mitpatienten dazu anhalten, leise zu sprechen. Für Ruhe auf dem Stationsgang sorgen.

Problem 2 Aufgrund des geschwächten Zustandes braucht der Patient ausreichend Schlaf. Er schläft auch tagsüber.

Ressource Der Patient schläft nach einer Störung schnell wieder ein.

Nahziel Während des Klinikaufenthalts findet der Patient genügend Schlaf.

Fernziel Normaler Schlafrhythmus.

Maßnahmen Dem Patienten den Schlaf gönnen. Ihm raten, während der Zeit seines Schlafes das Telefon auszuhängen. Der Patient soll sich mit seinen Freunden genau absprechen, wann er Besuch haben möchte. Sollte der Patient schlafen, dann pflegerische Tätigkeiten auf einen späteren Zeitpunkt verschieben. Dafür sorgen, daß vor dem Zimmer nicht laut gerufen wird oder andere störende Geräusche zu hören sind. Ihn in ein Einzelzimmer legen oder Mitpatienten bitten, leise zu sein. Nachts dem Patienten 8 Stunden Schlaf am Stück gewähren. Die Nachtschwester sollte zwar zweistündlich in sein Zimmer schauen, jedoch wie im ATL 1 „Wach sein und Schlafen" unter Problem 1 „gestörte Nachtruhe" beschrieben vorgehen. Am besten die Tür einen Spalt geöffnet stehen lassen, *um das Knacken beim Öffnen und Schließen der Tür zu vermeiden.*

Der Patient hat Probleme beim

ATL 2 Sich bewegen

Problem 1 Aufgrund der Bettlägerigkeit durch den schlechten Allgemeinzustand verändert der Patient seine Lage nur wenig und es besteht eine erhöhte Druckbelastung, besonders an den Fersen, Ellbogen und der Kreuzbeinregion. Er ist dekubitusgefährdet.

Ressource Der Patient hat eine intakte Haut.

Nahziel Druckintensität und Zeitdauer des Druckes auf eine der oben genannten Körperstellen auf weniger als 40 mmHg in 2 Stunden reduzieren.

Fernziel Die Blutzirkulation an druckgefährdeten Stellen fördern.

Maßnahmen Die Haut des Patienten einmal täglich bei guten Lichtverhältnissen im Hinblick auf weiße Flecken oder Rötung ansehen. Täglich morgens und abends mit alkalifreier Seife den ganzen Körper waschen. *Aggressive Stoffe strapazieren die Haut zusätzlich.* Haut trocken halten. Einreiben mit rückfettenden Salben wie Fissan nach jeder Waschung. Am Morgen und bei Bedarf saubere und trockene Kleidung anziehen. Falten im Bett glatt ziehen. Krümel nach jeder Mahlzeit sorgfältig entfernen. Den Patienten mobilisieren. Ihm raten, daß er so oft wie möglich sein Bett verlassen soll.

Problem 2 Da der Patient sehr geschwächt ist und oft im Bett liegt, hat er Funktions- und Bewegungseinschränkungen von Knie-, Hals- und Schultergelenk. Aufgrund des Druckes der Bettdecke besteht die Gefahr des Spitzfußes. Er ist kontrakturgefährdet.

Ressource Der Patient führt die von der Krankengymnastin gezeigten Bewegungsübungen selbständig durch.

Nahziel Der Patient hält sich in 4 Tagen mindestens für 2 bis 3 Stunden außerhalb seines Bettes auf.

Fernziel Erhaltung der funktionellen Gelenkstellung sowie des harmonischen Bewegungsablaufes.

Maßnahmen Bei Bettlägerigkeit auf eine angemessene Lagerung achten. Physiologische Lagerung der Gelenke in mittlerer Funktionsstellung, indem der Oberarm in Abduktionsstellung von 30° (Schultergelenk), der Unterarm im Winkel von 100° leicht erhöht (Ellbogengelenk), Finger in leichter Schalenhaltung (Handgelenk), Hüftgelenk und Kniegelenk möglichst gestreckt und Füße an Fußstütze gelagert werden. Einen Bettbogen an das Fußende stellen. Den Patienten mobilisieren. Ihn anhalten, alle 2 Stunden einen Lagewechsel durchzuführen. Bewegungsübungen passiv und aktiv durchführen, eventuell mit Krankengymnastik. Wenn es dem Patienten besser geht, mit ihm gemeinsam Steh- und Gehübungen durchführen. Information über die Gefahr und Entstehung einer Kontraktur und der Notwendigkeit von Bewegungsübungen. Beobachtung im Hinblick auf die Beweglichkeit der Gelenke, Schmerzen und Fehlstellungen.

Problem 3 Durch die Bettlägerigkeit besteht beim Aufstehen die Gefahr des Schwindels und des orthostatischen Kollapses.

Ressource Der Patient ruft zum Aufstehen eine Krankenschwester.

Nahziel Der Patient steht in 4 Tagen ohne Schwindel auf.

Fernziel Problemloses und selbständiges Stehen und Gehen.

Maßnahmen Vor jedem Aufstehen die Vitalwerte kontrollieren. Den Kreislauf vor dem Aufstehen anregen, indem der Patient im Bett sitzend Hände und Füße 10mal kreisen soll, dann 15mal Hände zu einer Faust ballen lassen, die Beine dazu anziehen und ausstrecken. Zuerst das Kopfteil in senkrechte Stellung bringen. Den Patienten im Bett ungefähr 5 Minuten in dieser Position verweilen lassen. Bei Wohlbefinden schließlich am Bettrand mit Fußsohlenkontakt zum Boden 5 bis 10 Minuten sitzen lassen und Vitalwerte kontrollieren. Der Patient soll hierbei aufrecht sitzen und tief durchatmen. Sein Blick muß geradeaus gerichtet sein. Dann erst aufstehen lassen. Ihn bitten, am Platz einige Schritte zu tun. Bei Bedarf eine 2. Pflegekraft zu Hilfe rufen.

Problem 4 Wegen der Gefahr, daß sich die Symptomatik verschlechtert, ist ein ausgeglichenes Verhältnis zwischen Schlaf und Bewegung besonders wichtig.

Ressource Der Patient schläft viel.

Nahziel Der Patient hält sich in 6 Tagen zu 30% außerhalb des Bettes auf.

Fernziel Ausgeglichenes Verhältnis zwischen Schlaf und Bewegung.

Maßnahmen Dem Patienten sagen, daß er sich eine gesunde Lebensführung angewöhnen soll. Ihm erklären, daß hierzu ein ausgewogener Rhythmus zwischen Schlaf und Bewegung gehört. Er sollte darauf achten, daß er trotz Müdigkeit und Schwäche Spaziergänge in die Cafeteria des Klinikums oder in den Park unternimmt. Hierzu kann er z.B. seinen Besuch motivieren, *um Begleitung zu bekommen.* Ihn darauf hinweisen, daß zu viel Aktivität den Körper schnell ermüden, zu viel Schlaf wiederum die Abwehr des Körpers senkt und ihn anfälliger gegen jegliche Art der Infektionen werden läßt. Klar machen, daß er allein für einen geregelten Tagesablauf verantwortlich ist.

Der Patient hat Probleme beim

ATL 3 Waschen und Kleiden

Problem 1 Aufgrund der Abwehrschwäche, bedingt durch die Erkrankung, leidet der Patient an einer trockenen und schuppigen Haut. Der Patient hat Exantheme an den Armen.

Ressource Der Patient pflegt seine Haut.

Nahziel Rückgang der Exanthembildung in 5 Tagen.

Fernziel Normale Hautfeuchtigkeit.

Maßnahmen Den Patienten mindestens morgens und abends mit einer Lotion eincremen, die aus einem Wasser-in-Öl-Präparat besteht. An den Körperstellen, wo die Haut besonders trocken ist, Fettsalben auftragen. Nur rückfettende Salben verwenden. Beim Duschen oder Baden stets ölhaltige Zusätze dazugeben. Ein dermatologisches Konsil ausschreiben. Eine ärztlich angeordnete Salbe gegen die Exantheme mindestens 3- bis 5mal täglich auftragen. Beobachtung des Hautzustandes morgens und abends. Die Exantheme genau dokumentieren. Größe, Farbe und Beschaffenheit beobachten.

Problem 2 Aufgrund der Schwäche ist der Patient in seiner Mobilität eingeschränkt. Er braucht Hilfe beim Waschen des Rückens und der Beine. Er benötigt Unterstützung beim An- und Ausziehen seiner Unterwäsche und seines Nachthemds.

Ressource Der Patient wäscht sich das Gesicht, den Intimbereich und den Oberkörper selbständig.

Nahziel Der Patient zieht sich in 4 Tagen alleine an.

Fernziel Selbständigkeit in bezug auf Körperpflege und Bekleidung.

Maßnahmen Anrichten der Waschschüssel mit sämtlichen Utensilien (2 Waschhandschuhe, 2 Handtücher, Waschlotion, Hautcreme) am Waschbecken. Zahnpasta, Zahnbecher und Zahnbürste zum Zähneputzen dazustellen. Den Patienten so viel wie möglich selbständig waschen lassen. Ihm nur beim Rücken, den Beinen und den Füßen behilflich sein. In das Bad einen kleinen Stuhl stellen. Zum Duschen raten. Das Duschen dem Baden vorziehen. Die Haut mit ölhaltigen Substanzen eincremen. Die Haare anschließend bürsten und kämmen. Auf Wunsch private Kleidung anziehen lassen. Dokumentation über Hautzustand und Mobilität morgens und abends. Die Waschung auf den Zustand des Patienten abstimmen. Wenn er morgens über Schwäche klagt, die Waschung auf den späteren Vormittag verschieben.

Problem 3 Da der Patient bei der Ganzkörperwaschung seine sexuellen Schutzzonen der Krankenschwester offenbaren muß, hat er ein Schamgefühl.

Ressource Der Patient wäscht sich seine Intimzonen alleine.

Nahziel Der Patient wäscht sich in 4 Tagen selbständig.

Fernziel Der Patient ist unabhängig.

Maßnahmen Die Gefühle des Patienten ernst nehmen und Gesprächsbereitschaft signalisieren. Neutralen Umgang mit seinen Intimzonen wahren. Dem Patienten anbieten, sich von einer gleichgeschlechtlichen Pflegekraft waschen zu lassen. Versuchen, eine Bezugsperson im Pflegeteam zu finden. Wenn möglich diese Vertrauensperson täglich zum Waschen des Patienten bitten. Beim Waschen des Intimbereichs diskret die Waschzelle verlassen oder sich kurz umdrehen.

Problem 4 Aufgrund des Pilzbefalls im Mund muß der Patient eine gründliche Mundpflege durchführen.

Ressource Der Patient putzt sich die Zähne alleine.

Nahziel Der Patient führt in 3 Tagen die Mundpflege gewissenhaft durch.

Fernziel Normale Mundflora.

Maßnahmen Nach jeder Nahrungsaufnahme Mundpflege durchführen lassen. Hierzu einen Zahnbecher an das Waschbecken stellen. Zum Spülen des Mundes entweder einen Kamillenaufguß, Salbeiaufguß, Tee oder Dexpanthenol-Lösung bereitstellen. Dem Patienten sagen, daß er damit seinen Mund gründlich ausspülen soll, *um alle Speisereste zu entfernen.* Er muß darauf achten, daß jegliche Art der Zahnfleischverletzung vermieden wird. Eine weiche Zahnbürste geben. Nur Einmalzahnbürsten verwenden, *da dadurch die Ansammlung von Keimen verhindert wird.* Ihn bitten, langsam und konzentriert mit kreisenden Bewegungen unter einem zarten Druck seine Zähne von rot nach weiß zu putzen. Das Zahnfleisch dabei sanft massieren. Ihm für die Mundpflege Zeit lassen. Wenn der Patient zu schwach ist, die Mundpflege übernehmen. Candidabefall im Mund zweistündlich mit Tupfer und Kornzange behandeln. Hierzu eine antimykotische Lösung verwenden. Dem Patienten sagen, daß er morgens, mittags und abends Moronal-Suspension auftragen soll. Ihm in einem kleinen Medikamentenbecher Lutschtabletten gegen Pilzbefall bereitstellen, die er zweistündlich zu sich nehmen soll. Die Beläge durch Melissenzusätze oder Kamillenextrakte lösen. Morgens und abends einen Blick in den Mund werfen. Den Patienten bei der Mundpflege beobachten.

Problem 5 Bedingt durch die verminderte Abwehr leidet der Patient an Haut- und Schleimhautinfektionen. Der Patient hat einen Pilzbefall im Intimbereich.

Ressource Keine.

Nahziel Verminderung des Pilzbefalls in einer Woche.

Fernziel Der Patient ist frei von Pilzbefall.

Maßnahmen Den Pilzbefall im Intimbereich durch Salben oder antimykotische Cremes bekämpften. Eine gute Intimpflege ist Voraussetzung. Der Patient soll täglich zum Waschen seines Intimbereichs einen frischen Waschhandschuh und ein frisches Handtuch verwenden. Jede Falte des Dammbereichs gründlich mit einer phneutralen Waschlotion waschen. Die Haut danach gut abtrocknen. Dem Patienten eine gründliche Intimpflege beibringen. Er soll die Vorhaut zurückschieben und sein Genital gut waschen. Die Waschung von vorne nach hinten erfolgen lassen, *um Keime des Analbereiches nicht hineinzuwaschen.* Täglich früh und abends einen Blick auf die pilzbefallenen Stellen werfen. Dokumentation der Größe und Farbe. Ein urologisches Konsil ausschreiben. Spezielle ärztlich angeordnete antimykotische Salben auftragen. Darauf achten, daß der Patient täglich morgens frische Unterwäsche anzieht.

Problem 6 Um Eintrittspforten für Erreger durch Risse in der Haut zu vermeiden, darf sich der Patient nur elektrisch rasieren.

Ressource Der Patient ist über die Verletzungsmöglichkeit informiert.

Nahziel Der Patient rasiert sich gewissenhaft.

Fernziel Der Patient ist frei von Verletzungen.

Maßnahmen Dem Patienten sagen, daß er die Rasur mit einem Elektrorasierer durchführen soll. Die Naßrasur mit der Klinge würde eine zu große Verletzungsgefahr darstellen. Ihm einen Stuhl geben. Beim Rasieren Zeit lassen. Eine Rasur täglich reicht aus. Wenn der Patient zu schwach dazu ist, ihm dies abnehmen.

Problem 6 Wegen der Gefahr der Übertragung von Infektionen muß der Patient auf eine besondere Hygiene bei der Handhabung von Waschutensilien achten.

Ressource Der Patient verwendet nur Krankenhaussachen.

Nahziel In 5 Tagen achtet der Patient selbst auf seine Waschutensilien.

Fernziel Normale Hygienemaßnahmen.

Maßnahmen Dem Patienten morgens und abends frische Waschhandschuhe und Handtücher reichen. Am besten Einmalmaterial verwenden. Täglich eine neue Zahnbürste und Pappbecher an das Waschbecken stellen. Dem Patient angewöhnen, diese Gegenstände nach Gebrauch sofort zu entsorgen. Morgens darauf achten, daß sich der Patient frische Unterwäsche und neue Oberbekleidung anzieht. Die Kleidung bei hohen Temperaturen waschen, *um jegliche Art von Keimen abzutöten.* Mitteilen, daß er selbst für seine hygienische Waschung zuständig ist.

Der Patient hat Probleme beim

ATL 4 Essen und Trinken

Problem 1

Aufgrund des Soors in Mund und Speiseröhre hat der Patient brennende, retrosternale Schmerzen. Der Patient leidet an Schluckbeschwerden.

Ressource Der Patient nimmt Nahrung zu sich.

Nahziel Verminderung der Schmerzen in 3 Tagen.

Fernziel Der Patient schluckt ungehindert.

Maßnahmen Passierte Kost bestellen. Dazu Suppen in allen Geschmacksrichtungen anbieten. Zum Frühstück auf Semmeln oder Brot verzichten. Dem Patienten statt dessen ein ungetoastetes Toastbrot oder ein Weißbrot ohne Rand bestellen. Sollte der Patient trotzdem starke Schmerzen beim Schlucken haben, ihm Sondenkost in verschiedenen Geschmacksrichtungen z. B. hochkalorisches Fresubin auf das Nachtkästchen stellen. Vor der Essensgabe ein Schmerzmittel verabreichen. Auf ärztliche Anordnung antimykotische Medikamente gegen den Soorbefall in Mund und Speiseröhre geben.

Problem 2

Aufgrund der geringen Nahrungsaufnahme, bedingt durch die Ösophagitis, hat der Patient eine Mangelversorgung an Elektrolyten und Kalorien und damit verbunden einen Gewichtsverlust von ca. 10%.

Ressource Der Patient nimmt trotz Schmerzen morgens, mittags und abends eine kleine Nahrungsmenge zu sich.

Nahziel Der Patient hält 2 Tage lang sein Gewicht konstant.

Fernziel Erreichen einer optimal möglichen Ernährung.

Maßnahmen Beratung bezüglich des Eßverhaltens im Hinblick auf die Unterversorgung mit notwendigen Elektrolyten. Vor jeder Mahlzeit Schmerzmittel anbieten. Weiche passierte oder pürierte Kost geben. Das Zimmer gut durchlüften. Den Patienten an den Tisch setzen. Essensplatz aufräumen und appetitlich wirken lassen. Beim Patienten bleiben und ihn zum Essen motivieren. Den Partner bitten, weiche Leibspeisen beim Besuch mitzubringen. Wunschkost in der Küche anfordern. Auf spezielle Vorlieben und Abneigungen eingehen. Täglich das Gewicht überprüfen. In einer Kurve die Eßmenge notieren und dem Arzt Bescheid sagen. Neben der normalen Mahlzeit eine Flasche Fresubin zu trinken geben. Diese kochkalorische Sondenkost in verschiedenen Geschmacksrichtungen anbieten.

Problem 3 Um Infektionen des Magen-Darm-Trakts und Ernährungsschäden vorzubeugen, muß der Patient eine spezielle Kost zu sich nehmen.

Ressource Keine.

Nahziel In 3 Tagen hält sich der Patient an seine Kostvorschrift.

Fernziel Der Patient nimmt jede beliebige Nahrung zu sich.

Maßnahmen Dem Patienten den Sinn der Ernährung erklären. Er darf nicht süß essen. Ihm mitteilen, daß die Gefahr bei der Einnahme süßer Speisen im Pilzbefall besteht. Alle Nahrungsmittel gekocht oder gebraten anreichen. Salate vor Verzehr gut mit heißem Wasser abwaschen. Ihm eine eiweißreiche Kost bestellen, die viele Zwischenmahlzeiten aufweist. Er soll statt 3 großer Mahlzeiten lieber 6 kleinere zu sich nehmen. Dem Patienten sagen, daß er nicht zu scharf essen darf, dies strapaziert einerseits seine entzündete Speiseröhre und andererseits seinen Magen-Darm-Trakt. Vitaminreiche Lebensmittel bestellen. Den Patienten hochkalorisch ernähren. Täglich eine Flasche kochkalorische Sondenkost auf das Nachtkästchen stellen und in der Küche Nahrungsmittel mit vielen Kalorien bestellen. Eine Diätberatung anfordern, die gemeinsam mit ihm, auf seinen Körperzustand und seine Beschwerden abgestimmt, eine Ernährung zusammen stellt.

Problem 4 Aufgrund der Erkrankung leidet der Patient an Übelkeit und Erbrechen.

Ressource Keine.

Nahziel In 2 Tagen ist der Patient wenigstens für 4 Stunden frei von Übelkeitsgefühl.

Fernziel Der Patient ist frei von Übelkeit und Erbrechen.

Maßnahmen Auf ärztliche Anordnung und nach Bedarf Paspertin gegen die Übelkeit verabreichen. Die Übelkeit ernst nehmen und darauf reagieren. Raten, bei auftretender Übelkeit einen Spaziergang an der frischen Luft zu machen oder durch Musik Entspannung zu finden. *Übelkeit kann zudem ein Ausdruck von Ängsten und Sorgen sein.* Anbieten, einen Psychologen oder Seelsorger als Gesprächspartner zu holen, mit dem er über seine Probleme sprechen kann. Sollte der Patient erbrechen, ihm eine Nierenschale mit Zellstoff reichen. Bei ihm bleiben und ihn durch einen leichten Druck gegen die Stirn unterstützen. Aufrecht hinsetzen. Das Erbrochene im Hinblick auf Menge, Farbe, Geruch und Beimengung beoachten und dokumentieren. Bei Auffälligkeiten den Arzt bitten, einen Blick darauf zu werfen. Den Patienten an das Waschbecken führen und die Möglichkeit geben, die Hände zu waschen und den Mund auszuspülen. Das Bett frisch überziehen. Zimmer gut durchlüften.

Der Patient hat Probleme beim

ATL 5 Ausscheiden

Problem 1 Bedingt durch die HIV-Infektion hat der Patient dünnflüssige Stühle. Der Patient leidet an Diarrhoe.

Ressource Der Patient kann auf die Toilette gehen.

Nahziel In 3 Tagen hat der Patient pro 24 Stunden nur einen flüssigen Stuhl.

Fernziel Der Patient hat geformten Stuhlgang.

Maßnahmen Den Stuhlgang im Hinblick auf Farbe, Konsistenz, Geruch, Beimengung und Menge beobachten und dokumentieren. Den Patienten bitten, einmal pro Schicht zu klingeln, *um einer Pflegekraft die Möglichkeit zu geben, den Durchfall zu beurteilen.* Auf ärztliche Anordnung Medikamente gegen den Durchfall verabreichen. Erklären, daß er mindestens 3 l täglich an Flüssigkeit zu sich nehmen muß, da er durch den Durchfall viele lebensnotwendigen Elektrolyte verliert. In die Toilette Kompressen stellen. Er soll sich damit sein Gesäß abtupfen. *Durch ständiges Wischen wird die Haut rot und rissig und es könnte zu Infektionen kommen.* Der Patient soll nach jedem Stuhlgang seine Afterregion mit einer Wundsalbe wie Dexpanthenol oder weicher Zinkpaste eincremen. Ihm genug Einmalslips und Einlagen bereit stellen. Wenn das Gesäß bereits gerötet ist, Leinenläppchen straff und faltenfrei in die Analfalte legen. Darunter eine Salbe auftragen. Darauf achten, daß das Leinenläppchen nicht verrutscht, *da es sonst zu Dekubitialgeschwüren führen kann.* Ihm am Abend ein Kamillensitzbad anbieten. Täglich das Gesäß auf Veränderungen wie Rötungen oder offene Stellen beobachten und in einer Kurve dokumentieren. Dem Patienten raten, Hosen mit Gummizug oder Klettverschluß zu tragen. Das Bett so nah wie möglich an die Toilette stellen. Nachts eventuell einen Nachtstuhl bereitstellen.

Problem 2

Durch die HIV-Infektion besteht die Gefahr der Ansteckung von Mitmenschen durch Körperflüssigkeiten des Patienten. Der Patient weist im Blut und in der Samenflüssigkeit besonders hohe Konzentrationen an Viren auf.

Ressource Der Patient kennt die Gefahr der Ansteckung anderer.

Nahziel In einer Woche übernimmt der Patient Verantwortung.

Fernziel Der Patient geht sachgemäß mit seinem infektiösen Material um.

Maßnahmen Dem Patienten den Sinn der Handschuhpflege beim Umgang mit Blut erklären. Ihm sagen, daß das Pflegepersonal dies nicht tut, weil der Patient möglicherweise ein unangenehmes Äußeres aufweist, sondern weil in Blut oder auch Samenflüssigkeit besonders viele Viren enthalten sind, die eine Infektion auslösen könnten. Vorher ankündigen, wenn man Handschuhe anzieht. *Handschuhe sind nur im Umgang mit Blut oder bei der Waschung des Intimbereiches notwendig. Zudem sollten Handschuhe bei Liquorpunktionen oder bei Erbrechen und viel Sputum angezogen werden.* Dem Patienten sagen, daß er selbst im Umgang mit seinen Mitmenschen vorsichtig sein muß. Er muß kleine Verletzungen sofort verbinden und sich beim Abhusten von Sputum die Hand vorhalten. Ihm klar machen, daß zwar er an dieser Erkrankung leidet, er aber verantwortungsbewußt mit seinen Mitmenschen umgehen soll.

Der Patient hat Probleme bei der

ATL 6 Regulation der Körpertemperatur

Problem 1 Aufgrund der Infektionen hat der Patient erhöhte Temperaturen bis zu 38 °C. Er schwitzt.

Ressource Der Patient mißt selbständig seine Temperatur.

Nahziel Senkung des Fiebers auf 37,5 °C innerhalb eines Tages.

Fernziel Körpertemperatur zwischen 36 und 37 °C.

Maßnahmen Alle 1 bis 2 Stunden Temperatur messen lassen. Axillar 8 bis 10 Minuten das Thermometer belassen. Ihm sagen, daß er nicht rektal messen soll, *um Verletzungen der Analschleimhaut zu vermeiden.* Dem Patienten eine dünne Decke geben. Eisbeutel, eingewickelt in einen kleinen Kopfkissenüberzug eine halbe Stunde rechts und links in die Leiste legen. Nach Bedarf wiederholen. Wadenwickel bei Bedarf. Bei Erhöhung der Temperatur auf ärztliche Anordnung Medikamente verabreichen. 3 bis 4 l Mineralwasser oder Tee zum Trinken anbieten. *Durch das Fieber verliert der Patient erhöhte Mengen an Elektrolyten. Die Gefahr der Exsikkose besteht.* Dem Patienten bei Bedarf ein frisches Nachthemd anbieten. Ihn fragen, ob man ihm den Rücken mit einem kühlen Waschhandschuh abreiben kann. Ihm die Möglichkeit geben, sich 2mal pro Tag in der Dusche mit lauwarmem Wasser abzuwaschen. Das Bett morgens und am Abend neu beziehen. Dokumentation des Fieberverlaufs.

Der Patient hat Probleme beim

ATL 7 Atmen

Problem 1

Aufgrund der langen Liegezeit hat der Patient eine Ansammlung von Sekret in den Bronchien. Die Folgen sind eine flache Atmung, ein erschwertes Abhusten und eine ungenügende Belüftung der Lunge. Es besteht die Gefahr der Pneumonie.

Ressource Der Patient denkt täglich selbst daran, seine erlernte Atemgymnastik durchzuführen.

Nahziel Der Patient atmet in einer Woche tief durch und hustet vorhandenes Sekret problemlos ab.

Fernziel Eine optimale Lungenventilation.

Maßnahmen Einreiben von Brust und Rücken morgens und abends mit sekretlösenden Mitteln wie Nervgeist oder Stas-Salbe. Anschließend mit Feuchtigkeitslotion eincremen *gegen eine mögliche Austrocknung durch den Franzbranntwein.* Dreimal täglich Inhalation mit NaCl und eventuell Zusätzen. Für ausreichende Frischluft im Zimmer sorgen. Patienten mobilisieren. Im Zweistundenwechsel Oberkörper hoch lagern mit Abstützen der Arme auf einem Kissen zur besseren Belüftung der Lunge. Eine V-Lagerung anbieten, indem 2 Kissen zu einem V überkreuzt unter den Thorax des Patienten geschoben werden. Der Nacken muß auf der Kissenspitze gelagert sein. Der Hals liegt frei und wird mit einen Kissen unterstützt. Atemgymnastik mit einem Triflo, das vom Patienten stündlich 10mal benützt wird. Einen Mullbindenstreifen an den Bettbügel hängen, und den Patienten auffordern, diesen stündlich mindestens 5mal wegzupusten. Bei jedem Gang in das Zimmer auffordern, tief durchzuatmen und mit Hilfe des K-Lautes abzuhusten. Mehrere Nierenschalen mit Zellstoff für abgehustetes Sputum auf das Nachtkästchen stellen. Information über die Notwendigkeit der Pneumonieprophylaxe bei Aufnahme auf Station.

Problem 2 Um den respiratorischen Zustand nicht zu verschlechtern, muß der Patient auf Nikotin verzichten.

Ressource Keine.

Nahziel Der Patient reduziert in 2 Tagen seinen Zigarettenkonsum.

Fernziel Der Patient nimmt eine gesunde Lebensführung an.

Maßnahmen Dem Patienten sagen, daß er nicht mehr rauchen soll. Ihn informieren, daß seine Lunge zu den Organen des Körpers zählt, die bei langer Bettlägerigkeit schnell erkranken können. Mitteilen, daß er deshalb seine Lunge so gut wie möglich schützen soll. Dies geht jedoch nur, wenn er einerseits die Pneumonieprophylaxe beherzigt und andererseits das Rauchen aufgibt. Ihm beim Entzug helfen. Den Besuch von Selbsthilfegruppen vorschlagen und auf Wunsch ein psychologisches Konsil ausschreiben.

Der Patient hat Probleme beim

ATL 8 Für Sicherheit sorgen

Problem 1 Aufgrund der verminderten Immunabwehr besteht die Gefahr der Infektionen durch Mitpatienten oder Gegenstände.

Ressource Keine.

Nahziel Verbesserung der Immunlage in 10 Tagen.

Fernziel Der Körper ist frei von pathologischen Keimen.

Maßnahmen Auf ärztliche Anordnung 3mal täglich Antibiotikabehandlung. Vor Mitpatienten, die krankmachende Keime mit sich tragen, schützen, indem er in ein Zimmer gelegt wird, das nach den Kriterien der Hygiene ausgesucht wird. Ihn eventuell in einem Einzelzimmer unterbringen. Körpereigene Abwehrkräfte des Patienten durch Gabe von Blut, Eiweißen oder Vitaminen nach ärztlicher Anordnung stärken. Temperaturkontrolle 6mal täglich durchführen. Den Besuchern sagen, daß sie bei grippalen Infekten oder eitrigen Wunden Mundschutz und Handschuhe anziehen müssen. Mitteilen, daß er selbst auf die Einhaltung der hygienischen Maßnahmen durch seine Angehörigen und Mitpatienten achten muß.

Problem 2 Aufgrund der Medikamentengabe besteht die Gefahr einer allergischen Reaktion.

Ressource Der Patient meldet sich bei körperlichem Mißempfinden.

Nahziel Gute Verträglichkeit der angeordneten Medikamente in der Zeit der Einnahme.

Fernziel Der Patient ist medikamentenfrei.

Maßnahmen Genaue Verabreichung der ärztlich angeordeneten Medikamente. Kontrolle der Medikamente im Hinblick auf Dosis, Häufigkeit, Anordnung und Patientenname. Die 1. Gabe des i.v.-Medikamentes vom Arzt durchführen lassen. Alle halbe Stunde während der Verabreichung der i.v.-Medikamente Vitalwerte kontrollieren. Auf Nebenwirkungen wie Schüttelfrost, Fieber, Erbrechen, Durchfall oder Hautausschlag achten.

Problem 3 Da der Patient in einigen Jahren am Vollbild Aids erkranken wird, hat er Angst vor ZNS-Befall, Tumoren und Lungenerkrankungen.

Ressource Der Patient spricht über seine Ängste.

Nahziel Der Patient ist frei von Ängsten.

Fernziel Der Patient fühlt sich wohl.

Maßnahmen Ein Aufklärungsgespräch mit dem zuständigen Arzt arrangieren. Auf Wunsch ein psychiatrisches Konsil ausschreiben. Eventuell ein Gespräch mit dem Seelsorger organisieren. Gesprächsbereitschaft signalisieren. Dem Patienten raten, Kontakte zur Selbsthilfegruppe herzustellen. Ihm sagen, daß er seine Ängste und Sorgen am besten im Gespräch mit Leidensgenossen artikulieren und eventuell vermindern kann. Bei der Körperpflege auf Tumorbildungen wie z.B. das Kaposi-Sarkom der Haut achten. Auf die Bewußtseinslage bei jedem Gespräch achten.

Problem 4 Da der Patient ein geschwächtes Immunsystem hat, muß er alle Einflüsse meiden, die seine Immunabwehr zusätzlich herabsetzen.

Ressource Keine.

Nahziel Der Patient hält sich von der Sonneneinstrahlung fern.

Fernziel Gesunde Lebensführung.

Maßnahmen Sagen, daß er jegliche Sonneneinstrahlung vermeiden muß. Die Sonne senkt die Immunabwehr. Ihm erklären, daß er, bedingt durch die HIV-Infektion, ein geschwächtes Immunsystem besitzt und die Sonne dieses Immunsystem zusätzlich schwächen würde und es zu schweren Infektionen kommen könnte. Er soll sich bei Spaziergängen im Park im Schatten unter den Bäumen aufhalten. Zudem sollte er stets langärmelige Oberbekleidung und lange Hosen tragen. Ihm sagen, daß er am besten durch Schirmmützen sein Gesicht vor der Sonne schützen kann.

Der Patient hat Probleme beim

ATL 9 Arbeiten und spielen

Problem 1 Da der Patient durch seine Bettlägerigkeit und seinen langen Krankenhausaufenthalt das Zimmer selten verlassen kann, hat er Langeweile und ist nicht ausgelastet.

Ressource Der Patient bekommt Besuch von Freunden und Familie.

Nahziel Der Patient geht in 4 Tagen im Klinikpark spazieren.

Fernziel Der Patient kann sich trotz Krankenhausaufenthalt problemlos ablenken und beschäftigen.

Maßnahmen Den Patienten mobilisieren und in die Körperpflege einbeziehen, *damit er wenigstens zu den Pflegezeiten abgelenkt wird.* Einen Mitpatienten ins Zimmer legen, der vom Alter und von den Interessen her ähnliche Ansichten vertritt, *damit ein Gespräch zustande kommt.* Die Besuchszeiten erweitern, *um berufstätigen Freunden die Möglichkeit zu geben, einen Besuch zur Abwechslung und zum Austausch von Gefühlen zu ermöglichen.* Dem Patienten Formulare zur Anmeldung eines Telefons, Radios oder Fernsehers mitbringen. Auf Wunsch Mitpatienten aktivieren, mit ihm zusammen ein Kartenspiel am Bett zu spielen. Die Familie kann genügend Zeitungen und Bücher besorgen. Das Pflegepersonal soll Gesprächsbereitschaft zeigen.

Problem 2 Durch häufiges Fehlen am Arbeitsplatz, bedingt durch seine Schwäche, wurde dem Patienten gekündigt. Der Patient ist arbeitslos.

Ressource Der Patient spricht über sein Problem.

Nahziel In einer Woche fordet der Patient den Sozialdienst an.

Fernziel Der Patient ist in einem Beruf tätig.

Maßnahmen Dem Patienten einen Termin bei der Sozialberaterin arrangieren. Ihn durch Gesprächsbereitschaft unterstützen. Stets zur Seite stehen, wenn er jemanden braucht, dem er sein Leid klagen möchte. Dem Patienten raten, im Freundeskreis nach Arbeit zu fragen. Die Adresse der Selbsthilfegruppe aushändigen. Dem Patienten den Tip geben, mit Hilfe der dort angestellten erfahrenen Mitarbeitern und Leidensgenossen die Situation der Arbeitslosigkeit in den Griff zu bekommen.

Problem 3 Durch die verminderte Immunabwehr und Schwächung des Körpers durch den Erreger kommt es zu Leistungsabfällen. Der Patient kann sich höchstens eine Stunde konzentrieren.

Ressource Der Patient konzentriert sich wenigstens eine Stunde.

Nahziel Steigerung der Konzentration in 2 Wochen.

Fernziel Verbesserte Leistungsfähigkeit.

Maßnahmen Bei der Ergotherapie zum Gedächtnistraining und Konzentrationsspielen anmelden. Den Patienten nicht überfordern. Ihm nach spätestens einer Stunde Tätigkeit Ruhe und Entspannung gönnen. Er muß lernen, mit seiner Schwäche richtig umzugehen. Bei angekündigtem Besuch soll der Patient vorher 1 bis 2 Stunden schlafen.

Der Patient hat Probleme beim

ATL 10 Kommunizieren

Problem 1 Aufgrund der Klinikfachsprache kann der Patient auf Anhieb nicht alle Informationen und Aufklärungen verstehen.

Ressource Der Patient interessiert sich für seine Erkrankung.

Nahziel Der Patient fragt in 2 Tagen nach.

Fernziel Der Patient versteht die Informationen.

Maßnahmen Den Patienten ermutigen, bei Visite sofort zu sagen, wenn er etwas nicht versteht. Bei pflegerischen Tätigkeiten mit einfachen, verständlichen Worten informieren. Medizinische Fachbegriffe vermeiden. Bei Fragen Auskunft geben und sich versichern, daß er alles verstanden hat. Bei Unklarheiten im ärztlichen Bereich ein Gespräch mit dem zuständigen Arzt vermitteln. Stationsübliche Informationsblätter und Broschüren weitergeben.

Problem 2 Aufgrund der Tatsache, an HIV erkrankt zu sein, ist der Patient in eine tiefe Trauer gefallen. Der Patient zieht sich zurück.

Ressource Keine.

Nahziel Der Patient beendet erfolgreich seinen Trauerprozeß.

Fernziel Der Patient lernt, mit der Diagnose zu leben.

Maßnahmen Die Stimmungslage erkennen und ernst nehmen. Den Patienten darauf ansprechen und Gesprächsbereitschaft signalisieren. Auf Mimik, Gestik und Haltung achten. Eventuelle Bedürfnisse erkennen. Den Patienten durch Nachfragen motivieren, seine Wünsche zu äußern. Die Trauer akzeptieren. Ihm zeigen, daß das Personal für ihn da ist. Es nicht persönlich nehmen, wenn der Patient sich verweigert. Die Phasen der Trauer und Auseinandersetzung mit der Erkrankung akzeptieren und tolerieren. Gesprächsbereitschaft signalisieren. Eine Psychotherapie oder Gespräche mit einem Seelsorger vorschlagen.

Problem 3 Durch die Leistungsschwäche denkt der Patient verlangsamt. Der Patient braucht Zeit zur Findung der Antworten.

Ressource Der Patient spricht.

Nahziel Verschnellerung des Denkvermögens in 2 Wochen.

Fernziel Normale Kommunikationsfähigkeit.

Maßnahmen Zeit zur Antwortfindung geben. Dem Patienten nicht ins Wort fallen, sondern ihm die Möglichkeit geben, in Ruhe zu sprechen. Dem Patienten niemals die Vervollständigung eines Satzes abnehmen. Geduld zeigen. Den Patienten trotzdem durch Themen, die ihn interessieren, zu Gesprächen motivieren. Dadurch lernt er, Gedanken auszusprechen und zu Ende zu führen. Ihn nicht wie ein kleines Kind behandeln. Er muß merken, daß er ernst genommen wird. Bei der Logopädin anmelden.

Der Patient hat Probleme beim

ATL 11 Mann sein

Problem 1 Durch den Krankenhausaufenthalt hat der Patient Angst, sein Coming-out zu haben. Der Patient fürchtet sich, daß er vor seinen Verwandten und Freunden zu seiner Homosexualität stehen muß.

Ressource Der Patient hat sich den Ärzten bezüglich der Homosexualität anvertraut.

Nahziel In 2 Wochen findet der Patient den Mut, sein Coming-out zu beginnen.

Fernziel Der Patient steht zu seiner Sexualität.

Maßnahmen Dem Patienten Gesprächsbereitschaft signalisieren. Ihn in seinen Ängsten ernst nehmen. Sagen, daß er sich und seine sexuelle Neigung akzeptieren lernen muß. Nur so kann er stark genug der Gesellschaft gegenüber treten. Ihm zeigen, daß man für ihn da ist. Auf Wunsch einen Psychiater oder Seelsorger herbeirufen, der ihm in dieser momentan auswegslosen Situation zur Seite steht. Dem Patienten selbst überlassen, wann und ob er seine Familie über seine sexuelle Neigung aufklären möchte. Ihm keine aufdringlichen Fragen stellen oder ihn unter Druck setzen, sich zu offenbaren. Ihm ein Gespräch mit dem Arzt über die verschiedenen Ansteckungsmöglichkeiten vermitteln. Ihm Informationsmaterial über die HIV-Infektion geben. Adressen von Selbsthilfegruppen heraussuchen, an die er sich mit seinem Problem wenden kann. Durch Gespräche mit Leidensgenossen, kann er sich Lösungsvorschläge oder auch seelische Unterstützung für sein Coming-out verschaffen.

Problem 2 Aufgrund der hohen Ansteckung von Mitmenschen beim Geschlechtsverkehr, leidet der Patient unter einer veränderten Sexualität. Der Patient befürchtet, kein erfülltes Sexualleben mehr zu haben.

Ressource Der Patient hat einen Lebenspartner.

Nahziel Der Patient informiert sich über Safer-Sex.

Fernziel Der Patient hat ein erfülltes Sexualleben.

Maßnahmen Den Patienten über die Ansteckungswege informieren. Ihm sagen, daß ein Kondom vor einer Übertragung schützt, wenn es richtig angewendet wird. Ihm deutlich zu verstehen geben, daß es bei der Ansteckung auf die Menge der Viren in der bestimmten Körperflüssigkeit ankommt. Zudem ist eine höhere Wahrscheinlichkeit der Ansteckung gegeben, wenn der Lebenspartner Verletzungen im Analbereich hat oder offene Stellen in der Mundhöhle aufweist. Dem Patienten Informationsbroschüren über Safer-Sex geben. Ihm raten, ein Gespräch darüber mit einem Psychologen zu führen. Er soll zudem seine Angst seinem Lebenspartner offenbaren. Gemeinsam können solche Sorgen am besten abgebaut werden.

Der Patient hat Probleme beim

ATL 12 Sinn finden

Problem 1 Aufgrund der Erkrankung hat der Patient Zukunftsängste. Der Patient weiß, daß er früher oder später am Vollbild Aids erkranken wird.

Ressource Der Patient spricht über seine Ängste.

Nahziel Der Patient setzt sich in 2 Wochen mit dem Tod auseinander.

Fernziel Der Patient entwickelt Zukunftsperspektiven.

Maßnahmen Gespräche anbieten. Ihn ernst nehmen. Sozialdienst einschalten, *um Zukunftsperspektiven besprechen zu können.* Auf Wunsch einen Seelsorger rufen. Mut und Zuspruch geben. Fachzeitungen anbieten, ihm den Besuch von Selbsthilfegruppen nahelegen. Ihm Zeit lassen, sich mit dem Gedanken, an einer unheilbaren Erkrankung zu leiden, auseinanderzusetzen.

Problem 2 Durch die Angst, seinen Freund angesteckt zu haben, leidet der Patient unter Schuldgefühlen.

Ressource Keine.

Nahziel In 4 Tagen löst sich der Patient von dem Gedanken.

Fernziel Der Patient ist frei von Schuldgefühlen.

Maßnahmen Dem Patienten deutlich machen, daß er sich erst von den Schuldgefühlen befreien kann, wenn er die Sicherheit hat, daß sein Lebenspartner nicht infiziert ist. Ihm anraten, daß dieser einen HIV-Test machen lassen soll. Zudem muß der Patient darüber nachdenken, wo er sich angesteckt haben könnte. Womöglich sind seine Schuldgefühle unbegründet, da eventuell sein Lebenspartner vorher infiziert war und ihn angesteckt haben könnte. Dem Patienten raten, Gespräche zu führen. Nur so kann er sich von seinen Schuldgefühlen lossagen. Ein psychologisches Konsil auf Wunsch vereinbaren. Ihm vorschlagen, daß nach Entlassung aus dem Krankenhaus eine gemeinsame psychologische Betreuung mit seinem Lebenspartner von großer Bedeutung sein könnte.

Problem 3 Bedingt durch das Coming-out und die HIV-Infektion hat der Patient Angst vor einer Isolation. Er glaubt, daß die Gesellschaft ihn nicht verstehen wird.

Ressource Der Patient hat einen Lebenspartner.

Nahziel Der Patient vertraut sich in einer Woche seiner Familie an.

Fernziel Der Patient ist gesellschaftlich akzeptiert.

Maßnahmen Dem Patienten das Gefühl der Akzeptanz und Offenheit in Bezug auf seine Person vermitteln. Ihm stets zeigen, daß man für ihn da ist. *Die Akzeptanz durch die Gesellschaft kann erst entstehen, wenn der Patient sich und seine Erkrankung selbst angenommen hat. So wirkt er positiv und kann auf die Menschen zugehen.* Ihm klar machen, daß es auch in einer bereits sehr aufgeklärten Gesellschaft einige kleine Gruppen gibt, die sich gegen Homosexualität richten. Der Patient muß lernen, damit umzugehen. Ihm zeigen, daß er genug Freunde und Bekannte hat, die zu ihm stehen und ihm täglich einen Besuch im Krankenhaus abstatten. Ihm raten, mit seinem Lebenspartner oder einem Verwandten einen Spaziergang in die Caféteria zu unternehmen. Ihm helfen, daß er wieder Kontakt zu der Gesellschaft aufnimmt.

5 Kardiologie

5.1 Herzinfarkt

Der nachfolgende Text stellt eine kurze Zusammenfassung der Erkrankung Herzinfarkt dar. Er soll die Erkrankung in Erinnerung rufen, um mit der Pflegeplanung besser zurechtzukommen. Er ersetzt keinesfalls die Fachliteratur.

Definition: Unter Herzinfarkt versteht man eine umschriebene Herzmuskelnekrose infolge unzureichender Sauerstoffversorgung durch die Herzkranzgefäße.
Häufigkeit: Herzinfarkte treten in den letzten Jahren gehäuft auf. Die Herzinfarktereignisse haben sich insbesondere in hochzivilisierten Ländern in der Zeit nach dem 2. Weltkrieg erheblich gesteigert.
Begünstigende Faktoren: Der begünstigende Faktor ist in den weitaus meisten Fällen ein teilweiser oder vollständiger Koronarverschluß. Zum Verschluß führt letztlich ein Intimaödem oder eine Thrombose. Infarktgefährdet sind häufiger Personen mit bestimmten Risikofaktoren wie z.B. Hypertonie, Diabetes mellitus, einigen Fettstoffwechselstörungen, starke Zigarrettenraucher und Personen mit Bewegungsmangel. Diese Risikofaktoren führen aber nicht zwangsläufig zum Infarkt. Es kommen Infarkte auch bei Patienten ohne erkennbare Risikofaktoren vor.
Symptome: Das Leitsymptom ist der starke Herzschmerz, der sich als Druck, Stich, Krampf oder Brennen hinter dem Brustbein bemerkbar macht. Der Patient klagt über einen lang anhaltenden Brustschmerz, ausstrahlend in den linken Arm, in den Kiefer und in den Oberbauch. Er wirkt kollaptisch, kaltschweißig, hat kühle Extremitäten. Weitere Anzeichen sind Erbrechen, Lippenzyanose, quälende Luftnot, Schwindelgefühle, Vernichtungs- und Angstgefühle und am 2. Tag nach eingetretenem Herzinfarkt Fieberschübe. Etwa 15 bis 30% der Infarkte verlaufen dagegen klinisch stumm ab.
Therapie: Der Herzinfarkt ist eine lebensbedrohende Erkrankung und bedarf einer unverzüglichen Behandlung. In der Akutphase sind absolute Bettruhe, Schmerzbekämpfung, Sedierung, medikamentöse und gegebenenfalls elektrische Beseitigung der Herzrhythmusstörungen, optimale Blutdruckregulation, gerinnungshemmende Behandlung und wenige, leicht verwertbare Kost indiziert. In der Konsolidierungsphase kann bereits nach 3

bis 8 Tagen eine vorsichtige Frühmobilisation unter krankengymnastischer Kontrolle eingeleitet werden. Genauere Informationen unter den oben genannten Schlagwörtern müssen in der speziellen Fachliteratur nachgelesen werden.

Erläuterung: Es wird 20 bis 30 Minuten lang eine Unterbrechung der Koronardurchblutung ohne irreversible Schäden toleriert, danach kommt es zum Untergang und zur Vernarbung des Gebietes. Die Prognose des Patienten wird wesentlich durch das Auftreten von Komplikationen bestimmt, wie z.B. Rhythmusstörungen bis zum Kammerflimmern, kardiogenem Schock, Zweitinfarkt oder Herzrupturen.

Der Patient hat Probleme beim

ATL 1 Wach sein und Schlafen

Problem 1 Dadurch, daß die Nachtschwester zweistündlich ihren Kontrolldurchgang durch die Zimmer machen muß, hat der Patient eine gestörte Nachtruhe.

Ressource Der Patient schläft 2 Stunden am Stück.

Nahziel Der Patient hat in der nächsten Nacht eine Ruhephase von mindestens 4 Stunden.

Fernziel Der Patient schläft die Nacht ungestört durch.

Maßnahmen Beobachten, Dokumentieren und Überwachen der Qualität, Tiefe, Dauer und Durchgängigkeit des Schlafes, indem man zweistündlich durch die Zimmer geht. Beim Durchgang leise die Türen zu den Patientenzimmern öffnen. Kein grelles Licht anmachen. Als Lichtquelle eine Taschenlampe benützen. In den Zimmern nur flüstern. Mitpatienten dazu anhalten, leise zu sprechen. Für Ruhe auf dem Stationsgang sorgen.

Problem 2 Aufgrund der Angst vor einem erneuten Infarkt hat der Patient einen unruhigen und leichten Schlaf. Er schläft schwer ein und wacht nachts immer wieder auf.

Ressource Der Patient schläft 2 Stunden am Stück.

Nahziel Ruhephase von mindestens 4 Stunden in der nächsten Nacht.

Fernziel 8 Stunden Schlaf am Stück.

Maßnahmen Siehe ATL 1 „Wach sein und Schlafen" unter Problem 1 „gestörte Nachtruhe". Gesprächsbereitschaft signalisieren. Die Gefühle und Ängste ernst nehmen. Das Zimmer durch Herunterlassen der Jalousie abdunkeln. Für ruhige Umgebung zum Wohlfühlen sorgen. Ihm das Gefühl der Sicherheit vermitteln. Dem Patienten raten, einen gleichbleibenden Ablauf vor dem Zu-Bett-Gehen einzuhalten, indem er z.B. Musik hört. Auf ärztliche Anordnung ein Schlafmedikament verabreichen.

Problem 3 Da sich der Patient in der Konsolidierungsphase befindet, muß er auch tagsüber viele Ruhephasen einhalten.

Ressource Der Patient schläft tagsüber.

Nahziel Der Patient ist in 4 Tagen mobiler.

Fernziel Der Patient schläft nur in der Nacht.

Maßnahmen Dem Patienten den Schlaf tagsüber gewähren. Ihm sagen, daß er sich Freiräume zum Schlafen schaffen soll. Ihn darauf hinweisen, daß er eingeschränkte Bettruhe hat und nur ab und zu zur Toilette aufstehen darf. Während pflegerischer Maßnahmen Pausen gönnen. Ihn bitten zu sagen, wenn es zu anstrengend wird.

Der Patient hat Probleme beim

ATL 2 Sich bewegen

Problem 1 Aufgrund der eingeschränkten Bettruhe verändert der Patient seine Lage nur wenig, und es besteht eine erhöhte Druckbelastung besonders an den Fersen, Ellbogen und der Kreuzbeinregion. Er ist dekubitusgefährdet.

Ressource Der Patient hat eine intakte Haut.

Nahziel Druckintensität und Zeitdauer des Druckes auf eine der oben genannten Körperstellen auf weniger als 40 mmHg in 2 Stunden reduzieren.

Fernziel Die Blutzirkulation an druckgefährdeten Stellen fördern.

Maßnahmen Die Haut einmal täglich bei guten Lichtverhältnissen im Hinblick auf weiße Flecken oder Rötung beobachten. Täglich morgens und abends mit alkalifreier Seife den ganzen Körper waschen, *da aggressive Waschlotion die Haut spröde, trocken, rissig und unelastisch macht.* Haut trocken halten. Einreiben mit rückfettenden Salben wie Fissan nach jeder Waschung. Am Morgen und bei Bedarf saubere und trockene Kleidung anziehen. 2 bis 3 Lagen Schaumstoff in das Bett legen. Falten im Bett bei jedem Lagewechsel glatt ziehen. Krümel nach jeder Mahlzeit sorgfältig entfernen. Den Patienten mobilisieren, z.B. je nach körperlicher Verfassung Kopfteil 60° hoch stellen oder passive und aktive Bewegungsübungen mit der Krankengymnastin machen. Den Patienten auffordern, seine Lage alle 2 Stunden zu verändern. Ihm hierbei behilflich sein und mit Kissen die Lagerung optimieren. Ihn tagsüber zum Toilettengang aufstehen lassen.

Problem 2 Durch die eingeschränkte Bettruhe kommt es zu einer Verlangsamung der Blutströmung, einer Beschleunigung der Blutgerinnung und einer verminderten Muskelvenenpumpe. Er ist thrombosegefährdet.

Ressource Der Patient ist frei von Varizen.

Nahziel Der Patient verläßt in 4 Tagen für mindestens 1/2 Stunde sein Bett.

Fernziel Intakte Muskelvenenpumpe und ausreichende Strömungsgeschwindigkeit in den Venen.

Maßnahmen Hochlagerung der Beine alle 2 Stunden um 20°, *damit das Blut besser vom Knie bis zur Leiste abfließen kann.* Stufenweise Mobilisation durch das Sitzen im Bett oder das Aufstehen zur Toilette 1- bis 2mal täglich. Zweimal täglich 5 Minuten im Bett Füße 10mal kreisen, 10mal heben und senken, Zehen 15mal einkrallen und spreizen. 24 Stunden Antithrombosestrümpfe tragen lassen. Anlegen der Antithrombosestrümpfe im Liegen, bei entstauten Venen. Strümpfe alle 2 Tage erneuern. Morgens und abends Beobachtung der Haut im Hinblick auf Rötung, Erwärmung, Schwellung und Druckstellen der Beine. Verabreichung der Fragminspritze auf ärztliche Anordnung täglich morgens.

Problem 3 Aufgrund der Bettlägerigkeit hat der Patient Funktions- und Bewegungseinschränkungen von Knie- und Schultergelenk sowie im Halsbereich. Aufgrund des Druckes der Bettdecke besteht die Gefahr des Spitzfußes. Er ist kontrakturgefährdet.

Ressource Der Patient steht zum Toilettengang auf.

Nahziel Der Patient befindet sich in 4 Tagen für mindestens 1/2 Stunde außerhalb seines Bettes.

Fernziel Erhaltung der funktionellen Gelenkstellung sowie des harmonischen Bewegungsablaufs.

Maßnahmen Physiologische Lagerung der Gelenke in mittlerer Funktionsstellung, indem der Oberarm in Abduktionsstellung von 30° (Schultergelenk), der Unterarm im Winkel von 100° leicht erhöht (Ellbogengelenk), Finger in leichter Schalenhaltung (Handgelenk), Hüftgelenk und Kniegelenk möglichst gestreckt und Füße an Fußstütze gelagert werden. Einen Bettbogen an das Fußende stellen. Alle 2 Stunden Lagewechsel. Bewegungsübungen passiv und aktiv durchführen. Eventuell mit Krankengymnastik. Information des Patienten über die Gefahr und Entstehung einer Kontraktur und über die Notwendigkeit von Bewegungsübungen. Beobachtung im Hinblick auf die Beweglichkeit der Gelenke, Schmerzen und Fehlstellungen.

Problem 4 Durch die Bettlägerigkeit besteht beim Aufstehen die Gefahr des Schwindels und des orthostatischen Kollapses.

Ressource Der Patient ruft zum Aufstehen eine Krankenschwester.

Nahziel Der Patient steht in einer Woche ohne Schwindel auf.

Fernziel Problemloses und selbständiges Stehen und Gehen.

Maßnahmen Vor jedem Aufstehen zur Toilette die Vitalwerte kontrollieren. Wenn der Blutdruck über 180mmHg systolisch ist, nicht aufstehen lassen. Bei niedrigem Blutdruck um 120 mmHg systolisch den Kreislauf vor dem Aufstehen anregen, indem der Patient im Bett sitzend Hände und Füße 5mal kreisen, dann 10mal Hände zu einer Faust ballen, die Beine 10mal anziehen und ausstrecken soll. Zuerst den Patienten jeweils 5 Minuten in 30°-, in 45°- und in 60°-Stellung im Bett sitzen lassen. Bei Wohlbefinden ihn am Bettrand mit Fußsohlenkontakt zum Boden 5 bis 10 Minuten sitzen lassen und Vitalwerte kontrollieren. Bei Wohlbefinden aufstehen lassen. Bei Bedarf dazu eine 2. Pflegekraft zu Hilfe rufen.

Problem 5 Wegen instabiler Kreislaufverhältnisse darf der Patient keine Seitenlage einnehmen. Der Patient liegt hauptsächlich auf dem Rücken.

Ressource Der Patient toleriert die Rückenlage.

Nahziel Der Patient liegt 3 Stunden auf der linken Seite.

Fernziel Der Patient nimmt jede beliebige Lage ein.

Maßnahmen Den Patienten aufmerksam machen, daß er überwiegend die Rückenlage einnehmen soll. Bei der Lagerung auf eine Seite immer die Vitalwerte kontrollieren, den Patienten im Hinblick auf Bewußtsein, Zyanose, Atemnot und Schmerzen beobachten.

Kissen bereitlegen, die den Arm und eventuell den gesamten Rücken unterpolstern sollen, *um den Druck auf die Herzregion gering zu halten.* Sollte der Patient die Seitenlage nicht tolerieren, sofort wieder auf den Rücken drehen.

Problem 6 Um das Herz zu schonen, muß der Patient eingeschränkte Bettruhe einhalten.

Ressource Der Patient hält sich an die Bettruhe.

Nahziel Der Patient befindet sich in 4 Tagen für ½ Stunde außerhalb seines Bettes.

Fernziel Aufhebung der Bettruhe.

Maßnahmen Den Patienten informieren, daß er eingeschränkte Bettruhe einhalten muß. Ihn tagsüber 1- bis 2mal zum Toilettengang aufstehen lassen. Ihm nachts eine Urinflasche an das Bett hängen und die Bettschüssel anbieten. Alle wichtigen Gegenstände griffbereit auf das Nachtkästchen stellen. Die Glocke in die Hand geben. Aktive und passive Krankengymnastik auf ärztliche Anordnung bestellen, *damit durch die Bettruhe die Muskeln und Gelenke nicht versteifen.*

Der Patient hat Probleme beim

ATL 3 Waschen und Kleiden

Problem 1 Aufgrund des Schwitzens, bedingt durch einen Temperaturanstieg, besteht die Gefahr einer Mazeration unter den Achselhöhlen, im Dammbereich, zwischen Fingern und Zehen. Er ist intertrigogefährdet.

Ressource Der Patient ist frei von Mazerationen.

Nahziel Reduktion der Körpertemperatur auf 36 bis 37 °C in 4 Tagen.

Fernziel Beibehaltung einer intakten, trockenen Haut.

Maßnahmen Täglich 2mal Beobachtung der Haut auf rote, brennende, mazerierte Stellen. Unter den Achseln und im Dammbereich Haut gut abtrocknen. Lakenwechel mindestens einmal pro Schicht; bei Bedarf von der Seite durchführen. Schaumstoff alle 24 Stunden auswechseln. Ein Laken über den Schaumstoff spannen, *da dieser das Schwitzen fördert.* Nachthemd bei Bedarf wechseln. Temperatur 6mal täglich kontrollieren.

Problem 2 Aufgrund der einzuhaltenden Bettruhe ist der Patient in seiner Mobilität eingeschränkt. Er braucht Hilfe beim Waschen des Rückens, des Intimbereichs und der Beine. Er benötigt Unterstützung beim An- und Ausziehen seiner Unterwäsche und seines Nachthemds.

Ressource Der Patient wäscht sich das Gesicht und den Oberkörper selbständig.

Nahziel Der Patient wäscht sich in 5 Tagen am Waschbecken.

Fernziel Selbständigkeit in bezug auf Körperpflege und Bekleidung.

Maßnahmen Anrichten der Waschschüssel mit sämtlichen Utensilien (2 Waschhandschuhe, 2 Handtücher, Waschlotion, Hautcreme) am

Patientenbett. Zahnpasta, Becher, Zahnbürste und Nierenschale zum Zähneputzen darzustellen. Den Patienten die Zahnpflege alleine durchführen lassen. Den Rücken, die Beine, die Füße, den Intimbereich und das Gesäß waschen. Ein Moltex als Bettschutz verwenden. Die Haut nach der Waschung gut eincremen. Die Haare anschließend bürsten und kämmen. Auf Wunsch sein privates Nachthemd anziehen lassen. Dokumentation über Hautzustand und Mobilität morgens und abends.

Problem 3 Da der Patient bei der Ganzkörperwaschung seine sexuellen Schutzzonen den Mitpatienten und der Krankenschwester offenbaren muß, hat er ein Schamgefühl.

Ressource Keine.

Nahziel Der Patient wäscht sich in 3 Tagen den Intimbereich selbständig.

Fernziel Der Patient braucht bei der Körperpflege keine Hilfe.

Maßnahmen Bei der Ganzkörperwaschung die Mitpatienten aus dem Zimmer bitten oder einen Sichtschutz vor das Bett stellen. Die Gefühle des Patienten ernst nehmen und Gesprächsbereitschaft signalisieren. Neutralen Umgang mit den Intimzonen wahren. Anbieten, von einer gleichgeschlechtlichen Pflegekraft gewaschen zu werden. Versuchen, immer dieselbe Pflegekraft zur Ganzkörperwaschung in sein Zimmer zu schicken.

Problem 4 Aufgrund der Sauerstoffbrille hat der Patient eine gereizte Nasenschleimhaut.

Ressource Keine.

Nahziel Der Patient benötigt in 5 Tagen keinen zusätzlichen Sauerstoff mehr.

Fernziel Der Patient hat eine intakte Nasenschleimhaut.

Maßnahmen Morgens und abends die Nase mit Hilfe einer Taschenlampe im Hinblick auf Rötung, Schwellung, Schmerzen und offene Stellen beobachten. Zweimal täglich Nasenpflege durchführen. Einen Tupfer mit sterilem NaCl tränken und damit die Nase vorsichtig auswischen. Sollten starke Borken in der Nase sein, Bepanthen-Salbe auf einen Watteträger pinseln und damit die Nase auswischen. Täglich eine frische Sauerstoffbrille verwenden. Die Sauerstoffbrillendornen zuschneiden. Täglich eine andere Länge der Dornen wählen, *um die Berührungsstellen mit der gereizten Nasenschleimhaut wechseln zu können.*

Der Patient hat Probleme beim

ATL 4 Essen und Trinken

Problem 1 Durch die Flüssigkeitseinschränkung hat der Patient ein starkes Durstgefühl, einen verminderten Speichelfluß, eine trockene Mundschleimhaut und einen schlechten Geschmack im Mund. Es besteht Soor- und Parotitisgefahr.

Ressource Der Patient spült seinen Mund mehrmals täglich aus.

Nahziel Der Patient trinkt in 8 Tagen 1 bis $1^1/_2$ l Flüssigkeit.

Fernziel Der Patient hat eine feuchte Mundschleimhaut und einen guten Geschmack im Mund.

Maßnahmen Dem Patienten stündlich gekühlte Lemonstäbchen und Mundspray anbieten. Ihm 3mal täglich und bei Bedarf mit Zahnfluid und Wasser den Mund spülen lassen. Kaugummi gegen den schlechten Geschmack kauen lassen. Bepanthensalbe für die Lippenpflege an das Bett legen. Den Patienten morgens die Menge an Flüssigkeit auf sein Nachtkästchen stellen, die er über den Tag verteilt zu sich nehmen darf. Ihm klar machen, daß er sich die Flüssigkeit gut einteilen soll. Ihm erklären, daß zuviel Trinken das Blutvolumen vergrößert und dabei die Gefahr einer Überbelastung des vorgeschädigten Herzens besteht. Die Angehörigen bitten, keine Getränke mitzubringen.

Problem 2 Aufgrund der eingeschränkten Bettruhe braucht der Patient Hilfe bei der Nahrungsaufnahme.

Ressource Der Patient nimmt Nahrung zu sich.

Nahziel Der Patient nimmt in einer Woche am Tisch seine Nahrung zu sich.

Fernziel Der Patient bereitet sich seine Nahrung selbständig zu.

Maßnahmen Das Tablett auf das Nachtkästchen stellen. Den Patienten in eine aufrechte Stellung bringen. Ihm das Essen schneiden und anrichten. Eine Serviette um den Hals binden. Ihn fragen, ob er das Essen ohne Hilfe einnehmen kann, sonst bei ihm bleiben. Ihm die Möglichkeit zum Händewaschen vor und nach der Mahlzeit geben. Das Zimmer gut durchlüften und den Patienten wieder in eine bequeme Lage bringen.

Problem 3 Aufgrund der Appetitlosigkeit, bedingt durch Ängste vor einem erneuten Herzinfarkt, hat der Patient eine Mangelversorgung an Elektrolyten und Kalorien und damit verbunden einen Gewichtsverlust von ca. 2 kg.

Ressource Der Patient nimmt trotz mangelndem Appetit morgens, mittags und abends eine kleine Menge Nahrung zu sich.

Nahziel Der Patient hat einen ausgeglichenen Elektrolythaushalt.

Fernziel Erreichung einer optimal möglichen Ernährung.

Maßnahmen Beratung bezüglich des Eßverhaltens im Hinblick auf die Unterversorgung mit notwendigen Elektrolyten. Das Zimmer gut durchlüften. Den Patienten möglichst aufrecht in seinem Bett lagern. Den Essensplatz auf seinem Nachtkästchen aufräumen und appetitlich wirken lassen. Bei ihm bleiben und zum Essen motivieren. Wunschkost bei der Diätberatung anfordern. Infusionstherapie nach ärztlicher Anordnung über den Tag verteilt verabreichen. Vor jeder Mahlzeit Paspertin oder Schmerzmittel anbieten. Tägliche Gewichtskontrolle am Morgen. Dokumentation über die tägliche Eßmenge.

Problem 4 Zur Herzentlastung soll der Patient die Flüssigkeitszufuhr einschränken. Er trinkt 1 l täglich.

Ressource Der Patient hält sich an die Vorschriften.

Nahziel Der Patient ist durstfrei.

Fernziel Der Patient nimmt eine Flüssigkeitsmenge von 1,5 bis 2 l in 24 Stunden zu sich.

Maßnahmen Dem Patienten sagen, daß er zur Senkung der Vorlast nur 1 l Flüssigkeit täglich zu sich nehmen darf. Morgens eine Thermoskanne mit Tee auf das Nachtkästchen stellen. Ihn darauf aufmerksam machen, daß er den Tee über den ganzen Tag gut verteilt zu sich nehmen muß. Täglich eine 24-Stunden-Bilanz durchführen, indem die orale Einfuhr sowie die Ausfuhr notiert wird. Lebensmittel wie Suppen neben Infusionen in die Einfuhrbilanz miteinrechnen. Als Ausfuhr Urin, Erbrochenes und eventuell Durchfall notieren. Täglich als übliche Schweißausscheidung ca. 500ml als Ausfuhr berechnen.

Problem 5 Aufgrund der Adipositas und Herzerkrankung muß der Patient eine Diät einhalten.

Ressource Der Patient hält sich an seine Diät.

Nahziel Der Patient erreicht sein Normalgewicht.

Fernziel Der Patient ißt Normalkost.

Maßnahmen Eine Diätberaterin zum Patienten bitten, die gemeinsam mit ihm eine spezielle Diät zusammenstellt. Eventuell Rohkost bestellen. Dem Patienten sagen, daß er bevorzugt Gemüse, Obst, Vollkornbrot und Reis essen soll. Fettarme Lebensmittel in der Küche bestellen. Nur ungesättigte Fettsäuren zukommen lassen. Die Ernährung muß natriumarm sein. Wenn der Patient Diuretika erhält, muß die Nahrung viel Kalium enthalten, *da durch die erhöhte Ausscheidung sehr viel Kalium über die Niere ausgeschwemmt wird.* Darauf aufmerksam machen, daß er neben den Nahrungsmitteln aus der Diätküche keine zusätzlichen Lebensmittel zu sich nehmen darf. Morgens Gewichtskontrolle durchführen.

Der Patient hat Probleme beim

ATL 5 Ausscheiden

Problem 1 Aufgrund der Bettlägerigkeit besteht die Gefahr der Obstipation.

Ressource Der Patient hat Darmgeräusche.

Nahziel Der Patient hat alle 2 Tage Stuhlgang.

Fernziel Wiederherstellung der gesunden Ausscheidungsfunktion.

Maßnahmen Auf ärztliche Anordnung einen Einlauf oder orale Laxanzien morgens verabreichen. Den Patienten langsam mobilisieren, indem er im Bett Bewegungsübungen durchführen und tagsüber 1- bis 2mal zur Toilette aufstehen soll. Ballaststoffreiche Ernährung mit Vollkornbrot, Hirse, Vollreis, Obst, Gemüse und Buttermilch in der Diätküche bestellen. Beim Essen erklären, daß er sich Zeit nehmen, richtig kauen und genießen soll. Vor dem Frühstück ein Glas Mineralwasser, Fencheltee oder Buttermilch trinken lassen. *Die Obstipation kann auch eine psychologische Ursache haben.* Dem Patienten die Scham, auf eine Bettschüssel gehen zu müssen, nehmen. Dokumentation morgens und abends über das tägliche Stuhlgangverhalten.

Problem 2 Aufgrund des Herzinfarktes darf sich der Patient nicht anstrengen. Der Patient darf nicht pressen.

Ressource Der Patient hält sich an das Preßverbot.

Nahziel Der Patient scheidet in 2 Tagen weichen Stuhl aus.

Fernziel Der Patient hat regelmäßig Stuhlgang.

Maßnahmen Siehe ATL 5 „Ausscheiden" unter Problem 1 „Obstipation". Dem Patienten den Grund für das Preßverbot mitteilen. Ihm erklären, daß durch Pressen das Herz zu stark beansprucht werden würde.

Gleich bei Aufnahme auf Station auf ärztliche Anordnung Laxanzien täglich verabreichen. Den Stuhlgang auf Form und Beschaffenheit beobachten.

Problem 3 Da sich der Patient körperlich schonen muß, darf er nur 1- bis 2mal täglich zur Toilette gehen.

Ressource Der Patient geht 1- bis 2mal zur Toilette.

Nahziel Der Patient akzeptiert die Bettruhe.

Fernziel Der Patient geht immer zur Toilette.

Maßnahmen Dem Patienten sagen, daß er klingeln soll, wenn er auf die Toilette muß. Ihn tagsüber je nach körperlichem Zustand zur Toilette aufstehen lassen. Ihm die Möglichkeit geben, sich mit dem Rollstuhl zur Toilette fahren zu lassen. Bei Bedarf neben das Bett einen Nachtstuhl stellen. Eine Urinflasche an das Bett hängen oder das Steckbecken anbieten und Zellstoff an das Nachtkästchen legen. Ihm die Scham, auf das Steckbecken gehen zu müssen, nehmen.

Problem 4 Durch das Enge- und Druckgefühl im Brustbereich leidet der Patient an Übelkeit und Erbrechen.

Ressource Der Patient meldet sich bei beginnender Übelkeit.

Nahziel Der Patient ist nach dem Essen frei von Erbrechen.

Fernziel Der Patient ist frei von Übelkeit und Erbrechen.

Maßnahmen Beobachtung im Hinblick auf Übelkeit und Erbrechen. Dokumentation des Zustandes. Bei beginnender Übelkeit sofort auf ärztliche Anordnung Paspertin verabreichen. Den Patienten auf Nebenwirkungen von Paspertin beobachten, z.B. Unruhe. Den Patienten bei Erbrechen sofort aufsetzen und ihm eine Nierenschale und Zellstoff reichen. Ihn nicht alleine lassen. Ein sanfter Druck gegen die Stirn kann zur Unterstützung entlastend wirken. Das Erbrochene auf Menge, Farbe, Beimengung und Geruch beobachten und dokumentieren. Nachsorge betreiben, indem das Zimmer gelüftet, das verschmutzte Bett frisch überzogen und dem Patienten zum Waschen der Hände und des Gesichtes eine Waschschüssel gereicht wird. Ebenfalls Zahnpflege anbieten. Vitalwerte kontrollieren, *da Erbrechen eine starke Anstrengung darstellt und einen erneuten Herzinfarkt auslösen könnte.*

Der Patient hat Probleme bei der

ATL 6 Regulation der Körpertemperatur

Problem 1 Aufgrund der Nekroseresorption am Herzmuskel hat der Patient erhöhte Temperaturen bis zu 38,5 °C.

Ressource Der Patient mißt selbständig rektal seine Temperatur.

Nahziel Senkung des Fiebers auf 37,5 °C innerhalb eines Tages.

Fernziel Körpertemperatur zwischen 36 und 37 °C.

Maßnahmen Alle 1 bis 2 Stunden Temperatur messen lassen. Rektal Thermometer 3 Minuten belassen. Dem Patienten eine dünne Decke geben. Eisbeutel eingewickelt in einen kleinen Kopfkissenüberzug eine halbe Stunde rechts und links in die Leiste legen. Nach Bedarf wiederholen. Wadenwickel bei Bedarf. Auf ärztliche Anordnung Medikamente verabreichen. Dokumentation des Fieberverlaufs.

Problem 2 Aufgrund der Gefahr eines erneuten Herzinfarkts darf der Patient keinen hohen Blutdruck haben. Er hat Werte um die 170:90 mmHg.

Ressource Keine.

Nahziel Senkung des Blutdrucks auf 150:80mmHg.

Fernziel Der Patient hat Blutdruckwerte von etwa 140:80 mmHg.

Maßnahmen Den Patienten informieren, warum man so oft zum Blutdruckmessen kommen muß. Alle 1 bis 2 Stunden Blutdruck und Puls messen, bis er im Normbereich ist. Dabei auf Arrhythmie und Extrasystolen achten. Bei Blutdruckwerten über 170 mmHg systolisch auf ärztliche Anordnung blutdrucksenkende Medikamente verabreichen. Der diastolische Wert sollte nicht über 90mmHg liegen. Strenge Bettruhe verordnen und den Patienten bitten, sich nicht zu überanstrengen. Zeichen für einen erneuten Herzinfarkt wie fadenförmiger Puls, Puls unter 40 Schlägen pro Minute, über 100 Schlägen pro Minute und erhöhte Blutdruckwerte sofort erkennen. Bei Veränderungen den Arzt verständigen.

Der Patient hat Probleme beim

ATL 7 Atmen

Problem 1 Aufgrund der flachen Atmung, bedingt durch die Bettlägerigkeit, hat der Patient eine Ansammlung von Sekret in den Bronchien. Die Folge ist ein erschwertes Abhusten und eine ungenügende Belüftung der Lunge. Er ist pneumoniegefährdet.

Ressource Der Patient denkt täglich selbst daran, seine erlernte Atemgymnastik durchzuführen.

Nahziel Der Patient atmet in einer Woche tief durch und hustet vorhandenes Sekret problemlos ab.

Fernziel Eine optimale Lungenventilation.

Maßnahmen Einreiben von Brust und Rücken morgens und abends mit sekretlösenden Mitteln wie Nervgeist oder Stas-Salbe. Anschließend mit Feuchtigkeitslotion eincremen *gegen eine mögliche Austrocknung durch den Franzbranntwein.* Dreimal täglich Inhalation mit NaCl. Für ausreichende Frischluft im Zimmer sorgen, *da gute Luft im Raum zum tiefen Einatmen anregt.* Patienten stufenweise mobilisieren, z.B. Bewegungsübungen im Bett durchführen lassen. Im Zweistundenwechsel Oberkörper hochlagern mit Abstützen der Arme auf einem Kissen zur besseren Belüftung der Lunge. Dem Patienten eine V-Lagerung anbieten, indem 2 Kissen zu einem V überkreuzt unter den Thorax geschoben werden. Der Nacken muß auf der Kissenspitze gelagert sein. Der Hals liegt frei und wird mit einen Kissen unterstützt. Atemgymnastik mit einem Triflo, das vom Patienten stündlich 10mal benutzt wird. Einen Mullbindenstreifen an den Bettbügel hängen, und den Patienten auffordern, diesen stündlich mindestens 5mal wegzupusten. Den Patienten bei jedem Gang in sein Zimmer animieren, tief durchzuatmen und mit Hilfe des K-Lautes abzuhusten. Mehrere Nierenschalen mit Zellstoff für abgehustetes Sputum auf das Nachtkästchen stellen. Information über die Notwendigkeit der Pneumonieprophylaxe bei Aufnahme auf Station.

Problem 2 Durch die Minderdurchblutung des Herz-Lungen-Systems hat der Patient Atemnot. Der Patient braucht Sauerstoff.

Ressource Der Patient atmet spontan.

Nahziel Reduktion des Flows in 3 Tagen auf 1 l.

Fernziel Der Patient atmet nur Raumluft.

Maßnahmen Dreimal täglich die Atmung im Hinblick auf Frequenz, Regelmäßigkeit und Qualität beobachten. Bei der Kontrolle der Atmung dem Patienten sagen, daß man über eine Minute den Puls messen möchte. Hierzu den Puls zwar tasten, aber die Hebungen des Brustkorbes bzw. der Bettdecke zählen, *damit der Patient weiterhin ruhig und gleichmäßig atmet.* Das Sauerstoffgerät an der vorgegebenen Sauerstoffbox am Bett befestigen. Einmal in der Woche das gesamte Gerät mit Aquaflasche wechseln. Die Sauerstroffbrille jeden Tag erneuern. Dem Patienten sagen, daß er sich melden soll, wenn er ohne Sauerstoff auskommen könnte. Bei Transporten zu Untersuchungen immer ein tragbares Sauerstoffgerät am Bett befestigen, *um den Patienten während der Fahrt zu Untersuchungen mit Sauerstoff versorgen zu können.* Die Sauerstoffmenge nur auf ärztliche Anordnung verstellen. Bei Atemnot Oberkörper 90° erhöht lagern. Beide Arme mit Kissen unterstützen, um die Atemhilfsmuskulatur einsetzen zu können. Den Patienten beruhigen, Kleidung öffnen und zur psychologischen Unterstützung das Fenster öffnen. Den Arzt verständigen.

Der Patient hat Probleme beim

ATL 8 Für Sicherheit sorgen

Problem 1 Aufgrund des Herzinfarktes besteht die Gefahr der Beeinträchtigung der Vitalfunktion. Der Patient könnte, bedingt durch einen hohen Blutdruck, einen erneuten Herzinfarkt bekommen.

Ressource Der Patient meldet sich bei Schwindel oder Kopfschmerzen.

Nahziel Senkung des Blutdrucks auf 150:80 mmHg.

Fernziel Konstanthaltung des Blutdrucks auf Werte von 140:80 mmHg. Konstanthaltung des Pulses auf Werte zwischen 60 und 80 Schlägen pro Minute. Konstanthaltung der Atmung bei 12 bis 20 Atemzügen pro Minute. Konstanthaltung der Temperatur auf Werte zwischen 36 und 37 °C.

Maßnahmen Sechsmal täglich die Vitalwerte messen und dokumentieren. Bei Veränderungen sofort einen Arzt verständigen und auf Anordnung Medikamente verabreichen. *Der Herzinfarktpatient reagiert auf Verschlechterungen seines Zustandes stets mit Veränderungen der Vitalwerte Blutdruck und Puls.* Bei hohen Blutdruckwerten absolute Bettruhe verordnen und jegliche Anstrengung fernhalten. Den Patienten informieren, daß er sich umgehend bei Veränderungen seines Befindens melden soll.

Problem 2 Aufgrund der Medikamentengabe besteht die Gefahr einer allergischen Reaktion.

Ressource Der Patient meldet sich bei körperlichem Mißempfinden.

Nahziel Gute Verträglichkeit der angeordneten Medikamente in der Zeit der Einnahme.

Fernziel Der Patient ist medikamentenfrei.

Maßnahmen Genaue Verabreichung der ärztlich angeordeneten Medikamente. Kontrolle der Medikamente im Hinblick auf Dosis, Häufigkeit, Anordnung und Patientenname, bevor man sie austeilt. Die 1. Gabe eines i.v.-Medikamentes vom Arzt durchführen lassen. Alle halbe Stunde während der Verabreichung der i.v.-Medikamente Vitalwerte kontrollieren. Auf Nebenwirkungen wie Schüttelfrost, Fieber, Erbrechen, Durchfall oder Hautausschlag achten.

Problem 3 Aufgrund der peripheren und zentralen Ableitungen besteht die Gefahr der Infektion der Einstichstellen.

Ressource Die Einstichstellen sind reizlos.

Nahziel Entfernung der peripheren Ableitungen in 10 Tagen.

Fernziel Der Patient ist frei von Infektionen.

Maßnahmen Einmal täglich sterilen Verbandwechsel an den Ableitungen durchführen, indem man das alte Pflaster entfernt, mit Desinfektonsmittel und sterilen Kompressen die Einstichstelle reinigt. Immer von innen nach außen wischen, *um die Hautkeime nicht in die saubere Wunde einzuschwemmen.* Danach noch einmal desinfizieren. Das Desinfektionsmittel einziehen lassen und ein neues, steriles Pflaster auf die Einstichstelle kleben. Pflaster mit Datum und Namen versehen. Über der Einstichstelle nicht sprechen. Beim Verbandwechsel die Fenster schließen. Über das Pflaster an der Braunüle eine Mullbinde wickeln, *um ein Herausrutschen der Nadel zu verhindern.* Eine große Kompresse zum Abpolstern unter den Dreiwegehahn und eine weitere auf das Pflaster legen. Den Verband mit Leukosilk festkleben. Täglich die Einstichstelle im Hinblick auf Rubor, Calor, Dolor, Tumor und Functio laesa beobachten und dokumentieren. Bei Entzündungen sofort den Arzt verständigen.

Problem 4 Aufgrund der Herzerkrankung besteht die Gefahr von Komplikationen. Der Patient könnte kardiale Ödeme, einen kardiogenen Schock, Spontanblutungen durch Antikoagulanzien, ein Lungenödem, Herzinsuffizienz, Rhythmusstörungen und einen Myokardinfarkt bekommen.

Ressource Keine.

Nahziel Der Patient ist frei von Komplikationen in der Zeit des Krankenhausaufenthalts.

Fernziel Der Patient geht regelmäßig zu Nachuntersuchungen zum Hausarzt.

Maßnahmen Den Patienten über mögliche Komplikationen informieren lassen. Beobachtung bei jedem Betreten des Zimmers im Hinblick auf Bewußtsein, Aussehen, Mimik, Gestik, Urinausscheidung, Vitalwerte und Veränderungen. Bei Auffälligkeiten sofort den Arzt verständigen. Den Patienten bitten, sich bei Mißempfinden sofort zu melden.

Problem 5 Durch die Verfälschung von Herzenzymwerten darf der Patient keine i.m.-Injektionen erhalten.

Ressource Der Patient nimmt seine Medikamente oral ein.

Nahziel Der Patient weiß über die Gefahr der i.m.-Injektionen Bescheid.

Fernziel Der Patient braucht wenig Medikamente.

Maßnahmen Daran denken, daß der Patient Medikamente nie i.m. erhalten darf. Den Patienten informieren, daß er – falls ihm eine i.m.-Injektion verabreicht werden soll – sofort sagen soll, daß er diese nicht erhalten darf. Im Dokumentationssystem rot notieren, daß i.m.-Injektionen verboten sind. Nötige Medikamente subkutan, oral oder als Suppositorium verabreichen.

Problem 6 Um eine Verschlechterung seiner Erkrankung zu verhindern, muß der Patient die Risikofaktoren Übergewicht und Nikotin vermeiden.

Ressource Keine.

Nahziel Der Patient ist frei von Nikotinkonsum.

Fernziel Der Patient hat sein Normalgewicht.

Maßnahmen Den Patienten über die Gefahr des Nikotins informieren. Ihm sagen, daß Nikotin die Gefäße verengt und es zu Arteriosklerose und damit zur Minderversorgung der Organe mit Blut kommen kann. Die Folge wäre ein erneuter Herzinfarkt. Verständnis aufbringen und ihn bei der Entwöhnung unterstützen. (Siehe ATL 4 „Essen und Trinken" unter Problem 5 „Diät".) Broschüren anbieten, die den Patienten über die Folgen einer falscher Ernährung und von Nikotingenuß informieren. Gespräche mit dem Arzt vermitteln, *damit Fragen aus dem medizinisch-therapeutischen Bereich beantwortet werden können.* Stimmungsschwankungen während der Diät und des Nikotinentzugs nicht persönlich nehmen.

Der Patient hat Probleme beim

ATL 9 Arbeiten und Spielen

Problem 1 Da der Patient durch seine Bettlägerigkeit und seinen langen Krankenhausaufenthalt das Zimmer selten verlassen kann, hat er Langeweile und ist nicht ausgelastet.

Ressource Der Patient bekommt Besuch von Freunden und Familie.

Nahziel Der Patient geht in 8 Tagen auf dem Stationsgang auf und ab.

Fernziel Der Patient lenkt sich trotz Krankenhausaufenthalts problemlos ab.

Maßnahmen Den Patienten begrenzt in die Körperpflege einbeziehen, damit er wenigstens zu den Pflegezeiten abgelenkt wird. Einen Mitpatienten in das Zimmer legen, der etwa im gleichen Alter ist und von den Interessen ähnliche Ansichten vertritt, *damit ein Gespräch zustande kommt.* Die Besuchszeiten erweitern. Berufstätigen Freunden die Möglichkeit geben, einen Besuch zur Abwechslung und zum Austausch von Gefühlen abzustatten. Formulare zur Anmeldung eines Telefons, Radios oder Fernsehers aushändigen. Die Familie kann Zeitungen und Bücher mitbringen. Das Pflegepersonal soll Gesprächsbereitschaft zeigen.

Problem 2 Da der Patient sich nicht mehr überanstrengen darf, muß er private, soziale und berufliche Veränderungen durchführen. Der Patient fürchtet, seine Hobbies und seinen Beruf wechseln zu müssen.

Ressource Der Patient denkt über Veränderungen nach.

Nahziel Der Patient geht in einer Woche zur Sozialberatung.

Fernziel Der Patient erfreut sich am Leben.

Maßnahmen Auf Wunsch einen Termin beim Sozialdienst ausmachen, *um gemeinsam mit dem Patienten neue berufliche Perspektiven oder Umschulungen besprechen zu können.* Gesprächsbereitschaft signalisieren. Ihn in seinen Ängsten und Sorgen über die Zukunft ernst nehmen. Den Patienten informieren, daß er nach der Entlassung aus dem Krankenhaus einen geordneten Tagesablauf mit ausgeglichenen Wach-Ruhe-Phasen einhalten soll. Er muß Streß in der Arbeit meiden. Ihm als sportliche Aktivitäten Schwimmen oder leichtes Joggen vorschlagen.

Der Patient hat Probleme beim

ATL 10 Kommunizieren

Problem 1 Aufgrund der Klinikfachsprache kann der Patient auf Anhieb nicht alle Informationen und Aufklärungen verstehen.

Ressource Der Patient interessiert sich für seine Erkrankung.

Nahziel Der Patient fragt in 3 Tagen nach.

Fernziel Der Patient versteht die Informationen.

Maßnahmen Den Patienten ermutigen, bei Visite sofort zu sagen, wenn er etwas nicht versteht. Bei pflegerischen Tätigkeiten mit einfachen, verständlichen Worten informieren. Medizinische Fachbegriffe vermeiden. Bei Fragen Auskunft geben und sich versichern, daß der Patient alles verstanden hat. Bei Unklarheiten im ärztlichen Bereich ein Gespräch mit dem zuständigen Arzt arrangieren. Dem Patienten stationsübliche Informationsblätter und Broschüren weitergeben.

Problem 2 Aufgrund der eingeschränkten Bettruhe hat der Patient einen verkleinerten Gesellschaftskreis. Der Patient kann kaum neue Kontakte schließen.

Ressource Der Patient bekommt von seiner Familie Besuch.

Nahziel Der Patient geht in 8 Tagen auf dem Stationsgang auf und ab.

Fernziel Der Patient schließt neue Kontakte.

Maßnahmen Die Besuchszeiten für den Patienten erweitern. Ihm stets Bettnachbarn in sein Zimmer legen. Eventuell auf Wunsch die Tür offenstehen lassen. Ihm am Stationsgeschehen teilnehmen lassen. Gespräche führen. Auf Wunsch Mitpatienten aus anderen Zimmern vorstellen.

Der Patient hat Probleme beim

ATL 11 Mann sein

Problem 1 Aufgrund der Abhängigkeit vom Pflegepersonal bei der Körperpflege fühlt sich der Patient nicht als vollwertiger Mann.

Ressource Der Patient wäscht sich den Oberkörper selbständig.

Nahziel Der Patient führt in 7 Tagen die Waschung am Waschbecken durch.

Fernziel Der Patient ist vom Personal unabhängig.

Maßnahmen Respektieren der individuellen Bedürfnisse. Wahrung seines Schamgefühls beim Waschen. Den Patienten, um ihm das Gefühl der Unabhängigkeit zu vermitteln, wenigstens seine Zähne putzen und den Oberkörper waschen lassen. Eine Vertrauensperson aus dem Team auswählen. Versuchen, die Körperpflege nur von dieser Bezugsperson durchführen zu lassen. Die Gefühle ernst nehmen und akzeptieren.

Problem 2 Durch die momentane verminderte Leistungsfähigkeit hat der Patient Angst vor einem veränderten Sexualleben.

Ressource Der Patient spricht über seine Gefühle.

Nahziel Der Patient fühlt sich in einer Woche leistungsfähiger.

Fernziel Der Patient hat ein erfülltes Sexualleben.

Maßnahmen Gesprächsbereitschaft signalisieren. Ihn ernst nehmen. Sich Zeit zum Zuhören nehmen. Ihn beruhigen und mitteilen, daß seine Leistungsfähigkeit nach Ausheilung der Erkrankung wieder steigen wird. Ihm raten, mit dem Ehepartner über seine Sorgen zu sprechen. Auf Wunsch einen Seelsorger oder Psychologen anfordern.

Der Patient hat Probleme beim

ATL 12 Sinn finden

Problem 1 Aufgrund der Erkrankung hat der Patient Angst vor einem neuen Herzinfarkt. Er blickt ungern in die Zukunft.

Ressource Keine.

Nahziel Der Patient fühlt sich in 5 Tagen kräftiger.

Fernziel Der Patient faßt neuen Lebensmut.

Maßnahmen Die Ängste des Patienten ernst nehmen. Ihm Verständnis entgegenbringen und Gesprächsbereitschaft signalisieren. Ein Gespräch mit dem Arzt organisieren. Den Besuch von Selbsthilfegruppen vorschlagen und Bücher über die Erkrankung anbieten. Positives Denken vermitteln und versuchen, ihm seine Angst zu nehmen. Den Patienten dazu anhalten, die Risikofaktoren wie z.B. seine Adipositas und das Rauchen in den Griff zu bekommen. Ihm sagen, daß er einen ausgeglichenen Ruhe-Wach-Rhythmus einhalten muß.

Problem 2 Zur Verhinderung eines erneuten Herzinfarkts, muß der Patient seine Persönlichkeitsmerkmale verändern. Der Patient lebte bis jetzt mit viel Streß.

Ressource Keine.

Nahziel Der Patient ist im Krankenhaus frei von Streß und Anstrengung.

Fernziel Der Patient ist eine ausgeglichene Persönlichkeit.

Maßnahmen Dem Patienten den Zusammenhang zwischen einem erneuten Herzinfakt und der Überbelastung seines Herz-Kreislauf-Systems in bezug auf Streß erklären. Ihm sagen, daß er lernen muß, mit Hektik, Streß, Unruhe und Aggressivität richtig umzugehen. Ihm anbieten, daß ein erfahrener Psychologe mit ihm diese

Eigenschaften bespricht und versucht, diese zu verändern oder abzubauen. Mit fachlicher Hilfe soll er lernen, seinen Tagesablauf streß- und belastungsfrei zu organisieren.

6 Neurologie

6.1 Apoplexia cerebri oder apoplektischer Insult

Der nachfolgende Text stellt eine kurze Zusammenfassung der Erkrankung Apoplex dar. Er soll die Erkrankung in Erinnerung rufen, um mit der Pflegeplanung besser zurechtzukommen. Er ersetzt keinesfalls die Fachliteratur.

Definition: Unter Apoplex versteht man eine besondere Form der arteriellen Durchblutungsstörung im Gehirn, die durch eine arterielle Embolie, Thrombose oder auch durch eine Hirnblutung hervorgerufen sein kann.
Begünstigende Faktoren: Begünstigende Faktoren können eine Ischämie (Thrombus, Embolus) oder eine Einblutung (Hypertonie, Aneurysma) ins Gehirn sein.
Symptome: Typischerweise beginnt der Apoplex ohne Vorboten mit plötzlichem Eintritt von Lähmungen und Bewußtlosigkeit. Die Patienten stürzen, woraus die Krankheit auch ihren Namen Schlaganfall herleitet. Bei einem linkshirnigen Herd kommt es zu peripheren Ausfallerscheinungen auf der rechten Körperseite und umgekehrt. Die Muskulatur der betroffenen Extremität ist schlaff. Die Reflexe sind anfangs erloschen, später gesteigert. Auffällig ist ein positiver Babinski-Reflex. Im weiteren Verlauf entwickelt sich meist eine spastische Lähmung, die bis hin zu Krämpfen gehen kann. Andere Symptome sind z.B. Erbrechen, Fazialislähmung, Schluckstörung, Aphasie, Bewußtseinsstörung, Inkontinenz, Augendeviation und verwaschene Sprache.
Therapie: Medikamentös empfiehlt sich im Falle einer zerebralen Minderdurchblutung eine osmotisch wirksame Therapie. Bei Hirnödem kann zusätzlich diuretisch behandelt und Dexamethason in höheren Dosierungen gegeben werden. Symptomatisch muß eine Hypertonie bzw. Hypotonie entsprechend korrigiert und eine eventuelle Herzinsuffizienz behandelt werden. Besondere Bedeutung kommt aber den pflegerischen Maßnahmen und den krankengymnastischen Behandlungen zu. Nähere, detailliertere Informationen müssen aus der entsprechenden Fachliteratur der Neurologie entnommen werden.
Erläuterung: Durch die Blutung im Gehirn kann es zur Druckerhöhung kommen. Es besteht die Gefahr der Einklemmung des Gehirns im Foramen magnum. Es ist bekannt, daß in der linken Seite des Gehirns überwiegend die Kommunikations- und Bewußtseinszentren liegen, in der rechten Seite die Sinneswahrnehmungen.

Der Patient hat Probleme beim

ATL 1 Wach sein und schlafen

Problem 1 Dadurch, daß die Nachtschwester zweistündlich einen Lagerungswechsel durchführen muß, hat der Patient eine gestörte Nachtruhe.

Ressource Der Patient sieht die Notwendigkeit des Lagewechsels ein.

Nahziel Der Patient schläft nach erfolgtem Lagewechsel wieder schnell ein.

Fernziel Der Patient schläft die Nacht ungestört durch.

Maßnahmen Beobachten, Dokumentieren und Überwachen der Qualität, Tiefe, Dauer und Durchgängigkeit des Schlafes, indem man zweistündlich in das Zimmer geht. Beim Durchgang leise die Türen zu den Patientenzimmern öffnen. Kein grelles Licht anmachen. Als Lichtquelle eine Taschenlampe benützen. Dafür sorgen, daß der Patient eine bequeme Lage zum Schlafen einnehmen kann. Die Wichtigkeit des zweistündlichen Lagewechsels erklären. Den Patienten über die genauen Umlagerungszeiten informieren. Versuchen, diese Zeiten einzuhalten, *um die Nächte regelmäßig gestalten zu können.* Versuchen, den Lagewechsel immer bei gleicher Lichthelligkeit und gleichem Geräuschpegel durchzuführen, so daß sich der Patient an den Lagewechsel gewöhnen und wieder schnell einschlafen kann. Während des Lagewechsels nicht laut sprechen oder zu einem Gespräch verleiten. *Je ruhiger und schneller der Lagewechsel abläuft, um so schneller kann der Patient danach weiterschlafen.* Auf ärztliche Anordnung ein Schlafmedikament verabreichen.

Der Patient hat Probleme beim

ATL 2 Sich bewegen

Problem 1 Aufgrund der Immobilität durch die Hemiplegie rechtsseitig verändert der Patient seine Lage nur wenig, und es besteht eine erhöhte Druckbelastung besonders an Kopf, Fersen, Ellbogen und an der Kreuzbeinregion. Der Patient ist dekubitusgefährdet.

Ressource Der Patient hat eine intakte Haut.

Nahziel Druckintensität und Zeitdauer des Drucks auf eine der oben genannten Körperstellen auf weniger als 40 mmHg in 2 Stunden reduzieren.

Fernziel Die Blutzirkulation an druckgefährdeten Stellen fördern.

Maßnahmen Die Haut 2mal täglich bei guten Lichtverhältnissen auf weiße Flecken oder Rötung ansehen. Täglich morgens und abends mit alkalifreier Seife den ganzen Körper waschen, *um die Haut nicht durch aggressive Stoffe zusätzlich zu belasten.* Haut trocken halten. Einreiben mit rückfettenden Salben wie Fissan nach jeder Waschung. Am Morgen und bei Bedarf saubere und trockene Kleidung anziehen. 2 bis 3 Lagen Schaumstoff in das Bett legen. Eine Weichlagerungsmatratze bestellen. Falten im Bett bei jedem Lagewechsel glatt ziehen. Krümel nach jeder Mahlzeit sorgfältig entfernen. Patienten mobilisieren, z.B. je nach körperlicher Verfassung Kopfteil 60° hoch stellen, an den Bettrand oder in den Rollstuhl setzen. Steh- bzw. Gehübungen oder passive und aktive Bewegungsübungen mit der Krankengymnastin machen. Einen 24-Stunden-Lagerungsplan schreiben und den Patienten alle 2 Stunden von der rechten Seitenlage, auf den Bauch, in die linke Seitenlage und auf den Rücken lagern. Körper in physiologischer Gelenkstellung lagern, mit Kissen unterpolstern. Darauf achten, daß die Gelenke nicht ausgedreht werden. Lagerung am besten mit 2 Pflegekräften durchführen. Den Patienten dazu anhalten, mit seiner gesunden linken Seite dabei mitzuhelfen. Dem Patienten zeigen, wie er mit der gesunden Seite die kranke Seite unterstützen kann. Ihm sagen, daß er mit der nichtgelähmten Seite die gelähmte führen soll. Ihn zur eigenen Mobilität anleiten.

Problem 2 Durch die Immobilität erfolgt eine Verlangsamung der Blutströmung, eine Beschleunigung der Blutgerinnung und eine verminderte Muskelvenenpumpe. Der Patient ist thrombosegefährdet.

Ressource Der Patient hat keine Varizen.

Nahziel Der Patient verläßt in einer Woche für mindestens eine Stunde sein Bett.

Fernziel Intakte Muskelvenenpumpe und ausreichende Strömungsgeschwindigkeit in den Venen.

Maßnahmen Hochlagerung der Beine alle 2 Stunden um 20°, *damit das Blut besser vom Knie bis zur Leiste fließen kann.* Mobilisation betreiben, z.B. passive Bewegungsübungen im Bett mit Durchbewegen und Massieren aller Gelenke und der Streckmuskulatur. Aktive Bewegungen im Bett durchführen lassen, z.B. auf die Seite drehen, Hände falten und Arme anheben, selbständiges Waschen soweit dies möglich ist. Mobilisation außerhalb des Bettes, indem man den Patienten auf die Bettkante setzt und dabei die hemiplegische Körperhälfte unterstützt oder Gehübungen durchführt. Bei Erschöpfung wieder in das Bett bringen. Täglich 1- bis 2mal die Krankengymnastin bestellen. 24 Stunden Antithrombosestrümpfe tragen lassen. Anlegen der Strümpfe im Liegen, bei entstauten Venen. Strümpfe alle 2 Tage erneuern. Morgens und abends Beobachtung der Haut auf Rötung, Erwärmung, Schwellung und Druckstellen. Verabreichung der Fragminspritze auf ärztliche Anordnung täglich am Morgen.

Problem 3 Da der Patient sich auf der gelähmten Seite nicht alleine bewegen kann, hat er Funktions- und Bewegungseinschränkungen von Knie- und Schultergelenk sowie im Halsbereich. Aufgrund des Drucks der Bettdecke besteht die Gefahr des Spitzfußes. Er ist kontrakturgefährdet.

Ressource Der Patient bewegt die gesunde Seite.

Nahziel Der Patient befindet sich in einer Woche für mindestens 1 bis 2 Stunden außerhalb seines Bettes.

Fernziel Erhaltung der funktionellen Gelenkstellung sowie des harmonischen Bewegungsablaufs.

Maßnahmen Alle 2 Stunden Lagewechsel durchführen. Lagerung nach Bobath. In Rückenlage den Kopf in Mittelstellung bringen, das Schulterblatt der hemiplegischen Seite durch ein kleines Kissen auf dieselbe Ebene wie die gesunde Seite bringen. Den gelähmten Arm parallel zum Körper lagern, leicht erhöht. Das Handgelenk in physiologische Mittelstellung bringen mit gespreizten Fingern. Durch einseitige Erhöhung des Beckens die Außenrotation des Beines aufheben. Bei der 90°-Lagerung nach Bobath den Patienten auf die hemiplegische Seite lagern. Den Kopf auf ein Kissen lagern, ohne daß die Schulter unterstützt wird. Die Schulter nach vorne, das Becken zur Stabilität leicht nach hinten ziehen. Den Arm in 90°-Stellung zum Körper bringen, wobei der Oberkörper möglichst gerade liegen soll. Den gesunden Arm auf den Körper legen. Das gelähmte Bein ausstrecken und das gesunde Bein mit einem Kissen auf das Beckenniveau bringen, beugen und nach vorne ziehen. Diese Seitenlagerung sollte auch auf der gesunden Seite durchgeführt werden. Dem Patienten erklären, daß es wichtig ist, auf beide Seiten gelagert zu werden. Bei der 90°-Lagerung nach Bobath auf der gesunden Seite den gesunden Arm unter das Kopfkissen oder parallel zum Oberkörper lagern. Den gelähmten Arm gestreckt oder leicht angewinkelt auf ein Kissen legen. Zur Spitzfußprophylaxe ein Kissen zwischen Bettende und Füße legen, so daß die Füße in 90°-Stellung gelagert werden. Man kann auch Turnschuhe anziehen. Darauf achten, daß, wenn der Patient eine Spastik ausbildet, auf die Spitzfußprophylaxe verzichtet werden muß. Ihn dazu anhalten, mit dem gesunden Bein aktiv im Bett Bewegungen durchzuführen. Bewegungsübungen passiv und aktiv durchführen (s. ATL 2 „Sich bewegen“ unter Problem 2 „Beschleunigte Blutgerinnung“). Eventuell mit Krankengymnastik. Information über die Gefahr und Entstehung einer Kontraktur und die Notwendigkeit von Bewegungsübungen. Beobachtung im Hinblick auf die Beweglichkeit der Gelenke, Schmerzen und Fehlstellungen.

Problem 4 Durch die Bettlägrigkeit besteht beim Aufstehen die Gefahr des Schwindels und des orthostatischen Kollapses.

Ressource Keine.

Nahziel Der Patient steht in einer Woche schwindelfrei auf.

Fernziel Problemloses und selbständiges Stehen und Gehen.

Maßnahmen Vor jedem Aufstehen die Vitalwerte kontrollieren. Den Kreislauf vor dem Aufstehen anregen durch passive und aktive Übungen im Bett, wie z.B. Hände und Füße 10mal kreisen, dann 20mal Hände zu einer Faust ballen, die Beine 15mal anziehen und ausstrecken. Bevor der Patient aufsteht, ihn 5 Minuten im Bett bei hochgestelltem Kopfteil sitzen lassen. Wenn er sich wohl fühlt, ihn am Bettrand mit Fußsohlenkontakt zum Boden 5 bis 10 Minuten sitzen lassen und Vitalwerte kontrollieren. Ihn bitten, aufzustehen und einige Schritte am Platz zu gehen. Zum Aufstehen eine 2. Pflegekraft zur Hilfe bitten. Bei Schwindel in das Bett zurücklegen.

Problem 5 Durch die Immobilität hat der Patient eine atrophische Parese. Der Patient leidet unter Muskelrückgang am gelähmten Bein.

Ressource Der Patient versucht, bei der Krankengymnastik mitzuhelfen.

Nahziel Zunahme der Muskelmasse in 2 Wochen um 1 cm.

Fernziel Der Patient hat eine seitengleiche Muskelmasse.

Maßnahmen Täglich 2mal die Extremitäten beobachten im Hinblick auf Gleichheit, Muskelmasse und Dicke. Mehrmals täglich krankengymnastische Übungen durchführen, *um die Muskulatur zu trainieren.* Mobilisation betreiben. Je nach körperlichem Befinden täglich Gehübungen durchführen, indem man dem Patienten einen Gehwagen zur Verfügung stellt und die Bewegungen in kleine Schritte aufteilt. Klar machen, daß er trotz der Hemiplegie seine gelähmte Körperhälfte nicht vergessen darf. Sie genauso fördern und aufbauen wie die gesunde Seite.

Problem 6 Durch die Hemiparese hat der Patient Gleichgewichtsstörungen. Er nimmt die gelähmte Körperhälfte nicht wahr.

Ressource Keine.

Nahziel Der Patient hat in einer Woche ein besseres Körpergefühl.

Fernziel Der Patient ist frei von Gleichgewichtsstörungen.

Maßnahmen Bewußt machen, daß die gelähmte Seite zu seinem Körper dazugehört. Das Nachtkästchen auf die gelähmte Seite stellen, *damit der Patient bewußt diese Seite wahrnehmen muß.* Ihn nur von der gelähmten Seite ansprechen. Übungen zur Stabilität durchführen, indem er versuchen soll, an der Bettkante sein Gleichgewicht selbst zu halten. Ihm durch Unterstützen der gelähmten Seite anfangs helfen. Zur besseren Stabilität den Tip geben, das Gewicht auf die gesunde Seite zu verlagern. Mit Hilfe einer 2. Pflegekraft aufstehen lassen, indem man mit dem eigenen Knie das Patientenknie durchdrückt und den eigenen Fuß vor den Patientenfuß stellt. Beim Aufstehen die gelähmte Seite mit dem eigenen Körper unterstützen. Beim Gehen die Hüfte unterstützen und führen. Zum Gehen einen Gehwagen anbieten. Mut zusprechen und auffordern, nicht aufzugeben. Damit der Patient wieder ein Gefühl für seinen Körper bekommt, soll er versuchen, mit der gesunden Seite die kranke zu führen. Ihn dazu anleiten, sich möglichst selbständig zu waschen und anzuziehen.

Problem 7 Durch die Hemiparese ist das Gesichtsfeld eingeschränkt. Der Patient hat einen Opistotonus.

Ressource Der Patient kann die Umwelt erkennen.

Nahziel Besserung des Opistotonus in einer Woche.

Fernziel Der Patient findet sich in der Umgebung zurecht.

Maßnahmen Trotz der Gesichtsfeldeinschränkung den Patienten nur von der kranken Seite ansprechen. Ihn dadurch zwingen, den Kopf zu drehen. Sagen, daß diese Bewegungen des Kopfes wichtig sind, *um die Aktivität wiederzugewinnen.* Versuchen, den Kopf auf die andere Seite zu lagern, um Kontrakturen im Halsbereich zu vermeiden. Das strenge Schauen auf die Herdseite durch korrekte Lagerung unterdrücken. Den Patienten beruhigen und ihm mitteilen, daß diese Einschränkung durch Training und Ausdauer kompensiert werden kann.

Problem 8 Durch den Apoplex hat der Patient eine gestörte Grob- und Feinmotorik sowie eine gestörte Tiefensensibilität auf der gelähmten Seite.

Ressource Volle Funktionsfähigkeit der nicht gelähmten Seite.

Nahziel Der Patient nimmt die gelähmte Seite in einer Woche an.

Fernziel Der Patient bezieht die gelähmte Seite in den Tagesablauf mit ein.

Maßnahmen Auffordern, mit der gesunden Seite die kranke Seite zu unterstützen. Ihm zeigen, daß er den gelähmten Fuß anheben kann, wenn er mit dem gesunden Bein diesen hochhebt. Der gesunde Arm soll den kranken Arm stützen und führen. Nicht alles abnehmen, ihm Zeit lassen, Dinge alleine aufzuheben oder wegzustellen. Dem Patienten bewußt machen, daß nur durch intensives Training die Einschränkungen kompensiert werden können. Einmal täglich zur Ergotherapie anmelden, *damit das Koordinationsverhalten wieder zurückgewonnen werden kann.*

Problem 9 Durch den Apoplex hat der Patient eine Hemiparese. Der harmonische Bewegungsablauf ist gestört.

Ressource Funktionsfähigkeit der nicht gelähmten Seite.

Nahziel Der Patient nimmt in 10 Tagen die gelähmte Seite als Teil seines Körpers wahr.

Fernziel Der Patient akzeptiert seine Behinderung.

Maßnahmen Die Ursache der Hemiparese erklären. Dem Patienten sagen, daß er viel Geduld braucht, bis er wieder eigenständig gehen und stehen kann. Ihm auch die Möglichkeit mitteilen, daß sich die Lähmung vollständig zurückbildet. Den Patienten auf eigenen Wunsch mit anderen Mitpatienten bekannt machen, die dasselbe Schicksal tragen. Ihm bei seinen täglichen Verrichtungen helfen. Informationsbroschüren wie z.B. das Hemiplegie-Merkblatt und Adressen von Selbsthilfegruppen geben. Sich bei Fragen Zeit nehmen, ein Gespräch mit dem Arzt organisieren.

Problem 10 Durch den Apoplex hat der Patient einen zirkumduzierten Gang. Er zieht das kranke Bein an der Seite vorbei.

Ressource Der Patient geht mit Hilfe.

Nahziel Der Patient geht in 2 Wochen alleine.

Fernziel Der Patient hat ein normales Gangbild.

Maßnahmen Krankengymnastik anfordern, um durch spezielle Übungen dem Patienten zu einem normalen Gangbild zu verhelfen. Darauf achten, daß er das Bein nicht nachschleift. Stets beobachten und ihn sofort aufmerksam machen, wenn er das kranke Bein an der Seite vorbeizieht. Er muß selbst den falschen Gang erkennen.

Der Patient hat Probleme beim

ATL 3 Waschen und Kleiden

Problem 1 Aufgrund des Schwitzens, bedingt durch das zentrale Fieber, besteht die Gefahr einer Mazeration unter den Achselhöhlen, im Dammbereich, zwischen Fingern und Zehen. Der Patient ist intertrigogefährdet.

Ressource Der Patient hat eine intakte Haut.

Nahziel Reduktion der Körpertemperatur auf 36 bis 37 °C in 4 Tagen.

Fernziel Beibehaltung einer intakten Haut.

Maßnahmen Täglich 2mal Beobachtung der Haut im Hinblick auf rote, brennende, mazerierte Stellen. Unter den Achseln und im Dammbereich Haut gut abtrocknen. An diesen Stellen eventuell Kompressen glatt einlegen. Darauf achten, daß die Kompressen keine Druckgeschwüre verursachen. Dem Patienten anbieten, ihn auch außerhalb der Ganzwaschung mit kühlem Wasser zu erfrischen und die Haut dann gut abzutrocknen.

Problem 2 Aufgrund der Lähmung ist der Patient in seiner Mobilität eingeschränkt. Er braucht Hilfe beim Waschen des Körpers sowie bei der Mundpflege. Er benötigt Hilfe beim An- und Ausziehen seiner Unterwäsche und seines Nachthemds.

Ressource Der Patient wäscht sich das Gesicht alleine.

Nahziel Der Patient wäscht sich in 4 Tagen mit der nicht gelähmten Hand den Oberkörper selbständig.

Fernziel Selbständigkeit in bezug auf Körperpflege und Bekleidung.

Maßnahmen Anrichten der Waschschüssel mit sämtlichen Utensilien (2 Waschhandschuhe, 2 Handtücher, Waschlotion, Hautcreme) am Bett. Zahnpasta, Zahnbecher, Zahnbürste und Nierenschale zum

Zähneputzen richten. Immer quer waschen, also von links nach rechts. So kann der Patient den Übergang von der gesunden zur kranken Seite wahrnehmen und ein Gefühl für seinen Körper entwickeln. Ihn auffordern, sich mit der gesunden Hand das Gesicht zu waschen. Ebenfalls sollte der Patient versuchen, sich mit der gesunden Hand die Zähne zu putzen. Den Intimbereich, Oberkörper, Rücken und die Beine waschen. Den Patienten so gut wie möglich aktivieren, sich selbst zu waschen. Bei Besserung des Zustands an das Waschbecken fahren. Genug Zeit zum Waschen mitbringen. Eincremen und die Haare anschließend bürsten und kämmen. Eine Rasur ermöglichen. Auf Wunsch ein privates Nachthemd anziehen. Beim Anziehen des Nachthemds darauf achten, daß zuerst die gelähmte Seite bekleidet wird, dann die gesunde. Beim Ausziehen genau anders herum verfahren. Ergotherapie anfordern, die mit dem Patienten ein Selbsthilfetraining durchführen und ihn schulen soll, sich selbst zu waschen und anzukleiden. Dokumentation über Hautzustand und Mobilität morgens und abends.

Problem 3 Da der Patient bei der Ganzkörperwaschung seine sexuellen Schutzzonen den Mitpatienten und der Krankenschwester offenbaren muß, hat er ein Schamgefühl.

Ressource Der Patient läßt sich seine intimen Zonen waschen.

Nahziel Der Patient wäscht sich in 5 Tagen seinen Intimbereich selbständig.

Fernziel Der Patient wäscht und kleidet sich selbständig.

Maßnahmen Bei der Ganzkörperwaschung im Bett die Mitpatienten aus dem Zimmer bitten oder einen Sichtschutz aufstellen. Die Gefühle ernst nehmen und Gesprächsbereitschaft signalisieren. Neutralen Umgang mit den Intimzonen wahren. Anbieten, sich von einer gleichgeschlechtlichen Pflegekraft waschen zu lassen. Wenn es dem Patienten besser geht, ihn auffordern mit der gesunden Hand seinen Intimbereich alleine zu waschen. Sich hierbei diskret abwenden.

Problem 4 Durch den Apoplex hat der Patient einen gestörten Lidschluß. Es besteht die Gefahr der Hornhautaustrocknung.

Ressource Keine.

Nahziel Der Patient führt in 7 Tagen die Augenpflege selbständig durch.

Fernziel Intakte Hornhaut.

Maßnahmen Alle 2 bis 3 Stunden Augenpflege durchführen, indem man steriles Aqua auf eine sterile Kompresse gibt und das Auge vorsichtig von außen nach innen auswischt. Danach Bepanthen-Augensalbe in den unteren Bindehautsack geben. In der Nacht ebenfalls alle 2 Stunden beim Lagewechsel in das Auge Bepanthen-Salbe geben. Darauf achten, daß man nicht an die Wimpern kommt, *da diese ein großer Keimträger sind.* Auf ärztliche Anordnung Augentropfen verabreichen. Immer darauf achten, daß das Haltbarkeitsdatum der Produkte nicht abgelaufen ist. Einen Überweisungsschein für den Augenarzt ausschreiben. Täglich Beobachtung des Auges im Hinblick auf Rötung, Schwellung und Lidschluß.

Problem 5 Durch den herunterhängenden Mundwinkel läuft Speichel die Wange herunter.

Ressource Keine.

Nahziel Der Patient tupft sich den Speichel in 3 Tagen alleine ab.

Fernziel Intakte Haut.

Maßnahmen Bei jedem Gang in das Zimmer den Speichel vorsichtig mit einem Kleenextuch oder mit Kompressen abtupfen. Danach mit fettenden Salben wie Fissan die Haut einreiben. Wenn der Patient auf der Seite liegt, unter den Mund eine Kompresse legen. Ihn anleiten, sich mit der gesunden Hand den Speichel selbst abzutupfen. Genügend Kompressen auf dem Nachttisch bereitlegen und eine Abfalltüte an das Nachtkästchen knoten, *damit die Tücher sauber entsorgt werden können.*

Der Patient hat Probleme beim

ATL 4 Essen und Trinken

Problem 1 Durch den ständig offenstehenden Mund hat der Patient eine trockene Mundschleimhaut, trockene Lippen und einen schlechten Geschmack im Mund. Es besteht Soor- und Parotitisgefahr.

Ressource Der Patient meldet sich, wenn der Mund trocken ist.

Nahziel Der Patient nimmt in 3 Tagen selbständig Lemonstäbchen.

Fernziel Der Patient hat eine feuchte Mundschleimhaut und einen guten Geschmack im Mund.

Maßnahmen Gegen die trockene Mundschleimhaut stündlich gekühlte Lemonstäbchen und Mundspray anbieten. Anregen der Parotistätigkeit durch Massage der Wangen. Sechsmal täglich und bei Bedarf mit Zahnfluid und Wasser den Mund spülen lassen. Intensive Mundpflege 3mal täglich und nach jedem Essen mit Tupfer, Dexpanthenol-Lösung und einer Kornzange durchführen. Mund damit gründlich auswischen. Bepanthen-Salbe für die Lippenpflege an das Bett legen.

Problem 2 Da der Patient durch den gelähmten Gaumensegel nur schwer Nahrung zu sich nehmen kann, muß er mit Sondennahrung über die PEG sondiert werden.

Ressource Der Patient ißt einige Bissen seiner Nahrung.

Nahziel Der Patient nimmt in 5 Tagen die Hälfte der benötigten Kalorien pro Tag oral zu sich.

Fernziel Der Patient ist oral aufgebaut.

Maßnahmen Vor Anhängen der Sondennahrung den Patienten an den Tisch setzen und selbständig versuchen lassen, Nahrung oral zu sich zu nehmen. Je nach zugeführter Menge an Nahrung über die PEG Sondennahrung nachsondieren. Hochkalorische Sondennahrung mit 100 bis 250 ml warmem Tee mischen. Sondennahrung stets lauwarm anhängen. Die Nahrung nicht zu schnell einlaufen lassen. Den Patienten anleiten, die Sondennahrung selbständig in einem angemessenen Tempo einlaufen zu lassen. Dokumentation der oralen Eßmenge und Sondennahrung.

Problem 3 Durch den fehlenden Husten- und Schluckreflex neigt der Patient zu Aspirationen.

Ressource Keine.

Nahziel Der Patient koordiniert das Schlucken und Trinken.

Fernziel Der Patient ist frei von Aspiration.

Maßnahmen Schlucktraining zu jeder Mahlzeit durchführen. Den Patienten aufrecht setzen. Zur Anregung der Gefühlssinne vor dem Essen einen feuchten Spatel in den Mund geben und den Patienten bitten, diesen mit der Zunge aktiv hin und her zu schieben. Den Schluckvorgang durch Ausstreichen des Kehlkopfes unterstützen. Anfangs pürierte Kost geben. Nahrung nur teelöffelgroß auf einem Löffel aufhäufen. Den Mund während des Schluckvorgangs geschlossen halten. Mit Hilfe eines Strohhalms trinken lassen. Anfangs auf den Schnabelbecher verzichten, *da der Patient dabei seinen Hals überstrecken muß und die Gefahr der Aspiration doppelt so hoch wäre.* Ein Absauggerät in greifbarer Nähe aufstellen.

Problem 4 Aufgrund der Fazialisparese kann der Patient nur erschwert kauen. Die Zunge ist gelähmt und der Mundwinkel hängt herunter.

Ressource Der Patient versucht zu kauen.

Nahziel Bessere Kautätigkeit innerhalb einer Woche.

Fernziel Optimale Kautätigkeit.

Maßnahmen Erklären, daß die Schwierigkeit beim Essen durch die Zungenlähmung bedingt ist. Möglichst früh einen Logopäden anfordern, *um diese Behinderung zu beseitigen.* Zum Kautraining Nahrung mit fester Konsistenz verwenden. Den Patienten anleiten, auch auf der gelähmten Seite zu kauen. Ihn außerhalb der Mahlzeiten zum Kauen anhalten, indem man ihm z.B. einen Kaugummi anbietet. Mut zusprechen, wenn es nicht sofort klappen will. Ihm sagen, daß er viel Geduld und Übung mitbringen muß.

Problem 5 Durch den gelähmten Gaumensegel hat der Patient Trinkschwierigkeiten. Der Patient verliert die Flüssigkeit über den Mundwinkel.

Ressource Der Patient nimmt Flüssigkeit zu sich.

Nahziel Der Patient trinkt in 3 Tagen problemlos mit einem Strohhalm.

Fernziel Ungehindertes Trinken.

Maßnahmen Flüssigkeiten stets mit einem Strohhalm anbieten. Eventuell Tee oder Mineralwasser in einen Schnabelbecher umfüllen. Dem Patienten sagen, daß er langsam trinken soll. Auf ärztliche Anordnung Infusionen gegen Exsikkose verabreichen.

Problem 6 Durch die Halbseitenlähmung kann der Patient nicht alleine essen. Die Nahrung rutscht weg.

Ressource Der Patient versucht, mit der gesunden Seite zu essen.

Nahziel Der Patient findet sich innerhalb einer Woche mit der Behinderung zurecht.

Fernziel Alleinige Nahrungsaufnahme.

Maßnahmen Zum Essen an den Tisch setzen. Einen Stuhl mit Armlehnen bereitstellen. Den Patienten durch Kissen auf der hemiplegischen Seite unterstützen. Darauf achten, daß er gerade sitzt. Geschirr mit Tellerand verwenden. Eine Non-slip-Matte unter das Essenstablett, die Suppenschüssel und den Teller legen. Ein spezielles Besteck organisieren, z.B. einen Löffel mit Kante zum

Zerteilen von Speisen. Ein Holzbrett mit Vorrichtung zum Aufstecken von Brot, Obst oder Wurst beim Frühstück dazustellen. Die Suppen am besten in einen Schnabelbecher umfüllen. Dem Patienten die Zeit lassen, selbständig zu essen. Nur bei Bedarf unterstützen. Ihm Tips zur leichteren Handhabung geben. Ihn zur Eigenständigkeit hinführen. Therapeuten anfordern, die dem Patienten zeigen, wie man mit nur einer gesunden Hand dennoch problemlos alleine essen kann. Angehörige bitten, dem Patienten nicht sofort Nahrung einzugeben.

Problem 7 Durch die Fazialisparese kommt es zu Nahrungsansammlungen in den Wangentaschen. Es besteht die Gefahr der Gärung von verbliebener Nahrung.

Ressource Der Patient läßt sich seinen Mund ausräumen.

Nahziel Der Patient säubert in 6 Tagen seine Wangentaschen alleine.

Fernziel Der Patient ist frei von Nahrungsresten in der Wangentasche.

Maßnahmen Nach jeder Mahlzeit 1 Glas Wasser mit Zahnfluid zum Ausspülen an das Bett stellen. Den Patienten bitten, diese Flüssigkeit in seinem Mund gründlich zu verteilen und sie in die Nierenschale wieder auszuspucken. Danach Inspektion des Mundes und besonders der Wangentaschen im Hinblick auf Speisereste. Eventuell einen Holzspatel und eine Taschenlampe verwenden. Ansammlungen von verbliebenen Speiseresten mit einer Kornzange und einem Tupfer auswischen. Den Patienten anleiten, dies selbst vor einem Spiegel durchzuführen. Ihn anhalten, mit Hilfe seiner Zunge die Speisereste aus den Wangen hervorzuholen und in eine Nierenschale auszuspucken.

Der Patient hat Probleme beim

ATL 5 Ausscheiden

Problem 1 Aufgrund der analen Muskelschwäche hat der Patient eine Obstipation.

Ressource Keine.

Nahziel Der Patient hat alle 2 Tage spontan Stuhlgang.

Fernziel Wiederherstellung der gesunden Ausscheidungsfunktion.

Maßnahmen Auf ärztliche Anordnung einen Einlauf oder orale Laxanzien morgens verabreichen. Täglich einmal Darmmassage im Uhrzeigersinn durchführen. Täglich die Darmgeräusche mit einem Stethoskop auf „Gurgeln" abhören. Faserreiche Ballaststoffernährung mit Vollkornbrot, Hirse, Vollreis, Obst, Gemüse und Buttermilch in der Küche bestellen. Ballaststoffreiche Sondenkost anhängen. Beim Essen sagen, daß der Patient sich Zeit nehmen, richtig kauen und genießen soll. Zu jeder Mahlzeit und vor dem Frühstück ein Glas Mineralwasser, Fencheltee oder Buttermilch für weichen Stuhlgang trinken lassen. *Durch die Lähmung hat der Patient kein Gefühl mehr für sein Stuhlgangverlangen.* Ihm helfen, für seine Ausscheidungsfunktion einen geregelten Rhythmus zu erreichen. *Wenn er trotz Abführmaßnahmen keinen Stuhlgang absetzen konnte,* ihn rektal ausräumen. Den Patienten über den Vorgang genau informieren. Handschuhe anziehen und versuchen, die Kotsteine sanft auszuräumen. Arzt über Obstipation informieren. Dokumentation morgens und abends über das tägliche Stuhlgangverhalten.

Problem 2 Durch die Kotsteine muß der Patient manuell ausgeräumt werden.

Ressource Der Patient produziert Stuhlgang.

Nahziel Der Patient setzt in 2 Tagen Stuhlgang ab.

Fernziel Normale Stuhlregulation gemäß seinem früheren Rhythmus.

Maßnahmen Den Patienten über den Vorgang des manuellen Ausräumens genau informieren. Die Mitpatienten aus dem Zimmer bitten oder einen Sichtschutz aufstellen. Ihn auf die linke Seite drehen und eine Unterlage unter das Gesäß legen. Handschuhe anziehen, etwas Vaseline auf den Finger geben und vorsichtig einen Finger in das Rektum einführen. Unter kreisenden Bewegungen versuchen, sanft die Kotsteine zu lösen. Nach erfolgreichem Ausräumen das Gesäß mit Wasser und Seife reinigen. Frische Unterwäsche anziehen. Das Zimmer lüften und Duftspray versprühen.

Problem 3 Aufgrund des Dauerkatheters hat der Patient eine Irritation des Sphinktermuskels.

Ressource Keine.

Nahziel Der Patient führt am 6. postoperativen Tag das Toilettentraining durch.

Fernziel Der Patient hat eine natürliche Urinausscheidung.

Maßnahmen Morgens und abends Reinigung des Harnröhreneingangs und des daran anschließenden Katheterteils mit Wasser und Seife. Penis auf Paraphimose hin kontrollieren. Zurückgeschobene Vorhaut immer sofort wieder richtig positionieren. Stets ein steriles, geschlossenes Ablaufsystem verwenden. *Zur Verhinderung des Herausziehens des Katheters* diesen am Morgen mit Leukosilk am Oberschenkel festkleben. Kontrolle der Urinausfuhr, sie sollte pro Stunde mindestens 50ml betragen. Den Dauerkatheter baldmöglichst ziehen. Vor Ziehen des Katheters ein Blasentraining durchführen. Den Katheter 2 Stunden abgeklemmt lassen. Dem Patient sagen, daß er sich bei Druckgefühl melden soll. Katheter schließlich öffnen und Urin ablaufen lassen. Training so lange durchführen, bis Patient den Füllungszustand seiner Blase kontrollieren und erspüren kann. Sollte die Urinabsetzung ohne Dauerkatheter nicht funktionieren, den Patienten zum Legen einer Pufi durch den Arzt anmelden. Bei spontanen Entleerungsstörungen nach Entfernung des Dauerkatheters die Blase beklopfen, die Innenschenkel triggern, die Blase über der Symphyse ausdrücken oder feuchte Umschläge auf die Blase legen. Versuchen, die Bauchpresse zu aktivieren.

Problem 4 Durch die Muskelschwäche ist der Patient nach Ziehen des Dauerkatheters inkontinent.

Ressource Keine.

Nahziel Der Patient spürt in 5 Tagen den Urindrang.

Fernziel Der Patient kann seine Blasen- und Darmfunktion kontrollieren.

Maßnahmen Dem Patienten Netzhöschen und Einlagen geben. Glocke griffbereit an das Nachtkästchen hängen. Den Patienten bitten, bei Urindrang die Urinflasche selbständig zu benutzen. Urinflasche auf die nicht gelähmte Seite hängen. Bei Einnässen Nachthemd, Netzhose und Bettüberzug wechseln.

Den Patienten nach Verabreichung eines Einlaufes sofort auf das Steckbecken setzen. Versuchen, einen geregelten Entleerungsrhythmus zu erreichen. Die Zeiten der spontanen Stuhlentleerung notieren. Anhand der Notizen versuchen, einen Entleerungsrhythmus ausfindig zu machen. Frühzeitig Bettschüssel unterschieben. Bei Einkoten den Patienten mit Pflegeschaum, Wasser, Zellstoff und Waschhandschuh säubern. Bett frisch überziehen und den Patienten neu ankleiden.

Der Patient hat Probleme bei der

ATL 6 Regulation der Körpertemperatur

Problem 1 Aufgrund der Irritation des Temperaturzentrums hat der Patient ein zentrales Fieber. Er hat erhöhte Temperaturen bis zu 40 °C.

Ressource Keine.

Nahziel Senkung des Fiebers auf 38,5 °C innerhalb eines Tages.

Fernziel Körpertemperatur zwischen 36 und 37 °C.

Maßnahmen Alle 1 bis 2 Stunden Temperatur messen. Rektal Thermometer 3 Minuten belassen. Eine dünne Decke zum Zudecken der nicht hemiplegischen Seite geben. Wadenwickel anwenden, indem man ein Handtuch in kaltes Wasser legt, es gut auswindet und um die nicht gelähmte Wade legt. Ein trockenes Handtuch über das nasse geben. Zum Schutze des Bettes ein Stecklacken unter die Füße legen. Den Wadenwickel nach einer halben Stunde entfernen, Temperatur nachmessen und dann eventuell noch einmal durchführen. Zusätzlich einen Eisbeutel, eingewickelt in einen kleinen Kopfkissenüberzug eine halbe Stunde in die gesunde Leiste legen. Nach Bedarf wiederholen. Die Kühlung immer nur auf die nicht hemiplegische Seite legen. *Die hemiplegische Seite ist meist kühler und muß zugedeckt werden.* Bei Erhöhung der Temperatur auf ärztliche Anordnung Medikamente verabreichen. Dokumentation des Fieberverlaufs.

Problem 2 Durch das Schwitzen und das Fieber hat der Patient eine Tachykardie und hypertone Krisen.

Ressource Keine.

Nahziel Senkung des Blutdrucks innerhalb von 5 Tagen auf 140:90 mmHg.

Fernziel Der Patient hat normale Vitalwerte.

Maßnahmen Siehe ATL 6 „Regulation der Körpertemperatur“ unter Problem 1 „Zentrales Fieber“. Sechsmal täglich Blutdruck und Puls messen. Blutdruck auf der rechten und linken Seite messen, *da es oft zu Abweichungen kommen kann.* Beide Werte dokumentieren. Bei zu hohen Werten sofort den Arzt verständigen und auf ärztliche Anordnung Medikamente verabreichen.

Der Patient hat Probleme beim

ATL 7 Atmen

Problem 1 Aufgrund der langen Liegezeit hat der Patient eine Ansammlung von Sekret in den Bronchien. Die Folge ist eine flache Atmung, ein erschwertes Abhusten und eine ungenügende Belüftung der Lunge. Er ist pneumoniegefährdet.

Ressource Der Patient führt die Atemgymnastik durch.

Nahziel Der Patient hustet in einer Woche vorhandenes Sekret problemlos ab.

Fernziel Eine optimale Lungenventilation.

Maßnahmen Einreiben von Brust und Rücken morgens und abends mit sekretlösenden Mitteln wie Nervgeist oder Stas-Salbe. Anschließend mit Feuchtigkeitslotion eincremen *gegen eine mögliche Austrocknung durch den Franzbranntwein.* Dreimal täglich Inhalation mit NaCl und eventuell Zusätzen. Für ausreichende Frischluft im Zimmer sorgen. Den Patienten mobilisieren. Im Zweistundenwechsel Oberkörper hochlagern mit Abstützen der Arme auf einem Kissen zur besseren Belüftung der Lunge. Eine V-Lagerung anbieten, indem 2 Kissen zu einem V überkreuzt unter den Thorax geschoben werden. Der Nacken muß auf der Kissenspitze gelagert sein. Der Hals liegt frei und wird mit einen Kissen unterstützt. Atemgymnastik mit einem Triflo, das vom Patienten stündlich 10mal benutzt wird. Einen Mullbindenstreifen an den Bettbügel hängen und auffordern, diesen stündlich mindestens 5mal wegzupusten. Bei jedem Gang in das Zimmer auffordern, tief durchzuatmen und mit Hilfe des K-Lautes abzuhusten. Mehrere Nierenschalen mit Zellstoff für abgehustetes Sputum auf das Nachtkästchen stellen. Information über die Notwendigkeit der Pneumonieprophylaxe bei Aufnahme auf Station.

Der Patient hat Probleme beim

ATL 8 Für Sicherheit sorgen

Problem 1 Aufgrund der Einläufe und des digitalen Ausräumens besteht die Gefahr der Darmwandläsion. Es besteht die Möglichkeit der Blutung aus dem After.

Ressource Der Patient ist frei von Läsionen in der Afterregion.

Nahziel Der Patient ist in der Zeit des Klinikaufenthaltes frei von Blutungen.

Fernziel Der Patient hat eine normale Stuhlregulation.

Maßnahmen Bei jedem Stuhlgang diesen auf Blutbeimengung beobachten. Netzhose und Einlagen anbieten und eine Blutung sofort auf der Binde feststellen. Das digitale Ausräumen nur durch geübtes Personal oder Gastroenterologen durchführen lassen. Beim Einlauf darauf achten, daß das Darmrohr gut mit Vaseline eingefettet ist. Unter kreisenden Bewegungen langsam einführen. Patienten auf die linke Seite lagern, *da so der Darmbiegung genau entsprochen werden kann.* Sollte man beim Einführen Widerstand spüren, dann nie unter Druck oder mit Gewalt das Darmrohr weiter einführen.

Problem 2 Durch die PEG, die peripheren Zugänge und den Dauerkatheter besteht die Gefahr der Infektion. Der Patient hat unnatürliche Körperöffnungen.

Ressource Keine.

Nahziel Verminderung der Zahl der Ableitungen innerhalb einer Woche.

Fernziel Der Körper ist frei von pathologischen Keimen.

Maßnahmen Verbandwechsel nur unter sterilen Bedingungen durchführen. Einmal täglich Einstichstelle der PEG und des peripheren Zugangs mit Desinfektionsmittel und sterilen Tupfern von innen nach außen säubern und mit sterilen Kompressen und Fixomull verbinden. Einstichstelle auf Rötung beobachten. Versuchen, so schnell wie möglich diese Fremdkörper zu entfernen. Gründliche Intimtoilette durchführen. Temperaturkontrolle. Auf ärztliche Anordnung 3mal täglich Antibiotikabehandlung. Vor Mitpatienten, die krankmachende Keime mit sich tragen, schützen, indem der Patient in ein Zimmer gelegt wird, das nach den Kriterien der Hygiene ausgesucht wird. Körpereigene Abwehrkräfte durch Gabe von Blutzufuhr, Eiweißen oder Vitaminen nach ärztlicher Anordnung stärken.

Problem 3 Aufgrund der Medikamentengabe besteht die Gefahr einer allergischen Reaktion.

Ressource Der Patient meldet sich bei körperlichem Mißempfinden.

Nahziel Gute Verträglichkeit der angeordneten Medikamente in der Zeit der Einnahme.

Fernziel Der Patient ist medikamentenfrei.

Maßnahmen Genaue Verabreichung der ärztlich angeordeneten Medikamente. Kontrolle der Medikamente im Hinblick auf Dosis, Häufigkeit, Anordnung und Patientenname. Die 1. Gabe jedes i.v.-Medikaments vom Arzt durchführen lassen. Alle halbe Stunde während der Verabreichung der i.v.-Medikamente Vitalwerte kontrollieren. Auf Nebenwirkungen wie Schüttelfrost, Fieber, Erbrechen, Durchfall oder Hautausschlag achten. Inspektion des Mundes nach der Medikamenteneinnahme, *um feststellen zu können, ob der Patient das Medikament geschluckt hat.*

Problem 4 Durch die Darmatonie besteht die Gefahr des paralytischen Ileus.

Ressource Der Patient hat Darmgeräusche.

Nahziel In 3 Tagen hat der Patient den 1. Stuhlgang.

Fernziel Der Patient ist frei von Komplikationen.

Maßnahmen Siehe ATL 5 „Ausscheiden" unter Problem 2 „Kotsteine". Täglich den Darm auf Darmgeräusche abhören. Sollte man kein „Gurgeln" mehr hören, sofort den Arzt verständigen. Täglich Dokumentation der Darmgeräusche und des Stuhlverhaltens.

Der Patient hat Probleme beim

ATL 9 Arbeiten und Spielen

Problem 1 Da der Patient durch seine Bettlägrigkeit und seinen langen Krankenhausaufenthalt das Zimmer selten verlassen kann, hat er Langeweile und ist nicht ausgelastet.

Ressource Der Patient bekommt Besuch von Freunden und Familie.

Nahziel Der Patient findet innerhalb einer Woche wieder Spaß am Hören einer Kassette.

Fernziel Der Patient kann sich trotz Krankenhausaufenthalt problemlos ablenken und beschäftigen.

Maßnahmen Den Patienten mobilisieren und ihn in die Körperpflege einbeziehen, *damit er wenigstens zu den Pflegezeiten abgelenkt wird.* Einen Mitpatienten ins Zimmer legen, der in seinem Alter ist und von den Interessen her ähnliche Ansichten vertritt, damit ein Gespräch zustande kommt. Die Besuchszeiten erweitern, *um berufstätigen Freunden die Möglichkeit zu geben, einen Besuch zu machen, als Abwechslung und zum Austausch von Gefühlen.* Formulare zur Anmeldung eines Telefons, Radios oder Fernsehers besorgen und für ihn ausfüllen. Die Familie kann genügend Zeitungen und Bücher mitbringen. Die Ehefrau bitten, Kassetten mitzubringen, auf denen Erzählungen zu hören sind. Das Pflegepersonal soll Gesprächsbereitschaft zeigen.

Problem 2 Durch die Hemiparese kann der Patient seinen Beruf nicht mehr ausüben.

Ressource Der Patient denkt über seine Zukunft nach.

Nahziel Der Patient wünscht in 2 Wochen ein Gespräch mit einem Mitarbeiter vom Sozialdienst.

Fernziel Der Patient führt eine Arbeit aus.

Maßnahmen Den Patienten darauf hinweisen, daß es im Haus einen Sozialdienst gibt, der berufliche und private Probleme in die Hand nimmt. Ihm die Telefonnummer geben. Gesprächsbereitschaft zeigen und genug Zeit mitbringen. Sagen, daß es sinnvoll wäre, seinen Vorgesetzten zu sich ins Krankenhaus zu bitten. Nur so kann eine gemeinsame Lösung gefunden werden. Mut zusprechen und ihm das Gefühl geben, daß er es schaffen wird.

Der Patient hat Probleme beim

ATL 10 Kommunizieren

Problem 1 Aufgrund der Klinikfachsprache kann der Patient auf Anhieb nicht alle Informationen und Aufklärungen verstehen.

Ressource Der Patient interessiert sich für seine Erkrankung.

Nahziel Der Patient fragt in 6 Tagen nach.

Fernziel Der Patient versteht die Informationen.

Maßnahmen Den Patienten ermutigen, bei Visite sofort zu sagen, wenn er etwas nicht versteht. Bei pflegerischen Tätigkeiten mit einfachen, verständlichen Worten informieren. Medizinische Fachbegriffe vermeiden. Bei Fragen Auskunft geben und sich versichern, daß er alles verstanden hat. Bei Unklarheiten im ärztlichen Bereich ein Gespräch mit dem zuständigen Arzt arrangieren. Stationsübliche Informationsblätter und Broschüren weitergeben.

Problem 2 Durch den Apoplex hat der Patient eine motorische Aphasie. Der Patient kann sich nicht ausdrücken.

Ressource Der Patient versteht Gesagtes.

Nahziel Der Patient versucht, sich in 3 Tagen mit Hilfsmitteln zu verständigen.

Fernziel Problemloses Sprechen.

Maßnahmen Am Anfang nonverbale Verständigungsmittel anbieten, wie z.B. Tafeln, Bilder, Zeitschriften. Ermutigen zu sprechen. Fragen stellen, die der Patient mit Handzeichen oder Kopfnicken/Kopfschütteln beantworten kann. Ihm für seine Antworten Zeit lassen. Ja-Nein-Fragen stellen. Ihn nie anschreien oder überfordern. Ihm nicht die Worte aus dem Mund nehmen. Geduldig die

Antwort abwarten. Bei jeder Frage sich vergewissern, ob er sie auch verstanden hat. Bei Gesprächen Blickkontakt zu dem Patienten herstellen. Zugeben, wenn man das Gesagte nicht verstanden hat. Ihn bitten, Sätze nachzusprechen oder zu wiederholen. Übungsätze bilden, in denen einzelne Laute häufiger vorkommen, wie z.B. „Mama mag mehr". Ihm Bilder zeigen und ihn auffordern, die richtigen Begriffe dazu zu finden. Ihm Bildbände aus seinem Interessengebiet (keine Kinderbücher) oder später Zeitungen anbieten. Spielerisch mit ihm gemeinsam Wörter aus Einzelbuchstaben zusammenlegen und diese sprachlich wiedergeben lassen. Dem Patienten Mut machen. Auf tägliche Fortschritte hinweisen. Ihn nie belächeln, wenn er etwas Falsches gesagt hat. Bei der Sprachtherapeutin anmelden.

Problem 3 Durch die Fazialisparese hat der Patient eine eingeschränkte Mimik.

Ressource Der Patient setzt seine Gestik ein.

Nahziel Der Patient trainiert in einer Woche selbständig seine Gesichtsmuskulatur.

Fernziel Gut ausgeprägte Mimik.

Maßnahmen Versuchen, die Stimmungslage von Augen und Körperhaltung abzulesen. Gesichtsmuskulaturtraining mindestens einmal pro Schicht durchführen, indem der Patient versuchen soll, vor einem Spiegel die einzelnen Gesichtsmuskeln zu bewegen. Eine Krankengymnastin anfordern, die spezielles Gesichtsmuskulaturtraining mit ihm durchführt. Den Patienten bitten, selbständig vor einem Handspiegel die Übungen in regelmäßigen Abständen von 2 bis 3 Stunden zu wiederholen. Nie aus der Mimik Rückschlüsse auf Bedürfnisse oder Probleme ziehen. Stets Fragen stellen.

Der Patient hat Probleme beim

ATL 11 Mann sein

Problem 1

Aufgrund der Abhängigkeit bei der Körperpflege, Nahrungsaufnahme und Ausscheidung vom Pflegepersonal fühlt sich der Patient nicht als vollwertiger Mann.

Ressource Keine.

Nahziel Der Patient hilft bei der Waschung des Oberkörpers in 4 Tagen mit.

Fernziel Der Patient ist selbständig.

Maßnahmen Respektieren der individuellen Bedürfnisse. Wahrung des Schamgefühls beim Waschen. Ihn in die Körperpflege so gut wie möglich einbeziehen. Ihm Hilfsmittel zu einer leichteren Nahrungsaufnahme bereitstellen. Urinflasche griffbereit an das Bett hängen. Seine Ressourcen dadurch nutzen. Immer wieder ermutigen und auf kleine Fortschritte hinweisen.

Problem 2

Durch die Lähmung hat der Patient Angst, kein erfülltes Sexualleben haben zu können.

Ressource Der Patient ist verheiratet.

Nahziel Der Patient vertraut sich in 10 Tagen seiner Ehefrau an.

Fernziel Der Patient hat ein erfülltes Sexualleben.

Maßnahmen Sich Zeit nehmen, über seine Ängste zu sprechen. Auf Wunsch einen Pfleger hierzu in das Zimmer bitten. Einen Psychologen oder Seelsorger auf Wunsch anfordern. Adressen von Selbsthilfegruppen geben. Dem Patienten raten, noch während seines Klinikaufenthaltes dort anzurufen und Kontakt zu suchen. Dem Patienten raten, über seine Sorgen mit seiner Ehefrau zu sprechen.

Der Patient hat Probleme beim

ATL 12 Sinn finden

Problem 1 Aufgrund der Erkrankung hat der Patient Zukunftsängste. Er hat Angst, den Alltag nicht bewältigen zu können.

Ressource Der Patient weint.

Nahziel Der Patient nimmt selbständig Nahrung zu sich, scheidet problemlos aus und kleidet sich alleine an.

Fernziel Der Patient sieht positiv in die Zukunft.

Maßnahmen Gespräche anbieten. Ihn ernst nehmen. Auf Wunsch einen Seelsorger rufen. Frühzeitig eine Anschlußheilbehandlung anfordern. Sozialdienst einschalten. Eine Haushaltshilfe und eine häusliche Krankenpflegeorganisation über den Sozialdienst anfordern, *die nach der Anschlußbehandlung helfen soll.* Ihn so gut wie möglich bereits im Krankenhaus zu einer selbständigen Körperpflege, Nahrungsaufnahme und Ausscheidung anleiten. Dem Patienten Hinweise zur Wohnungsgestaltung geben. Ihm raten, Stühle mit Armstützen zu kaufen, die Teppiche festzukleben, *um nicht beim Gehen mit den Füßen darunter zu rutschen,* die Höhe des Bettes auf ihn abzustimmen, das Bad seinen Ansprüchen anzupassen und Utensilien in erreichbare Nähe zu stellen. Er soll sich Kleidung mit Klettverschluß oder Gummizug kaufen. Ihn über Gehilfen informieren.

Problem 2 Aufgrund der Erkrankung hat der Patient Angst vor einem erneuten Apoplex.

Ressource Keine.

Nahziel Der Patient ist frei von Risikofaktoren.

Fernziel Der Patient bleibt gesund.

Maßnahmen Die Ängste ernst nehmen. Verständnis entgegenbringen und Gesprächsbereitschaft signalisieren. Ein Gespräch mit dem Arzt organisieren, *bei dem er sich über Prognose und Wahrscheinlichkeit eines erneuten Apoplex erkundigen kann.* Den Besuch von Selbsthilfegruppen vorschlagen und Bücher über die Erkrankung anbieten. Positives Denken vermitteln und versuchen, die Angst zu nehmen.

Problem 3 Durch die Erkrankung hat der Patient keinen Lebensmut mehr. Er gibt sich auf.

Ressource Keine.

Nahziel Der Patient findet am Ende des Krankenhausaufenthalts seinen Lebensmut zurück.

Fernziel Der Patient sieht positiv in die Zukunft.

Maßnahmen Die Gefühle ernst nehmen. Mit ihm Gespräche führen. Seelsorger und Psychotherapeuten auf Wunsch anfordern. Häufig zu ihm in das Zimmer gehen und Kontakt aufbauen. Immer einen Bettnachbarn in sein Zimmer legen, *um die Einsamkeit geringer zu halten.* Die Ehefrau bitten, den Patienten zu unterstützen und ihm neuen Lebensmut für die Zukunft zu schenken.

Problem 4 Aufgrund der Halbseitenlähmung hat der Patient Angst, nicht in die Familie, den Beruf und die Gesellschaft integriert zu werden.

Ressource Der Patient bekommt von Freunden und Familie Besuch.

Nahziel Der Patient findet innerhalb von 4 Wochen seinen Platz in der Familie.

Fernziel Ausgefülltes Sozialleben.

Maßnahmen Siehe ATL 12 „Sinn finden“ unter Problem 1 „Zukunftsängste“. Den Patienten motivieren, Kontakte zu Mitpatienten herzustellen. Ihn bei besserem Befinden mit dem Rollstuhl in das Aufenthaltszimmer fahren. Adresse der Selbsthilfegruppe weitergeben. Ihm raten, frühzeitig zu Leidensgenossen Kontakte herzustellen. Ihm sagen, daß er aus deren Erfahrungen Kraft schöpfen kann und hilfreiche Tips zur Bewältigung seiner Probleme erhalten wird.

6.2 Querschnittslähmung

Der nachfolgende Text stellt eine kurze Zusammenfassung der Erkrankung komplette thorakale Querschnittslähmung dar. Er soll die Erkrankung in Erinnerung rufen, um mit der Pflegeplanung besser zurechtzukommen. Er ersetzt keinesfalls die Fachliteratur.

Definition: Unter einer Querschnittslähmung versteht man ein Syndrom, bei dem alle Bestandteile des Rückenmarks durch einen Krankheitsprozeß geschädigt wurden. Die Paraplegie (Tetraplegie) ist Folge einer Rückenmarkschädigung, bei der die im Mark verlaufenden Bahnen ganz oder teilweise durchtrennt wurden.
Begünstigende Faktoren: Die traumatische Schädigung entsteht meist durch eine Luxationsfraktur der Wirbelsäule bei Unfällen. Weitere begünstigende Faktoren sind Tumoren, Bandscheibenvorfälle, Spina bifida und entzündliche Prozesse.
Symptome: Es sind motorische, sensible und vegetative Leitungsbahnen unterhalb des betroffenen Segments unterbrochen. Der Patient hat einen Ausfall der Gefühlswahrnehmung wie z.B. Berührungs-, Schmerz-, Temperatur-, Lage- und Bewegungsempfindung. Es fehlt die Willkürmotorik über Blase- und Darmfunktion. Symptomatisch sind zudem Störungen der Sexualfunktion, Wärmeregulation und Schweißsekretion zu nennen.
Therapie: Rückenmarkverletzungen und progrediente Verläufe einer Querschnittslähmung machen einen operativen Eingriff sinnvoll. Ein bereits primär nachweisbarer oder inkompletter Querschnitt ohne Progredienz stellt hingegen keine Operationsindikation dar. Von großer Bedeutung sind krankengymnastische Übungen, Schulungen im Umgang mit Hilfsmitteln, Berufstraining, Findung einer geeigneten Wohnung, Ergotherapie, psychische Betreuung und physikalische Maßnahmen zur Prophylaxe pulmonaler Infekte. Der Pflege kommt in Form der Verhinderung aller Sekundärerkrankungen, einer angemessenen Lagerung und der Beherrschung von Blasen- und Darmentleerungsstörungen eine sehr große Bedeutung zu. Es sollte eine frühestmögliche Verlegung in ein Rehabilitationszentrum angestrebt werden, um den Patienten wieder rasch in Familie und Gesellschaft eingliedern zu können. Weitere Therapieformen müssen in der entsprechenden Fachliteratur nachgelesen werden.

Erläuterung: Bei einem kompletten Querschnitt ist die zentrale Steuerung aller Funktionen des Rückenmarks unterhalb der Läsion aufgehoben, bei inkompletten Läsionen ist sie teilweise erhalten.

Der Patient hat Probleme beim

ATL 1 Wach sein und schlafen

Problem 1 Dadurch, daß die Nachtschwester zweistündlich einen Lagerungswechsel durchführen muß, hat der Patient eine gestörte Nachtruhe.

Ressource Der Patient sieht die Notwendigkeit des Lagewechsels ein.

Nahziel Der Patient schläft nach erfolgtem Lagewechsel wieder schnell ein.

Fernziel Der Patient schläft die Nacht ungestört durch.

Maßnahmen Beobachten, Dokumentieren und Überwachen der Qualität, Tiefe, Dauer und Durchgängigkeit des Schlafes, indem man zweistündlich in das Zimmer geht. Beim Durchgang leise die Türen zu den Patientenzimmern öffnen. Kein grelles Licht anmachen. Als Lichtquelle eine Taschenlampe benutzen. Dafür sorgen, daß der Patient eine bequeme Lage zum Schlafen einnehmen kann. Die Wichtigkeit des zweistündlichen Lagewechsels erklären. Den Patienten über die genauen Umlagerungszeiten informieren. Versuchen, diese Zeiten einzuhalten, *um die Nächte regelmäßig gestalten zu können.* Versuchen, den Lagewechsel immer bei gleicher Lichthelligkeit und gleichem Geräuschpegel durchzuführen, so daß sich der Patient an den Lagewechsel gewöhnen und schnell wieder einschlafen kann. Während des Lagewechsels nicht laut sprechen oder zu einem Gespräch verleiten. Auf ärztliche Anordnung ein Schlafmedikament verabreichen.

Problem 2 Aufgrund der thorakalen Querschnittslähmung kann der Patient im Schlaf seine Lage nicht alleine verändern.

Ressource Der Patient dreht den Kopf.

Nahziel Finden einer bequemen Lage.

Fernziel Der Patient verändert seine Lage selbständig.

Maßnahmen Dem Patienten die Glocke in die Hand geben oder sie an das Nachtkästchen hängen. Ihm sagen, daß er klingeln soll, wenn er in eine andere Lage gebracht werden möchte. Ihn bitten, sich nicht selbst zu drehen. Erklären, daß er sich nur en bloc drehen darf. Den Patienten beruhigen und sagen, daß er später das selbständige Drehen beigebracht bekommen wird. Er muß die 12 Wochen strenge Bettruhe durchhalten.

Der Patient hat Probleme beim

ATL 2 Sich bewegen

Problem 1 Aufgrund des Ausfalls von Gefühlswahrnehmungen wie z.B. Schmerzen und Druck merkt der Patient erhöhte Druckbelastung auf eine Körperregion nicht rechtzeitig. Es besteht erhöhte Dekubitusgefahr an Fersen, Knien, Steiß, Kreuzbein, Beckenkamm, Wirbelsäule und Rippen.

Ressource Der Patient hat eine intakte Haut.

Nahziel Druckintensität und Zeitdauer des Druckes auf eine der oben genannten Körperstellen auf weniger als 40 mmHg in 2 Stunden reduzieren.

Fernziel Aufhebung der Bettruhe.

Maßnahmen Die Haut zweimal täglich bei guten Lichtverhältnissen im Hinblick auf weiße Flecken oder Rötung ansehen. Täglich morgens und abends mit alkalifreier Seife den ganzen Körper waschen, *um die Haut nicht durch aggressive Stoffe zusätzlich zu belasten.* Haut trocken halten. Einreiben mit rückfettenden Salben wie Fissan nach jeder Waschung. Am Morgen und bei Bedarf saubere und trockene Kleidung anziehen. 2 Lagen Schaumstoff in das Bett legen oder ein Spezialbett anfordern. Falten im Bett bei jedem Lagewechsel glatt ziehen. Krümel nach jeder Mahlzeit sorgfältig entfernen. Patienten mobilisieren, indem man passive und aktive Bewegungsübungen durchführen läßt. Einen 24-Stunden-Lagerungsplan schreiben und den Patienten alle 2 Stunden umlagern. Beim Lagewechsel darauf achten, daß der Patient en bloc gedreht wird. Die Ebene ab und zu schief stellen. Eventuell einen leichteren Lagewechsel durch ein Blockbett oder Elektrobett ermöglichen. Lagerung immer mit 2 Pflegekräften durchführen.

Problem 2 Durch die strenge Bettruhe und das Unvermögen, die Beine aktiv zu bewegen, erfolgt eine Verlangsamung der Blutströmung, eine Beschleunigung der Blutgerinnung und eine verminderte Muskelvenenpumpe. Der Patient ist thrombosegefährdet.

Ressource Der Patient hat keine Varizen.

Nahziel Aufhebung der Bettruhe in 12 Wochen.

Fernziel Intakte Muskelvenenpumpe und ausreichende Strömungsgeschwindigkeit in den Venen.

Maßnahmen Hochlagerung der Beine alle 2 Stunden um 20°, *damit das Blut besser vom Knie bis zur Leiste fließen kann,* indem man die ganze Bettebene schief stellt. Mobilisation betreiben, z.B. passive Bewegungsübungen im Bett mit Durchbewegen und Massieren aller Gelenke und der Streckmuskulatur. Aktive Bewegungen im Bett durchführen lassen, z.B. Falten der Hände und Anheben der Arme, selbständiges Waschen des Gesichts. Täglich 1- bis 2mal die Krankengymnastin bestellen. 24 Stunden Antithrombosestrümpfe tragen lassen. Anlegen der Strümpfe im Liegen, bei entstauten Venen. Strümpfe alle 2 Tage erneuern. Morgens und abends Beobachtung der Haut im Hinblick auf Rötung, Erwärmung, Schwellung und Druckstellen. Verabreichung der Fragminspritze auf ärztliche Anordnung täglich morgens.

Problem 3 Aufgrund des Unvermögens, die Lage aktiv zu verändern, besteht eine erhöhte Gefahr der Gelenkversteifung und Kontraktur.

Ressource Der Patient bewegt seine Arme.

Nahziel Der Patient sitzt in 3 Monaten im Rollstuhl.

Fernziel Erhaltung der funktionellen Gelenkstellung.

Maßnahmen Alle 2 Stunden Lagewechsel durchführen. Physiologische Lagerung der Gelenke in mittlerer Funktionsstellung, indem der Oberarm in Abduktionsstellung von 30° (Schultergelenk), der

Unterarm im Winkel von 100° (Ellbogengelenk), Finger in leichter Schalenhaltung (Handgelenk), Hüftgelenk und Kniegelenk möglichst gestreckt gelagert werden. Zur Spitzfußprophylaxe ein Kissen zwischen Bettende und Füße legen, so daß die Füße in 90°-Stellung gelagert werden. Man kann auch Turnschuhe anziehen. Darauf achten, daß bei Ausbildung einer Spastik auf die Spitzfußprophylaxe verzichtet werden muß. Den Patienten dazu anhalten, mit den Armen aktiv im Bett Bewegungen durchzuführen. Bewegungsübungen passiv und aktiv durchführen (s. ATL 2 „Sich bewegen“ unter Problem 2 „beschleunigte Blutgerinnung“). Eventuell mit Krankengymnastik. Information über die Gefahr und Entstehung einer Kontraktur und über die Notwendigkeit von Bewegungsübungen. Beobachtung im Hinblick auf die Beweglichkeit der Gelenke, Schmerzen und Fehlstellungen.

Problem 4 Durch die Querschnittslähmung hat der Patient die willkürliche Muskelfunktion verloren. Er leidet unter einem Muskelrückgang.

Ressource Der Patient bewegt die Armmuskulatur willkürlich.

Nahziel Zunahme der Muskelmasse innerhalb von 2 Wochen um 1 cm.

Fernziel Erhaltung der Muskelmasse.

Maßnahmen Täglich 2mal die Extremitäten auf Gleichheit, Muskelmasse und Dicke beobachten. Mehrmals täglich krankengymnastische Übungen durchführen, *um die Muskulatur zu trainieren.* Mobilisation durch passive Bewegungsübungen betreiben.

Problem 5 Aufgrund der thorakalen Querschnittslähmung kommt es zu einem Ausfall der Gefühlswahrnehmung. Der Patient spürt Berührung, Schmerz, Temperatur- und Lageveränderungen nicht.

Ressource Volle Funktionsfähigkeit von Kopf und Armen.

Nahziel Der Patient paßt eigenverantwortlich auf seinen Körper auf.

Fernziel Der Patient akzeptiert seine Behinderung.

Maßnahmen Den Patienten aktivieren, die Verantwortung über seinen Körper selbst zu übernehmen. Ihm klar machen, daß er ab dem Rumpf keine Gefühle wahrnehmen kann und damit eine erhöhte Gefahr von Verletzungen besteht. Keine Wärmflasche oder kalte Gegenstände in das Bett geben. Fußende mit Kissen abpolstern. Er soll lernen, mit den Händen Gegenstände abzutasten. Ihm Zeit lassen, seine Behinderung zu akzeptieren.

Problem 6 Durch die Querschnittslähmung hat der Patient eine Paraplegie. Er kann nie wieder gehen.

Ressource Funktionsfähigkeit des Kopfes und der Arme.

Nahziel Der Patient bewegt sich in 4 Monaten selbständig mit dem Rollstuhl.

Fernziel Der Patient akzeptiert seine Behinderung.

Maßnahmen Die Ursache der Paraplegie erklären. Dem Patienten sagen, daß er nach Aufhebung der Bettruhe einen Rollstuhl erhält. Er wird den Umgang mit dem Rollstuhl erlernen. Ihm sagen, daß er sich bald selbständig fortbewegen kann. Den Patienten auf eigenen Wunsch mit anderen Mitpatienten bekannt machen, die dasselbe Schicksal tragen. Einen Psychologen anfordern. Ihm bei seinen täglichen Verrichtungen helfen. Informationsbroschüren und Adressen von Selbsthilfegruppen geben. Bei Fragen sich Zeit nehmen; ein Gespräch mit dem Arzt organisieren.

Problem 7 Aufgrund der Querschnittslähmung, bedingt durch die Wirbelsäulenverletzung, muß der Patient strenge Bettruhe einhalten. Er muß flach liegen.

Ressource Keine.

Nahziel Aufhebung der Bettruhe in 12 Wochen.

Fernziel Ausheilung der Wirbelsäulenverletzung.

Maßnahmen Dem Patienten sagen, daß bei einer Wirbelsäulenverletzung die Bettruhe ungefähr 12 Wochen andauert. Erklären, daß die Lagerung der Stabilisierung der Fraktur und Ruhigstellung der Wirbelsäule dient. Patientenaufrichter entfernen. Bett flach stellen. Kopfteil arretieren. Verständnis zeigen, wenn der Patient anfangs Schwierigkeiten hat, die Bettruhe und Flachlagerung zu akzeptieren. Alle 2 Stunden Lagewechsel durchführen und den Patienten dazu ermuntern, sich selbst zu melden, wenn er eine andere Lage einnehmen möchte. Ihm sagen, daß er sich nach Aufhebung der Bettruhe wieder aufsetzen darf. Übernahme aller ATL.

Der Patient hat Probleme beim

ATL 3 Waschen und Kleiden

Problem 1 Aufgrund der Störung der Wärme- und Schweißsekretion, bedingt durch die Erkrankung, ist der Patient intertrigogefährdet. Es besteht die Gefahr einer Mazeration unter den Achselhöhlen, im Dammbereich, zwischen Fingern und Zehen.

Ressource Der Patient hat eine intakte Haut.

Nahziel Selbstregulation der Körpertemperatur.

Fernziel Beibehaltung einer intakten Haut.

Maßnahmen Täglich 2mal Beobachtung der Haut im Hinblick auf rote, brennende, mazerierte Stellen. Eventuell bei schwierigen Sichtverhältnissen Spiegel und Taschenlampe verwenden. Unter den Achseln und im Dammbereich Haut gut abtrocknen. An diesen Stellen eventuell Kompressen glatt einlegen. Darauf achten, daß die Kompressen keine Druckgeschwüre verursachen. Temperatur 6mal täglich kontrollieren.

Problem 2 Aufgrund der Querschnittslähmung ist der Patient in seiner Mobilität eingeschränkt. Er braucht Hilfe beim Waschen des Oberkörpers, Rückens, Intimbereichs, der Beine und Füße. Er benötigt Hilfe beim An- und Ausziehen seines Nachthemds.

Ressource Der Patient wäscht sich das Gesicht alleine.

Nahziel Der Patient wäscht in 7 Tagen seinen Oberkörper selbständig.

Fernziel Selbständigkeit in bezug auf Körperpflege und Bekleidung.

Maßnahmen Anrichten der Waschschüssel mit sämtlichen Utensilien (2 Waschhandschuhe, 2 Handtücher, Waschlotion, Hautcreme) am Bett. Zahnpasta, Zahnbecher, Zahnbürste und Nierenschale zum

Zähneputzen richten. Bettebene schief stellen. Den Patienten motivieren, das Gesicht, die Arme und seine Zähne selbständig zu säubern. Ihm die benötigten Utensilien anreichen. Den Intimbereich, Oberkörper, Rücken, Füße und Beine waschen. Eincremen und die Haare anschließend bürsten und kämmen. Rasur mit Hilfe eines elektrischen Rasieres durchführen. Einen Spiegel geben. Auf Wunsch ein privates Nachthemd anziehen. Je nach Wirbelbruch auf ärztliche Anordnung Duschen im Liegen auf einer Spezialmatratze anbieten. Ergotherapie anfordern, die mit dem Patienten ein Selbsthilfetraining durchführen und ihn schulen soll, sich selbst zu waschen und anzukleiden. Dokumentation über Hautzustand und Mobilität morgens und abends.

Problem 3 Da der Patient bei der Ganzkörperwaschung seine sexuellen Schutzzonen den Mitpatienten und der Krankenschwester offenbaren muß, hat er ein Schamgefühl.

Ressource Der Patient läßt sich seine intimen Zonen waschen.

Nahziel Der Patient wäscht sich seinen Intimbereich selbständig.

Fernziel Der Patient wäscht und kleidet sich selbständig an.

Maßnahmen Bei der Ganzkörperwaschung im Bett die Mitpatienten aus dem Zimmer bitten oder einen Sichtschutz aufstellen. Die Gefühle ernst nehmen und Gesprächsbereitschaft signalisieren. Neutralen Umgang mit den Intimzonen wahren. Anbieten, sich von einer gleichgeschlechtlichen Pflegekraft waschen zu lassen. Versuchen, stets dieselbe Bezugsperson zu der Ganzkörperwaschung in das Zimmer zu bitten. Dem Patienten dadurch die Möglichkeit geben, Vertrauen aufzubauen und das Schamgefühl zu reduzieren.

Problem 4 Aufgrund der gestörten Blasen- und Darmfunktion benötigt der Patient eine sorgfältige Intimtoilette.

Ressource Keine.

Nahziel Der Patient fühlt sich sauber.

Fernziel Der Patient wäscht sich den Intimbereich selbständig.

Maßnahmen Alle 1/2 bis 1 Stunde Blick unter die Bettdecke werfen. Auf Stuhlabgang in das Bett achten. Einen Bettschutz (Moltex) unter das Gesäß legen. Nach Stuhlabgang Patienten zu zweit oder zu dritt en bloc zur Seite drehen. Mit Pflegeschaum, Waschhandschuh und warmem Wasser das Gesäß reinigen. Die Haut inspizieren. Eventuell Zinkpaste oder Feuchtigkeitscreme auftragen. Moltex entfernen und frisches darunter legen. Bei Bedarf Fäkalkollektor anbringen. Täglich mindestens 2mal Reinigung des Dauerkatheters und Harnröhrenausgangs. Hierzu warmes Wasser und eventuell milde Reinigungszusätze verwenden. Harnröhrenausgang und Glied gründlich säubern. Vorhaut zurückschieben und nach Waschung wieder richtig positionieren. Die Übergangsstelle von Harnröhre zu Dauerkatheter von Krusten oder sonstigen Verschmutzungen säubern. Hierzu Einmalwaschhandschuhe verwenden.

Der Patient hat Probleme beim

ATL 4 Essen und Trinken

Problem 1 Aufgrund der strengen Bettruhe ist der Patient in der selbständigen Nahrungsaufnahme eingeschränkt.

Ressource Der Patient ißt.

Nahziel Der Patient nimmt in 3½ Monaten seine Nahrung am Tisch ein.

Fernziel Der Patient ißt selbständig.

Maßnahmen Die ganze Bettebene schief stellen. Nachtkästchen aufräumen und säubern. Dem Patienten eine Waschschüssel mit warmem Wasser zum Händesäubern reichen. Serviette um den Hals binden. Essenstablett auf das Nachtkästchen stellen. Fleisch und harte Nahrungsmittel klein schneiden. Besteck in die Hand geben. Das Trinken in einen Schnabelbecher füllen. Den Patienten fragen, ob er noch weitere Hilfestellungen beim Essen benötigt. Sonst alleine essen lassen. Nach Nahrungsaufnahme Essenstablett entfernen, Nachtkästchen abwischen. Patienten Waschschüssel zum Händewaschen und Nierenschale mit Zahnbecher und Zahnbürste zum Zähneputzen anreichen. Krümel aus Bett entfernen. Bettebene wieder flacher stellen. Dokumentation über die Eßmenge.

Problem 2 Aufgrund der momentan labilen Stimmungslage leidet der Patient an Appetitlosigkeit. Er ißt wenig.

Ressource Der Patient nimmt kleine Mengen Nahrung zu sich.

Nahziel Steigerung des Appetits.

Fernziel Der Patient hat einen gesunden Appetit.

Maßnahmen Vor der Nahrungsaufnahme Zimmer durchlüften. Patienten mit der ganzen Bettebene schief stellen. Nachtkästchen und Essenstablett appetitlich wirken lassen. Kleinere Portionen bestellen. Wunschkost in der Küche anfordern. Den Ehepartner bitten, beim Besuch Lieblingsspeisen mitzubringen. Eventuell pro Tag eine Flasche Fresubin in verschiedenen Geschmacksrichtungen anbieten. Während der Nahrungsaufnahme bei dem Patienten bleiben und ihn zum Essen motivieren. Gesprächsbereitschaft signalisieren.

Der Patient hat Probleme beim

ATL 5 Ausscheiden

Problem 1 Aufgrund der Bettlägrigkeit besteht die Gefahr der Obstipation.

Ressource Keine.

Nahziel Der Patient hat alle 2 Tage spontan Stuhlgang.

Fernziel Wiederherstellung der gesunden Ausscheidungsfunktion.

Maßnahmen Auf ärztliche Anordnung einen Einlauf oder orale Laxanzien morgens verabreichen. Täglich einmal Darmmassage im Uhrzeigersinn durchführen. Täglich die Darmgeräusche mit einem Stethoskop auf „Gurgeln" abhören. Faserreiche Ballaststoffernährung mit Vollkornbrot, Hirse, Vollreis, Obst, Gemüse und Buttermilch in der Küche bestellen. Ballaststoffreiches Fresubin anbieten. Beim Essen sagen, daß der Patient sich Zeit nehmen, richtig kauen und genießen soll. Zu jeder Mahlzeit und vor dem Frühstück ein Glas Mineralwasser, Fencheltee oder Buttermilch trinken lassen. Dokumentation morgens und abends über das tägliche Stuhlgangverhalten.

Problem 2 Aufgrund des Unvermögens, Urin willkürlich auszuscheiden, benötigt der Patient einen Dauerkatheter. Es besteht die Gefahr der Irritation des Sphinktermuskels.

Ressource Der Patient scheidet Urin aus.

Nahziel Entfernung des Dauerkatheters in 2 Wochen.

Fernziel Der Patient hat eine natürliche Urinausscheidung.

Maßnahmen Morgens und abends Reinigung des Harnröhreneingangs und des daran anschließenden Katheterteils mit Wasser und Seife. Penis auf Paraphimose hin kontrollieren. Zurückgeschobene

Vorhaut immer sofort wieder richtig positionieren. Stets ein steriles, geschlossenes Ablaufsystem verwenden. *Damit der Katheter nicht herausgezogen werden kann,* diesen am Morgen mit Leukosilk am Oberschenkel festkleben. Urinbeutel unter Körperniveau aufhängen. Beutel so anbringen, daß kein Zug auf das System ausgeübt wird. Beutel alle 3 bis 6 Stunden ausleeren. Kontrolle der Urinausfuhr, pro Stunde sollten es mindestens 50 ml sein. Dauerkatheter auf ärztliche Anordnung unter aseptischen Bedingungen alle 2 bis 4 Wochen neu legen. Den Dauerkatheter so bald wie möglich ziehen. Eventuell dann Einmalkatheterisierungen durchführen.

Problem 3 Aufgrund der Querschnittslähmung hat der Patient keine Kontrolle mehr über seine Blasen- und Darmfunktion. Er hat eine hypertone Blase und setzt Stuhlgang in das Bett ab.

Ressource Keine.

Nahziel Der Patient lernt seinen Ausscheidungsrhythmus kennen.

Fernziel Der Patient setzt willkürlich Urin und Stuhlgang ab.

Maßnahmen Dem Patienten während der ersten Zeit im Krankenhaus einen Dauerkatheter legen (s. ATL 5 „Ausscheiden“ unter Problem 2 „Dauerkatheter“). Nach Ziehen des Dauerkatheters (nach ungefähr 14 Tagen) mit dem Patienten einen willkürlichen Entleerungssrhythmus trainieren. Ein Blasentraining mit Hilfe von rhythmischen Beklopfungen der Harnblase durchführen. Alle 3 Stunden Blase beklopfen. Zeige- und Ringfinger fest zusammendrücken und mit den Fingerkuppen über der Symphyse klopfen. Blasentraining stets 1/4 bis 1/2 Stunde nach Zuführung größerer Mengen an Flüssigkeit (200 bis 500 ml) durchführen. Unterstützung des Blasentrainings durch den Handballen, der die Blase komprimiert. Bauchpresse mit einsetzen lassen. Anfangs stets Nachkatheterisieren, bis die Restharnmenge unter 200 ml sinkt. Schließlich Reduktion des Nachkatheterisierens bis zum vollständigen Wegfall. Dem Patienten schließlich eine Urinflasche an das Bett hängen.

Training zu willkürlicher Stuhlentleerung durchführen. Hierzu Rektum durch Stuhlzäpfchen oder vorsichtige Dehnung mit einem Finger reizen. Darm regelmäßig entleeren. Darmfüllung durch Nahrungszuführung gewähren. Am besten schlackenreiche Kost verabreichen. Stuhlentleerung notieren und mit Hilfe eines Übersichtsplans Rhythmus der Stuhlentleerung herausfinden.

Problem 4 Durch die Paraplegie kann der Patient nicht auf die Toilette gehen.

Ressource Keine.

Nahziel Der Patient benutzt in 3 Monaten den Nachtstuhl.

Fernziel Der Patient fährt mit dem Rollstuhl zur Toilette.

Maßnahmen Den Patienten während der strengen Bettruhe die Bettschüssel unterschieben. Dauerkatheter oder Einmalkatheterisierung in den ersten 14 Tagen durchführen (s. ATL 5 „Ausscheiden" unter Problem 3 „Unwillkürliche Blasen- und Darmfunktion"). Schließlich Urinflasche anbieten. Nach Beendigung der Bettruhe den Patienten mit Hilfe eines Toilettenstuhls zur Toilette fahren. Sitzfläche des Toilettenstuhls entfernen. Toilettenschüssel hochklappen und Patienten mit dem Nachtstuhl darüber schieben. Eventuell bei besserem Befinden den Patienten mit einem Rollstuhl zur Toilette fahren und ihn anleiten, sich durch Festhalten an den Halteapparaten auf die Toilette zu setzen. Dabei behilflich sein.

Der Patient hat Probleme bei der

ATL 6 Regulation der Körpertemperatur

Problem 1 Aufgrund der Störung der Wärme- und Schweißsekretion besteht die Gefahr der Vitalwertentgleisung.

Ressource Der Patient mißt selbständig axillar seine Temperatur.

Nahziel Stabile Vitalwerte.

Fernziel Die Vitalwerte liegen im Normbereich.

Maßnahmen Sechsmal täglich Vitalwerte messen. Blutdruck auf der rechten und linken Seite messen. Beide Werte dokumentieren. Den Patienten bitten, sechsmal täglich und nach Bedarf selbständig Temperatur zu messen. Thermometer axillar 8 bis 10 Minuten belassen. Bei Abweichung der Vitalwerte aus dem Normbereich sofort den Arzt verständigen und die Vitalwerte stündlich nachmessen. Auf ärztliche Anordnung Medikamente verabreichen. Den Patienten bitten, sich bei Mißempfinden sofort zu melden.

Der Patient hat Probleme beim

ATL 7 Atmen

Problem 1 Aufgrund der langen Liegezeit hat der Patient eine Ansammlung von Sekret in den Bronchien. Die Folge ist eine flache Atmung, ein erschwertes Abhusten und eine ungenügende Belüftung der Lunge. Er ist pneumoniegefährdet.

Ressource Der Patient führt die Atemgymnastik durch.

Nahziel Der Patient hustet in einer Woche vorhandenes Sekret problemlos ab.

Fernziel Eine optimale Lungenventilation.

Maßnahmen Einreiben von Brust und Rücken morgens und abends mit sekretlösenden Mitteln wie Nervgeist oder Stas-Salbe. Anschließend mit Feuchtigkeitslotion eincremen *gegen eine mögliche Austrocknung durch den Franzbranntwein.* Dreimal täglich Inhalation mit NaCl und eventuell mit Zusätzen. Für ausreichende Frischluft im Zimmer sorgen. Den Patienten passiv mobilisieren. Ihn bitten, aktiv den Kopf und die Arme zu bewegen. Das Bett stundenweise in eine leicht schiefe Ebene bringen. Atemgymnastik mit einem Triflo, das vom Patienten stündlich 10mal benutzt wird. Bei jedem Gang in das Zimmer den Patienten auffordern, tief durchzuatmen und mit Hilfe des K-Lautes abzuhusten. Mehrere Nierenschalen mit Zellstoff für abgehustetes Sputum auf das Nachtkästchen stellen. Information über die Notwendigkeit der Pneumonieprophylaxe bei Aufnahme auf Station.

Der Patient hat Probleme beim

ATL 8 Für Sicherheit sorgen

Problem 1 Durch die peripheren, zentralen Zugänge und den Dauerkatheter besteht die Gefahr der Infektion. Der Patient hat unnatürliche Körperöffnungen.

Ressource Keine.

Nahziel Verminderung der Zahl der Ableitungen in einer Woche.

Fernziel Der Körper ist frei von pathologischen Keimen.

Maßnahmen Verbandwechsel nur unter sterilen Bedingungen durchführen. Einmal täglich Einstichstelle der zentralen und peripheren Zugänge mit Desinfektionsmittel und sterilen Tupern von innen nach außen säubern und mit sterilen Kompressen und einem Pflaster verbinden. Einstichstelle auf Rötung beobachten. Das Legen des Dauerkatheters unter streng aseptischen Bedingungen durchführen. Nur Verwendung von geschlossenen Ableitungssystemen. Den Katheter nach ärztlicher Anordnung alle 2 bis 4 Wochen wechseln. Gründliche Intimpflege durchführen. Vermeidung von Abknicken, Abklemmen oder Konnektierung des Dauerkatheters. Frühestmögliche Erkennung eines Harnwegsinfekts, indem man täglich einen Urinstix durchführt und Urin in die Bakteriologie versendet. Versuchen, so schnell wie möglich die Ableitungen zu entfernen. Temperaturkontrolle durchführen. Auf ärztliche Anordnung 3mal täglich Antibiotikabehandlung. Vor Mitpatienten, die krankmachende Keime mit sich tragen, schützen, indem der Patient in ein Zimmer gelegt wird, das nach den Kriterien der Hygiene ausgesucht wird. Körpereigene Abwehrkräfte durch Gabe von Blut, Eiweißen oder Vitaminen nach ärztlicher Anordnung stärken.

Problem 2 Aufgrund der Medikamentengabe besteht die Gefahr einer allergischen Reaktion.

Ressource Der Patient meldet sich bei körperlichem Mißempfinden.

Nahziel Gute Verträglichkeit der angeordneten Medikamente in der Zeit der Einnahme.

Fernziel Der Patient ist medikamentenfrei.

Maßnahmen Genaue Verabreichung der ärztlich angeordneten Medikamente. Kontrolle der Medikamente im Hinblick auf Dosis, Häufigkeit, Anordnung und Patientenname. Die 1. Gabe jedes i.v.-Medikamentes vom Arzt durchführen lassen. Alle halbe Stunde während der Verabreichung der i.v.-Medikamente Vitalwerte kontrollieren. Auf Nebenwirkungen wie Schüttelfrost, Fieber, Erbrechen, Durchfall oder Hautausschlag achten.

Problem 3 Aufgrund der flachen Lage besteht Aspirationsgefahr beim Essen und Trinken.

Ressource Keine.

Nahziel Der Patient ist frei von Aspirationen.

Fernziel Ungehinderte Flüssigkeits- und Nahrungsaufnahme.

Maßnahmen Bei der Nahrungsaufnahme Bettebene schief stellen. Patienten darauf aufmerksam machen, bewußt und langsam zu essen und zu trinken. Das Trinken mit einem Strohhalm oder in einem Schnabelbecher reichen.

Problem 4 Wegen der Wirbelsäulenverletzung darf der Patient nicht aufgesetzt werden. Es besteht die Gefahr von Komplikationen.

Ressource Keine.

Nahziel Der Patient darf in 3 Monaten aufgesetzt werden.

Fernziel Der Patient ist frei von Komplikationen.

Maßnahmen Den Patienten ermahnen, sich nicht eigenständig in eine aufrechte Lage zu bringen. Er darf sich nicht eigenständig drehen.

Ihm mitteilen, daß er eigenverantwortlich auf seinen Körper achten soll. Patientenaufrichter entfernen. Kopfteil arretieren. Fußteil einrasten lassen. An das Bett ein Schild mit den Worten „Strenge Bettruhe, Flachlagerung!" anbringen. Mit roter Farbe Flachlagerung im Dokumentationssystem notieren.

Der Patient hat Probleme beim

ATL 9 Arbeiten und spielen

Problem 1 Da der Patient durch die strenge Bettruhe das Bett nicht verlassen darf, hat er Langeweile und ist nicht ausgelastet.

Ressource Der Patient bekommt Besuch von Freunden und von seiner Familie.

Nahziel Der Patient findet innnerhalb einer Woche wieder Spaß am Hören einer Kassette.

Fernziel Der Patient kann sich trotz Krankenhausaufenthalt problemlos ablenken und beschäftigen.

Maßnahmen Den Patienten in die Körperpflege einbeziehen, *damit er wenigstens zu den Pflegezeiten abgelenkt wird.* Einen Mitpatienten ins Zimmer legen, der im gleichen Alter ist und von den Interessen ähnliche Ansichten vertritt, *damit ein Gespräch zustande kommt.* Die Besuchszeiten erweitern, *um berufstätigen Freunden die Möglichkeit zu geben, einen Besuch zur Abwechslung und zum Austausch von Gefühlen zu machen.* Formulare zur Anmeldung von einem Telefon, Radio oder Fernseher weitergeben. Die Familie kann genügend Zeitungen und Bücher besorgen. Den Ehepartner bitten, Kassetten mitzubringen, auf denen Erzählungen zu hören sind. Das Pflegepersonal soll Gesprächsbereitschaft zeigen.

Problem 2 Durch die Querschnittslähmung kann der Patient seinen Beruf nicht mehr ausüben. Er hat Angst vor einer Umschulung.

Ressource Der Patient denkt über seine Zukunft nach.

Nahziel Der Patient wünscht in 2 Wochen ein Gespräch mit einem Mitarbeiter vom Sozialdienst.

Fernziel Der Patient führt eine Arbeit aus.

Maßnahmen Den Patienten darauf hinweisen, daß es im Haus einen Sozialdienst gibt, der berufliche und private Probleme in die Hand nimmt. Ihm die Telefonnummer geben. Gesprächsbereitschaft zeigen und genug Zeit mitbringen. Sagen, daß es sinnvoll wäre, seinen Vorgesetzten zu sich ins Krankenhaus zu bitten. Nur so kann eine gemeinsame Lösung gefunden werden. Mut zusprechen und ihm das Gefühl geben, daß er es schaffen wird. Angst vor der Umschulung nehmen.

Der Patient hat Probleme beim

ATL 10 Kommunizieren

Problem 1 Aufgrund der Klinikfachsprache kann der Patient auf Anhieb nicht alle Informationen und Aufklärungen verstehen.

Ressource Der Patient interessiert sich für seine Erkrankung.

Nahziel Der Patient fragt in 6 Tagen nach.

Fernziel Der Patient versteht die Informationen.

Maßnahmen Den Patienten ermutigen, bei Visite sofort zu sagen, wenn er etwas nicht versteht. Bei pflegerischen Tätigkeiten mit einfachen, verständlichen Worten informieren. Medizinische Fachbegriffe vermeiden. Bei Fragen Auskunft geben und sich versichern, daß er alles verstanden hat. Bei Unklarheiten im ärztlichen Bereich ein Gespräch mit dem zuständigen Arzt arrangieren. Stationsübliche Informationsblätter und Broschüren mitbringen.

Problem 2 Aufgrund der labilen, psychischen Situation ist der Patient schnell depressiv verstimmt. Er kann in diesem Moment seine Bedürfnisse nicht ausdrücken.

Ressource Keine.

Nahziel Der Patient vertraut sich in einer Woche einer Krankenschwester an.

Fernziel Der Patient findet sich mit der Situation zurecht.

Maßnahmen Die Stimmungslage erkennen und ernst nehmen. Den Patienten darauf ansprechen und Gesprächsbereitschaft signalisieren. Auf Mimik und Gestik achten. Bedürfnisse ablesen. Durch Nachfragen motivieren, seine Wünsche zu äußern. Ihm Zeit lassen, über sein neues Leben nachzudenken und sich selbst anzunehmen.

Problem 3 Durch die Flachlagerung ist der Patient in der Kommunikation eingeschränkt. Er kann schwer schreiben und lesen.

Ressource Der Patient setzt Mimik und Gestik ein.

Nahziel Der Patient schreibt Briefe und liest Bücher.

Fernziel Uneingeschränkte Kommunikation.

Maßnahmen Beim Eintreten in das Zimmer sich durch Worte bemerkbar machen, *da der Patient durch die Flachlagerung nicht zur Tür sehen kann.* Bei Visite die Bettebene schief stellen, so daß der Patient an der Kommunikation teilnehmen kann. Ihm sagen, daß er sich sofort melden soll, wenn er sich in irgendeiner Weise übergangen fühlt. Stets Blickkontakt aufnehmen. Dem Patienten ermöglichen, einen Brief zu schreiben oder ein Buch zu lesen, indem man die Bettebene schief stellt und das Nachtkästchen über das Bett schiebt. Eventuell Hilfsmittel besorgen. Ergotherapeutin anfordern, die mit dem Patienten die bestmögliche Schreibposition einübt.

Der Patient hat Probleme beim

ATL 11 Mann sein

Problem 1 Aufgrund der Abhängigkeit vom Pflegepersonal bei der Körperpflege, Nahrungsaufnahme und Ausscheidung fühlt sich der Patient nicht als vollwertiger Mann.

Ressource Keine.

Nahziel Der Patient hilft bei der Waschung des Oberkörpers in 7 Tagen mit.

Fernziel Der Patient ist selbständig.

Maßnahmen Respektieren der individuellen Bedürfnisse. Beachtung des Schamgefühls beim Waschen. Den Patienten in die Körperpflege so gut wie möglich einbeziehen. Seine Ressourcen nutzen. Immer wieder ermutigen und auf kleine Fortschritte hinweisen. Ihm sagen, daß er lernen muß, Hilfe zu akzeptieren. Dem Patienten das Gefühl geben, als vollwertiger Mann anerkannt zu werden.

Problem 2 Durch die thorakale Querschnittslähmung leidet der Patient an einer Störung der Sexualfunktion. Er hat Angst, kein erfülltes Sexualleben zu haben.

Ressource Der Patient ist verheiratet.

Nahziel Der Patient vertraut sich in 10 Tagen seiner Ehepartnerin an.

Fernziel Der Patient hat ein erfülltes Sexualleben.

Maßnahmen Sich Zeit nehmen, über seine Ängste zu sprechen. Auf Wunsch einen Pfleger hierzu in das Zimmer bitten. Dem Patienten erklären, daß meist alle Sexualfunktionen durch den kompletten Querschnitt ausfallen, aber es ab und zu die Möglichkeit zur reflektorischen Erektion gibt. Darüber aufklären, daß der

Geschlechtsverkehr nicht gespürt wird. Ihm mitteilen, daß er und seine Frau dennoch befriedigende sexuelle Kontakte haben können. Er muß lernen, mit seinen verbliebenen Fähigkeiten die Partnerin zu befriedigen. Dies geht nur durch eine neue Erfahrung beider. Dem Patienten raten, über seine Probleme und Gefühle mit der Ehefrau zu sprechen. Gemeinsam kann eine Lösung gefunden werden. Einen Psychologen oder Seelsorger auf Wunsch anfordern. Adressen von Selbsthilfegruppen geben. Dem Patienten raten, noch während seines Klinikaufenthaltes dort anzurufen und Kontakt zu suchen.

Der Patient hat Probleme beim

ATL 12 Sinn finden

Problem 1 Aufgrund der Erkrankung hat der Patient Zukunftsängste. Er hat Angst, den Alltag nicht bewältigen zu können.

Ressource Keine.

Nahziel Der Patient führt in 4 Monaten die Körperpflege fast selbständig durch.

Fernziel Der Patient sieht positiv in die Zukunft.

Maßnahmen Gespräche anbieten. Ihn ernst nehmen. Den Ehepartner in die Rehabilitation miteinbeziehen. Auf Wunsch Sozialdienst einschalten. Eine Haushaltshilfe und eine häusliche Krankenpflegeorganisation über den Sozialdienst anfordern, *die nach der Anschlußbehandlung helfen sollen.* Frühzeitig zu einer Anschlußheilbehandlung anmelden. Ihn so gut wie möglich bereits im Krankenhaus zur selbständigen Körperpflege, Nahrungsaufnahme und Ausscheidung anleiten. Er soll sich Kleidung mit Klettverschluß oder Gummizug kaufen lassen. Er soll noch während des Krankenhausaufenthalts und der Anschlußheilbehandlung lernen, mit Hilfsmitteln wie z.B. Rollstuhl umzugehen. Dem Patienten Hinweise zur Wohnungsgestaltung geben. Ihm raten, Stühle mit Armstützen zu kaufen, den Bodenbelag und die Höhe des Bettes auf den Rollstuhl abzustimmen, das Bad seinen Ansprüchen anzupassen und Utensilien in erreichbare Nähe zu stellen. Eventuell muß der Patient in eine rollstuhlgeeignete Wohnung umziehen oder seine Wohnung behindertengerecht umbauen lassen. Dem Ehepartner raten, sich mit dem Sozialdienst in Verbindung zu setzen und den Lebensraum auf den Partner abzustimmen.

Problem 2 Durch die Erkrankung hat der Patient keinen Lebensmut mehr. Er gibt sich auf.

Ressource Der Patient zeigt seine Gefühle.

Nahziel Der Patient findet am Ende des Krankenhausaufenthalts seinen Lebensmut zurück.

Fernziel Der Patient sieht positiv in die Zukunft.

Maßnahmen Die Gefühle des Patienten ernst nehmen. Mit ihm Gespräche führen. Seelsorger und Psychotherapeut auf Wunsch anfordern. Häufig zu ihm in das Zimmer gehen und Kontakt aufbauen. Immer einen Bettnachbarn in sein Zimmer legen. Adressen von Selbsthilfegruppen vermitteln. Dem Patienten raten, frühzeitig Kontakte zu Leidensgenossen aufzunehmen. Die Ehefrau bitten, den Patienten zu unterstützen und ihm neuen Lebensmut für die Zukunft zu geben.

Problem 3 Aufgrund der Behinderung hat der Patient Angst, nicht in die Familie, den Beruf und die Gesellschaft integriert zu werden.

Ressource Der Patient bekommt von Freunden und Familie Besuch.

Nahziel Der Patient findet seinen Platz in der Familie.

Fernziel Ausgefülltes Sozialleben.

Maßnahmen Den Patienten ermutigen, Kontakte zu Mitpatienten herzustellen. Besuchszeiten erweitern, indem Besuche von Bekannten, Verwandten, Freunden und Angehörigen großzügiger gehandhabt werden. Adresse der Selbsthilfegruppe geben. Dem Patienten raten, frühzeitig zu anderen querschnittsgelähmten Menschen Kontakte herzustellen. Ihm sagen, daß er aus deren Erfahrungen Kraft schöpfen kann und hilfreiche Tips zur Bewältigung seiner Probleme erhalten wird. Ihm den Tip geben, sich nach dem Krankenhausaufenthalt Informationen über die Behindertenwerkstatt und Freizeitmöglichkeiten für Behinderte (Sport, Spiel, Kino, Theater) zuschicken zu lassen.

6.3 Morbus Parkinson

Der nachfolgende Text stellt eine kurze Zusammenfassung der Erkrankung Morbus Parkinson dar. Er soll die Erkrankung in Erinnerung rufen, um mit der Pflegeplanung besser zurechtzukommen. Er ersetzt keinesfalls die Fachliteratur.

Definition: Unter Morbus Parkinson versteht man eine Nervenkrankheit, bei der eine Degeneration von Nervenzellen in der Substantia nigra der Basalganglien stattgefunden hat. Folge dieser Zelldegeneration ist die Störung eines Regulationsmechanismus, der für den ungehinderten Ablauf der willkürlichen und automatischen Bewegungen notwendig ist. Ziel, Richtung, Kraft, Geschwindigkeit und Dauer des Bewegungsablaufs werden mehr oder minder stark beeinträchtigt.

Häufigkeit: Der Morbus Parkinson ist eine der häufigsten Nervenerkrankungen mit extrapyramidalen Symptomen. Der Beginn der Erkrankung liegt jenseits des 40. Lebensjahres.

Begünstigende Faktoren: Als begünstigende Faktoren dieser vorzeitigen Degeneration werden angenommen: die Erbanlage, Tumoren, entzündliche Erkrankungen wie Enzephalitis, arteriosklerotisch bedingte Durchblutungsstörungen und Vergiftungen.

Symptome: Kernsymptom ist die Bewegungsverarmung (Hypokinese), die die gesamte quergestreifte Muskulatur befällt und sich bis zur völligen Erstarrung (Akinese) steigern kann. Willkürbewegungen, Mit- und Ausdrucksbewegungen werden langsamer und hölzener. Die Tonuserhöhung in der Muskulatur (Rigor) betrifft Agonisten und Antagonisten. Die pendelnden Mitwegungen der Arme beim Gehen gehen verloren. Das Gangbild wird geprägt durch kleine, schlürfende Schritte, die Füße werden nur wenig vom Boden gehoben. Die Bewegungsverarmung in der Gesichtsmuskulatur führt zur mimischen Starre (Hypomimie oder Amimie), die Stimme wird leiser, monoton und undeutlich. Der Patient hat eine typische Haltung mit leicht nach vorne gebeugtem Kopf und eingezogenen Schultern. Weitere Symptome sind der rhythmische Antagonistentremor, Ruhetremor, vermehrter Speichelfluß, gesteigerte Talgabsonderung (Salbengesicht), Schwitzanfälle, Blinselkrämpfe, Züngelkrämpfe, psychische Veränderungen und Bradyphrenie.

Therapie: Eine Heilung ist bis heute nicht möglich, der Verlauf ist immer progredient. Therapeutisch ist die medikamentöse Behandlung zu nennen, die eine Verminderung des Rigors und dadurch eine Verbesserung der Bewegungsfunktionen erreichen möchte. Die stereotaktische Operation soll den Tremor und Rigor verringern. Unabdingbarer Bestandteil jeder Therapie ist die krankengymnastische Behandlung. Weitere Informationen zu dieser Erkrankung müssen aus der entsprechenden Literatur entnommen werden.

Der Patient hat Probleme beim

ATL 1 Wach sein und Schlafen

Problem 1 Dadurch, daß die Nachtschwester zweistündlich ihren Kontrolldurchgang durch die Zimmer machen muß, hat der Patient eine gestörte Nachtruhe.

Ressource Der Patient schläft 2 Stunden am Stück.

Nahziel Der Patient hat in der nächsten Nacht eine Ruhephase von mindestens 4 Stunden.

Fernziel Der Patient schläft die Nacht ungestört durch.

Maßnahmen Beobachten, Dokumentieren und Überwachen der Qualität, Tiefe, Dauer und Durchgängigkeit des Schlafes, indem man zweistündlich durch die Zimmer geht. Auf ärztliche Anordnung ein Schlafmedikament verabreichen. Beim Durchgang leise die Türen zu den Patientenzimmern öffnen. Kein grelles Licht anmachen. Als Lichtquelle eine Taschenlampe benutzen. In den Zimmern nur flüstern. Mipatienten auf dem Stationsgang anhalten, sich leise zu verhalten.

Problem 2 Aufgrund der schmerzenden Glieder und der inneren Unruhe hat der Patient Einschlaf- und Durchschlafstörungen.

Ressource Der Patient schläft 2 Stunden am Stück.

Nahziel Der Patient schläft in der nächsten Nacht innerhalb einer 1/2 Stunde ein.

Fernziel Befriedigende Schlafbedürfnisse.

Maßnahmen Auf ärztliche Anordnung Schmerzmittel verabreichen. Den Abend ruhig und entspannt gestalten, indem keine Untersuchungen mehr abgehalten werden. Dem Patienten die Möglichkeit geben, sich in sein Zimmer ungestört zurückziehen zu können. Versuchen, dem Patienten vor dem Zu-Bett-Gehen immer denselben, regelmäßigen Rhythmus zukommen zu lassen. Eventuell eine heiße Milch oder einen warmen Tee anbieten. Ihm ein Duschbad oder ein Fußbad zukommen lassen. Ihm Leseutensilien an das Bett legen oder einen Kassettenrecorder mit Musik spielen lassen. Gesprächsbereitschaft signalisieren. *Sollte die Unruhe eine Nebenwirkung der Medikamente sein,* die Dosierung mit dem Arzt besprechen und eventuell die Medikation umstellen lassen.

Problem 3 Aufgrund der Hypokinese kann sich der Patient im Bett nicht alleine drehen.

Ressource Keine.

Nahziel Der Patient dreht sich selbständig vom Rücken zur Seite.

Fernziel Der Patient bestimmt seine Lage selbständig.

Maßnahmen Erklären, daß die Hypokinese ein Symptom seiner Erkrankung ist. Die Glocke griffbereit an das Bett hängen. Beim Durchgang Lagewechsel durchführen, indem der Patient vom Rücken zur rechten bzw. linken Seite gelagert wird. Ihn bitten, dabei mitzuhelfen. Sollte der Patient gerade erst eingeschlafen sein, Lagewechsel auf einen späteren Zeitpunkt verschieben. Den Patienten dazu anhalten, zu klingeln, wenn er gedreht werden möchte.

Der Patient hat Probleme beim

ATL 2 Sich bewegen

Problem 1 Aufgrund der Hypokinese verändert der Patient seine Lage nur wenig, und es besteht eine erhöhte Druckbelastung besonders an den Fersen, Ellbogen und der Kreuzbeinregion. Der Patient ist dekubitusgefährdet.

Ressource Der Patient hat eine intakte Haut.

Nahziel Druckintensität und Zeitdauer des Druckes auf eine der oben genannten Körperstellen auf weniger als 40 mmHg in 2 Stunden reduzieren.

Fernziel Die Blutzirkulation an druckgefährdeten Stellen fördern.

Maßnahmen Die Haut einmal täglich bei guten Lichtverhältnissen im Hinblick auf weiße Flecken oder Rötung ansehen. Täglich morgens und abends mit alkalifreier Seife den ganzen Körper waschen. *Aggressive Stoffe strapazieren die Haut zusätzlich.* Einreiben mit rückfettenden Salben wie Fissan nach jeder Waschung, *um die Elastizität und Widerstandskraft zu fördern.* Den Patienten mobilisieren. Ihn anhalten, sich mindestens 3mal am Tag für 2 bis 3 Stunden aus dem Bett zu erheben. Mit ihm über Station gehen. Einen Gehwagen anbieten. Am Morgen und bei Bedarf saubere und trockene Kleidung anziehen. 2 bis 3 Lagen Schaumstoff in das Bett legen. Falten im Bett bei jedem Lagewechsel glatt ziehen. Den Patienten mindestens einmal pro Schicht in einen Rehabilitationsstuhl setzen. Krümel nach jeder Mahlzeit sorgfältig entfernen. Vitaminreiches Obst und Getränke für ausreichende Flüssigkeitszufuhr von 2 bis 3 l in der Küche bestellen, *um einer möglichen mitverursachender Ernähungsstörung vorzubeugen.*

Problem 2 Durch die verminderte Beweglichkeit kommt es zu einer Verlangsamung der Blutströmung, einer Beschleunigung der Blutgerinnung und einer verminderten Muskelvenenpumpe. Der Patient ist thrombosegefährdet.

Ressource Der Patient hat keine Varizen.

Nahziel Der Patient verläßt in 2 Tagen für mindestens 2 bis 3 Stunden sein Bett.

Fernziel Intakte Muskelvenenpumpe und ausreichende Strömungsgeschwindigkeit in den Venen.

Maßnahmen Hochlagerung der Beine alle 2 Stunden um 20°, *damit das Blut besser vom Knie bis zur Leiste abfließen kann.* Mobilisation betreiben durch das Sitzen an der Bettkante, Waschen oder Gehen auf dem Stationsgang. Dreimal täglich 5 Minuten im Bett Füße 10mal kreisen, 15mal heben und senken, Zehen 20mal einkrallen und wieder spreizen. Bei den Bewegungsübungen behilflich sein. 24 Stunden Antithrombosestrümpfe tragen lassen. Anlegen der Strümpfe im Liegen, bei entstauten Venen. Strümpfe alle 2 Tage erneuern. Morgens und abends Beobachtung der Haut im Hinblick auf Rötung, Erwärmung, Schwellung und Druckstellen. Verabreichung der Fragminspritze auf ärztliche Anordnung täglich morgens.

Problem 3 Durch die Muskelanspannung hat der Patient Funktions- und Bewegungseinschränkungen an Knie-, Hals- und Schultergelenk. Aufgrund des Druckes der Bettdecke besteht die Gefahr des Spitzfußes. Der Patient ist kontrakturgefährdet.

Ressource Der Patient führt die von der Krankengymnastin gezeigten Bewegungsübungen selbständig durch.

Nahziel Verminderte Muskelanspannung in einer Woche.

Fernziel Erhaltung der funktionellen Gelenkstellung sowie des harmonischen Bewegungsablaufs.

Maßnahmen Physiologische Lagerung der Gelenke in mittlerer Funktionsstellung, indem der Oberarm in Abduktionsstellung von 30° (Schultergelenk), der Unterarm im Winkel von 100° leicht erhöht (Ellbogengelenk), Finger in leichter Schalenhaltung (Handgelenk), Hüftgelenk und Kniegelenk möglichst gestreckt und Füße an Fußstütze gelagert sind. Alle 2 Stunden Lagewechsel vollziehen. Einen Bettbogen an das Fußende stellen. Bewegungsübungen passiv und aktiv durchführen. Mindestens einmal pro

Schicht Gehübungen auf dem Stationsgang durchführen. Eventuell mit Krankengymnastik. Information über die Gefahr und Entstehung einer Kontraktur und die Notwendigkeit von Bewegungsübungen. Beobachtung des Patienten im Hinblick auf die Beweglichkeit der Gelenke, Schmerzen und Fehlstellungen.

Problem 4 Durch die Bettlägrigkeit besteht beim Aufstehen die Gefahr des Schwindels und des orthostatischen Kollapses.

Ressource Der Patient ruft zum Aufstehen eine Krankenschwester.

Nahziel Der Patient steht in 3 Tagen schwindelfrei auf.

Fernziel Problemloses und selbständiges Stehen und Gehen.

Maßnahmen Vor jedem Aufstehen die Vitalwerte kontrollieren. Den Kreislauf vor dem Aufstehen anregen: Der Patient soll im Bett sitzend Hände und Füße 10mal kreisen, dann 15mal Hände zu einer Faust ballen, die Beine dazu anziehen und ausstrecken. Ihm hierbei Hilfe anbieten. Zuerst das Kopfteil in senkrechte Stellung bringen. Der Patient soll im Bett ungefähr 5 Minuten in dieser Position verweilen. Den Patienten bei Wohlbefinden schließlich am Bettrand mit Fußsohlenkontakt zum Boden 5 bis 10 Minuten sitzen lassen und Vitalwerte kontrollieren. Mit ihm aufstehen. Bei Bedarf dazu eine 2. Pflegekraft zur Hilfe rufen.

Problem 5 Durch seine Erkrankung hat der Patient Start- und Anhaltschwierigkeiten beim Gehen.

Ressource Der Patient kann gehen.

Nahziel Reduzierung der Startschwierigkeiten und Anhaltprobleme innerhalb von 10 Tagen.

Fernziel Problemloses Gehen und Anhalten.

Maßnahmen Täglich mindestens 3mal ein Gehtraining durchführen. Das Gehtraining auf einem rutschfesten Bodenbelag ausführen. Dem Patienten sicheres Schuhwerk anziehen. Entweder Turnschuhe oder Schnürschuhe, in denen er bis zum Knöchel festen Halt findet. Schuhsohlen auswählen, die auf dem Untergrund nicht kleben bleiben. Am besten Schuhe mit Ledersohlen anziehen. Den Patienten vor dem Gehtraining entspannen lassen. Ihm sagen, daß er sich auf seine Bewegung konzentrieren muß und diese erst bei voller Entspannung ausführen darf. Darauf achten, daß er seine Fersen beim Laufen stets zuerst aufsetzt. Ihn in eine leicht breitbeinige Schrittposition bringen, *um das Gleichgewicht besser halten zu können.* Ihn keinesfalls schlürfende Bewegungen machen lassen. Wenn der Patient mit den Füßen über den Boden schlürft, ihn bitten, anzuhalten und das Gehen von vorne zu beginnen. Ihn wieder neu entspannen und auf die Bewegung konzentrieren lassen. Den Patienten anhalten, die Gehbewegungen mitzusprechen. Durch einen leichten Druck mit der Hand gegen das Bein ihm die nötige Hilfe geben, das richtige Bein zuerst voranzusetzen. Sagen, welches Bein er vorzusetzen hat. Stets mitsprechen oder vorsprechen.

Problem 6 Durch die degenerative Veränderung der schwarzen Substanz im Mittelhirn leidet der Patient an einem Rigor. Er hat eine erhöhte Muskelanspannung.

Ressource Keine.

Nahziel In 5 Tagen führt der Patient Entspannungsübungen selbständig durch.

Fernziel Verminderung der Muskelanspannung.

Maßnahmen Den Arzt über den Rigor informieren und die Medikation gegebenenfalls abändern lassen. Der Patient soll täglich 2mal von einer Krankengymnastin Lockerungs- und Entspannungsübungen vorgeführt bekommen, die er selbständig über den Tag verteilt übt und durchführt. Vor jeder Tätigkeit den Patienten auffordern, sich zu entspannen. Eventuell Lockerungsübungen durch einfache Arm- oder Beinbewegungen durchführen lassen. Pausen zur Erholung gönnen. Den Patienten keinem Streß aussetzen, *da dieser die Muskelanspannung verstärkt und die Beweglichkeit verschlechtert.* Geduld mitbringen und auf den Patienten eingehen.

Problem 7 Durch den unterschiedlichen Dopaminspiegel leidet der Patient an On-off-Phasen.

Ressource Keine.

Nahziel Verminderung der On-off-Phasen in 5 Tagen.

Fernziel Exakt eingestellter Dopaminspiegel.

Maßnahmen Erklären, daß diese On- und Off-Phasen durch den unterschiedlichen Dopaminspiegel ausgelöst werden. In der Zeit der regungslosen, steifen Off-Phase Hilfe anbieten. Den Patienten im Bett aufsetzen und zur Toilette aufstehen lassen. *Durch das Üben der Beweglichkeit kann die Off-Phase gelindert werden.* Glocke griffbereit am Bett anbringen. Den Patienten in der überaktiven On-Phase durch Konzentrationsübungen den Bewegungsdrang kontrollieren lassen. Lockerungs- und Entspannungsübungen durchführen. Ihm seine Bewegungen vorsprechen lassen. Öfter Pausen einlegen. Dem Patienten Zeit zum Sammeln geben.

Problem 8 Durch die Degeneration von Nervenzellen hat der Patient eine Hypokinese. Es kommt zu einem Mangel an Spontan-, Reaktiv- und Mitbewegungen.

Ressource Der Patient bewegt sich.

Nahziel Verbesserung der Symptomatik in 5 Tagen.

Fernziel Normaler Bewegungsablauf.

Maßnahmen Den Arzt über die Hypokinese informieren. Die Medikation darauf abstimmen und verändern lassen. Bevor der Patient eine Tätigkeit durchführen darf, mit ihm diese absprechen. Exakt die Bewegungen durchgehen und gezielt einüben. Ihn bitten, jede Bewegung laut mitzusprechen. Gehübungen vor dem Spiegel durchführen lassen. Ihm Bewegungsmuster vorführen und nachahmen lassen. Die Krankengymnastin bestellen, die 2mal täglich Übungen zur Verbesserung der Beweglickeit durchführt. Den Patienten in der Ergotherapie anmelden. Ihm dadurch die Möglichkeit geben, durch z.B. Haushaltstraining, Basteltraining etc. Bewegungen einzustudieren.

Problem 9 Durch die Erkrankung entwickelt der Patient einen veränderten Gang. Er geht kleinschrittig, nach vorne gebeugt, mit angezogenen Schultern und angewinkelten Armen.

Ressource Der Patient kann gehen.

Nahziel Der Patient geht in 4 Tagen sicher.

Fernziel Harmonisches Gangbild.

Maßnahmen Den Arzt über das Gangbild informieren. Die Medikamenteneinstellung diesbezüglich überprüfen lassen. Der Patient soll täglich Gehübungen durchführen. Die Krankengymnastin 2mal täglich kommen lassen. Der Patient soll vor dem Losgehen eine aufrechte Haltung einnehmen. Er soll tief einatmen und sich vollkommen entspannen. Ihm sagen, daß er die Fersen stets zuerst aufsetzen muß. Er soll versuchen, gleich große Schritte zu setzen. Wenn möglich mit einer Kreide die Abstände der Schrittgröße auf dem Fußboden vorzeichnen. Er darf nicht schlürfend gehen. Auf einen schlürfenden Gang sofort aufmerksam machen. Ihn anhalten, den Blick geradeaus zu richten. Sollte er beim Gehen auf Station durch Mitpatienten abgelenkt werden, ihn bitten, stehenzubleiben und sich erneut zu konzentrieren. Kurze Pausen gönnen. Den Patienten seinen Bewegungsablauf laut mitsprechen lassen. Eventuell ihm die Schritte vorsagen. Die Gehübungen am besten vor einem Spiegel durchführen. Ihm die Möglichkeit geben, sich selbst zu sehen und dadurch im Gangbild verbessern zu können. Einen Gehwagen als Hilfe anbieten.

Problem 10 Durch die Erkrankung hat der Patient eine veränderte Fingerstellung. Die Finger erscheinen ungelenk, steif und pfötchenartig.

Ressource Der Patient kann die Finger bewegen.

Nahziel In 3 Tagen sind die Finger lockerer.

Fernziel Gut bewegliche Finger.

Maßnahmen Eine Krankengymnastin bestellen, die mindestens 2mal am Tag Übungen zur Verbesserung der Fingerfertigkeit durchführt. Darauf achten, daß der Patient die ihm gezeigten Übungen selbständig durchführt. In der Ergotherapie anmelden. *Hier kann er bei verschiedenen Haus- oder Bastelarbeiten seine Fingerfertigkeit trainieren.* Lockerungsübungen vor jeder Tätigkeit durchführen lassen. Er soll seine Hände 10mal ausschütteln, sie entspannt auf das Nachtkästchen legen oder mit den Fingern leicht schwingende Bewegungen durchführen. Den Patienten trotz veränderter Fingerstellung soviel wie möglich alleine ausführen lassen. Finger durch Bewegungsübungen wie z.B. beim Greifen von Gegenständen, bei der Nahrungsaufnahme oder beim Waschen schulen. Als Hilfe verdickte Griffe anbieten.

Problem 11 Durch die degenerative Nervenzellschädigung leidet der Patient an einem Zittern bei jeder Bewegung. Er hat Probleme im Alltag.

Ressource Keine.

Nahziel Verminderung der Symptomatik innerhalb 6 Tagen.

Fernziel Der Patient bewältigt Alltagssituation.

Maßnahmen Ihm sagen, daß die Erkrankung Nervenzellen schädigt und dadurch Bewegungen nicht mehr zielsicher ausgeführt werden können. Optimale Medikamenteneinstellung durch den Arzt durchführen lassen. Die Krankengymnastin bitten, 2mal täglich Lockerungs- und Entspannungsübungen mit ihm zu trainieren. Dem Patienten Hilfsmittel in sein Zimmer stellen. Für das Gehen einen Gehwagen anbieten. Alle Gegenstände mit einem verdickten Griff ausstatten. Unkomplizierte Kleidung wählen. Der Patient soll sich von Angehörigen Hosen und Pullover mit Gummizug mitbringen lassen. Jegliche Art von Knöpfen vermeiden. Ihm trotz Zittrigkeit seine täglichen Verrichtungen selbständig durchführen lassen, ihm dabei Hilfe anbieten. *Um beim Sitzen das Zittern zu reduzieren,* den Rat geben, die Unterschenkel fest an den Stuhl zu drücken. *Diese Stütze engt ihn in seinem Bewegungsdrang ein.* Beim Aufstehen den Patienten zuerst auf die Bewegung konzentrieren lassen. Er soll mitsprechen. Pausen gönnen. Erschöpfung und Müdigkeit verhindern.

Der Patient hat Probleme beim

ATL 3 Waschen und Kleiden

Problem 1 Aufgrund des starken Schwitzens, bedingt durch die Erkrankung, besteht die Gefahr einer Mazeration unter den Achselhöhlen, im Dammbereich, zwischen Fingern und Zehen. Der Patient ist intertrigogefährdet.

Ressource Der Patient hat eine intakte Haut.

Nahziel Verminderung des Schwitzens in einer Woche.

Fernziel Beibehaltung einer intakten Haut.

Maßnahmen Täglich 2mal Beobachtung der Haut im Hinblick auf rote, brennende, mazerierte Stellen. Unter den Achseln und im Dammbereich Haut gut abtrocknen. Dem Patienten anbieten, ihn auch außerhalb der Ganzwaschung mit kühlem Wasser zu erfrischen und die Haut dann gut abzutrocknen. Kleidung und Bettwäsche bei Bedarf wechseln. An stark gefährdeten Körperstellen eventuell Kompressen glatt einlegen. Aufpassen, daß der Patient durch die Kompressen keinen Dekubitus bekommt.

Problem 2 Aufgrund der gestörten Feinmotorik ist der Patient in seiner Mobilität eingeschränkt. Er braucht Hilfe beim Waschen des Oberkörpers, des Rückens, des Intimbereichs und der Beine. Er benötigt Unterstützung beim An- und Ausziehen seiner Kleidung.

Ressource Der Patient wäscht sich das Gesicht selbständig.

Nahziel Der Patient zieht sich in einer Woche alleine an.

Fernziel Selbständigkeit in bezug auf Körperpflege und Bekleidung.

Maßnahmen Richten sämtlicher Waschutensilien (2 Waschhandschuhe, 2 Handtücher, Waschlotion, Hautcreme) am Waschbecken. Zahnpasta, Zahnbecher und Zahnbürste zum Zähneputzen bereitlegen. Den Patienten bitten, sich selbständig zu waschen. Ihm nur behilflich sein, wenn er unter keinen Umständen seine Körperpflege alleine durchführen kann. Den Rücken waschen. Zeit zum Waschen geben. *Hektik würde die Symptomatik steigern und ihn in seiner Selbständigkeit einschränken.* Eine Feuchtigkeitscreme reichen und ihn bitten, damit den ganzen Körper einzureiben. Den Patienten bei der Zahnpflege unterstützen. Die Haare anschließend bürsten und kämmen. Der Patient soll private Kleidung tragen. Hierzu dem Ehepartner die Information geben, nur Kleidungsstücke mit Reißverschluß, Klettverschluß oder Gummizug mitzubringen. Wenn der Patient am frühen Morgen in der Off-Phase ist und bereits große Schwierigkeiten hat, vom Liegen in das Sitzen zu kommen, die Ganzwaschung auf den Nachmittag verschieben. Er muß lernen, mit seinem Körper alleine zurechtzukommen. Auf ihn eingehen und Geduld mitbringen. Dokumentation über Hautzustand und Mobilität morgens und abends.

Problem 3 Da der Patient bei der Ganzkörperwaschung seine sexuellen Schutzzonen der Krankenschwester offenbaren muß, hat er ein Schamgefühl.

Ressource Der Patient wäscht sich den Intimbereich selbständig.

Nahziel Der Patient wäscht sich in einer Woche selbständig.

Fernziel Der Patient ist unabhängig.

Maßnahmen Die Gefühle ernst nehmen und Gesprächsbereitschaft signalisieren. Neutralen Umgang mit seinen Intimzonen wahren. Dem Patienten anbieten, sich von einer gleichgeschlechtlichen Pflegekraft waschen zu lassen. Den Patienten soviel wie möglich selbständig machen lassen. Beim Waschen des Intimbereichs diskret abwenden.

Problem 4 Durch die vegetative Störung hat der Patient einen erhöhten Speichelfluß.

Ressource Der Patient wischt sich den Speichel ab.

Nahziel Der Patient führt in 4 Tagen die Mundpflege selbständig durch.

Fernziel Der Patient hat einen normalen Speichelfluß.

Maßnahmen Dem Patienten sagen, daß er zweistündlich seinen Mund mit Wasser und Dexpanthenol-Lösung ausspülen soll. Ihn stetig daran erinnern und anfangs Hilfe anbieten. Ihm hierzu einen Pappbecher an das Waschbecken stellen. Danach die Lippen mit Bepanthen-Salbe eincremen. Er soll in der Hosentasche und am Nachtkästchen stets Papiertaschentücher liegen haben. Kompressen geben. Zellstoff vermeiden. Ihn anleiten, sich mit den Kompressen den herausfließenden Speichel abzuwischen. Einen Papierabwurf an das Bett hängen.

Problem 5 Aufgrund der vegetativen Störung hat der Patient eine erhöhte Talgproduktion. Er hat ein Salbengesicht.

Ressource Keine.

Nahziel Der Patient akzeptiert in 4 Tagen sein Salbengesicht.

Fernziel Normale Talgproduktion.

Maßnahmen Dem Patienten erklären, daß die vermehrte Talgproduktion nicht unterdrückt werden kann und das Salbengesicht ein Symptom seiner Erkrankung ist. Eine tägliche und gründliche Gesichtsreinigung morgens und abends durchführen. Hierfür milde Reinigungsmittel verwenden. Das Gesicht mit einem frischen Waschhandschuh und kühlem Wasser abwischen, dann eine milde Reinigungseife auftragen und gründlich abwaschen. Das Gesicht gut abtrocknen.

Problem 6 Durch seine depressive Stimmung ist der Patient an seinem Äußeren nicht interessiert. Er sieht ungepflegt aus.

Ressource Keine.

Nahziel In einer Woche denkt der Patient selbst an die Körperpflege.

Fernziel Attraktives Aussehen.

Maßnahmen Den Patienten bitten, sich so gut wie möglich selbständig zu waschen und anzukleiden. Sollte sich der Patient weigern, dies zu tun, ihn zuerst in Gesprächen motivieren, schließlich die Pflege übernehmen. Er muß lernen, sich mit seiner Erkrankung anzunehmen. Eine Psychotherapie oder den Besuch eines Seelsorgers vorschlagen. Stets Gesprächsbereitschaft signalisieren. Zeigen, daß es ihm leichter fallen wird, sich anzunehmen, wenn sein Äußeres gut und gepflegt aussieht.

Der Patient hat Probleme beim

ATL 4 Essen und Trinken

Problem 1 Durch die Hypokinese und den Rigor ist die Nahrungsaufnahme erschwert. Der Patient braucht Hilfe beim Essen.

Ressource Der Patient nimmt Nahrung zu sich.

Nahziel In 5 Tagen kann der Patient mit den Hilfsmitteln umgehen.

Fernziel Ungehinderte Nahrungsaufnahme.

Maßnahmen Zu den Mahlzeiten beim Patienten bleiben. Versuchen, ihn soviel wie möglich alleine machen zu lassen, *um die Beweglichkeit zu trainieren.* Ihm helfen, an den Tisch zu gehen. Hilfsmittel anbieten, wie z.B. verdickte Griffe oder rutschfeste Unterlagen. Die Kost so bestellen, daß sie leicht zu essen ist. Kleine Bissen erleichtern die Kautätigkeit. Sollte Fleisch auf dem Teller sein, dieses vorher zerkleinern. Beim Trinken raten, kleine Schlucke zu nehmen. Den Tee in einen Schnabelbecher geben. Dem Patienten eine Serviette anstatt eines Lätzchens um den Hals binden. *Dies stärkt das Selbstvertrauen.* Nicht das Essen eingeben, sondern dem Patienten die Zeit lassen, seine Nahrung selbst zu sich zu nehmen. Hektik verstärkt die Symptomatik. Pausen gönnen, wenn er ermüdet. Eventuell das Essen zwischendurch noch einmal aufwärmen oder Warmhalter verwenden. Mitpatienten, Bekannte und Freunde aus dem Zimmer bitten, sollte er sich schämen, vor ihnen zu essen. Ihm Mut machen und ihn loben, wenn er die Nahrung ohne Hilfe zu sich genommen hat. Nach dem Essen den Patienten an das Waschbecken führen und ihm eine gute Mundhygiene zukommen lassen. Auf Wunsch Ergotherapie anfordern.

Problem 2 Aufgrund der Muskelanspannung hat der Patient einen erhöhten Kalorienverbrauch. Er hat einen Gewichtsverlust von ca. 4 kg.

Ressource Der Patient nimmt Nahrung zu sich.

Nahziel Der Patient hält 2 Tage lang sein Gewicht konstant.

Fernziel Erreichen einer optimal möglichen Ernährung.

Maßnahmen Beratung im Hinblick auf die Unterversorgung mit notwendigen Elektrolyten und Kalorien. Den Essensplatz aufräumen und appetitlich wirken lassen. Kalorienreiche Speisen und Getränke in der Küche bestellen. Täglich Gewichtskontrolle am Morgen. Dokumentation über die tägliche Eßmenge.

Problem 3 Da der Patient die Nahrung schlecht kauen kann, hat er Verdauungsprobleme.

Ressource Der Patient nimmt Nahrung zu sich.

Nahziel Verbesserte Kautätigkeit in 6 Tagen.

Fernziel Problemlose Verdauung.

Maßnahmen Dem Patienten raten, daß er kleine Bissen zu sich nehmen und gut kauen soll. Eine leicht verdauliche Kost bestellen, die keine Blähungen oder starkes Völlegefühl hervorruft. Er soll sich beim Essen Zeit lassen und mit Genuß die Nahrung zu sich nehmen. Auf Wunsch passierte Kost oder Schonkost in der Küche bestellen. Aufklären, daß er auf Kaffee und Alkohol verzichten soll. Auf ärztliche Anordnung ein Magenschutzmittel verabreichen.

Problem 4 Durch die gestörte Feinmotorik kann der Patient nicht sauber essen. Er hat Hemmungen, vor anderen zu essen.

Ressource Der Patient ißt.

Nahziel In 5 Tagen ißt der Patient sauberer.

Fernziel Der Patient ißt selbstsicher in der Öffentlichkeit.

Maßnahmen Siehe ATL 4 „Essen und Trinken“ unter Problem 1 „Erschwerte Nahrungsaufnahme“. Die Wünsche hinsichtlich des Ortes beim

Essen genau beachten. Darauf achten, daß der Patient vor beleidigenden Bemerkungen von Mitpatienten oder Angehörigen geschützt bleibt. Freude am Essen vermitteln. Angemessene Hilfestellungen geben und Selbstvertauen schenken.

Der Patient hat Probleme beim

ATL 5 Ausscheiden

Problem 1 Aufgrund des Bewegungsmangels besteht die Gefahr der Obstipation.

Ressource Der Patient kann mit Hilfe zur Toilette gehen.

Nahziel Der Patient hat alle 2 Tage Stuhlgang.

Fernziel Wiederherstellung der gesunden Ausscheidungsfunktion.

Maßnahmen Mobilisation betreiben. Zur Anregung der Darmperistaltik täglich Morgengymnastik durchführen, z.B. eine halbe Stunde mit dem Gehwagen auf der Station auf und ab gehen. Auf ärztliche Anordnung einen Einlauf oder orale Laxanzien morgens verabreichen. Faserreiche Ballaststoffernährung mit Vollkornbrot, Hirse, Vollreis, Obst, Gemüse und Buttermilch in der Küche bestellen. Beim Essen dem Patienten sagen, daß er sich Zeit nehmen, richtig kauen und genießen soll. Zu jeder Mahlzeit und vor dem Frühstück ein Glas Mineralwasser, Fencheltee oder Buttermilch trinken lassen. Dokumentation morgens und abends über das tägliche Stuhlgangverhalten.

Problem 2 Wegen der Bewegungsverarmung kann der Patient nicht alleine auf die Toilette gehen.

Ressource Der Patient geht mit Hilfe auf die Toilette.

Nahziel In einer Woche geht der Patient alleine auf die Toilette.

Fernziel Selbständigkeit in bezug auf den Toilettengang.

Maßnahmen Den Patienten bitten zu klingeln, wenn er auf die Toilette muß. Ihn für den Toilettengang stets aufstehen lassen. Ihm beim Gehen zur Toilette sowie beim Auskleiden Hilfe anbieten. Wenn sich der Patient in der Off-Phase befindet und starken Harndrang verspürt, eine Urinflasche zur Erleichterung anbieten. *Hektik verschlechtert die Symptomatik und erschwert das Aufstehen zusätzlich.* In der Nacht einen Nachtstuhl neben das Bett stellen. Dem Patienten sagen, daß häufiges Aufstehen sein Gehverhalten trainiert.

Problem 3 Da der Patient nicht schnell aufstehen kann, ist er inkontinent. Er kommt nicht rechtzeitig zur Toilette.

Ressource Der Patient trägt Einlagen.

Nahziel In einer Wochen bewältigt der Patient den Toilettengang alleine.

Fernziel Der Patient ist kontinent.

Maßnahmen Dem Patienten raten, Kleidung zu tragen, die schnell ausgezogen werden kann wie z.B. eine Hose mit Gummizug. Das Bett so nahe wie möglich an die Toilette fahren. An der Toilette Haltegriffe anbringen lassen, *um das Setzen und Aufstehen zu erleichtern.* Dem Patienten Inkontinenzhilfsmittel bereitlegen. Genug Einmalslips und Einlagen zur Verfügung stellen. Am Tag keinen Nachtstuhl oder Urinflasche geben. Den Sinn der Bewegungsübungen erklären. Ihm sagen, daß er zu Hause auch ohne Hilfsmittel auskommen muß. Die Angst vor dem Einnässen nehmen, indem man ihm einen Bettschutz in sein Bett legt. Klar machen, daß die Inkontinenz ein Symptom seiner Erkrankung in der Off-Phase ist und er sich dafür nicht genieren muß.

Der Patient hat Probleme bei der

ATL 6 Regulation der Körpertemperatur

Problem 1 Aufgrund der Störung der Wärmeregulation durch die Erkrankung hat der Patient eine erhöhte Schweißsekretion. Er schwitzt leicht.

Ressource Keine.

Nahziel Verminderung der Schweißproduktion innerhalb von 7 Tagen.

Fernziel Normale Transpiration.

Maßnahmen Die Ursache für seine plötzlich veränderte Transpiration erklären. Ihm sagen, daß die erhöhte Schweißproduktion durch seine Erkrankung bedingt ist. Raten, sich angemessene Kleidung von seinen Angehörigen mitbringen zu lassen. Er soll kurzärmlige T-Shirts oder Kleidungsstücke aus Baumwolle tragen, die den Schweiß gut aufsaugen. Bei Bedarf Kleidung und Bettwäsche wechseln. Dem Patienten mindestens 2mal am Tag eine gute Körperpflege anbieten. *Da er viel Flüssigkeit verliert,* genug Mineralwasser an sein Bett stellen. Sagen, daß er mindestens 2 bis 3 l Flüssigkeit zu sich nehmen soll.

Der Patient hat Probleme beim

ATL 7 Atmen

Problem 1 Aufgrund der Immobilität hat der Patient eine Ansammlung von Sekret in den Bronchien. Die Folge ist eine flache Atmung, ein erschwertes Abhusten und eine ungenügende Belüftung der Lunge. Er ist pneumoniegefährdet.

Ressource Der Patient denkt täglich selbst daran, seine erlernte Atemgymnastik durchzuführen.

Nahziel Der Patient hustet in einer Woche vorhandenes Sekret problemlos ab.

Fernziel Eine optimale Lungenventilation.

Maßnahmen Einreiben von Brust und Rücken morgens und abends mit sekretlösenden Mitteln wie Nervgeist oder Stas-Salbe. Anschließend mit Feuchtigkeitslotion eincremen *gegen eine mögliche Austrocknung durch den Franzbranntwein.* Dreimal täglich Inhalation mit NaCl und eventuell mit Zusätzen. Für ausreichende Frischluft im Zimmer sorgen. Atemgymnastik mit einem Triflo, das stündlich 10mal benutzt wird. Einen Mullbindenstreifen an den Bettbügel hängen und den Patienten auffordern, diesen stündlich mindestens 5mal wegzupusten. Bei jedem Gang in das Zimmer auffordern, tief durchzuatmen und mit Hilfe des K-Lautes abzuhusten. Mehrere Nierenschalen mit Zellstoff für abgehustetes Sputum auf das Nachtkästchen stellen. Den Patienten mobilisieren. Information über die Notwendigkeit der Pneumonieprophylaxe bei Aufnahme auf Station.

Der Patient hat Probleme beim

ATL 8 Für Sicherheit sorgen

Problem 1 Durch die Bewegungsstörung besteht erhöhte Sturzgefahr beim Aufstehen und Hinsetzen.

Ressource Der Patient geht mit Hilfe.

Nahziel Sturzfreiheit in der Zeit des Klinikaufenthalts.

Fernziel Sicheres Körpergefühl.

Maßnahmen Den Patienten bitten, sich eine Pflegekraft zu Hilfe zu holen, wenn er sich außerhalb seines Zimmers bewegen möchte. Geeignetes Hilfsmaterial bereitstellen, z.B. einen Gehwagen. Täglich mindestens 2- bis 3mal Gehübungen durchführen (s. ATL 2 „Sich bewegen" unter Problem 5 „Start- und Anhaltschwierigkeiten"). Eine Krankengymnastin bestellen, die mit dem Patienten Übungen zur Kräftigung seiner Muskulatur und Verbesserung seines Gleichgewichtssinns durchführt. Raten, daß er zum Hinsetzen so lange rückwärts geht, bis seine Waden an der Stuhlkante anstoßen. Erst dann hinsetzen lassen. Einen Stuhl mit Armlehnen in das Zimmer stellen. Zu Untersuchungen außerhalb der Station stets einen sitzenden Transport anfordern.

Problem 2 Aufgrund von Hektik und Aufregungen besteht die Gefahr der Verschlechterung der Symptome. Der Patient wird schnell unruhig.

Ressource Keine.

Nahziel Verbesserung der Streßbewältigung.

Fernziel Ruhige Umgebung.

Maßnahmen Stets Zeit für alle Aktivitäten lassen. Beruhigend auf ihn einreden, *wenn er angespannt oder ängstlich wirkt.* Ihm klar machen, daß eine Pause zwischendurch Kraft und Sicherheit in der weiteren Ausführung seiner Tätigkeiten gibt. Pausen gönnen. Geduld beim Anziehen, Waschen oder Zu-Bett-Gehen zeigen. Untersuchungen über den Tag verteilt vereinbaren. Dem Patienten einen geregelten Tagesrhythmus ermöglichen. Streß von ihm fernhalten. Raten, mit Hilfe von autogenem Training Ruhe und Entspannung zu erreichen. Auf Wunsch Psychotherapie zukommen lassen.

Problem 3 Aufgrund der Medikamentengabe besteht die Gefahr einer allergischen Reaktion.

Ressource Der Patient meldet sich bei körperlichem Mißempfinden.

Nahziel Gute Verträglichkeit der angeordneten Medikamente in der Zeit der Einnahme.

Fernziel Der Patient ist medikamentenfrei.

Maßnahmen Genaue Verabreichung der ärztlich angeordneten Medikamente. Kontrolle der Medikamente im Hinblick auf Dosis, Häufigkeit, Anordnung und Patientenname. Auf Nebenwirkungen wie Schüttelfrost, Fieber, Erbrechen, Durchfall oder Hautausschlag achten. Dem Patienten erklären, daß er seine Medikamente nicht mit Milch oder Eiweiß einnehmen darf, *da sonst die Wirkung des L-Dopa- und Anticholinergika-Präparates verändert wird.* Wenn er über Unverträglichkeiten klagt, den Arzt darüber informieren und die Medikamente umstellen.

Der Patient hat Probleme beim

ATL 9 Arbeiten und Spielen

Problem 1 Da der Patient durch seinen langen Krankenhausaufenthalt das Klinikum selten verlassen kann, hat er Langeweile und ist nicht ausgelastet.

Ressource Der Patient bekommt Besuch von Freunden und Familie.

Nahziel Der Patient geht in 7 Tagen mit Hilfe in den Park.

Fernziel Der Patient lenkt sich trotz des Krankenhausaufenthalts problemlos ab.

Maßnahmen Den Patienten mobilisieren und ihn in die Körperpflege einbeziehen, *damit er wenigstens zu den Pflegezeiten abgelenkt wird.* Einen Gehwagen in sein Zimmer stellen. Einen Rollstuhl bereitstellen für längere Spaziergänge. Einen Mitpatienten in das Zimmer legen, damit ein Gespräch zustande kommt. Die Besuchszeiten erweitern, *um berufstätigen Freunden die Möglichkeit zu geben, einen Besuch zu machen und Gefühle austauschen zu können.* Formulare zur Anmeldung eines Telefons, Radios oder Fernsehers weitergeben. Die Familie kann genügend Zeitungen und Bücher mitbringen. Das Pflegepersonal soll Gesprächsbereitschaft zeigen.

Problem 2 Aufgrund der Hypokinese ist der Patient antriebsschwach. Er macht nichts von selbst.

Ressource Keine.

Nahziel Der Patient unternimmt in 7 Tagen selbständig einen Spaziergang in die Cafeteria.

Fernziel Der Patient plant sein Leben.

Maßnahmen Die Umgebung anregend gestalten. Ihm den Vorschlag machen, Poster an die Wand zu kleben, kleine Gegenstände von zu Hause auf das Fensterbrett oder den Tisch zu stellen oder Schmusetiere im Bett aufzustellen. Dem Patienten einen übersichtlichen Plan an sein Bett hängen, auf dem wöchentlich sein Programm für jeden Tag notiert ist. Ihn anhalten, sich ohne Aufforderung zu diesen Terminen fertig zu machen. Den Patienten über seine früheren Hobbys und Interessen befragen. Diese Hobbys soweit wie möglich aufgreifen und den Patienten dadurch anregen, tätig zu werden. Ihn bei der Ergotherapie anmelden. *Dort kann er basteln, Karten legen, sich beim Küchentraining oder bei Geschicklichkeitsspielen ausleben.* Den Ehepartner bitten, Spiele/Leseutensilien von zu Hause mitzubringen, die der Patient früher gerne benutzt hat, z.B. Puzzles. Telefon anmelden. Gespräche mit Freunden und Angehörigen unterstützen und fördern.

Problem 3 Aufgrund der fortschreitenden Erkrankung kann der Patient keinen Beruf mehr ausüben. Der Patient wird Frührentner.

Ressource Der Patient hat einen großen Bekanntenkreis.

Nahziel Der Patient setzt sich mit dem Gedanken auseinander.

Fernziel Der Patient führt ein erfülltes Privatleben.

Maßnahmen Den Patienten bei der Sozialberatung anmelden. Ihm Nachbehandlungen in Anschlußkliniken anraten. Vorschlagen, frühzeitig Kontakte zu Selbsthilfegruppen, Vereinen oder Initiativen zu knüpfen, *um seinen Alltag ansprechend und ausfüllend gestalten zu können.* Er soll sich eventueller Hobbys oder Begabungen bewußt werden und diese in der Frührente ausleben.

Der Patient hat Probleme beim

ATL 10 Kommunizieren

Problem 1 Aufgrund der Klinikfachsprache kann der Patient auf Anhieb nicht alle Informationen und Aufklärungen verstehen.

Ressource Der Patient interessiert sich für seine Erkrankung.

Nahziel Der Patient fragt in 2 Tagen nach.

Fernziel Der Patient versteht die Informationen.

Maßnahmen Den Patienten ermutigen, bei Visite sofort zu sagen, wenn er etwas nicht versteht. Bei pflegerischen Tätigkeiten mit einfachen, verständlichen Worten informieren. Medizinische Fachbegriffe meiden. Bei Fragen Auskunft geben und sich versichern, daß der Patient alles verstanden hat. Bei Unklarheiten im ärztlichen Bereich ein Gespräch mit dem zuständigen Arzt arrangieren. Stationsübliche Informationsblätter und Broschüren geben.

Problem 2 Durch die Erkrankung spricht der Patient undeutlich. Die Sprache ist leise, monoton und schwer verständlich.

Ressource Der Patient kann sprechen.

Nahziel Der Patient spricht in 7 Tagen lauter.

Fernziel Der Patient hat eine deutliche und klare Sprache.

Maßnahmen Den Patienten zu einem Sprachtraining anmelden. Einen Termin mit der Logopädin vereinbaren. Den Patienten dazu bringen, langsam zu sprechen. Ihm die Hemmungen nehmen. Einen Kommunikationspartner vermitteln, so daß er sein Sprachtraining einüben kann. Stets einen Bettnachbarn in sein Zimmer legen. Bei kleinen Erfolgen loben. Ihm niemals das Wort aus dem Mund nehmen oder für ihn den Satz fertig sprechen. Sich Zeit zu einem Gespräch nehmen und ihn ausreden lassen. Sollte man etwas nicht verstanden haben, noch einmal nachfragen. Auffordern, lauter zu sprechen. Sollte er ein Wort nicht aussprechen können, dieses vorsagen und ihn auffordern, es nachzusprechen. Durch äußere Reize oder Themen zum Sprechen motivieren.

Problem 3 Durch die Degeneration von Nervenzellen hat der Patient eine mimische Starre, ein Maskengesicht.

Ressource Keine.

Nahziel Weitestgehende Verbesserung der Mimik.

Fernziel Normale Mimik.

Maßnahmen Ihn über die Ursache seiner mimischen Starre informieren. Die Medikamente immer wieder auf den Spiegel hin kontrollieren oder andere Medikamente auf ärztliche Anordnung verabreichen. Ihn auffordern, selbst vor dem Spiegel seine Gesichtsmuskulatur zu trainieren. Ihn bei der Logopädin anmelden. Stimmungslagen nie von der Mimik ablesen. Ihn stets durch Fragen motivieren, seine Gefühle, Ängste und Probleme auszudrücken.

Problem 4 Durch die Erkrankung hat sich die Schrift des Patienten verändert. Die Schrift ist klein und undeutlich.

Ressource Der Patient kann schreiben.

Nahziel In 10 Tagen Verbesserung des Schriftbilds.

Fernziel Die Schrift ist gleichmäßig und lesbar.

Maßnahmen In Absprache zum Schreibtraining anmelden. Hilfsmittel aushändigen, mit denen er besser schreiben kann, wie z.B. einen dicken Stift, verdickte Griffe oder rutschfeste Unterlagen. Ihm den Tip geben, in Blockschrift zu schreiben. Papier und Stifte auf das Nachtkästchen legen. Eventuell Bilder malen lassen. Ihn loben, wenn eine Verbesserung zu erkennen ist.

Problem 5 Durch die Veränderung der schwarzen Substanz im Mittelhirn leidet der Patient an einem Ja-nein-Tremor. Er nickt und schüttelt den Kopf unbewußt.

Ressource Keine.

Nahziel In 3 Tagen kann der Patient mit der Einschränkung umgehen.

Fernziel Verminderung des Tremors.

Maßnahmen Dem Patienten sagen, daß der Tremor nur durch eine exakte Einstellung des Medikamentenspiegels verbessert werden kann. Aufmuntern, Gesprächsbereitschaft zeigen und sich Zeit nehmen. Den Patienten bitten, stets auf Fragen mit Worten zu antworten, *um Mißverständnisse durch ein Kopfnicken oder Kopfschütteln zu verhindern.*

Problem 6 Der Patient hat eine Bradyphrenie. Er haftet an einem Thema und denkt verlangsamt.

Ressource Der Patient teilt sich mit.

Nahziel Verbesserung des Denkvermögens in 7 Tagen.

Fernziel Der Patient ist gedanklich flexibel.

Maßnahmen Ihm sagen, daß die Symptome mit Besserung der Erkrankung langsam vergehen werden. Gesprächsbereitschaft signalisieren und die Gefühle ernst nehmen. Im Gespräch versuchen, den Patienten auf die richtige Bahn zu lenken, eventuell noch einmal Fragen wiederholen. Themen zusammenfassen, wenn man merkt, daß der Patient abschweift oder nicht mehr folgen kann. Im Gespräch vermeiden, große Gedankensprünge zu machen. Ihn durch Musik, Zeitungen oder interessante Themen zur Kommunikation anregen.

Der Patient hat Probleme beim

ATL 11 Mann sein

Problem 1 Aufgrund der Abhängigkeit vom Pflegepersonal bei der Körperpflege fühlt sich der Patient nicht als vollwertiger Mann.

Ressource Der Patient spricht über seine Abhängigkeit.

Nahziel Der Patient führt die Körperpflege in 8 Tagen selbständig durch.

Fernziel Der Patient fühlt sich als vollwertiger Mann.

Maßnahmen Respektieren der individuellen Bedürfnisse. Wahrung des Schamgefühls beim Waschen. Dem Patienten die Möglichkeit geben, soviel wie möglich selbst zu machen. Bei Bedarf fragen, ob er lieber von einem Pfleger gewaschen werden möchte. Die Gefühle ernst nehmen und akzeptieren. Dem Patienten eine Bezugsperson aus dem Pflegeteam zuteilen, zu der er Vertrauen hat.

Der Patient hat Probleme beim

ATL 12 Sinn finden

Problem 1 Aufgrund der Erkrankung hat der Patient Zukunftsängste. Er hat Angst vor einer lebenslangen Abhängigkeit.

Ressource Der Patient spricht über seine Sorgen.

Nahziel Der Patient informiert sich über Hilfsmittel für zu Hause.

Fernziel Der Patient entwickelt neue Zukunftsperspektiven.

Maßnahmen Gespräche anbieten. Ihn ernst nehmen. Sozialdienst einschalten, *um Zukunftsperspektiven besprechen zu können.* Auf Wunsch einen Seelsorger rufen. Dem Patienten Mut und Zuspruch geben. Fachzeitungen anbieten, ihm den Besuch von Selbsthilfegruppen vorschlagen. Betroffene Mitpatienten auf Wunsch zu einem Gespräch und zum Austausch von Gefühlen vorstellen. Darauf hinweisen, daß seine Erkrankung zwar nicht heilbar ist, daß aber durch eine exakte Medikamenteneinstellung Linderung verschafft werden kann. Darauf hinweisen, daß die Erkrankung progredient verläuft, dies sich aber über Jahre hinziehen kann.

Problem 2 Aufgrund der Unmöglichkeit der Heilung seiner Erkrankung empfindet der Patient Angst vor dem progredienten Verlauf und der Prognose.

Ressource Der Patient kennt die Prognose.

Nahziel Der Patient läßt den Gedanken einer vollkommenen Anhängigkeit in 2 Wochen zu.

Fernziel Der Patient hat Zukunftsziele.

Maßnahmen Die Ängste ernst nehmen. Verständnis entgegenbringen und Gesprächsbereitschaft signalisieren. Ein Gespräch mit dem Arzt organisieren, bei dem sich der Patient über Prognose und Verlauf erkundigen kann. Den Besuch von Selbsthilfegruppen empfehlen und Bücher über die Erkrankung anbieten. Positives Denken vermitteln und versuchen, die Angst zu nehmen. Den Patienten darauf hinweisen, daß seine Erkrankung zwar nicht heilbar ist, aber durch eine exakte Medikamenteneinstellung Linderung verschafft werden kann.

Problem 3 Durch seine Bewegungsverarmung kann der Patient nur bedingt am Gesellschaftsleben teilnehmen. Der Patient zieht sich zurück.

Ressource Der Patient hat eine intakte Familie.

Nahziel In 2 Wochen findet der Patient die Kraft, sich einer Selbsthilfegruppe anzuschließen.

Fernziel Ausgeglichenes gesellschaftliches Leben.

Maßnahmen Dem Patienten helfen, neue Kontakte zu knüpfen und alte Freundschaften zu erhalten und auszubauen, indem man ihn ermutigt, seine Bekannten anzurufen. Gegebenenfalls Hilfestellung anbieten und die Telefonnummer wählen. Selbst auch als Gesprächspartner zur Verfügung stehen. Einen Bettnachbarn mit derselben Erkrankung in das Zimmer legen, *damit Gefühle und Erfahrungen ausgetauscht werden können.* Den Patienten in den Aufenthaltsraum begleiten, so kann er neue Kontakte knüpfen. Die Besuchszeiten offen gestalten. Ihm den Tip geben, nach der Entlassung einen Psychologen aufzusuchen, der ihm bei der Integration und seinen Hemmungen vor der Gesellschaft anfangs behilflich sein kann.

7 Orthopädie

7.1 Erkrankungen/Verletzungen des Unterschenkels

Der nachfolgende Text stellt eine kurze Zusammenfassung der Operation Unterschenkelamputation dar. Er soll die Operationsmethode in Erinnerung rufen, um mit der Pflegeplanung besser zurechtzukommen. Er ersetzt keinesfalls die Fachliteratur.

Definition: Unter einer Amputation versteht man die Entfernung eines Gliedmaßenanteils oder des gesamten Gliedmaßes.
Begünstigende Faktoren: Amputationen von Extremitäten werden bei schweren Quetschverletzungen, schwer infizierten Wunden, AVK, Tumoren, irreparablen Anoxien (Kälte, fehlender Kapillarpuls, Muskelhärte, Insensibilität, livide Verfärbung) oder Gangränen erforderlich.
Therapie: Auf die Wichtigkeit der Bewegungsübungen bei Extremitätenamputationen muß hingewiesen werden, nur so können Gelenkversteifungen und Atrophien vermieden werden. Mehr Informationen müssen in der Fachliteratur nachgelesen werden.
Erläuterung: Um nach der Heilung des Stumpfes eine Prothese tragen zu können, ist es von großer Wichtigkeit, bei der Operation einen ausreichend dicken Weichteilmantel stehenzulassen.

Der Patient hat Probleme beim

ATL 1 Wach sein und Schlafen

Problem 1 Dadurch, daß die Nachtschwester zweistündlich ihren Kontrolldurchgang durch die Zimmer machen muß, hat der Patient eine gestörte Nachtruhe.

Ressource Der Patient schläft 2 Stunden am Stück.

Nahziel Der Patient hat in der nächsten Nacht eine Ruhephase von mindestens 3 Stunden.

Fernziel Der Patient schläft die Nacht ungestört durch.

Maßnahmen Beobachten, Dokumentieren und Überwachen der Qualität, Tiefe, Dauer und Durchgängigkeit des Schlafes, indem man zweistündlich durch die Zimmer geht. Auf ärztliche Anordnung ein Schlafmedikament verabreichen. Beim Durchgang leise die Türen zu den Patientenzimmern öffnen. Kein grelles Licht anmachen. Als Lichtquelle eine Taschenlampe benutzen. In den Zimmern nur flüstern. Sollte der Patient durch das Aufmachen der Tür in seinem Schlaf gestört werden, diese nur angelehnt lassen, *um ein leises Eintreten zu ermöglichen.* Für Ruhe auf dem Stationsgang sorgen.

Problem 2 Aufgrund der Schmerzen und Zukunftsängste hat der Patient Einschlaf- und Durchschlafstörungen.

Ressource Der Patient meldet sich bei Schmerzen.

Nahziel Ruhephasen von mindestens 4 Stunden in der nächsten Nacht.

Fernziel 8 Stunden Schlaf am Stück.

Maßnahmen Gesprächsbereitschaft signalisieren. Die Schmerzen und Ängste ernst nehmen. Das Zimmer durch Herunterlassen der Jalousie abdunkeln. Für ruhige Umgebung zum Wohlfühlen sorgen. Störende Geräusche abstellen. *Eine harmonische Umgebung verschafft Entspannung und lindert Schmerzen.* Bei Schmerzen auf ärztliche Anordnung ein Schmerzmittel verabreichen.

Problem 3 Aufgrund der Gleichgewichtsstörung durch die veränderte Körperform besteht die Gefahr, daß der Patient beim Drehen aus dem Bett fällt.

Ressource Der Patient akzeptiert die Bettgitter.

Nahziel In 3 Tagen braucht der Patient nur noch ein Bettgitter.

Fernziel Der Patient hat ein normales Körpergefühl.

Maßnahmen Erklären, daß es normal ist, Schwierigkeiten bei der Eingewöhnung in ein neues Körperschema zu haben. Dem Patienten sagen, daß die Gefahr beim Drehen darin besteht, daß er sich durch das verkürzte Bein nicht mehr abfangen kann und aus dem Bett rollt. Ihm vom Nutzen der Bettgitter überzeugen. Die Gitter nur am Kopfteil befestigen. Die Bettgitter nachts, mit der schriftlichen Einverständniserklärung des Patienten, anbringen. Ihm das Anbringen der Bettgitter vorführen, *damit er die Möglichkeit hat, diese selbständig an seinem Bett zu fixieren und am Morgen zu entfernen.*

Der Patient hat Probleme beim

ATL 2 Sich bewegen

Problem 1 Aufgrund der Immobilität durch das veränderte Körperschema verändert der Patient seine Lage nur gering, und es kommt zu einer erhöhten Druckbelastung besonders an der Ferse, den Ellbogen, dem Stumpf und der Kreuzbeinregion. Es besteht Dekubitusgefahr.

Ressource Der Patient hat eine intakte Haut.

Nahziel Druckintensität und Zeitdauer des Druckes auf eine der oben genannten Körperstellen auf weniger als 40 mmHg in 2 Stunden reduzieren.

Fernziel Die Blutzirkulation an druckgefährdeten Stellen fördern.

Maßnahmen Die Haut 2mal täglich bei guten Lichtverhältnissen im Hinblick auf weiße Flecken oder Rötung ansehen. Täglich morgens und abends mit alkalifreier Seife den ganzen Körper waschen. *Aggressive Stoffe strapazieren die Haut zusätzlich.* Haut trocken halten. Einreiben mit rückfettenden Salben wie Fissan nach jeder Waschung. Am Morgen und bei Bedarf saubere und trockene Kleidung anziehen. 2 bis 3 Lagen Schaumstoff in das Bett legen. Den Schaumstoff täglich wechseln. Ein Fell so unter den Stumpf legen, daß keine Falten oder harten Übergänge vom Bett zum Fell entstehen können. Die Lagerung muß weich sein. *Dadurch wird die Druckeinwirkung auf den Stumpf maximal reduziert.* Falten im Bett bei jedem Lagewechsel glatt ziehen. Krümel nach jeder Mahlzeit sorgfältig entfernen. Patienten mobilisieren, z.B. je nach körperlicher Verfassung Kopfteil 30° hoch stellen, an Bettrand oder in Rollstuhl setzen. Steh- bzw. Gehübungen oder passive und aktive Bewegungsübungen mit der Krankengymnastin machen. Vitaminreiches Obst und Getränke für ausreichende Flüssigkeitszufuhr von 2 bis 3 l in der Küche bestellen, *um einer möglichen mitverursachenden Ernährungsstörung vorzubeugen.*

Problem 2 Durch die Bettlägerigkeit kommt es zu einer Verlangsamung der Blutströmung, einer Beschleunigung der Blutgerinnung und einer verminderten Muskelvenenpumpe. Der Patient ist thrombosegefährdet.

Ressource Der Patient hat keine Varizen.

Nahziel Der Patient verläßt in 2 Tagen für mindestens 15 Minuten sein Bett.

Fernziel Intakte Muskelvenenpumpe und ausreichende Strömungsgeschwindigkeit in den Venen.

Maßnahmen Frühmobilisation betreiben, durch das Sitzen an der Bettkante, Waschen oder Aufstehen zur Toilette 4- bis 5mal täglich. Dreimal täglich 5 Minuten im Bett das gesunde Bein 10mal kreisen, 15mal heben und senken, Zehen 20mal einkrallen und wieder spreizen. 24 Stunden Antithrombosestrümpfe am verbliebenen Bein tragen. Anlegen der Strümpfe im Liegen, bei entstauten Venen. Strümpfe alle 2 Tage erneuern. Den Stumpf durch einen elastischen Stumpfverband komprimieren. Den Stumpf nur die ersten 2 postoperativen Tage leicht erhöht lagern, *damit das Blut und die angestaute Lymphe zum Herzen zurückfließen kann.* Darauf achten, daß der Patient diese Hochlagerung nicht länger als eine Stunde beibehält. Er soll zwischen Hoch- und Runterlagern abwechseln, *da sonst die Gefahr der Kontraktur gegeben ist.* Morgens und abends Beobachtung der Haut im Hinblick auf Rötung, Erwärmung, Schwellung und Druckstellen. Verabreichung der Fragminspritze auf ärztliche Anordnung täglich morgens.

Problem 3 Durch die Amputation besteht die Gefahr einer Beugekontraktur in der Hüfte. Der Patient nimmt eine kontrakturfördernde Schonhaltung ein.

Ressource Der Patient akzeptiert die Krankengymnastik.

Nahziel Der Patient befindet sich in 4 Tagen mindestens für ½ Stunde außerhalb seines Bettes.

Fernziel Erhaltung der funktionellen Gelenkstellung sowie des harmonischen Bewegungsablaufs.

Maßnahmen Information über die Gefahr und Entstehung einer Kontraktur und die Notwendigkeit von Bewegungsübungen. Zweimal täglich die Krankengymnastin bestellen, die einerseits Bewegungsübungen mit dem amputierten Bein durchführt und andererseits Kontrakturen am gesunden Bein vermeiden helfen soll. Den Patienten stets gerade ins Bett legen, so daß die Hüfte auf gleicher Ebene liegt. Den Oberkörper höchstens in 30°-Stellung erhöht lagern, da sonst die Hüfte abknickt und es zu Thrombosegefahr wegen vermindertem Blutrückfluß kommen kann. Dem Patienten erklären, daß er darauf achten soll, nicht zur amputierten Seite zu rutschen. Mit Sandsäcken oder Kissen das verbliebene Bein von unten stützen, um einen Spitzfuß zu verhindern. Den Patienten auffordern, mit dem gesunden Bein gegen die Bettstütze zu treten. Ihn bitten, das nichtoperierte Bein wie früher einzusetzen und zu bewegen. Die ersten 2 postoperativen Tage den Stumpf 30° stundenweise hochlagern, damit Lymphe und Ödeme abfließen können. Ab dem 3. postoperativen Tag den Stumpf nur noch flach lagern. Dem Patienten mitteilen, daß eine Beugekontraktur in der Hüfte es unmöglich werden ließe, mit einer Prothese zu gehen. Durch einen schweren Sandsack, der auf dem Stumpf plaziert wird, diesen flach halten. Die Notwendigkeit dieser Lagerung erläutern. Eine weitere Möglichkeit der Flachlagerung bietet ein Durchzug. Den Durchzug zusammenlegen und straff über den Stumpf spannen, so daß der Patient keine Möglichkeit mehr hat, diesen nach oben anzuziehen. Die Bauchlagerung als Alternative anbieten. Täglich morgens und abends Beobachtung im Hinblick auf die Beweglichkeit der Gelenke, Schmerzen und Fehlstellungen.

Problem 4 Durch die Bettlägerigkeit besteht beim Aufstehen die Gefahr des Schwindels und des orthostatischen Kollapses.

Ressource Der Patient ruft zum Aufstehen eine Krankenschwester.

Nahziel Der Patient steht in 3 Tagen schwindelfrei auf.

Fernziel Problemloses und selbständiges Stehen und Gehen.

Maßnahmen Vor jedem Aufstehen die Vitalwerte kontrollieren. Den Kreislauf vor dem Aufstehen anregen, indem der Patient im Bett sitzend die Hände und den verbliebenen Fuß 10mal kreisen soll, dann 15mal Hände zu einer Faust ballen lassen, das Bein dazu anziehen und ausstrecken. Zuerst das Kopfteil in senkrechte Stellung bringen. Der Patient soll im Bett ungefähr 5 Minuten in dieser Position verweilen. Bei Wohlbefinden schließlich am Bettrand mit Fußsohlenkontakt zum Boden 5 bis 10 Minuten sitzen lassen und Vitalwerte kontrollieren. Der Patient soll hierbei aufrecht sitzen und tief durchatmen. Sein Blick muß geradeaus gerichtet sein. Dann erst aufstehen lassen. Die Unterarmstützen reichen. Anfangs zum Aufstehen immer eine 2. Pflegekraft zur Hilfe bitten.

Problem 5 Durch die Unterschenkelamputation hat der Patient einen Phantomschmerz. Er klagt über Schmerzen an dem nicht mehr vorhandenen Körperteil.

Ressource Der Patient meldet sich frühzeitig bei beginnenden Schmerzen.

Nahziel Der Patient erfährt nach Schmerzmittelgabe für 3 bis 4 Stunden Schmerzfreiheit.

Fernziel Schmerzfreiheit den ganzen Tag lang.

Maßnahmen Die Ursache für den Phantomschmerz erklären. Dem Patienten sagen, daß durch die Operation die Nervenstümpfe gereizt wurden und dadurch Schmerzen entstehen können. *Das Gehirn projiziert Empfindungen auf die nicht mehr vorhandene Extremität. Das fehlende Glied wird dabei als noch vorhanden erlebt.* Beobachtung im Hinblick auf Schmerzen, wenn man das Zimmer betritt. Versuchen, den Patienten in ein ruhiges Zimmer zu legen, kein grelles Licht anzumachen und das Zimmer etwas abzudunkeln. Sich mit ihm beschäftigen, ihn berühren. In eine für ihn bequeme Lage bringen. *Ruhe schafft Entspannung; Entspannung wiederum löst Muskelverspannungen und psychische Ängste und schafft Schmerzfreiheit.* Den Patienten auffordern, sich bei Schmerzen sofort zu melden. Eventuell Schmerzambulanz anfordern. Wenn er über einen Phantomschmerz im nicht mehr vorhandenen Bein klagt, seine Schmerzen immer ernst nehmen. Sofort auf ärztliche Anordnung ein Schmerzmedikament verabreichen. *Nicht selten sind Schmerzen der Ausdruck für* *psychische Komponenten wie Angst vor der Zukunft, der Prothese, der Gesellschaft.* Mit dem Patienten bereits vor der Operation ausführlich über die Mobilisation nach der Operation sprechen. Hierbei pflegerische Probleme ansprechen, ihm z.B. bereits vor der Operation die Lagerung des Stumpfes zeigen. Entspannungsübungen beibringen.

Problem 6 Durch das veränderte Körperschema hat der Patient Gleichgewichtsstörungen. Es besteht beim Gehen Sturzgefahr.

Ressource Keine.

Nahziel Der Patient geht in 9 Tagen mit seinen Gehstützen problemlos.

Fernziel Der Patient hat einen guten Gleichgewichtssinn.

Maßnahmen Den Patienten darauf hinweisen, daß durch das veränderte Körperschema der Schwerpunkt neu erfaßt werden muß. Steh-, Balance- und Gehübungen unter Zuhilfenahme eines Gehwagens durchführen. Täglich 2mal Krankengymnastik mit Übungen zur Findung des Schwerpunktes. Stehübungen vor dem Bett durchführen lassen. Den Patienten rasch mobilisieren. Beim Gehen Gehstützen geben. Patienten in der ersten Tagen nie alleine aufstehen und gehen lassen. Im Zimmer alle spitzen Gegenstände entfernen. Bett weit in Richtung Tür schieben, *um den Weg durch das Zimmer zu verkürzen.*

Problem 7 Zur Stärkung und Erhaltung der verbliebenen Muskulatur muß der Patient ein Muskel- und Gehtraining durchführen.

Ressource Der Patient übt selbständig.

Nahziel Der Patient steht jeden Tag für 2 bis 3 Stunden auf.

Fernziel Starke Muskulatur.

Maßnahmen Krankengymnastik anfordern, die spezielle Übungen für die Arm- und Rückenmuskulatur mit ihm durchführt. Den Patienten anhalten, diese Übungen selbständig auszuführen. Frühmobilisation betreiben. Die Wege mit den Unterarmgehstützen täglich verlängern.

Problem 8 Durch die Ableitungen und Drainagen ist der Patient in seiner Beweglichkeit eingeschränkt. Er findet sich alleine nicht zurecht.

Ressource Der Patient meldet sich, wenn er Hilfe braucht.

Nahziel Der Patient bewegt sich in seinem Zimmer selbständig.

Fernziel Der Patient bewegt sich frei.

Maßnahmen Die Drainagen stets auf eine Seite des Bettes hängen. Infusionen mit ausreichend langem Besteck versehen. Infusionen an einen Infusionsständer aufhängen. Hilfe beim Aufstehen und Gehen anbieten. Glocke griffbereit aufhängen.

Der Patient hat Probleme beim

ATL 3 Waschen und Kleiden

Problem 1 Aufgrund des Schwitzens unter dem Stumpfverband besteht die Gefahr einer Mazeration am Stumpf. Der Patient ist intertrigogefährdet.

Ressource Keine.

Nahziel In 2 Tagen ist der Stumpf trocken.

Fernziel Beibehaltung einer intakten Haut.

Maßnahmen Täglich einmal Beobachtung der Haut im Hinblick auf rote, brennende, mazerierte Stellen. Die Haut am Stumpf nach jeder Waschung gut abtrocknen. Täglich und nach Bedarf den Verband wechseln.

Problem 2 Aufgrund der Unterschenkelamputation ist der Patient in seiner Mobilität eingeschränkt. Er braucht Hilfe beim Waschen des Rückens, Oberkörpers, Intimbereichs und des Beines. Er benötigt Unterstützung beim An- und Ausziehen seiner Unterwäsche und seines Nachthemds.

Ressource Der Patient wäscht sich das Gesicht und die Arme selbständig. Er putzt seine Zähne.

Nahziel Der Patient zieht sich in einer Woche alleine an.

Fernziel Selbständigkeit in bezug auf Körperpflege und Bekleidung.

Maßnahmen Richten der Waschschüssel mit sämtlichen Utensilien (2 Waschhandschuhe, 2 Handtücher, Waschlotion, Hautcreme) am Bett. Zahnpasta, Zahnbecher, Zahnbürste und Nierenschale zum Zähneputzen bereitlegen. Bei der Zahnpflege behilflich sein. Den Oberkörper zum Waschen nicht mehr als 30° erhöhen. Eventuell die Bettebene verstellen. Den Rücken, den Oberkörper, das

Bein und den Intimbereich waschen. Den Patienten bitten, das Gesicht und die Arme selbst zu waschen. Eincremen. Die Haare anschließend bürsten und kämmen. Rasur ermöglichen. Auf Wunsch ein privates Nachthemd anziehen. Dokumentation über Hautzustand und Mobilität morgens und abends.

Problem 3 Da der Patient bei der Ganzkörperwaschung seine sexuellen Schutzzonen der Krankenschwester und den Mitpatienten offenbaren muß, hat er ein Schamgefühl.

Ressource Der Patient akzeptiert, daß er von einer Pflegekraft gewaschen wird.

Nahziel Der Patient wäscht sich in 3 Tagen den Intimbereich alleine.

Fernziel Der Patient kann mit seinem Schamgefühl umgehen.

Maßnahmen Bei der Ganzkörperwaschung die Mitpatienten aus dem Zimmer bitten oder einen Sichtschutz aufstellen. Die Gefühle ernst nehmen und Gesprächsbereitschaft signalisieren. Neutralen Umgang mit seinen Intimzonen wahren. Dem Patienten anbieten, sich von einer gleichgeschlechtlichen Pflegekraft waschen zu lassen. Ihn in seiner Mobilität fördern. Ihn soviel wie möglich selbst waschen lassen. Ihn nie entblößt liegen lassen, sondern mit einem Handtuch die Intimzonen abdecken.

Problem 4 Um eine Prothese tragen zu können, muß der Patient eine Stumpfhautpflege durchführen.

Ressource Keine.

Nahziel Erhöhen der Widerstandsfähigkeit der Stumpfhaut innerhalb einer Woche.

Fernziel Ein prothesenfähiger und gut durchbluteter Stumpf.

Maßnahmen Erklären, daß die Stumpfpflege sorgfältig und kontinuierlich durchgeführt werden muß, *um Hautproblemen vorzubeugen.* Die Haut des Stumpfes im Hinblick auf rote Druckstellen, Hauteinrisse oder Farbveränderungen inspizieren. Sagen, daß eine gute Hautreinigung die Voraussetzung für eine widerstandsfähige Stumpfhaut ist. In der ersten Woche soll der Patient bei der Stumpfpflege zusehen. Danach kann er diese Pflege selbständig durchführen. Der Stumpf soll täglich gewaschen werden. Hierzu hautfreundliche Pflegemittel wie pH5-Eucerin verwenden. *Um den Stumpf dabei abzuhärten,* warme und kalte Waschungen abwechseln. Nach der Waschung den Stumpf gut abtrocknen. Wichtig ist, daß der Stumpf abgehärtet wird. Hierzu dem Patienten mitteilen, daß er nach Abheilung der Wunde täglich 2mal Bürstenmassagen durchführen soll. Die Haut soll vorsichtig gebürstet oder mit einem harten Waschhandschuh abgerieben werden. Den Tip geben, bei schönem Wetter in den Park zu gehen und den Stumpf von der Sonne bescheinen zu lassen. Zudem wirkt Luft abhärtend. Der Patient soll sich von seinem Ehepartner eine harte Unterlage, z.B. ein flaches Holzstück, mitbringen lassen. Dieses soll er in sein Bett legen und mit dem Stumpf vorsichtig darauf trommeln.

Problem 5 Durch den Verband und das Schwitzen verspürt der Patient einen Juckreiz am amputierten Bein.

Ressource Der Patient meldet sich bei Juckreiz.

Nahziel Verminderter Juckreiz in 10 Tagen.

Fernziel Der Patient ist frei von Juckreiz.

Maßnahmen Die Ursache des Juckreizes erklären. Ihm sagen, daß unter dem Schlauchmullverband Hitze entsteht und er dadurch schwitzt. Der eng aufliegende Verband auf der nassen Haut löst den Juckreiz aus. Zudem kann der Juckreiz durch die zuheilende Wunde verursacht werden. Bei jedem Verbandwechsel die Haut gut waschen und abtrocknen. Den Patienten bitten, sich nicht zu kratzen, *um die Wunde nicht aufzureißen.* Den Verband so schnell wie möglich entfernen, *um der Haut die Möglichkeit zum Atmen zu geben.*

Der Patient hat Probleme beim

ATL 4 Essen und Trinken

Problem 1 Aufgrund der Nahrungskarenz am Operationstag kommt es zu einer mangelnden Kautätigkeit, einem schlechten Geschmack und einem verminderten Speichelfluß. Der Patient ist soor- und parotitisgefährdet.

Ressource Der Patient nimmt bei beginnender Mundtrockenheit ein Lemonstäbchen.

Nahziel Der Patient nimmt in 6 Stunden den ersten Tee zu sich.

Fernziel Gute Kautätigkeit.

Maßnahmen Anregen der Kautätigkeit, indem der Patient 3mal täglich Kaugummi kaut. Anregen der Parotistätigkeit durch Massage der Wangen. Mund 3mal täglich mit Wasser und 3 Tropfen Zahnfluid spülen lassen. Künstlichen Speichel als Mundspray anbieten. Bei Bedarf Lemonstäbchen verwenden. Mit einer Taschenlampe den Mund morgens und abends inspizieren. Lippen gegen Trockenheit mit Bepanthen-Salbe eincremen. Dem Patienten sagen, daß er am Operationstag erst 6 Stunden nach der Narkose die erste Menge Kamillentee zu sich nehmen darf.

Problem 2 Durch die Irritation der Epiglottis bei der Intubation besteht Aspirationsgefahr beim 1. Schluckversuch.

Ressource Keine.

Nahziel Der Patient ist beim 1. Schluckversuch frei von Aspirationen.

Fernziel Ungehinderte Flüssigkeitsaufnahme.

Maßnahmen Erst 6 Stunden nach der Operation den 1. Schluckversuch durchführen. Lauwarmen Kamillentee mit einem Strohhalm zum Trinken geben. Bettebene schief stellen. Den Patienten aufrecht lagern. Ihn bitten, eine geringe Menge Flüssigkeit zu sich zu nehmen. Gegebenenfalls ein Absauggerät ins Zimmer mitnehmen. Sollte er sich aspiriert haben, Ruhe bewahren und ihn auffordern ruhig weiterzuatmen. Den nächsten Schluckversuch erst wieder ein paar Stunden später versuchen.

Problem 3 Aufgrund der Appetitlosigkeit bedingt durch Schmerzen entsteht eine Mangelversorgung an Elektrolyten und Kalorien; damit verbunden kommt es zu einen Gewichtsverlust von ca. 3 kg.

Ressource Der Patient nimmt trotz Appetitlosigkeit morgens, mittags und abends eine kleine Menge der Nahrung zu sich.

Nahziel Der Patient ißt seinen Teller mit Appetit auf.

Fernziel Erreichen einer optimal möglichen Ernährung.

Maßnahmen Beratung im Hinblick auf die Unterversorgung mit notwendigen Elektrolyten und Kalorien. Vor jeder Mahlzeit Paspertin oder Schmerzmittel anbieten. Das Zimmer gut durchlüften. Den Patienten in eine schiefe Ebene bringen. Den Essensplatz aufräumen und appetitlich wirken lassen. Beim Patienten bleiben und ihn zum Essen motivieren. Den Ehepartner bitten, Lieblingsspeisen beim Besuch mitzubringen. Wunschkost bei der Diätberatung anfordern. Infusionstherapie nach ärztlicher Anordnung über den Tag verteilt verabreichen. Dokumentation über die tägliche Eßmenge.

Problem 4 Da der Patient wegen der Gefahr der Behinderung des Lymphrückflusses nicht lange aufrecht sitzen darf, braucht er Hilfe beim Essen.

Ressource Der Patient nimmt Nahrung zu sich.

Nahziel Der Patient nimmt in 6 Tagen Nahrung am Bettrand zu sich.

Fernziel Der Patient ißt am Tisch.

Maßnahmen Den Patienten in eine aufrechte Lage bringen, indem man die ganze Bettebene schief stellt. Mit Hilfe von Kissen in Schiffchenform die Seite des amputierten Beines stützen. Den Patienten gerade lagern. Das Nachtkästchen freiräumen und in die richtige Höhe bringen. Dem Patienten einen nassen Waschhandschuh zum Händeabwischen bringen. Essenstablett auf das Nachtkästchen stellen. Serviette umbinden. Dem Patienten eventuell das Fleisch schneiden. Ihm Besteck in die Hand geben. Fragen, ob er weitere Hilfe benötigt. Nach Nahrungsaufnahme Platz aufräumen, Essenstablett entfernen, Zimmer lüften und Wasser zum Händewaschen bringen. Bettebene wieder gerade stellen.

Der Patient hat Probleme beim

ATL 5 Ausscheiden

Problem 1 Aufgrund der Bettlägerigkeit besteht die Gefahr der Obstipation.

Ressource Der Patient hat hörbare Darmgeräusche.

Nahziel Der Patient hat alle 3 Tage Stuhlgang.

Fernziel Wiederherstellung der gesunden Ausscheidungsfunktion.

Maßnahmen Frühmobilisation betreiben. Ab dem Operationstag Bewegungsübungen durch Gehen und Stehen durchführen. Auf ärztliche Anordnung einen Einlauf oder orale Laxanzien morgens verabreichen. Faserreiche Ballaststoffernährung mit Vollkornbrot, Hirse, Vollreis, Obst, Gemüse und Buttermilch in der Küche bestellen. Beim Essen sagen, daß er sich Zeit nehmen, richtig kauen und genießen soll. Zu jeder Mahlzeit und vor dem Frühstück ein Glas Mineralwasser, Fencheltee oder Buttermilch trinken lassen. *Obstipation kann auch psychische Ursachen wie z.B. Scham haben.* Dem Patienten einen Nachtstuhl bereitstellen. Ihn bitten, tagsüber zu klingeln, und ihn zur Toilette begleiten. Arzt über Obstipation informieren. Dokumentation morgens und abends über das tägliche Stuhlgangverhalten.

Problem 2 Durch die Nachwirkungen der Narkose besteht die Gefahr des postoperativen Harnverhaltes.

Ressource Keine.

Nahziel Der Patient scheidet spontan Urin aus.

Fernziel Normale Urinregulation.

Maßnahmen Eine Urinflasche an das Bett hängen. Diese griffbereit anbringen. *Harnverhalt hat oft psychische Ursachen wie z.B. Angst vor*

Schmerzen. Schmerzmittel frühzeitig verabreichen. Sollte der Patient 6 Stunden nach der Operation immer noch keinen Urin ausgeschieden haben, auf ärztliche Anordnung Doryl subkutan spritzen oder einmalkatheterisieren. Dokumentation über die 1. Urinausscheidung.

Problem 3 Durch die Beinamputation kann der Patient nicht alleine zur Toilette gehen.

Ressource Der Patient scheidet Urin und Stuhlgang aus.

Nahziel Der Patient geht in 10 Tagen alleine auf die Toilette.

Fernziel Selbständiges Gehen zur Toilette.

Maßnahmen In den ersten Tagen nach der Operation eine Urinflasche griffbereit am Bett anbringen. Urinflasche nach jeder Ausscheidung entleeren und sauber zurückbringen. Für Stuhlgangausscheidung Steckbecken anbieten. In einer Nierenschale Zellstoff zum Abwischen bereitlegen. Dem Patienten die Möglichkeit geben, die Hände in einer Waschschüssel zu säubern. Einen Nachtstuhl neben das Bett stellen. Bei besserem Befinden tagsüber bei Urin- oder Stuhlausscheidung den Patienten zur Toilette begleiten. Ihn eventuell mit einem Rollstuhl zur Toilette fahren.

Der Patient hat Probleme bei der

ATL 6 Regulation der Körpertemperatur

Problem 1 Aufgrund des Resorptionsfiebers könnte der Patient erhöhte Temperaturen bis zu 38 °C bekommen.

Ressource Der Patient mißt morgens, mittags und abends selbständig axillar seine Temperatur.

Nahziel Der Patient hat konstante Temperaturen.

Fernziel Körpertemperatur zwischen 36 und 37 °C.

Maßnahmen Dreimal täglich Temperatur messen lassen. Axillar 8 bis 10 Minuten Thermometer belassen. Bei erhöhten Temperaturen eine dünne Decke geben. Eisbeutel, eingewickelt in einen kleinen Kopfkissenüberzug eine halbe Stunde rechts und links in die Leiste legen. Nach Bedarf wiederholen. 2 bis 3 l Mineralwasser oder Tee zum Trinken anbieten. Wadenwickel bei Bedarf. Bei Erhöhung der Temperatur auf ärztliche Anordnung Medikamente verabreichen.

Der Patient hat Probleme beim

ATL 7 **Atmen**

Problem 1 Aufgrund der Bettlägerigkeit hat der Patient eine Ansammlung von Sekret in den Bronchien. Die Folge ist eine flache Atmung, ein erschwertes Abhusten und eine ungenügende Belüftung der Lunge.

Ressource Der Patient denkt täglich selbst daran, seine erlernte Atemgymnastik durchzuführen.

Nahziel Der Patient atmet in einer Woche tief durch.

Fernziel Gute Lungenventilation.

Maßnahmen Einreiben von Brust und Rücken früh und abends mit sekretlösenden Mitteln wie Nervgeist oder Stas-Salbe. Anschließend mit Feuchtigkeitslotion eincremen *gegen eine mögliche Austrocknung durch den Franzbranntwein.* Für ausreichende Frischluft im Zimmer sorgen. Den Patienten bitten, tief durchzuatmen und mit Hilfe des K-Lautes abzuhusten. Mehrere Nierenschalen mit Zellstoff für abgehustetes Sputum auf das Nachtkästchen stellen. Bettebene schief stellen und zur Unterstüzung der Atemhilfsmuskulatur 2 Kissen unter die Arme legen. Patienten eine V-Lagerung anbieten, indem 2 Kissen zu einem V überkreuzt unter den Thorax geschoben werden. Der Nacken muß auf der Kissenspitze gelagert sein. Der Hals liegt frei und wird mit einem Kissen unterstützt. Frühmobilisation betreiben. Atemgymnastik mit einem Triflo, das stündlich 10mal benützt wird, durchführen. Einen Mullbindenstreifen an den Bettbügel hängen und den Patienten auffordern, diesen stündlich mindestens 5mal wegzupusten. Zur Sekretlockerung muß er bis zum Abend 2 l Flüssigkeit zu sich genommen haben. Information über die Notwendigkeit der Pneumonieprophylaxe bei Aufnahme auf Station.

Der Patient hat Probleme beim

ATL 8 Für Sicherheit sorgen

Problem 1 Aufgrund der Operation besteht die Gefahr von Wundhämatomen, Nahtinsuffizienz und Blutungen.

Ressource Keine.

Nahziel Der Patient ist frei von Nachblutungen.

Fernziel Gut zugeheilte Operationsnaht mit Umgebung.

Maßnahmen Drainagen alle 1 bis 2 Stunden auf Fördermenge beobachten. Einmal täglich und bei Bedarf entleeren bzw. wechseln. Verband ein- bis zweistündlich auf Blutflecken inspizieren. Diese mit einem Stift umranden. Zunahme des Stumpfumfanges überprüfen. Hierzu mit einem Maßband den Umfang messen. Bei starker Zunahme Arzt informieren. Wundhämatome bei jedem Verbandwechsel im Hinblick auf Farbe, Größe und Ausdehnung beobachten.

Problem 2 Durch die Operationsnaht als unnatürliche Körperöffnung und wegen der Drainagen besteht die Gefahr der nosokomialen Infektion.

Ressource Keine.

Nahziel Reizloses Operationsgebiet.

Fernziel Der Körper ist frei von pathologischen Keimen.

Maßnahmen Täglich sterilen Verbandwechsel mit Hautdesinfektionsmittel, sterilen Kompressen und Schlauchmull durchführen. Beobachtung der Wunde auf Rubor, Dolor, Calor, Tumor und Functio laesa, Blutungen, Sekrete und Nahtundichtigkeiten. Verbandwechsel stets zu zweit durchführen. Eine Pflegekraft reicht das benötigte Material aus dem reinen Bereich des Verbandwagens heraus, die zweite führt den Verbandwechsel durch. Über der Wunde nicht sprechen. Fenster schließen. Durchzug vermeiden. Wunde von innen nach außen säubern. *Um Stauungen am Stumpf zu vermeiden,* keine Pflaster verwenden. Verband mit Schlauchmull fixieren. Verbandwechsel am Stumpf erst nach der Visite durchführen. Dem Arzt die Möglichkeit geben, einen Blick darauf zu werfen. Temperaturkontrolle morgens, mittags und abends durchführen. Auf ärztliche Anordnung 3mal täglich Antibiotikabehandlung. Körpereigene Abwehrkräfte durch Gabe von Eiweißen oder Vitaminen nach ärztlicher Anordnung stärken.

Problem 3 Aufgrund der Nachwirkungen der Narkose besteht die Gefahr der Beeinträchtigung der Vitalfunktion.

Ressource Der Patient meldet sich bei Schwindel oder Kopfschmerzen.

Nahziel Der Patient hat konstante Vitalwerte.

Fernziel Konstanthaltung des Blutdrucks auf Werten von 130:80 mmHg. Konstanthaltung des Pulses auf Werten zwischen 60 und 80 Schlägen pro Minute. Konstanthaltung der Atmung bei 12 bis 20 Atemzügen pro Minute. Konstanthaltung der Temperatur auf Werten zwischen 36 und 37 °C.

Maßnahmen Nach Übernahme aus dem Aufwachraum Blutdruck und Puls halbstündlich kontrollieren. Überwachungsbogen anlegen. Temperatur stündlich prüfen. Bei konstanten Vitalwerten nach 3 Stunden nur noch stündlich Blutdruck und Puls prüfen. Ab dem 1. postoperativen Tag 3mal täglich die Vitalwerte messen und in einer Kurve dokumentieren. Bei Veränderungen sofort den Arzt verständigen und auf Anordnung Medikamente verabreichen. Den Patienten informieren, daß er sich umgehend bei Veränderungen seines Befindens melden soll.

Problem 4 Aufgrund der Medikamentengabe besteht die Gefahr einer allergischen Reaktion.

Ressource Der Patient meldet sich bei körperlichem Mißempfinden.

Nahziel Gute Verträglichkeit der angeordneten Medikamente in der Zeit der Einnahme.

Fernziel Der Patient ist medikamentenfrei.

Maßnahmen Genaue Verabreichung der ärztlich angeordneten Medikamente. Kontrolle der Medikamente im Hinblick auf Dosis, Häufigkeit, Anordnung und Patientenname. Die 1. Gabe jedes i.v.-Medikamentes vom Arzt durchführen lassen. Alle halbe Stunde während der Verabreichung der i.v.-Medikamente Vitalwerte kontrollieren. Auf Nebenwirkungen wie Schüttelfrost, Fieber, Erbrechen, Durchfall oder Hautausschlag achten. Dem Patienten den Rat geben, die Medikamente nach dem Essen einzunehmen.

Problem 5 Durch die Durchtrennung der Blut- und Lympfbahnen besteht die Gefahr der Vergrößerung des Wundödems. Der konische Stumpfverband liegt eng an.

Ressource Keine.

Nahziel Verminderung des Wundödems innerhalb von 4 Tagen um ein Viertel.

Fernziel Bildung neuer Kapillaren und Lympfbahnen.

Maßnahmen Stumpfverband 2mal täglich erneuern. Den elastischen Verband morgens und abends entfernen und nach 10 bis 20 Minuten wieder anlegen. Hierzu elastische Binden verwenden, die in Achtertouren vom Stumpfende her angelegt werden müssen. Dabei zwischen längs- und querelastischen Dauerbinden abwechseln. Das Anlegen des Stumpfverbandes muß korrekt erfolgen, *um das Wundödem zu reduzieren.* Die Bandagierung distal mit einem größeren Druck als proximal durchführen. Den Kompressionsverband am unteren Ende des Stumpfes beginnen lassen. Mit Achtertouren an der Hüfte enden. Den Patienten bitten, beim Anlegen der Kompressionsbandage aufzustehen und sich mit den Händen abzustützen. Bei schlechtem Befinden Verband mit Hilfe einer 2. Pflegekraft anlegen. Zur Befestigung über die elastischen Binden einen Schlauchverband ziehen. Trotz Verband muß die Beweglichkeit der Gelenke erhalten bleiben. Verband alle 2 bis 3 Stunden auf richtigen Sitz überprüfen.

Der Patient hat Probleme beim

ATL 9 Arbeiten und Spielen

Problem 1 Da der Patient, bedingt durch die Unsicherheit beim Gehen, das Zimmer selten verlassen kann, hat er Langeweile und ist nicht ausgelastet.

Ressource Der Patient bekommt Besuch von Freunden und Familie.

Nahziel Der Patient geht in einer Woche auf dem Stationsgang auf und ab.

Fernziel Der Patient kann sich trotz Krankenhausaufenthalt problemlos ablenken und beschäftigen.

Maßnahmen Frühmobilisation betreiben. Gehübungen durchführen. Den Patienten in die Körperpflege einbeziehen, *damit er wenigstens zu den Pflegezeiten abgelenkt wird.* Einen Mitpatienten ins Zimmer legen, der im gleichen Alter ist und von den Interessen ähnliche Ansichten vertritt, damit ein Gespräch zustande kommt. Die Besuchszeiten erweitern, *um berufstätigen Freunden die Möglichkeit zu geben, den Patienten zu besuchen und mit ihm Gefühle auszutauschen.* Formulare zur Anmeldung eines Telefons, Radios oder Fernsehers weitergeben. Die Familie kann genügend Zeitungen und Bücher mitbringen. Das Pflegepersonal soll Gesprächsbereitschaft zeigen.

Problem 2 Durch den Verlust eines Beines kann der Patient seinen Beruf nicht mehr ausüben.

Ressource Der Patient setzt sich mit dem Gedanken einer Umschulung auseinander.

Nahziel In 8 Tagen verlangt der Patient einen Termin bei der Sozialberatung.

Fernziel Der Patient führt eine Arbeit aus.

Maßnahmen Beim Sozialdienst anmelden. Dem Patienten erklären, daß der Sozialberater gemeinsam mit ihm über Perspektiven in seinem alten Beruf und über eine eventuelle Umschulung sprechen wird. Den Tip geben, sich noch während des Krankenhausaufenthalts mit dem Arbeitgeber in Verbindung zu setzen, *um eine interne Versetzung zu durchdenken.* Gesprächsbereitschaft signalisieren. Die Ängste und Gefühle des Patienten ernst nehmen. Ihm zuhören und sich Zeit nehmen.

Problem 3 Durch die Prothese hat der Patient Schwierigkeiten, seinen sportlichen Aktivitäten nachzugehen. Er hat Angst, nicht mehr bergsteigen, Tennis spielen oder Ski fahren zu können.

Ressource Keine.

Nahziel Der Patient setzt sich mit dem Sportverein für Behinderte in Verbindung.

Fernziel Der Patient betätigt sich sportlich aktiv.

Maßnahmen In der Prothesenschulung anmelden. Dem Patienten Mut machen, daß bei täglichem Gehtraining unter Anleitung der Krankengymnastin bald ein Fortbewegen und Stehen wie vor der Amputation möglich sein wird. Er wird bald seine Grenzen in den sportlichen Aktivitäten herausfinden. Den Patienten darauf aufmerksam machen, daß auch mit einer Amputation sportliche Höchstleistungen in allen Sportarten erreicht werden können. Ihm die Adresse eines Sportvereins für Behinderte besorgen, *um Kontakt zum Austausch von Gefühlen und Ängsten zu ermöglichen.* Dem Patienten die Sicht auf andere Sportarten wie Tischtennis, Billard oder Golf eröffnen.

Der Patient hat Probleme beim

ATL 10 Kommunizieren

Problem 1 Aufgrund der Klinikfachsprache kann der Patient auf Anhieb nicht alle Informationen und Aufklärungen verstehen.

Ressource Der Patient interessiert sich für seine Erkrankung.

Nahziel Der Patient fragt in 3 Tagen nach.

Fernziel Der Patient versteht die Informationen.

Maßnahmen Den Patienten ermutigen, bei Visite sofort zu sagen, wenn er etwas nicht versteht. Bei pflegerischen Tätigkeiten mit einfachen, verständlichen Worten informieren. Medizinische Fachbegriffe vermeiden. Bei Fragen Auskunft geben und sich versichern, daß er alles verstanden hat. Bei Unklarheiten im ärztlichen Bereich ein Gespräch mit dem zuständigen Arzt vereinbaren. Stationsübliche Informationsblätter und Broschüren weitergeben.

Problem 2 Durch den Verlust des Unterschenkels befindet sich der Patient in einer labilen psychischen Situation und ist schnell depressiv verstimmt. Der Patient kann in diesem Moment seine Bedürfnisse nicht ausdrücken.

Ressource Keine.

Nahziel Der Patient erlebt positive Momente.

Fernziel Der Patient findet sich mit der Situation zurecht.

Maßnahmen Die Stimmungslage erkennen und ernst nehmen. Den Patienten darauf ansprechen und Gesprächsbereitschaft signalisieren. Auf Mimik, Gestik und Haltung achten, *um eventuelle Bedürfnisse erkennen zu können.* Durch Nachfragen motivieren, seine Wünsche zu äußern. Den Patienten in den Phasen der Trauer über den Verlust eines für ihn sehr wichtigen Körperteils unterstützen und verstehen. Ihm Gesprächsbereitschaft signalisieren, jedoch keinesfalls zu einem Gespräch drängen. Ihm Zeit geben, den Verlust zu verarbeiten.

Der Patient hat Probleme beim

ATL 11 Mann sein

Problem 1 Aufgrund der Abhängigkeit vom Pflegepersonal bei der Körperpflege und des Verlustes eines Beins fühlt sich der Patient nicht als vollwertiger Mann.

Ressource Der Patient spricht über seine Gefühle.

Nahziel Der Patient wäscht sich in 1½ Wochen selbständig.

Fernziel Der Patient fühlt sich als vollwertiger Mann.

Maßnahmen Respektieren der individuellen Bedürfnisse. Beachten des Schamgefühls beim Waschen. Dem Patienten die Möglichkeit geben, soviel wie möglich selbst zu machen. Bei Bedarf fragen, ob er lieber von einem Pfleger gewaschen werden möchte. Die Gefühle ernst nehmen und akzeptieren. Die notwendigen Hilfsmittel wie Gehwagen oder Krücken bereitstellen, *um ein Gehen und Stehen ohne Hilfe zu ermöglichen. Je mehr der Patient selbständig durchführen kann, um so größer wird sein Selbstvertrauen und die Akzeptanz seiner selbst.* Auf Wunsch eine psychosoziale Betreuung anfordern. *Erst wenn der Patient den Verlust des Beines akzeptiert und verarbeitet hat, wird er lernen, sich anzunehmen und als vollwertig zu betrachten.*

Problem 2 Durch die Amputation meint der Patient, kein erfülltes Sexualleben mehr haben zu können. Er hat Angst, daß sich seine Partnerin vor dem Beinstumpf ekelt.

Ressource Keine.

Nahziel In 5 Tagen vertraut sich der Patient seiner Ehefrau an.

Fernziel Erfülltes Sexualleben.

Maßnahmen Dem Patienten anbieten, einen Seelsorger oder Psychotherapeuten zu ihm zu bitten. Ihm Verständnis entgegenbringen, Zeit haben für Gespräche. Ihm raten, mit seiner Ehefrau über dieses Thema zu sprechen. Nur gemeinsam können die sexuellen Probleme aus dem Weg geräumt werden. Der Ehefrau raten, auch eine Psychotherapie zu beginnen, *um ihrem Mann positiv und ehrlich gegenüber treten zu können.* Adressen von Selbsthilfegruppen besorgen.

Der Patient hat Probleme beim

ATL 12 Sinn finden

Problem 1

Aufgrund der Erkrankung verspürt der Patient Zukunftsängste. Er hat Angst, das Leben nicht mehr meistern zu können.

Ressource Der Patient weint.

Nahziel Der Patient sieht in 6 Tagen positiver in die Zukunft.

Fernziel Der Patient entwickelt neue Zukunftsperspektiven.

Maßnahmen Gespräche anbieten. Ihn ernst nehmen. Sozialdienst einschalten, *um Zukunftsperspektiven besprechen zu können.* Auf Wunsch einen Seelsorger rufen. Mut und Zuspruch geben. Fachzeitungen anbieten, ihm den Besuch von Selbsthilfegruppen vorschlagen. Auf Wunsch betroffene Mitpatienten zu einem Gespräch und zum Austausch von Gefühlen vorstellen. Den Patienten zur Selbständigkeit bewegen. Er muß lernen, mit Hilfsmitteln seine täglichen Verrichtungen weiterhin erledigen zu können. Sagen, daß er lernen muß, alleine die Prothese an- und auszuziehen. Die Prothese stellt einen Teil seiner selbst dar und sollte deshalb nur von ihm gepflegt und gebraucht werden.

Problem 2

Aufgrund der Amputation hat der Patient Angst vor Komplikationen. Er hat Angst vor Nachblutungen, weiteren Amputationen oder dem Unvermögen, eine Prothese zu tragen.

Ressource Der Patient informiert sich über Komplikationen.

Nahziel Der Patient ist komplikationsfrei nach der Operation.

Fernziel Der Patient ist angstfrei.

Maßnahmen Die Ängste ernst nehmen. Verständnis entgegenbringen und Gesprächsbereitschaft signalisieren. Ein Gespräch mit dem Arzt organisieren, bei dem der Patient sich über Prognose und Früherkennung von Rezidiven erkundigen kann. Den Patienten beim Orthopädietechniker anmelden, *um Prothesenfragen klären zu können.* Selbsthilfegruppen und Bücher über die Erkrankung anbieten. Positives Denken vermitteln und versuchen, die Angst zu nehmen.

Problem 3 Durch den Verlust des Unterschenkels muß der Patient einen Trauerprozeß durchleben.

Ressource Der Patient zeigt seine Gefühle.

Nahziel In 3 Wochen akzeptiert der Patient seine Amputation.

Fernziel Der Patient findet seine Lebensfreude wieder.

Maßnahmen Dem Patienten die Zeit zur Bewältigung seiner Trauer zugestehen. Ihm zeigen, daß man die Phasen des Trauerpozesses kennt und ihm seine Gefühlsausbrüche nicht übel nimmt. Stets Gesprächsbereitschaft signalisieren. Wenn er möchte, einen Seelsorger oder einen Psychologen anfordern, der mit Hilfe von Gesprächen oder Gebeten die Situation erleichtern helfen soll. Ihm versuchen zu vermitteln, daß er weiterhin durch seinen Charakter und sein Aussehen ein liebenswerter Mensch ist. *Nur durch offene Gespräche können Trauerphase und Hilflosigkeit überwunden werden.*

Problem 4 Durch die Behinderung hat der Patient Angst, aus der Familie und Gesellschaft ausgeschlossen zu werden.

Ressource Der Patient hat einen großen Freundeskreis.

Nahziel In 11 Tagen sucht der Patient Kontakt zu Mitbetroffenen.

Fernziel Der Patient führt ein erfülltes Gesellschaftsleben.

Maßnahmen Zeit für die Verarbeitung seiner Trauer geben. Den Patienten nicht drängen. Die Besuchszeiten abstimmen. Ruhe und Einsamkeit ermöglichen, wenn er dies verlangt. Adresse von Selbsthilfegruppen weitergeben, *damit er Kontakt zu Gleichgesinnten aufnehmen kann.* Sagen, daß er mit der Prothese bald wieder aktiv am Leben teilnehmen kann.

Problem 5 Aufgrund der Unterschenkelprothese hat der Patient Angst vor Schwierigkeiten beim Laufen und davor, mit der Prothese richtig umzugehen.

Ressource Der Patient will das Gehen mit der Prothese erlernen.

Nahziel Der Patient geht in 2 Wochen langsam auf Station auf und ab.

Fernziel Harmonischer und schneller Bewegungsablauf.

Maßnahmen Bereits vor der Operation einen Termin in der Orthopädiewerkstatt ausmachen. *Dort wird ihm jede Einzelheit im Umgang mit seiner Prothese gezeigt, und er verliert die Angst davor.* Dem Patienten sagen, daß die Anfertigung einer Prothese eine Kunst ist, die großes Einfühlungsvermögen von dem Orthopädietechniker verlangt. Je besser die Kommunikation Patient–Prothesentechniker abläuft, um so größer ist die Chance, daß der Betroffene eine Beziehung zu seiner Prothese aufbauen und sie dadurch als Stück seiner selbst anerkennen kann. Dem Patienten erklären, daß die Prothesenschulung das Bedienen und Ablegen der Prothese umfaßt sowie das Einüben einzelner Bewegungsfunktionen. Ihm sagen, daß es an vielen Orten spezielle Gehschulen für Beinamputierte gibt. Die Adressen kann er durch die Selbsthilfegruppe ausfindig machen. Ihm schon vorher einige Grundregeln der Schulung beibringen. Er muß lernen, seine Prothese immer fest anzuziehen. Er soll einen guten Kontakt zu seinem Hilfsmittel haben, *um damit harmonisch gehen zu können.* Erklären, daß er das Knie der Prothese nur unter Druckveränderung durch den Körper abknicken kann. Dem Patienten sagen, daß man ihm bei den ersten Versuchen des An- bzw. Ausziehens seiner Prothese behilflich sein wird. Er muß die Angst vor dem „Fremdkörper" verlieren und ihn als neues Körperteil akzeptieren lernen. Ihm sagen, daß allein das Lauftraining den Erfolg bringen wird.

7.2 Schenkelhalsfraktur/Totalendoprothese

Der nachfolgende Text stellt eine kurze Zusammenfassung der Erkrankung Schenkelhalsfraktur dar. Er soll die Operation Totalendoprothese in Erinnerung rufen, um mit der Pflegeplanung besser zurechtzukommen. Er ersetzt keinesfalls die Fachliteratur.

Definition: Die Schenkelhalsfraktur ist eine typische Verletzung im hohen Lebensalter. Frauen sind aufgrund ihrer Altersosteoporose häufiger betroffen als Männer. Der Schenkelhals kann medial, intrakapsulär, intermediär, lateral oder pertrochantär brechen.
Begünstigende Faktoren: Begünstigende Faktoren für einen Bruch sind meistens direkte Gewalteinwirkung durch einen Sturz auf die Hüfte oder indirekte Gewalt bei passiver Achsendrehung oder Abscherung, z.B. beim Aussteigen aus dem Auto oder bei unvermuteter Niveauänderung der Gangebene. Zur Bruchentstehung genügt ein Bagatelltrauma, weil eine Frakturdisposition vorliegt.
Symptome: Die Patienten klagen über starke Schmerzen in der Hüfte und in dem Knie. Eine Beinverkürzung und Rotationsfehlstellung des Fußes ist zu erkennen. Weitere Symptome sind Hämatome, Schwellungen, aufgehobene Gehfähigkeit oder bei der Abduktionsfraktur erhaltene Gehfähigkeit.
Therapie: Als Therapie kann die konservative Methode mit Bettruhe und Drahtextension in Erwägung gezogen werden. Hierbei dauert die Heilung über drei Monate. Eine Ruhigstellung des alten Menschen über diese lange Zeit führt zu schwerwiegenden Sekundärerkrankungen wie z.B. Thrombose, Dekubitus, Pneumonie. Deshalb ist die Therapie der Wahl bei betagten Patienten mit Schenkelhalsfraktur die Totalendoprothese (TEP) des Hüftgelenkes. Die einzementierte TEP hält 10 bis 14 Jahre, kann aber schlecht wieder erneuert werden. Bei jüngeren Menschen wird eine zementlose TEP operiert, die man nach Jahren wieder neu anlegen kann. Eine weitere Operationstechnik ist die Osteosynthese mit Winkelplatte, Schrauben, Dreilamellennagel oder Trochantermarknagelung. Nähere Informationen zur Totalendoprothese müssen in der entsprechenden Fachliteratur nachgelesen werden.

Der Patient hat Probleme beim

ATL 1 Wach sein und Schlafen

Problem 1 Dadurch, daß die Nachtschwester zweistündlich ihren Kontrolldurchgang durch die Zimmer machen muß, hat der Patient eine gestörte Nachtruhe.

Ressource Der Patient schläft 2 Stunden am Stück.

Nahziel Der Patient hat in der nächsten Nacht eine Ruhephase von mindestens 4 Stunden.

Fernziel Der Patient schläft die Nacht ungestört durch.

Maßnahmen Beobachten, Dokumentieren und Überwachen der Qualität, Tiefe, Dauer und Durchgängigkeit des Schlafes, indem man zweistündlich durch die Zimmer geht. Auf ärztliche Anordnung ein Schlafmedikament verabreichen. Beim Durchgang leise die Türen zu den Patientenzimmern öffnen. Kein grelles Licht anmachen. Als Lichtquelle eine Taschenlampe benützen. In den Zimmern nur flüstern. Geräusche auf dem Stationsgang gering halten.

Problem 2 Aufgrund der unbequemen Rückenlage und der Schmerzen hat der Patient Einschlaf- und Durchschlafstörungen.

Ressource Der Patient meldet sich bei Schmerzen.

Nahziel In der nächsten Nacht schläft der Patient 4 Stunden am Stück.

Fernziel Ungestörter Schlaf.

Maßnahmen Dem Patienten den Sinn der Rückenlage erklären. Ihm sagen, daß die Gefahr der Luxation in den ersten postoperativen Tagen sehr hoch ist. Das Bein in eine Kastenschiene lagern. Versuchen, die Lagerung angenehm zu gestalten. Genug Felle und Schaumstoff zum Abpolstern bereitlegen. Das Zimmer durch Herunterlassen der Jalousie abdunkeln. Für ruhige Umgebung zum Wohlfühlen sorgen. Störende Geräusche abstellen. *Eine entspannte Umgebung hilft, den Streß und die Ängste abzubauen, und löst Verspannungen.* Bei Schmerzen auf ärztliche Anordnung ein Schmerzmittel verabreichen.

Der Patient hat Probleme beim

ATL 2 Sich bewegen

Problem 1 Aufgrund der zementierten Totalendoprothese muß der Patient die ersten 2 bis 3 postoperativen Tage strenge Bettruhe einhalten.

Ressource Keine.

Nahziel Der Patient steht am 3. postoperativen Tag kurz vor das Bett auf.

Fernziel Der Patient verläßt sein Bett.

Maßnahmen Am Bett ein Schild mit den Worten „Strenge Bettruhe!“ anbringen. Die Glocke griffbereit am Bett anbringen. Den Patienten bitten, sich zu melden, wenn er etwas braucht. Urinflasche an das Bett hängen. Wichtige Utensilien auf das Nachtkästchen stellen und neben das Bett fahren. Dem Patienten bei der Körperpflege, Nahrungsaufnahme, Ausscheidung und Lagerung behilflich sein. Das Bett an den Fensterplatz fahren.

Problem 2 Aufgrund der postoperativen strengen Bettruhe verändert der Patient seine Lage nur gering, und es besteht eine erhöhte Druckbelastung besonders an den Fersen, Ellbogen, der Kreuzbeinregion und an der Übergangsstelle vom Bein zur Schiene. Er ist dekubitusgefährdet.

Ressource Der Patient hat eine intakte Haut.

Nahziel Druckintensität und Zeitdauer des Drucks auf eine der oben genannten Körperstellen auf weniger als 40 mmHg innerhalb von 2 Stunden reduzieren.

Fernziel Die Blutzirkulation an druckgefährdeten Stellen fördern.

Maßnahmen Die Haut 2mal täglich bei guten Lichtverhältnissen im Hinblick auf weiße Flecken oder Rötung ansehen. Täglich morgens und abends mit alkalifreier Seife den ganzen Körper waschen. *Aggressive Stoffe strapazieren die Haut zusätzlich.* Haut trocken halten. Einreiben mit rückfettenden Salben wie Fissan nach jeder Waschung. Am Morgen und bei Bedarf saubere und trockene Kleidung anziehen. 2 bis 3 Lagen Schaumstoff in das Bett legen. Falten im Bett glatt ziehen. Darauf achten, daß die Kastenschiene richtig abgepolstert ist. An die Übergangsstelle Schiene zu Bett ein Fell legen. Mit Schaumstoff die Ferse frei lagern. Die Lagerungsmittel glatt und straff in die Schiene einlegen. Den Patienten ab dem 3. postoperativen Tag mobilisieren, z.B. je nach körperlicher Verfassung Kopfteil 30° hoch stellen, Stehübungen vor dem Bett oder passive und aktive Bewegungsübungen mit der Krankengymnastin durchführen. In der Küche vitaminreiches Obst und Getränke für ausreichende Flüssigkeitszufuhr von 2 bis 3 l bestellen, *um einer möglichen mitverursachenden Ernährungsstörung vorzubeugen.*

Problem 3 Durch die Bettlägerigkeit kommt es zu einer Verlangsamung der Blutströmung, einer Beschleunigung der Blutgerinnung und einer verminderten Muskelvenenpumpe. Der Patient ist thrombosegefährdet.

Ressource Der Patient hat keine Varizen.

Nahziel Der Patient führt am 3. postoperativen Tag eine Stehübung vor dem Bett durch.

Fernziel Intakte Muskelvenenpumpe und ausreichende Strömungsgeschwindigkeit in den Venen.

Maßnahmen Hochlagerung der Beine alle 2 Stunden, indem die Bettebene verstellt wird. 24 Stunden Antithrombosestrümpfe am gesunden Bein tragen. Anlegen der Strümpfe im Liegen, bei entstauten Venen. Strümpfe alle 2 Tage erneuern. Das kranke Bein mit elastischen Binden in Richtung Herz wickeln. Dabei die Zehen und die Hüfte mit einwickeln. 1- bis 2mal täglich diesen Verband erneuern. Morgens und abends Beobachtung der Haut im Hinblick auf Rötung, Erwärmung, Schwellung und Druckstellen. Mit Hilfe der Krankengymnastin Bewegungsübungen durchführen lassen. Den Patienten motivieren, sein gesundes Bein aktiv zu bewegen. Ihm sagen, daß er Tretübungen durchführen, das Bein alle 1/2 Stunde 10mal anwinkeln und durchstrecken, 20mal kreisen, die Zehen 15mal einkrallen und wieder ausstrecken soll. Verabreichung der Fragminspritze auf ärztliche Anordnung täglich am Morgen.

Problem 4 Da der Patient in den ersten 2 postoperativen Tagen eine strenge Bettruhe einhalten muß, hat er Funktions- und Bewegungseinschränkungen an Knie-, Hals-, Hüft- und Schultergelenk. Aufgrund der Kastenschiene besteht die Gefahr des Spitzfußes. Der Patient ist kontrakturgefährdet.

Ressource Der Patient bewegt das gesunde Bein.

Nahziel Der Patient führt am 3. postoperativen Tag eine Stehübung vor dem Bett durch.

Fernziel Erhaltung der funktionellen Gelenkstellung sowie des harmonischen Bewegungsablaufs.

Maßnahmen Physiologische Lagerung der Gelenke in mittlerer Funktionsstellung, indem der Oberarm in Abduktionsstellung von 30° (Schultergelenk), der Unterarm im Winkel von 100° leicht erhöht (Ellbogengelenk), Finger in leichter Schalenhaltung (Handgelenk), Hüftgelenk und Kniegelenk möglichst gestreckt gelagert werden. Spitzfußprophylaxe mittels Sandsack oder Kissen durchführen, indem diese am Ende der Schiene bzw. an das Bettende gelegt werden. *Um den Druck der Bettdecke auf den Vorderfuß zu nehmen,* einen Bettreifen aufstellen. Bewegungsübungen passiv und aktiv durchführen. Eventuell mit Krankengymnastik. Den Patienten motivieren, die von der Krankengymnastin gezeigten Übungen selbständig durchzuführen. Bei jedem Gang in sein Zimmer den Patienten auffordern, das gesunde Bein zu bewegen. Die Lagerung des operierten Beines stündlich auf deren Richtigkeit überprüfen. Information über die Gefahr und Entstehung einer Kontraktur und der Notwendigkeit von Bewegungsübungen. Beobachtung im Hinblick auf die Beweglichkeit der Gelenke, Schmerzen und Fehlstellungen.

Problem 5 Aufgrund der Luxationsgefahr muß das Bein des Patienten in einer Kastenschiene gelagert werden.

Ressource Der Patient akzeptiert die Schiene.

Nahziel Der Patient lagert in 6 Tagen sein Bein selbständig.

Fernziel Der Patient ist frei von der Kastenschiene.

Maßnahmen Das Bein der operierten Hüfte 24 Stunden in einer flachen Schaumstofflagerungsschiene ruhig stellen. Die Schiene an der gesunden Extremität anpassen. Das Lagerungsmaterial am gesunden Bein zuschneiden. *Dadurch wird eine extreme Manipulation der operierten Hüfte vermieden.* Die kranke Extremität von einer 2. Pflegekraft passiv anheben lassen. Die Schiene mit Fellen auspolstern. Ein Fell am Übergang Schiene zu Bett hinlegen. Dann erst die Kastenschiene unterschieben. Die Extremität vorsichtig einbetten und die Lagerungsmittel anpassen. Das Bein in Spreizstellung lagern. Das Fußteil einrasten lassen und fixieren. Einer Außenrotation des Beines durch Sandsäcke oder Schaumstoff am Außenrand der Schiene entgegenwirken. Wenn die Schiene für das Bein zu lang ist, zwischen Fußsohle und Schiene Polstermaterial in Form von Sandsäcken aufstellen. Zehen senkrecht zur Decke blicken lassen, *um Spitzfuß zu vermeiden.* Abpolsterung der Ferse mit Schaumstoff. Ferse am besten frei lagern. Darauf achten, daß beide Fußsohlen auf einer Ebene liegen. Hierfür ein festes Polster vor das gesunde Bein aufstellen. Ein Abrutschen der Hüfte in Richtung gesundes Bein dadurch verhindern. Den Patienten anhalten, die Lagerung beizubehalten und gegebenenfalls zu korrigieren.

Problem 6 Durch die ausgeprägte Koxarthrose hält der Patient sein Bein in Außenrotation.

Ressource Keine.

Nahziel Bein liegt in Mittelstellung.

Fernziel Normale Gelenkstellung.

Maßnahmen Kastenschiene mit Hilfe von Schaumstoff, Sandsäcken und Fellen so auspolstern, daß der Außenrotation des Beines entgegengewirkt wird. An den Außenrand der Schiene Polstermaterial legen, bis die Zehen des Patienten nach oben zeigen. Die große Zehe, die Mitte der Kniescheibe und der Beckenkamm müssen eine gerade Linie bilden.

Problem 7 Um eine Luxation zu vermeiden, muß der Patient sein Bein in einer speziellen Lage halten und sich an besondere Bewegungstechniken halten.

Ressource Der Patient liegt auf dem Rücken.

Nahziel Der Patient lagert sein Bein in der Kastenschiene selbständig.

Fernziel Der Patient bewegt sich ungehindert.

Maßnahmen Den Patienten in Rückenlage bringen. Das Fußteil so fixieren, daß die Kastenschiene Halt findet. Das Kopfteil fest verankern, so daß der Patient höchstens in einer 30°-Oberkörperhochlage liegen kann. Den Patientenaufrichter entfernen. Das operierte Bein in eine Kastenschiene lagern (s. ATL 2 „Sich bewegen“ unter Problem 5 „Kastenschiene“). Darauf achten, daß der Patient seine Beine beim Liegen nicht überkreuzt. Kastenschiene leicht abgespreizt vom Körper in das Bett stellen und mit Hilfe des Fußteils und von Lagerungsmitteln fixieren. Stündliche Kontrolle der Lagerung auf Richtigkeit. Beim Drehen, z.B. auf die Bettschüssel oder zum Lakenwechsel, das operierte Bein vom Körper abgespreizt halten. Den Patienten nie auf die operierte Hüfte drehen. Das Bein in dieser Position halten oder mit Kissen abpolstern. Den Patienten ab dem 3. postoperativen Tag nur über die operierte Seite aufstehen lassen. Dabei das Bein abermals in abgespreizter Haltung belassen. Beim Sitzen am Bettrand oder auf einem Stuhl darauf achten, daß der Patient seine Beine leicht vom Körper abgespreizt hinstellt. Dem Patienten mitteilen, daß er erst ab der 3. postoperativen Woche auf der gesunden Seite liegen darf. Das Liegen auf der operierten Seite darf sogar erst nach Ablauf eines Vierteljahres stattfinden.

Problem 8 Durch die zweitägige strenge Bettruhe besteht beim Aufstehen am 3. postoperativen Tag die Gefahr von Schwindel und eines orthostatischen Kollapses.

Ressource Keine.

Nahziel Der Patient steht schwindelfrei auf.

Fernziel Problemloses und selbständiges Stehen und Gehen.

Maßnahmen Vor dem Aufstehen die Vitalwerte kontrollieren. Den Kreislauf anregen, indem der Patient im Bett sitzend Hände und Fuß 10mal kreisen soll, dann 15mal Hände zu einer Faust ballen lassen, das gesunde Bein dazu anziehen und ausstrecken. Zuerst das Kopfteil in leicht senkrechte Stellung bringen. Bei Wohlbefinden schließlich am Bettrand mit Fußsohlenkontakt zum Boden 5 Minuten sitzen lassen und Vitalwerte kontrollieren. Der Patient soll hierbei aufrecht sitzen und tief durchatmen. Sein Blick muß geradeaus gerichtet sein. Darauf achten, daß beim Aufstehen die operierte Hüfte in leichter Abspreizhaltung belassen wird. Dann erst aufstehen lassen. Den Patienten ein paar Minuten neben dem Bett stehen lassen, dann wieder zurück in das Bett legen. Zum Aufstehen eine 2. Pflegekraft zur Hilfe bitten.

Problem 9 Aufgrund der Operation darf der Patient sein operiertes Bein nicht belasten. Der Patient hat Schwierigkeiten, sich mit Gehstützen fortzubewegen.

Ressource Der Patient hat vor der Operation bereits gelernt, mit Gehstützen zu gehen.

Nahziel In 8 Tagen geht der Patient alleine mit Gehstützen.

Fernziel Der Patient geht frei.

Maßnahmen Die Unterarmgehstützen bereits vor der Operation fachgerecht anpassen. Erste Gehübungen mit den Unterarmgehstützen frühestens ab dem 5. bis 7. postoperativen Tag durchführen. Den Patienten in den Gebrauch der Gehstöcke einweisen. Ihm raten, dünne Handschuhe zu tragen. Das Gehen mit den Krücken vor der Operation einüben. Ihm den Dreipunktegang zeigen. Beide Gehstöcke nach vorne stellen. Zuerst das kranke Bein nach vorne nehmen. Dieses abstellen und das Gesunde nachstellen. Patienten bei seinem Gehtraining nicht alleine lassen. Ihm durch Vorsprechen behilflich sein.

Problem 10 Durch die Operation hat der Patient starke Schmerzen an der operierten Hüfte.

Ressource Der Patient meldet sich frühzeitig bei beginnenden Schmerzen.

Nahziel Der Patient erfährt nach Schmerzmittelgabe für 3 bis 4 Stunden Schmerzfreiheit.

Fernziel Schmerzfreiheit den ganzen Tag.

Maßnahmen Beobachtung im Hinblick auf Schmerzen, wenn man das Zimmer betritt. *Die Schmerzäußerungen können sehr unterschiedlich sein. Einerseits kann sie der Patient verbal äußern, andererseits versteckt mitteilen durch eine veränderte Körperhaltung, angespannte Mimik oder blasses Aussehen.* Fragen, wo der Schmerz lokalisiert ist, welcher Art er ist (stechend, klopfend, kolikartig, beklemmend), Zeitpunkt (nachts, nach Anstrengung), Dauer (konstant, in Intervallen) und Auswirkung (vegetative Reaktionen, Einschränkung der Konzentration, soziale Isolation). Den Patienten auffordern, sich bei Schmerzen sofort zu melden. Eventuell Schmerzambulanz anfordern. Schmerzmedikation nur auf ärztliche Anordnung verabreichen und auf mögliche Nebenwirkungen überwachen. Versuchen, den Patienten in ein ruhiges Zimmer zu legen, kein grelles Licht anzumachen und das Zimmer etwas abzudunkeln. Sich mit dem Patienten beschäftigen, ihn berühren, *da diese Maßnahmen Schmerzen lindern können.* Optimale Lagerung von Hüfte und Bein mittels Kastenschiene.

Der Patient hat Probleme beim

ATL 3 Waschen und Kleiden

Problem 1 Aufgrund des Schwitzens in der Kastenschiene besteht die Gefahr einer Mazeration in der Leistenbeuge, Kniekehle und zwischen den Zehen. Es besteht Intertrigogefahr.

Ressource Intakte Haut.

Nahziel Der Patient hat eine normale Transpiration.

Fernziel Beibehaltung einer intakten, trockenen Haut.

Maßnahmen Täglich 2mal Beobachtung der Haut im Hinblick auf rote, brennende, mazerierte Stellen. Haut nach der Waschung gut abtrocknen. Die Felle und den Schaumstoff täglich erneuern. Schaumstoff eventuell mit einem Leinentuch überziehen. Zwischen den Zehen eine Kompresse glatt durchziehen. Kompressionsverband täglich 2mal und bei Bedarf erneuern. Durchgeschwitztes Lagerungsmaterial sofort erneuern.

Problem 2 Aufgrund der strengen Bettruhe ist der Patient in seiner Mobilität eingeschränkt. Er braucht Hilfe beim Waschen des Rückens, des Intimbereichs, des Gesäßes und der Beine. Er benötigt Unterstützung beim An- und Ausziehen seiner Unterwäsche und seines Nachthemds.

Ressource Der Patient wäscht sich das Gesicht und den Oberkörper selbständig.

Nahziel Der Patient zieht sich nach 5 Tagen das Nachthemd alleine an.

Fernziel Selbständigkeit in bezug auf Körperpflege und Bekleidung.

Maßnahmen Anrichten der Waschschüssel mit sämtlichen Utensilien (2 Waschhandschuhe, 2 Handtücher, Waschlotion, Hautcreme) am Bett. Zahnpasta, Zahnbecher, Zahnbürste und Nierenschale zum

Zähneputzen richten. Bettebene schief stellen. Einen Sichtschutz aufstellen. Unter die zu waschenden Körperpartien einen Bettschutz legen. Den Patienten sein Gesicht und den Oberkörper selbständig waschen lassen. Den Rücken, die Beine und den Intimbereich waschen. Beim Zähneputzen helfen. Danach eincremen. Die Haare anschließend bürsten und kämmen. Eine Rasur ermöglichen. Frisches Flügelnachthemd überziehen. Dokumentation über Hautzustand und Mobilität morgens und abends.

Problem 3 Da der Patient bei der Ganzkörperwaschung seine sexuellen Schutzzonen den Mitpatienten und der Krankenschwester offenbaren muß, hat er ein Schamgefühl.

Ressource Keine.

Nahziel Der Patient wäscht sich in 5 Tagen seine Intimzone alleine.

Fernziel Der Patient ist selbständig.

Maßnahmen Bei der Ganzkörperwaschung die Mitpatienten aus dem Zimmer bitten oder einen Sichtschutz aufstellen. Die Gefühle ernst nehmen und Gesprächsbereitschaft signalisieren. Neutralen Umgang mit den Intimzonen wahren. Dem Patienten anbieten, sich von einer gleichgeschlechtlichen Pflegekraft waschen zu lassen. Frühmobilisation betreiben. Den Patienten animieren, bei der Ganzkörperwaschung mitzuhelfen.

Problem 4 Durch den straffen postoperativen Verband am Oberschenkel und an der Hüfte besteht die Gefahr, daß die Haut eingeschnitten wird.

Ressource Der Patient sagt, wenn der Verband drückt.

Nahziel Die Haut ist gut durchblutet.

Fernziel Der Patient braucht den Verband nicht mehr.

Maßnahmen Den Verbandwechsel täglich durch den Arzt kontrollieren und überprüfen lassen. Den 1. Verbandwechsel von einem Arzt durchführen lassen. Nach der Visite den Verband wechseln und die Haut und Narbe darunter auf Rubor, Dolor, Calor, Funktio laesa, Nachblutungen und Undichtigkeiten prüfen. Elastische Kompressionsbinden 2mal täglich aufwickeln und erneuern. Zehen bei jedem Gang in das Zimmer auf Farbe und Temperatur kontrollieren. Nach dem Anlegen des Verbandes mit Hilfe von 2 Fingern die Straffheit prüfen. 1 bis 2 Finger müssen unter den Verband geschoben werden können. Dem Patienten sagen, daß er sich sofort melden soll, wenn der Verband unangenehm wird.

Der Patient hat Probleme beim

ATL 4 Essen und Trinken

Problem 1 Durch die Nahrungskarenz am Operationstag hat der Patient ein starkes Durstgefühl, eine trockene Mundschleimhaut, einen verminderten Speichelfluß und einen schlechten Geschmack im Mund.

Ressource Der Patient spült seinen Mund mehrmals täglich aus.

Nahziel Der Patient erhält 6 Stunden nach der Operation Kamillentee.

Fernziel Der Patient hat eine feuchte Mundschleimhaut und einen guten Geschmack im Mund.

Maßnahmen Stündlich gekühlte Lemonstäbchen und Mundspray anbieten. Dreimal täglich und bei Bedarf mit Zahnfluid und Wasser den Mund spülen und Kaugummi gegen den schlechten Geschmack im Mund kauen lassen. Bepanthen-Salbe für die Lippenpflege an das Bett legen. Ärzte über das Durstgefühl informieren und die angeordneten Infusionen verabreichen.

Problem 2 Durch die Intubation während der Narkose besteht Aspirationsgefahr beim 1. Schluckversuch.

Ressource Keine.

Nahziel Der Patient ist beim 1. Schluckversuch frei von Aspirationen.

Fernziel Ungehinderte Flüssigkeitsaufnahme.

Maßnahmen 6 Stunden nach der Narkose die 1. Menge Flüssigkeit zum Trinken anbieten. Lauwarmen Kamillentee mit einem Strohhalm geben. Dem Patienten sagen, daß er nur eine kleine Menge Flüssigkeit über den Strohhalm zu sich nehmen soll. Bettebene schief stellen. Den Patienten bitten, sich bewußt auf das Schlucken zu konzentrieren. Gegebenenfalls beim 1. Schluckversuch ein Absauggerät ins Zimmer mitnehmen. Sollte er sich aspiriert haben, Ruhe bewahren und ihn auffordern, ruhig weiterzuatmen. Den nächsten Schluckversuch erst wieder ein paar Stunden später versuchen.

Problem 3 Aufgrund der Bettruhe braucht der Patient Hilfe bei der Nahrungsaufnahme.

Ressource Der Patient kann essen.

Nahziel Der Patient nimmt die Nahrung am Tisch ein.

Fernziel Der Patient bereitet sich sein Essen selbständig vor.

Maßnahmen Bettebene zum Essen schief stellen. Nachtkästchen aufräumen, säubern und nahe an den Patienten fahren. Eine Waschschüssel zum Händewaschen anbieten. Essenstablett auf das Nachtkästchen stellen. Eventuell Fleisch schneiden. Besteck in die Hand geben. Suppe und Nachspeise in erreichbare Nähe stellen. Serviette umbinden. Den Patienten fragen, ob er alleine zurechtkommt. Nach der Nahrungsaufnahme Tablett hinaustragen. Nachtkästchen säubern. Dem Patienten die Möglichkeit zur Mundpflege und zum Händewaschen geben. Bettebene gerade stellen.

Der Patient hat Probleme beim

ATL 5 Ausscheiden

Problem 1 Aufgrund der Bettlägerigkeit besteht die Gefahr der Obstipation.

Ressource Der Patient hat Darmgeräusche.

Nahziel Der Patient hat alle 2 Tage Stuhlgang.

Fernziel Wiederherstellung der gesunden Ausscheidungsfunktion.

Maßnahmen Auf ärztliche Anordnung einen Einlauf oder orale Laxanzien morgens verabreichen. Faserreiche Ballaststoffernährung mit Vollkornbrot, Hirse, Vollreis, Obst, Gemüse und Buttermilch in der Küche bestellen. Beim Essen dem Patienten sagen, daß er sich Zeit nehmen, richtig kauen und genießen soll. Zu jeder Mahlzeit und vor dem Frühstück ein Glas Mineralwasser, Fencheltee oder Buttermilch trinken lassen. Den Patienten zu einer ausreichenden Flüssigkeitsaufnahme von mindestens 2 l anhalten, *um den Stuhlgang weich zu halten.* Dokumentation morgens und abends über das tägliche Stuhlgangverhalten.

Problem 2 Durch die Nachwirkungen der Narkose besteht die Gefahr des postoperativen Harnverhaltes.

Ressource Keine.

Nahziel Der Patient läßt in 6 Stunden 200 bis 300 ml Urin ab.

Fernziel Normale Urinregulation.

Maßnahmen Dem Patienten für den 1. Spontanurin 6 Stunden nach der Operation eine Urinflasche anbieten. Sollte er nach 6 Stunden immer noch keinen Urin ausgeschieden haben, den Arzt darüber informieren. *Oft spielen psychologische Faktoren eine große Rolle bei Harnverhalt.* Die Angst vor Schmerzen durch Schmerzmittelgabe nehmen und einen Sichtschutz im Zimmer aufstellen. Wasser zur Stimulation aufdrehen. Auf ärztliche Anordnung Medikamente spritzen oder einmalkatheterisieren. Dokumentation über die 1. Urinausscheidung.

Problem 3 Aufgrund der strengen Bettruhe braucht der Patient Hilfe bei der Ausscheidung.

Ressource Der Patient produziert Urin und Stuhlgang.

Nahziel Der Patient nimmt sich die Urinflasche selbständig.

Fernziel Der Patient geht mit Gehstützen auf die Toilette.

Maßnahmen Am Bett griffbereit eine Urinflasche anbringen. Den Patienten in die Handhabung einweisen. Nach jeder Ausscheidung Urinflasche entleeren und spülen. Bei Stuhlgangausscheidung Steckbecken anbieten. Den Patienten zu zweit zur Seite drehen und auf die Bettschüssel setzen. Bettschutz darunter legen. Zellstoff, Pflegeschaum und nasse Waschhandschuhe zur Säuberung bereitlegen. Dem Patienten nach der Ausscheidung die Möglichkeit zum Händewaschen geben.

Problem 4 Aufgrund der Nachblutungsgefahr hat der Patient 3 bis 4 Drainagen liegen. Blutiges Sekret fließt darüber ab.

Ressource Keine.

Nahziel Verminderung der Ablaufflüssigkeit in 4 Tagen.

Fernziel Der Patient ist frei von Nachblutungen.

Maßnahmen Die Drainagen alle 1 bis 2 Stunden im Hinblick auf Durchgängigkeit, Sterilität und Fördermenge prüfen. Am Morgen Drainagen entleeren und wechseln. Drainagen unter Körperniveau aufhängen. Farbe, Geruch, Menge und Beschaffenheit des Sekrets beobachten und in einer Kurve dokumentieren. Bei Veränderungen Arzt informieren.

Der Patient hat Probleme bei der

ATL 6 Regulation der Körpertemperatur

Problem 1 Aufgrund der langen Operation ist der Patient am Operationstag ausgekühlt. Der Patient friert.

Ressource Der Patient sagt, daß ihm kalt ist.

Nahziel 6 Stunden nach der Operation ist dem Patienten wärmer.

Fernziel Der Patient hat Temperaturen zwischen 36 und 37 °C.

Maßnahmen Dem Patienten sagen, daß er eine lange Operation hinter sich gebracht hat und dadurch etwas ausgekühlt ist. Bei der Ankunft in seinem Zimmer sofort eine 2. Bettdecke geben. Die Fenster geschlossen halten. Durchzug verhindern. Dem Wunsch nach einer Wärmflasche nicht nachkommen, *da der Patient bedingt durch seine Narkose ein verzögertes Reaktionsvermögen hat und es durch die Wärmflasche zu Verbrennungen an den Füßen kommen kann.* Temperatur stündlich nachmessen.

Problem 2 Wegen der Möglichkeit, am 3. postoperativen Tag ein Resorptionsfieber zu bekommen, besteht die Gefahr von erhöhten Temperaturen bis zu 38 °C.

Ressource Der Patient mißt morgens, mittags und abends selbständig rektal seine Temperatur.

Nahziel Der Patient ist fieberfrei.

Fernziel Körpertemperatur zwischen 36 und 37 °C.

Maßnahmen Dreimal täglich Temperatur messen lassen. Rektal Thermometer 3 Minuten belassen. Sollte der Patient leicht erhöhte Temperaturen bekommen, eine dünne Decke geben. Eisbeutel, eingewickelt in einen kleinen Kopfkissenüberzug eine halbe Stunde rechts und links in die Leiste legen. Nach Bedarf wiederholen. 2 bis 3 l Mineralwasser oder Tee zum Trinken anbieten. Dokumentation des Temperaturverlaufs.

Der Patient hat Probleme beim

ATL 7 Atmen

Problem 1 Aufgrund der Schmerzen hat der Patient eine flache Atmung. Sekret hat sich in den Lungen angesammelt. Die Folge ist ein erschwertes Abhusten und eine ungenügende Belüftung der Lunge. Er ist pneumoniegefährdet.

Ressource Der Patient denkt täglich selbst daran, seine erlernte Atemgymnastik durchzuführen.

Nahziel Der Patient hustet in einer Woche vorhandenes Sekret problemlos ab.

Fernziel Eine optimale Lungenventilation.

Maßnahmen Einreiben von Brust und Rücken morgens und abends mit sekretlösenden Mitteln wie Nervgeist oder Stas-Salbe. Anschließend mit Feuchtigkeitslotion eincremen *gegen eine mögliche Austrocknung durch den Franzbranntwein.* Dreimal täglich Inhalation mit NaCl. Für ausreichende Frischluft im Zimmer sorgen und den Patienten dazu anhalten, tief durchzuatmen. Atemgymnastik mit einem Triflo, das stündlich 10mal benutzt werden soll. Bei jedem Gang in das Zimmer auffordern, mit Hilfe des K-Lautes abzuhusten. Mehrere Nierenschalen mit Zellstoff für abgehustetes Sputum auf das Nachtkästchen stellen. Information über die Notwendigkeit der Pneumonieprophylaxe bei Aufnahme auf Station.

Der Patient hat Probleme beim

ATL 8 Für Sicherheit sorgen

Problem 1 Aufgrund der Operation besteht die Gefahr der Wundhämatome, der Nahtinsuffizienz und der Blutungen.

Ressource Keine.

Nahziel Der Patient ist ab dem 2. postoperativen Tag frei von Nachblutungen.

Fernziel Gut zugeheilte Operationsnaht.

Maßnahmen Nachblutungen anhand der Fördermenge der Drainagen erkennen. Redons einmal täglich und nach Bedarf entleeren und die Menge exakt dokumentieren. Den Umfang der operierten Hüfte genau beobachten. *Dadurch können Nachblutungen in das Gewebe erkannt werden.* Bei jedem Verbandwechsel die Naht auf Undichtigkeiten prüfen. Kontrolle des Hämatoms auf Größe, Umfang und Farbe. Den Arzt über den Wundverlauf informieren.

Problem 2 Durch die herabgesetzte Körperresistenz auf Basis des schlechten Allgemeinzustands und der unnatürlichen Körperöffnungen besteht die Gefahr der nosokomialen Infektion.

Ressource Keine.

Nahziel Der Patient ist frei von einer nosokomialen Infektion.

Fernziel Der Körper ist frei von pathologischen Keimen.

Maßnahmen Täglich sterilen Verbandwechsel mit Hautdesinfektionsmittel, sterilen Kompressen und Fixomull durchführen. Die Wunde stets von innen nach außen säubern, *damit keine Hautkeime in die Wunde eingeschleppt werden können.* Während des Verbandwechsels entweder einen Mundschutz tragen oder das Sprechen unterlassen. Den Verbandwechsel mit Hilfe einer 2. Pflegekraft durchführen. Die eine Pflegekraft reicht aus dem reinen Bereich des Verbandwagens die benötigten Utensilien an, die zweite versorgt die Wunden. Beobachtung der Wunden im Hinblick auf Rubor, Dolor, Calor, Tumor und Funktio laesa, Blutungen, Sekrete und Nahtundichtigkeiten. Exakte Dokumentation der Naht mit Umgebung. Verbandwechsel erst nach der Visite durchführen, *um dem Arzt die Gelegenheit zu geben, einen Blick auf die Wunde zu werfen.* Auf ärztliche Anordnung dreimal täglich Antibiotikabehandlung. Vor Mitpatienten, die krankmachende Keime mit sich tragen, schützen, indem der Patient in ein Zimmer gelegt wird, das nach den Kriterien der Hygiene ausgesucht wurde. Temperaturkontrolle morgens, mittags und abends durchführen.

Problem 3 Aufgrund der Nachwirkung der Narkose besteht die Gefahr der Beeinträchtigung der Vitalfunktion. Der Patient hat Blutdruckwerte von etwa 150:90 mmHg.

Ressource Der Patient meldet sich bei Schwindel oder Kopfschmerzen.

Nahziel Senkung des Blutdrucks auf 140:80 mmHg.

Fernziel Konstanthaltung des Blutdrucks auf Werten von 130:80 mmHg. Konstanthaltung des Pulses auf Werten zwischen 60 und 80 Schlägen pro Minute. Konstanthaltung der Atmung bei 12 bis 20 Atemzügen pro Minute. Konstanthaltung der Temperatur auf Werten zwischen 36 und 37 °C.

Maßnahmen Am Operationstag halbstündlich die Vitalwerte kontrollieren. Bei konstanten Werten alle 2 bis 3 Stunden Kontrolle. Ab dem 1. postoperativen Tag 3mal täglich die Vitalwerte messen und in einer Kurve dokumentieren. Bei Veränderungen sofort den Arzt verständigen und auf Anordnung Medikamente verabreichen. Den Patienten informieren, daß er sich umgehend bei Veränderungen seines Befindens melden soll.

Problem 4 Aufgrund der Medikamentengabe besteht die Gefahr einer allergischen Reaktion.

Ressource Der Patient meldet sich bei körperlichem Mißempfinden.

Nahziel Gute Verträglichkeit der angeordneten Medikamente in der Zeit der Einnahme.

Fernziel Der Patient ist medikamentenfrei.

Maßnahmen Genaue Verabreichung der ärztlich angeordneten Medikamente. Kontrolle der Medikamente im Hinblick auf Dosis, Häufigkeit, Anordnung und Patientenname. Auf Nebenwirkungen wie Schüttelfrost, Fieber, Erbrechen, Durchfall oder Hautausschlag achten. Den Patienten daran erinnern, die Medikamente einzunehmen.

Problem 5 Durch eine falsche Lagerung oder Bewegung besteht die Gefahr der Hüftluxation.

Ressource Keine.

Nahziel In 3 Tagen achtet der Patient selbst auf eine korrekte Lagerung.

Fernziel Der Patient ist frei von Luxationen.

Maßnahmen Bis zum 3. postoperativen Tag strenge Bettruhe verordnen. Den Sinn und Zweck der Bettruhe und der Lagerung in der Kastenschiene erklären. Den Patienten darauf aufmerksam machen, daß eine unvorsichtige Bewegung eine erneute Operation zur Folge haben könnte. Bei jedem Gang in sein Zimmer einen Blick auf die Schiene richten und deren Sitz kontrollieren. Beim 1. Aufstehen sich Zeit nehmen. Dem Patienten in die korrekte Aufstehtechnik einweisen. Ihn bitten, keine hastigen oder unüberlegten Bewegungen zu machen.

Der Patient hat Probleme beim

ATL 9 Arbeiten und Spielen

Problem 1 Da der Patient durch die strenge Bettruhe in den ersten postoperativen Tagen das Zimmer selten verlassen kann, hat er Langeweile und ist nicht ausgelastet.

Ressource Der Patient bekommt Besuch von Freunden und von seiner Familie.

Nahziel Der Patient geht in einer Woche auf dem Stationsgang auf und ab.

Fernziel Der Patient kann sich trotz Krankenhausaufenthalt problemlos ablenken und beschäftigen.

Maßnahmen Den Patienten in die Körperpflege einbeziehen, damit er wenigstens zu den Pflegezeiten abgelenkt wird. Einen Mitpatienten ins Zimmer legen, der in seinem Alter ist und von den Interessen ähnliche Ansichten vertritt, *damit ein Gespräch zustande kommt.* Die Besuchszeiten erweitern, *um berufstätigen Freunden die Möglichkeit zu geben, ihn zu besuchen und mit ihm Gefühle auszutauschen.* Formulare zur Anmeldung eines Telefons, Radios oder Fernsehers weitergeben. Die Familie kann genügend Zeitungen und Bücher mitbringen.

Problem 2 Durch die Operation darf der Patient anfangs nicht alle sportlichen Aktivitäten durchführen. Er fühlt sich eingeengt.

Ressource Der Patient bewegt sich im Bett.

Nahziel Der Patient nimmt in $1^1/_2$ Wochen am Schwimmtraining in der Klinik teil.

Fernziel Der Patient übt eine Sportart aus.

Maßnahmen Den Patienten informieren, daß sich zur Stärkung der Muskulatur des operierten Hüftgelenks Sportarten wie Schwimmen, Langlauf oder spezielle Gymnastik mit Hilfe der Krankengymnastin besonders gut eignen. Dabei muß er darauf achten, daß das Bein in den ersten Wochen nach der Operation nicht überkreuzt gelagert oder nach außen gedreht werden darf. Dem Patienten sagen, daß er langsam seine Beweglichkeit wieder aufbauen soll. Sagen, daß er nach vollständiger Heilung wieder alle sportlichen Aktivitäten durchführen darf. Adressen von Krankengymnasten geben.

Der Patient hat Probleme beim

ATL 10 Kommunizieren

Problem 1 Durch die Nachwirkung der Narkose ist der Patient am Operationstag in seiner Auffassungsgabe eingeschränkt.

Ressource Der Patient kann sprechen.

Nahziel In einem Tag kann sich der Patient problemlos ausdrücken.

Fernziel Gute Auffassungsgabe.

Maßnahmen *Durch die Beeinträchtigung infolge der Narkose ist der Patient in den ersten Stunden auf Station nicht imstande, den Anweisungen des Pflegepersonals zu folgen.* In kurzen und klaren Worten sagen, daß er nicht aufstehen darf, sondern klingeln soll, wenn er etwas braucht. Halbstündlich bis stündlich in das Zimmer gehen und die korrekte Lagerung der Hüfte überprüfen. Zeit und Ruhe geben, die Narkose auszuschlafen. Erst später mit ihm genauere Gespäche über die Operation führen. Dem Ehepartner sagen, daß es am sinnvollsten wäre, sich still neben den Patienten zu setzen und die Anwesenheit nur durch Körperkontakt zu signalisieren.

Problem 2 Aufgrund der Klinikfachsprache kann der Patient auf Anhieb nicht alle Informationen und Aufklärungen verstehen.

Ressource Der Patient interessiert sich für seine Operation.

Nahziel Der Patient fragt in 3 Tagen nach.

Fernziel Der Patient versteht die Informationen.

Maßnahmen Den Patienten ermutigen, bei Visite sofort zu sagen, wenn er etwas nicht versteht. Bei pflegerischen Tätigkeiten mit einfachen, verständlichen Worten informieren. Medizinische Fachbegriffe vermeiden. Bei Fragen Auskunft geben und sich vergewissern, daß er alles verstanden hat. Bei Unklarheiten im ärztlichen Bereich ein Gespräch mit dem zuständigen Arzt arrangieren. Stationsübliche Informationsblätter und Broschüren weitergeben.

Der Patient hat Probleme beim

ATL 11 Mann sein

Problem 1 Aufgrund der Tatsache, die Urinflasche benützen zu müssen und im Bett gewaschen zu werden, fühlt sich der Patient beschämt. Er fühlt sich nicht als vollwertiger Mann.

Ressource Der Patient spricht über seine Gefühle.

Nahziel Der Patient wäscht sich in einer Woche am Waschbecken.

Fernziel Der Patient kann mit seinem Schamgefühl umgehen.

Maßnahmen Respektieren der individuellen Bedürfnisse. Beachten des Schamgefühls beim Waschen. Den Mitpatienten bei Verrichtungen vor die Tür bitten oder einen Sichtschutz aufstellen. Dem Patienten die Möglichkeit geben, sich soviel wie möglich selbst zu waschen. Bei Bedarf fragen, ob er lieber von einem Pfleger gewaschen werden möchte. Die Gefühle ernst nehmen und akzeptieren. Ihm sagen, daß er sich in einer Woche am Waschbecken waschen darf.

Der Patient hat Probleme beim

ATL 12 Sinn finden

Problem 1 Aufgrund der Operation hat der Patient Angst vor Komplikationen. Er hat Angst vor Luxationen oder Nachblutungen.

Ressource Keine.

Nahziel Der Patient ist frei von Luxationen während des Krankenhausaufenthaltes.

Fernziel Der Patient kann mit seinen Ängsten umgehen.

Maßnahmen Die Ängste ernst nehmen. Verständnis entgegenbringen und Gesprächsbereitschaft signalisieren. Den Patienten auf die Risikofaktoren einer Luxation hinweisen. Ihn bitten, sich an die Lagerungsmethoden und Gehtechniken zu halten. Mitteilen, daß die Wahrscheinlichkeit einer Luxation bei korrekter Lagerung und Gehtechnik sehr gering ist. Ein Gespräch mit dem Arzt organisieren.

Problem 2 Durch die Totalendoprothese muß sich der Patient an bestimmte Vorschriften nach der Entlassung halten.

Ressource Der Patient ist frei von Komplikationen.

Nahziel In 5 Tagen informiert sich der Patient über die Entlassungsberatung.

Fernziel Der Patient beachtet die ihm genannten Vorschriften.

Maßnahmen Ein Merkblatt aushändigen, auf dem genaue Vorschriften notiert sind. Der Patient sollte nach Entlassung weiterhin das Überkreuzen seiner Beine vermeiden. Zudem ist verboten, das Bein nach außen rotieren zu lassen. Dem Patienten sagen, daß er auf der operierten Seite nicht vor Ablauf eines Vierteljahres liegen darf. In der Rückenlage darauf achten, daß sein Bein in Mittelstellung gelagert ist. Wenn sich der Patient auf die gesunde Seite drehen möchte, sagen, daß sein Bein stets abgespreizt gehalten werden muß oder mit einem Kissen unterlagert werden soll. Das Aufstehen sollte zudem immer über die operierte Seite erfolgen. Der Patient muß breitbeinig sitzen. Das Einsteigen in sein Auto darf nur en bloc erfolgen. Er soll sich mit dem Rücken seitlich zum Sitz hinsetzen, dann ein Bein nach dem anderen hineinheben. Extremes Abspreizen vermeiden. Jede Bewegung muß bedacht und langsam durchgeführt werden, *um falsche Techniken zu verhüten.* Dem Patienten raten, nach der Entlassung eine Krankengymnastin aufzusuchen, die alle 2 Tage spezielle Gymnastiken zur Stärkung seines Halteapparats am operierten Hüftgelenk einüben soll. Zur Stärkung der Muskulatur und zur Erhaltung des harmonischen Bewegungsablaufs soll er schwimmen, Langlauf oder leichte Gymnastikübungen machen.

Problem 3 Wegen des Muskulaturaufbaus muß der Patient zur Anschlußheilbehandlung. Er hat Angst, so lange von zu Hause weg zu sein.

Ressource Der Patient spricht über seine Gefühle.

Nahziel Der Patient setzt sich in 8 Tagen mit dem Gedanken, von zu Hause weg zu sein, auseinander.

Fernziel Der Patient geht zur Anschlußheilbehandlung.

Maßnahmen Seine Gefühle ernst nehmen. Einen Termin bei der Sozialberatung ausmachen. Er soll hier genau seine Anschlußheilbehandlung durchsprechen und sich einen Behandlungsort in seiner Nähe wünschen. Dem Patienten sagen, daß bei der Rehabilitation Besuch erlaubt ist. Die Notwendigkeit der Rehabilitation erklären. Ihm sagen, daß dieser Eingriff sehr groß war und zur Vermeidung von Komplikationen oder Folgeschäden einer speziellen Betreuung bedarf.

8 Rheumatologie

8.1 Chronische Polyarthritis

Der nachfolgende Text stellt eine kurze Zusammenfassung der Erkrankung chronische Polyarthritis dar. Er soll die Erkrankung in Erinnerung rufen, um mit der Pflegeplanung besser zurechtzukommen. Er ersetzt keinesfalls die Fachliteratur.

Definition: Die chronische Polyarthritis wird auch rheumatische Arthritis bezeichnet. Sie ist ein typischer entzündlicher Gelenkrheumatismus des Erwachsenen.
Häufigkeit: Frauen erkranken 3- bis 4mal häufiger als Männer. Das Hauptmanifestationsalter liegt zwischen dem 30. und 40. Lebensjahr.
Begünstigende Faktoren: Die chronische Polyarthritis ist nicht auf einen begünstigenden Faktor zurückzuführen, sondern es sind immer viele Faktoren an der Auslösung beteiligt. Auf dem Boden einer erblichen Disposition spielen Kälte, Nässe, Infekte, hormonelle und klimatische Einflüsse und Überanstrengung eine Rolle.
Symptome: Die chronische Polyarthritis befällt zuerst die Finger und Handgelenke. Es treten als typische Symptome Schweißneigung, Mißempfinden, Gewichtsabnahme, Empfindlichkeit gegenüber kaltem Wasser, Durchblutungsstörungen, Leistungsschwäche, Appetitlosigkeit, Druckempfindlichkeit, Morgensteifigkeit, Spannungsgefühle und Kraftlosigkeit auf. Die fortschreitende Entzündung führt zur Zerstörung der Gelenkflächen und bezieht Sehnen, Sehnenscheiden und Bänder mit ein. Die Folge sind Nervenkompressionen, Schwanenhalsdeformitäten der Finger, glatte, dünne Haut, ulnare Deviationen, Schwellung und Überwärmung der entzündeten Gelenke bis hin zu einer knöchernen Versteifung.
Therapie: Wichtig ist, schädigende Noxen auszuschalten, vor allem Nässe, Kälte, Infekte und Überanstrengungen. Ein feuchtes Schlafzimmer oder in kalten Jahreszeiten bei geöffnetem Fenster zu schlafen, können die übrigen therapeutischen Maßnahmen erschweren oder zunichte machen. Zudem hilft eine medikamentöse Therapie mit antirheumatisch wirkenden Medikamenten. Zusätzlich sind Mittel zu geben, die vorwiegend die Entzündungsreaktion im Bindegewebe hemmen und die Aktivität der Fibroblasten bremsen. Einem Teil dieser Mittel

kommt eine schmerzstillende Wirkung zu (nichtsteroidale Antirheumatika). In den letzten Jahren kam der Lokalbehandlung mit entzündungshemmenden Salben, Gelen, radioaktiven Substanzen oder Verödungsmitteln eine große Bedeutung zu. Auch ist die operative Entfernung der entzündeten Synovia zu einem möglichst frühen Zeitpunkt anzustreben. Weiterhin wichtig ist die physikalisch-balneologische Therapie, um die Beweglichkeit der Gelenke zu erhalten und wiederherzustellen. Andere Therapiemöglichkeiten müssen in der Fachliteratur nachgelesen werden.

Erläuterung: Bei einem Rheumatiker reagiert das Bindegewebe und das Immunsystem empfindlicher auf Reize als bei anderen Menschen. Dadurch entstehen einerseits Stoffwechselstörungen im Bindegewebe mit Zell- und Gewebsuntergang, andererseits werden Antikörper gegen das bereits entzündete Bindegewebe gebildet, die die Entzündung zusätzlich verstärken.

Der Patient hat Probleme beim

ATL 1 Wach sein und Schlafen

Problem 1 Dadurch, daß die Nachtschwester zweistündlich ihren Kontrolldurchgang durch die Zimmer machen muß, hat der Patient eine gestörte Nachtruhe.

Ressource Der Patient schläft 2 Stunden am Stück.

Nahziel Der Patient hat in der nächsten Nacht eine Ruhephase von mindestens 4 Stunden.

Fernziel Der Patient schläft die Nacht ungestört durch.

Maßnahmen Beobachten, Dokumentieren und Überwachen der Qualität, Tiefe, Dauer und Durchgängigkeit des Schlafes, indem man zweistündlich durch die Zimmer geht. Auf ärztliche Anordnung ein Schlafmedikament verabreichen. Beim Durchgang leise die Türen zu den Patientenzimmern öffnen. Kein grelles Licht anmachen. Als Lichtquelle eine Taschenlampe benutzen. In den Zimmern nur flüstern. Für Ruhe auf dem Stationsgang sorgen.

Problem 2 Durch die extreme Flachlagerung wegen der Gefahr einer Versteifung liegt der Patient unbequem. Er hat Einschlaf- und Durchschlafschwierigkeiten.

Ressource Keine.

Nahziel In der nächsten Nacht schläft der Patient 4 Stunden am Stück.

Fernziel Ausreichender Schlaf.

Maßnahmen Dem Patienten erklären, daß die spezielle Lagetechnik notwendig ist, da es über Nacht zu eventuellen Versteifungen kommen kann. Dem Patienten kein zusätzliches Kissen oder Knierolle anbieten. Eventuell die gesamte Bettebene schief stellen. Auf ärztliche Anordnung ein Schlafmittel verabreichen.

Problem 3 Wegen der Gefahr einer Verschlechterung der Gelenkbeweglichkeit darf der Patient nicht bei geöffnetem Fenster schlafen.

Ressource Der Patient schläft auch bei geschlossenem Fenster.

Nahziel Der Patient hält sich an die Vorschrift.

Fernziel Gute Gelenkbeweglichkeit.

Maßnahmen Erklären, daß Nässe, Kälte, Infekte oder Überanstrengungen schädliche Noxen für diese Erkrankung sind. Dem Patienten sagen, daß es wichtig ist, diese Noxen zu vermeiden. Darauf achten, daß das Krankenhauszimmer nicht feucht ist und daß in der kalten Jahreszeit das Fenster geschlossen bleibt.

Der Patient hat Probleme beim

ATL 2 Sich bewegen

Problem 1 Aufgrund der Gefahr der schnellen Versteifung muß der Patient speziell gelagert werden. Es besteht die Gefahr der Beugekontraktur.

Ressource Keine.

Nahziel Der Patient hält sich in 3 Tagen für mindestens 2 bis 4 Stunden außerhalb seines Bettes auf.

Fernziel Der Patient kann gehen und stehen.

Maßnahmen Dem Patienten erklären, daß einer Beugekontraktur seiner Gelenke vorgebeugt werden muß, *da er sonst Schwierigkeiten beim Gehen und Stehen bekommen kann.* Das Kopfteil des Bettes bei längerem Liegen flach stellen und einrasten lassen. Die ganze Bettebene schief stellen. Dem Patienten keine Knierolle oder zusätzliche Kissen für den Rücken oder die Arme geben. Die Oberarme in 50- bis 70°-Abduktionsstellung mit Hilfe von Kissen lagern. Ellbogen mit Hilfe eines Sandsacks in der Strecklagerung halten. Spitzfußprophylaxe mit einem Fußkasten durchführen, der am Ende des Bettes plaziert wird, *um das Sprunggelenk im rechten Winkel zu halten.* Als Alternative dem Patienten knöchelhohe Turnschuhe anziehen, die den Fuß ebenfalls in Laufstellung plazieren. Knie in Streckstellung lagern, indem man jeweils einen Sandsack darauf plaziert. Darauf achten, daß auch das Hüftgelenk in Streckstellung liegt. Eventuell Schienen für eine gerade Lagerung der Gelenke anbringen. Krankengymnastik bestellen. Mit dem Patienten mindestens einmal pro Schicht aufstehen und auf dem Stationsgang auf und ab gehen.

Problem 2 Aufgrund der Immobilität durch die Gelenkschmerzen verändert der Patient seine Lage nur wenig. Es besteht eine erhöhte Druckbelastung besonders an den Fersen, Ellbogen und der Kreuzbeinregion. Er ist dekubitusgefährdet.

Ressource Der Patient hat eine intakte Haut.

Nahziel Druckintensität und Zeitdauer des Drucks auf eine der oben genannten Körperstellen auf weniger als 40 mmHg in 2 Stunden reduzieren.

Fernziel Die Blutzirkulation an druckgefährdeten Stellen fördern.

Maßnahmen Die Haut einmal täglich bei guten Lichtverhältnissen im Hinblick auf weiße Flecken oder Rötung ansehen. Täglich früh und abends mit alkalifreier Seife den ganzen Körper waschen. Haut trocken halten. Einreiben mit rückfettenden Salben wie Fissan nach jeder Waschung, *um die Elastizität und Widerstandskraft zu fördern.* Am Morgen und bei Bedarf saubere und trockene Kleidung anziehen. Krümel nach jeder Mahlzeit sorgfältig entfernen. Falten im Bett bei jedem Lagewechsel glatt ziehen. Den Patienten auch nachts alle 2 Stunden drehen. Ihn mobilisieren durch Steh- bzw. Gehübungen oder passive und aktive Bewegungsübungen mit der Krankengymnastin.

Problem 3 Durch die Bewegungsverarmung kommt es zu einer Verlangsamung der Blutströmung, einer Beschleunigung der Blutgerinnung und einer verminderten Muskelvenenpumpe. Es besteht Thrombosegefahr.

Ressource Der Patient hat keine Varizen.

Nahziel Der Patient verläßt in 2 Tagen für mindestens 4 Stunden sein Bett.

Fernziel Intakte Muskelvenenpumpe und ausreichende Strömungsgeschwindigkeit in den Venen.

Maßnahmen Hochlagerung der Beine alle 2 bis 4 Stunden für 5 Minuten um 20°, *damit das Blut besser vom Knie bis zur Leiste fließen kann.* Den Patienten mobilisieren durch das Sitzen an der Bettkante, das Waschen und durch Bewegungsübungen. Dreimal täglich 5 Minuten im Bett Füße 10mal kreisen, 15mal heben und senken, Zehen 20mal einkrallen und wieder spreizen lassen. 24 Stunden Antithrombosestrümpfe tragen. Anlegen der Strümpfe im Liegen, bei entstauten Venen. Strümpfe alle 2 Tage erneuern. Morgens und abends Beobachtung der Haut im Hinblick auf Rötung,

Erwärmung, Schwellung und Druckstellen der Beine. Verabreichung der Fragminspritze auf ärztliche Anordnung täglich am Morgen.

Problem 4 Durch die Erkrankung hat der Patient Spannungs- und Schmerzgefühle in den Gelenken, Bändern, Sehnen und Muskeln.

Ressource Der Patient meldet sich frühzeitig bei beginnenden Schmerzen.

Nahziel Der Patient erfährt nach Schmerzmittelgabe für 3 bis 4 Stunden Schmerzfreiheit.

Fernziel Schmerzfreiheit den ganzen Tag lang.

Maßnahmen Beobachtung im Hinblick auf Schmerzen, wenn man das Zimmer betritt. *Die Schmerzäußerungen können sehr unterschiedlich sein. Einerseits kann sie der Patient verbal äußern, andererseits versteckt mitteilen, z.B. durch eine veränderte Körperhaltung, angespannte Mimik oder blasses Aussehen.* Fragen, wo der Schmerz lokalisiert ist, welcher Art er ist (stechend, klopfend, kolikartig, beklemmend), Zeitpunkt (nachts, nach Anstrengung), Dauer (konstant, in Intervallen) und Auswirkung (vegetative Reaktionen, Einschränkung der Konzentration, soziale Isolation). Schmerzmedikation nur auf ärztliche Anordnung verabreichen und auf mögliche Nebenwirkungen überwachen. Ihm erklären, daß seine Schmerzen gelindert werden, wenn die Durchblutung an seinen Gelenken gefördert wird. Ihn bitten, sich auch außerhalb seines Bettes aufzuhalten. Passive und aktive Krankengymnastik anfordern. Auf entzündete Gelenke kühlende Packungen legen. Auf ärztliche Anordnung entzündungshemmende Salben und Gele auftragen. Physiotherapie zukommen lassen. Pflanzliche Rheumatika wie z.B. Löwenzahn oder Wacholder einerseits als Tee (entschlackend, harntreibend) und andererseits als Einreibemittel verabreichen. Schmerzlinderung durch Kälte in Form von Eisauflagen, Umschlägen oder Wickel verschaffen. Wärmeanwendung im Intervall durchführen, *jedoch nicht auf entzündete Gelenke.* Dem Patienten Heublumen-, Kartoffel- oder Zwiebelwickel zur Erzeugung einer Hyperämie auflegen. Die Kälte- oder Wärmeanwendung in Absprache mit den Ärzten und Krankengymnasten durchführen.

Problem 5 Aufgrund der Polyarthritis hat der Patient Parästhesien an den Fingern. Er leidet unter Kribbeln und Taubheitsgefühl der Finger.

Ressource Der Patient spürt starke Reize.

Nahziel Verbesserte Sensibilität in 2 Wochen.

Fernziel Der Patient hat eine gute Fingerfertigkeit.

Maßnahmen Krankengymnastin anfordern, die Bewegungsübungen zur Förderung der Durchblutung der Finger durchführt. Parästhesien mindern, indem man dem Patienten Anwendungen wie z.B. Unterwassermassagen, Bindegewebsmassagen, Elektrotherapie im Stangerbad, Reizstrommassage oder Bewegungsbäder in 34 bis 36 °C warmem Wasser zukommen läßt. Die Hände auf das Deckbett lagern, so daß der Patient seine Finger sieht und dadurch erinnert wird, diese zu bewegen. Ihm sagen, daß die Bewegung die Durchblutung fördert und das Kribbelgefühl verringert. Dem Patienten Blätter und Stifte mit verdickten Griffen anbieten. Ihn bitten, durch Zeichnen oder Schreiben die Finger durchzubewegen.

Problem 6 Wegen der Auftreibung und Schwellung des Fingergrund-, Fingermittel- und Zehengrundgelenks ist der Patient in seiner Beweglichkeit eingeschränkt. Der Patient leidet an Kraftlosigkeit und Schwäche der Hände und Füße.

Ressource Der Patient bemüht sich, die Gymnastik durchzuführen.

Nahziel Der Patient ißt selbständig mit Messer und Gabel.

Fernziel Der Patient bewegt sich alleine.

Maßnahmen Dem Patienten sagen, daß nur durch Bewegung der Knorpel der entzündeten Gelenke ernährt und ein Einsteifen verhindert wird. Er soll täglich Einzel- und Gruppengymnastik mit der Krankengymnastik durchführen. Die ihm gezeigten Übungen selbständig oder mit Hilfe des Pflegepersonals durchführen lassen. Täglich 3- bis 4mal Gebrauchsbewegungen trainieren, wie z.B. aufzustehen, zu essen oder zu gehen. Genug Zeit mitbringen und den Patienten möglichst alles alleine durchführen lassen. Zur Ergotherapie schicken.

Problem 7 Wegen der Entzündung des Gelenkapparats kommt es zu einer Morgensteifigkeit des Körpers.

Ressource Keine.

Nahziel Verringerung der Morgensteifigkeit innerhalb von 5 Tagen.

Fernziel Der Patient steht am Morgen problemlos auf.

Maßnahmen Bereits am Morgen passive und leichte aktive Bewegungsübungen im Bett durchführen. Den Patienten auf die Toilette aufstehen lassen. Die Ganzkörperwäsche auf den späten Vormittag verschieben. Morgendliche Routineaufgaben auf den Zustand des Patienten abstimmen und eventuell auf einen späteren Zeitpunkt verschieben.

Der Patient hat Probleme beim

ATL 3 Waschen und Kleiden

Problem 1 Aufgrund des übermäßigen Schwitzens, bedingt durch die Erkrankung, besteht die Gefahr einer Mazeration zwischen den Fingern. Der Patient ist intertrigogefährdet.

Ressource Der Patient hat eine intakte Haut.

Nahziel Reduktion des Schwitzens innerhalb von 4 Tagen.

Fernziel Beibehaltung einer intakten Haut.

Maßnahmen Täglich 2mal Beobachtung der Haut im Hinblick auf rote, brennende, mazerierte Stellen. Zwischen den Fingern die Haut gut abtrocknen. Den Patienten anhalten, dies selbständig nach dem Waschen der Hände zu tun. Eventuell nachts Kompressen glatt in die Fingerzwischenräume legen. Darauf achten, daß der Patient dadurch keinen Dekubitus bekommt.

Problem 2 Aufgrund der Synovialödeme der Fingergelenke am Morgen ist der Patient in seiner Mobilität eingeschränkt. Er braucht Hilfe beim Waschen des Rückens, des Intimbereichs und der Beine sowie beim Zähneputzen. Er benötigt Unterstützung beim An- und Ausziehen seiner Kleidung.

Ressource Der Patient wäscht sich das Gesicht alleine.

Nahziel Der Patient putzt sich in 4 Tagen die Zähne selbständig.

Fernziel Selbständigkeit in bezug auf Körperpflege und Bekleidung.

Maßnahmen *Aufgrund der Morgensteifigkeit durch die Synovialödeme* die Ganzwaschung auf den späten Vormittag verschieben. Anrichten sämtlicher Utensilien (2 Waschhandschuhe, 2 Handtücher, Waschlotion, Hautcreme) am Waschbecken. Zahnpasta, Zahnbecher und Zahnbürste mit einem verdickten Griff zum Zähneputzen bereitlegen. In die Waschzelle einen Stuhl stellen. Die Naßzelle anwärmen. Den Patienten auffordern, zur Ganzwäsche aufzustehen und seine Gelenke durchzubewegen. Ihn bei der Körperpflege soviel wie möglich selbst waschen lassen, *um eine optimale Durchblutung der Gelenke zu gewährleisten.* Nur mit warmem Wasser waschen, *da Wärme die Durchblutung fördert.* Rücken, Intimbereich und Beine waschen. Sollte der Patient den Rest der Körperpflege trotz genügend Zeit und Bemühung nicht ausreichend schaffen, dann Übernahme der Pflege. Darauf achten, daß die Finger auch in den Zwischenräumen gewaschen werden. Hierzu den Waschhandschuh durch die Finger ziehen und danach gut abtrocknen. Während der Ganzwaschung keine Ungeduld zeigen. Eine Zahnbürste mit Moosgummi und ein Handtuch mit großen Schlaufen zur Verfügung stellen. Dem Patienten Zeit lassen, sich mit seinen Hilfsmitteln zurechtzufinden. Den Ehepartner bitten, Anziehsachen mitzubringen, in die man nur schlüpfen muß. Lieber duschen lassen, *um das schmerzhafte Einsteigen in die Wanne zu ersparen.* Der Patient soll versuchen, sich selbst einzucremen und zu kämmen. Ihm den Tip geben, zum Anziehen Strumpfanzieher, Knopfschließer oder Greifzangen als Hilfsmittel zu verwenden. Alle Materialien, wie z.B. Zahnbürste oder Utensilien für die Nagelpflege mit einem dicken Griff versehen, *um den schmerzhaften und mangelnden Faustschluß zu umgehen.*

Problem 3 Da der Patient bei der Ganzkörperwaschung seine sexuellen Schutzzonen der Krankenschwester offenbaren muß, hat er ein Schamgefühl.

Ressource Keine.

Nahziel Der Patient wäscht seinen Intimbereich in 3 Tagen selbständig.

Fernziel Der Patient ist selbständig.

Maßnahmen Die Gefühle ernst nehmen und Gesprächsbereitschaft signalisieren. Neutralen Umgang mit den Intimzonen wahren. Dem Patienten anbieten, sich von einer gleichgeschlechtlichen Pflegekraft waschen zu lassen. Ihn so gut wie möglich mobilisieren und die Körperpflege selbständig durchführen lassen.

Der Patient hat Probleme beim

ATL 4 Essen und Trinken

Problem 1 Aufgrund der Appetitlosigkeit wegen der Nebenwirkungen der Antirheumatika kommt es zu einer reduzierten Kautätigkeit, einem verminderten Speichelfluß und einem schlechten Geschmack im Mund. Es besteht die Gefahr des Soors und der Parotitis.

Ressource Der Patient nimmt bei beginnender Mundtrockenheit ein Lemonstäbchen.

Nahziel In 5 Tagen ißt der Patient die Hälfte jeder Mahlzeit auf.

Fernziel Feuchte Mundschleimhaut und guter Geschmack im Mund.

Maßnahmen Anregen der Kautätigkeit, indem der Patient 3mal täglich Kaugummi kaut. Anregen der Parotistätigkeit durch Massage der Wangen. Mund 3mal täglich mit Wasser und 3 Tropfen Zahnfluid spülen lassen. Bei Bedarf gekühlte Lemonstäbchen oder Mundspray verwenden. Mit einer Taschenlampe den Mund morgens und abends inspizieren. Lippen gegen Trockenheit nach dem Zähneputzen mit Bepanthen-Salbe eincremen. Den Patienten daran erinnern, viel Flüssigkeit zu sich zu nehmen. Auf das Nachtkästchen Tee oder Mineralwasser stellen.

Problem 2 Aufgrund der Appetitlosigkeit hat der Patient eine Mangelversorgung an Elektrolyten und Kalorien und damit verbunden einen Gewichtsverlust von 4 kg.

Ressource Der Patient nimmt trotz Appetitlosigkeit morgens, mittags und abends eine kleine Menge der Nahrung zu sich.

Nahziel Der Patient hält 2 Tage lang sein Gewicht konstant.

Fernziel Erreichen einer optimal möglichen Ernährung.

Maßnahmen Beratung im Hinblick auf die Unterversorgung mit notwendigen Elektrolyten und Kalorien. Vor jeder Mahlzeit Paspertin oder Schmerzmittel anbieten. Das Zimmer gut durchlüften, *da frische Luft Appetit macht.* Den Patienten an den Tisch setzen. Essensplatz aufräumen und appetitlich wirken lassen. Beim Patienten bleiben und ihn zum Essen motivieren. Den Ehepartner bitten, Lieblingsspeisen bei ihrem Besuch mitzubringen. Wunschkost in der Küche anfordern. Eventuell Infusionstherapie nach ärztlicher Anordnung über den Tag verteilt verabreichen.Täglich Gewichtskontrolle am Morgen. Dokumentation über die tägliche Eßmenge und das Körpergewicht.

Problem 3 Wegen der Versteifung und Ödeme der Fingergelenke kann der Patient nicht zugreifen. Er braucht Hilfe beim Essen.

Ressource Der Patient ißt mit Hilfe.

Nahziel In 3 Tagen kann der Patient mit seinen Hilsmitteln zum Essen optimal umgehen.

Fernziel Selbständige Nahrungsaufnahme.

Maßnahmen Den Patienten soviel wie möglich bei der Nahrungsaufnahme selbständig machen lassen, *damit die Durchblutung seiner Gelenke angeregt wird und die Ödeme abfließen können.* Den Patienten an den Tisch setzen. Eine rutschfeste Unterlage unter das Brettchen oder den Teller legen. Um die Gabel, den Löffel und das Messer einen Moosgummigriff anbringen. *So kann der Patient trotz mangelndem Faustschluß sein Besteck halten und damit umgehen.* In der Küche anfangs solche Lebensmittel bestellen, die man problemlos auf den Löffel legen kann. Beim Aufmachen von abgepackten Wurstsorten, eingeschweißten Marmeladentöpfchen oder abgepackten Milchtöpfchen helfen. Mit dem Patienten zu Beginn der Nahrungsaufnahme besprechen, was er selbst essen und zubereiten kann und wobei er Hilfe braucht. *So hebt sich sein Selbstvertrauen.* Ihm Zeit zum Essen geben. Einmal am Tag für 1 bis 2 Stunden bei der Ergotherapie anmelden.

Problem 4 Durch die Erkrankung muß sich der Patient gesund ernähren. Er ißt eiweißreiche und vitaminreiche Nahrungsmittel.

Ressource Der Patient nimmt Nahrung zu sich.

Nahziel Der Patient ißt mit Appetit.

Fernziel Ausgewogene und gesunde Ernährung.

Maßnahmen Dem Patienten klar machen, daß es für seine Erkrankung keine spezielle Rheumadiät gibt. Ihm jedoch sagen, daß sein Körper bestimmte Stoffe braucht. Sollte er seinem Körper diese Nährstoffe vorenthalten, werden seine Knorpel, Knochen und sein Muskelgewebe minderversorgt. Erklären, daß eine vernünftige Ernährung rheumatischen Beschwerden vorbeugt. In der Küche eine vitaminreiche Kost mit Obst, Gemüse und frischen Salaten bestellen. Besonders wichtig ist das pflanzliche Eiweiß in Kartoffeln, Getreide, Gemüse und Hülsenfrüchten. Dem Patienten und seinem Ehepartner mitteilen, daß Fleisch nicht im Ernährungsplan enthalten sein sollte. *In Fleischprodukten oder Wurstwaren befinden sich häufig Rückstände, die eine Übersäuerung des Körpers verursachen könnten.* Für zu Hause den Tip geben, Lebensmittel stets schonend zuzubereiten. Langes Dünsten, Kochen oder Braten soll vermieden werden. Ein Heilfasten anbieten. Der Patient soll stets kalorienarme Speisen zu sich nehmen, *da Übergewicht seine Rheumabeschwerden verschlimmern könnte.*

Der Patient hat Probleme beim

ATL 5 Ausscheiden

Problem 1 Aufgrund der Immobilität besteht die Gefahr der Obstipation.

Ressource Der Patient hat Darmgeräusche.

Nahziel Der Patient hat alle 2 Tage Stuhlgang.

Fernziel Wiederherstellung der gesunden Ausscheidungsfunktion.

Maßnahmen Zur Anregung der Darmperistaltik täglich am späten Vormittag Morgengymnastik durchführen, z.B. eine halbe Stunde auf der Station auf und ab gehen. Auf ärztliche Anordnung einen Einlauf oder orale Laxanzien morgens verabreichen. Faserreiche Ballaststoffernährung mit Vollkornbrot, Hirse, Vollreis, Obst, Gemüse und Buttermilch in der Küche bestellen. *Diese Lebensmittel quellen im Darm auf und geben ihm Fülle.* Dem Patienten sagen, daß er sich Zeit nehmen, richtig kauen und genießen soll. Zu jeder Mahlzeit und vor dem Frühstück ein Glas Mineralwasser, Fencheltee oder Buttermilch anbieten. Dokumentation morgens und abends über das tägliche Stuhlgangverhalten.

Problem 2 Wegen der Morgensteifigkeit und Gelenkschmerzen kann der Patient nicht alleine zur Toilette gehen. Er braucht Hilfe beim Gang zur Toilette, beim Abreißen des Toilettenpapiers, beim Säubern des Intimbereichs und beim Aus- und Anziehen der Kleidung.

Ressource Der Patient geht mit Hilfe auf die Toilette.

Nahziel In 5 Tagen zieht der Patient seine Kleidung alleine an und aus.

Fernziel Selbständiger Toilettengang.

Maßnahmen Dem Patienten eine Glocke an das Bett hängen und sagen, daß er bei Urin- oder Stuhldrang klingeln soll. Immer zum Toilettengang aufstehen lassen, niemals einen Nachtstuhl, eine Bettschüssel oder einen Urinflasche an das Bett stellen. Am Morgen beim An- und Ausziehen der Bekleidung helfen. Den Patienten motivieren, das Toilettenpapier selbst abzureißen und sich damit abzuwischen. Bei Unvermögen Übernahme dieser Tätigkeit. Bei besserer Beweglichkeit der Gelenke den Patienten bitten, den Toilettengang alleine durchzuführen.

Der Patient hat Probleme bei der

ATL 6 Regulation der Körpertemperatur

Problem 1 Aufgrund der Polyarthritis hat der Patient im akuten Schub Fieber. Er hat erhöhte Temperaturen bis zu 38 °C.

Ressource Keine.

Nahziel Senkung des Fiebers auf 37,5 °C innerhalb eines Tages.

Fernziel Körpertemperatur zwischen 36 und 37 °C.

Maßnahmen Sechsmal täglich Temperatur messen. Rektal Thermometer 3 Minuten belassen. Eine dünne Decke geben. Eisbeutel, eingewickelt in einen kleinen Kopfkissenüberzug, eine $1/2$ Stunde rechts und links in die Leiste legen. 2 bis 3 l Mineralwasser oder Tee zum Trinken anbieten. Wadenwickel bei Bedarf. Zwei Handtücher in kaltes Leitungswasser halten und auswringen, dann um die Unterschenkel legen. Dokumentation des Fieberverlaufs. Bei Erhöhung der Temperatur auf ärztliche Anordnung Medikamente verabreichen.

Problem 2 Bedingt durch die Erkrankung, leidet der Patient an übermäßigem Schwitzen an den Handinnenflächen.

Ressource Keine.

Nahziel Verminderung der Transpiration innerhalb von 4 Tagen.

Fernziel Normale Transpiration der Handinnenflächen.

Maßnahmen An das Nachtkästchen einen nassen Waschhandschuh und ein Handtuch legen. Patienten mehrmals täglich die Möglichkeit geben, sich mit Wasser die Hände zu waschen.

Der Patient hat Probleme beim

ATL 7 Atmen

Problem 1 Aufgrund der Bettlägerigkeit hat der Patient eine Ansammlung von Sekret in den Bronchien. Die Folge ist eine flache Atmung, ein erschwertes Abhusten und eine ungenügende Belüftung der Lunge. Es besteht Pneumoniegefahr.

Ressource Der Patient denkt täglich selbst daran, seine erlernte Atemgymnastik durchzuführen.

Nahziel Der Patient atmet in einer Woche tief durch und hustet vorhandenes Sekret problemlos ab.

Fernziel Optimale Lungenventilation.

Maßnahmen Einreiben von Brust und Rücken morgens und abends mit sekretlösenden Mitteln. Dreimal täglich Inhalation mit NaCl, *um das Sekret flüssig zu machen.* Für ausreichende Frischluft im Zimmer sorgen. Atemgymnastik mit einem Triflo, das vom Patienten stündlich 10mal benutzt wird, durchführen. Einen Mullbindenstreifen an den Bettbügel hängen und den Patienten auffordern, diesen stündlich mindestens 5mal wegzupusten. Ihn bei jedem Gang in das Zimmer bitten, tief durchzuatmen und mit Hilfe des K-Lautes abzuhusten. Mehrere Nierenschalen mit Zellstoff für abgehustetes Sputum auf das Nachtkästchen stellen. Mobilisation betreiben, indem der Patient mindestens einmal pro Schicht aufstehen und Gehübungen auf dem Stationsgang machen muß. Zur Sekretlockerung muß der Patient bis zum Abend 2 l Flüssigkeit zu sich genommen haben. Information über die Notwendigkeit der Pneumonieprophylaxe bei Aufnahme auf Station.

Der Patient hat Probleme beim

ATL 8 Für Sicherheit sorgen

Problem 1 Wegen der Gefahr der Verschlechterung der Erkrankung muß der Patient gesundheitsschädigende Noxen wie Nässe, Kälte, Infekte und Überanstrengung ausschalten.

Ressource Der Patient schläft bei geschlossenem Fenster.

Nahziel Der Patient hält sich an die Vorschriften.

Fernziel Der Patient ist frei von gesundheitsgefährdenden Noxen.

Maßnahmen Dem Patienten den Zusammenhang zwischen einer Verschlechterung der Erkrankung und den Noxen Kälte, Nässe, Überanstrengung, Infekte, klimatische und hormonelle Einflüsse aufklären. Sagen, daß das Bindegewebe bei Rheumatikern empfindlicher und heftiger auf solche Noxen reagiert. Bei kalten Außentemperaturen nachts das Fenster schließen. Den Patienten stets warm anziehen. Ihm zwischen Therapien und Untersuchungen Zeit zum Ausruhen und Entspannen lassen. Streß fernhalten.

Problem 2 Aufgrund der verminderten Kreislaufzirkulation, bedingt durch die Bettlägerigkeit, besteht die Gefahr der Beeinträchtigung der Vitalfunktion. Der Patient hat einen systolischen Blutdruck zwischen 100 und 110 mmHg.

Ressource Keine.

Nahziel Der Patient hat innerhalb von Tagen systolische Blutdruckwerte über 110 mmHg.

Fernziel Konstanthaltung des Blutdrucks auf Werten von 120:80 mmHg. Konstanthaltung des Pulses auf Werten zwischen 60 und 80 Schlägen pro Minute. Konstanthaltung der Atmung bei 12 bis 20 Atemzügen pro Minute. Konstanthaltung der Temperatur auf Werten zwischen 36 und 37 °C.

Maßnahmen Viermal täglich Vitalwerte messen und in einer Kurve dokumentieren. Bei Veränderungen sofort einen Arzt verständigen und auf Anordnung Effortil verabreichen. Kreislauf durch aktive und passive Bewegungsübungen mit Hilfe der Krankengymnastin anregen. Mindestens einmal pro Schicht mit dem Patienten Gehübungen auf dem Stationsgang durchführen.

Problem 3 Aufgrund der Einnahme der Antirheumatika besteht die Gefahr von Nebenwirkungen.

Ressource Der Patient meldet sich bei körperlichem Mißempfinden.

Nahziel Gute Verträglichkeit der angeordneten Medikamente in der Zeit der Einnahme.

Fernziel Der Patient ist medikamentenfrei.

Maßnahmen Genaue Verabreichung der ärztlich angeordneten Medikamente. Kontrolle im Hinblick auf Dosis, Häufigkeit, Anordnung und Patientenname. Auf Nebenwirkungen wie Juckreiz, Appetitlosigkeit, Erbrechen, Hautblutungen oder Hautausschlag achten. Die Antirheumatika dem Patienten während oder nach seiner Mahlzeit einnehmen lassen.

Der Patient hat Probleme beim

ATL 9 Arbeiten und Spielen

Problem 1 Da der Patient durch die Beeinträchtigung seiner Beweglichkeit das Zimmer selten verlassen kann, empfindet er Langeweile und ist nicht ausgelastet.

Ressource Der Patient bekommt Besuch von Freunden und von seiner Familie.

Nahziel Der Patient geht selbständig auf dem Stationsgang auf und ab.

Fernziel Der Patient unternimmt Spaziergänge im Klinikum.

Maßnahmen Den Patienten in die Körperpflege einbeziehen, *damit er wenigstens zu den Pflegezeiten abgelenkt wird.* Einen Mitpatienten ins Zimmer legen, damit ein Gespräch zustande kommt. Auf Wunsch in das Aufenthaltszimmer bringen und Mitpatienten vorstellen. Die Besuchszeiten erweitern. *Berufstätigen Freunden die Möglichkeit geben, den Patienten zu besuchen und mit ihm Gefühle auszutauschen.* Formulare zur Anmeldung eines Telefons, Radios oder Fernsehers mitbringen. Das Pflegepersonal soll Gesprächsbereitschaft zeigen.

Problem 2 Aufgrund der Synovialödeme und der Bewegungseinschränkung der Hände kann der Patient alltägliche Verrichtungen nicht ausführen.

Ressource Keine.

Nahziel Der Patient führt seine Körperpflege selbständig durch.

Fernziel Selbständiges Leben in einer Wohnung.

Maßnahmen Informationsmaterial über Selbsthilfegruppen z.B. Rheuma-Liga geben. Dem Patienten raten, bereits während seines Krankenhausaufenthalts Kontakte zu Mitbetroffenen zu knüpfen.

Dem Patienten Hilfsmittel wie z.B. verdickte Griffe am Besteck anbieten. Beim Waschen den Waschhandschuh über die eine Hand stülpen. Kleine Marmeladen-, Butter- oder Honigtöpfchen entfernen und auf einem Teller diese Lebensmittel unverpackt anrichten. In die Toilette Zellstoff stellen bzw. das Toilettenpapier abgerissen in eine Nierenschale legen. Dem Patienten bei den alltäglichen Verrichtungen wie Waschen, Essen, Ausscheiden, Gehen und Sitzen Tips für eine leichtere Bewältigung geben. Ihm raten, sich Kleidungsstücke mit Druckknöpfen, Reißverschlüssen oder Klettverschlüssen zuzulegen. Er soll Schuhe ohne Schnürsenkel kaufen. Ihn anregen, bereits im Krankenhaus über Erleichterungen im Haushalt nachzudenken. Vorteilhaft wäre für zu Hause ein Staubsauger mit Rollen, eine Kehrschaufel mit langem Stiel, ein Mob, Türklinken, die man mit dem Ellbogen aufdrücken kann, Hebelarmaturen am Waschbecken oder Spannbettücher zum Beziehen der Betten. Dem Patienten mitteilen, daß er z.B. über die Caritas Hilfsdienste für den Haushalt anfordern kann.

Problem 3 Wegen der Polyarthritis ist der Patient arbeitsunfähig. Er hat Angst, seinen Arbeitsplatz wechseln oder sogar aufgeben zu müssen.

Ressource Der Patient hat einen Beruf erlernt.

Nahziel Verbesserung der Beweglichkeit seiner Finger.

Fernziel Der Patient führt eine Arbeit aus.

Maßnahmen Auf Wunsch eine Sozialberatung anfordern, die mit ihm z.B. eine berufliche Umschulung besprechen kann. Ergotherapeutin bestellen, die mit dem Patienten ein Berufstraining durchführen soll. Täglich 2mal Krankengymnastik zukommen lassen, *um die Beweglichkeit der Finger zu schulen.*

Der Patient hat Probleme beim

ATL 10 Kommunizieren

Problem 1 Aufgrund der Klinikfachsprache kann der Patient auf Anhieb nicht alle Informationen und Aufklärungen verstehen.

Ressource Der Patient interessiert sich für seine Erkrankung.

Nahziel Der Patient fragt in 2 Tagen nach.

Fernziel Der Patient versteht die Informationen.

Maßnahmen Den Patienten ermutigen, bei Visite sofort zu sagen, wenn er etwas nicht versteht. Bei pflegerischen Tätigkeiten mit einfachen, verständlichen Worten informieren. Medizinische Fachbegriffe vermeiden. Bei Fragen Auskunft geben und sich versichern, daß er alles verstanden hat. Bei Unklarheiten im ärztlichen Bereich ein Gespräch mit dem zuständigen Arzt arrangieren. Stationsübliche Informationsblätter und Broschüren aushändigen.

Problem 2 Aufgrund der Entzündung verspürt der Patient eine Druckempfindlichkeit der Hände. Der Patient vermeidet jeglichen Händedruck bei der Begrüßung.

Ressource Der Patient grüßt mit Worten.

Nahziel Der Patient informiert sein Gegenüber über sein Verhalten bei der Begrüßung.

Fernziel Der Patient reicht zur Begrüßung die Hand.

Maßnahmen Den Patienten beruhigen und sagen, daß die Schmerzempfindlichkeit bei Abklingen der Entzündung nachläßt. Während des Krankenhausaufenthalts Begüßungen per Handschlag vermeiden. Sich beim Patienten ohne Handschlag vorstellen oder verabschieden. Ihm raten, Freunde und Besucher über sein Problem aufzuklären. Er soll mit Worten grüßen.

Problem 3 Durch den mangelnden Faustschluß kann der Patient nicht schreiben.

Ressource Keine.

Nahziel Der Patient schreibt in 4 Tagen mit verdickten Griffen.

Fernziel Problemloses Schreiben.

Maßnahmen Die Stifte mit Moosgummi oder Schaumstoff umwickeln. Alle Schreibutensilien mit verdickten Griffen versehen. Patienten bei der Ergotherapie zu einem Schreibtraining anmelden. Krankengymnastik zur Förderung der Fingerbeweglichkeit anfordern. Dem Patienten raten, sich ein Diktiergerät kaufen zu lassen. Mitteilungen darauf sprechen oder das Telefon als Kommunikationshilfe verwenden.

Der Patient hat Probleme beim

ATL 11 Mann sein

Problem 1 Aufgrund der Abhängigkeit vom Pflegepersonal beim Waschen und Essen fühlt sich der Patient nicht als vollwertiger Mann.

Ressource Der Patient spricht über seine Abhängigkeit.

Nahziel Verringerung der Abhängigkeit in 5 Tagen.

Fernziel Der Patient ist selbständig.

Maßnahmen Respektieren der individuellen Bedürfnisse. Beachten des Schamgefühls beim Waschen. Die Möglichkeit geben, sich soviel wie möglich selbst zu waschen. Bei Bedarf den Patienten fragen, ob er lieber von einem Pfleger gewaschen werden möchte. Die Gefühle ernst nehmen und akzeptieren. Hilfsmittel besorgen wie z.B. Besteck mit verdickten Griffen, rutschfeste Unterlagen. Dem Patienten beim Essen die Möglichkeit geben, selbständig zu sein.

Problem 2 Wegen der Unfähigkeit, z.B. Reparaturen im Haus durchzuführen, an einem Essen bei Freunden teilzunehmen oder sich sportlich aktiv zu bewegen, befürchtet der Patient, aus dem Familien- und Gesellschaftsleben ausgeschlossen zu werden.

Ressource Der Patient spricht über seine Ängste.

Nahziel Der Patient setzt sich in einer Woche mit seiner Erkrankung auseinander.

Fernziel Der Patient hat ein erfülltes Familien- und Gesellschaftsleben.

Maßnahmen Den Patienten ernst nehmen, seine Gefühle verstehen. Ihm sagen, daß er lernen wird, sich wieder unabhängig im Leben zurechtzufinden. Ihm raten, sein Spezialbesteck zu Einladungen mitzunehmen, so muß er keineswegs auf ein geselliges Beisammensein verzichten. Er soll mit seinen Freunden über die Ängste sprechen. Ihm vorschlagen, seine Ängste mit seinem Ehepartner zu besprechen. Auf Wunsch einen Seelsorger oder Psychologen bestellen. Ihm raten, mit Betroffenen Kontakt aufzunehmen, *um Erfahrungen und Ängste auszutauschen.*

Problem 3 Aufgrund der Unbeweglichkeit seiner Finger, bedingt durch die entzündliche Versteifung, hat der Patient Angst, seine Frau bei sexuellen Kontakten nicht mehr befriedigen zu können.

Ressource Der Patient hat das Bedürfnis zu sexuellen Kontakten.

Nahziel In einer Woche kann der Patient mit seiner Ehefrau über das Problem sprechen.

Fernziel Der Patient hat ein erfülltes Sexualleben.

Maßnahmen Dem Patienten raten, mit seiner Ehefau über seine Ängst zu sprechen. Anfängliche Schwierigkeiten können durch Liebe und Verständnis kompensiert werden. Ein gemeinsames Gespräch mit einem Psychologen oder Seelsorger organisieren. Selbst jederzeit als Ansprechpartner zur Verfügung stehen.

Der Patient hat Probleme beim

ATL 12 Sinn finden

Problem 1 Aufgrund der Erkrankung hat der Patient Angst vor einer Dauerbehinderung. Er fürchtet sich vor der Diagnose „chronisch krank".

Ressource Keine.

Nahziel Der Patient setzt sich in einer Woche mit der Diagnose auseinander.

Fernziel Der Patient entwickelt neue Zukunftsperspektiven.

Maßnahmen Gespräche anbieten. Den Patienten ernst nehmen. Sozialdienst einschalten, *um Zukunftsperspektiven besprechen zu können.* Auf Wunsch einen Seelsorger anfordern. Dem Patienten Mut und Zuspruch geben. Ihm Zeit lassen, sich mit der Diagnose auseinanderzusetzen. Fachzeitungen anbieten, ihm den Besuch von Selbsthilfegruppen vorschlagen. Seine Ressourcen fördern. Ihn zu einem selbständigen Leben zu Hause hinführen. Ihm zeigen, welche positiven Fortschritte er macht.

Problem 2 Aufgrund des Fortschreitens seiner Polyarthritis hat der Patient Angst vor einer Synovektomie.

Ressource Keine.

Nahziel Der Patient informiert sich in 8 Tagen über diese Operation.

Fernziel Der Patient ist angstfrei.

Maßnahmen Die Ängste ernst nehmen. Verständnis entgegenbringen und Gesprächsbereitschaft signalisieren. Auf die Möglichkeit einer Operation hinweisen. Ein Gespräch mit dem Arzt organisieren, bei dem er sich über die Prognose einer eventuellen Operation erkundigen kann. Den Besuch von Selbsthilfegruppen empfehlen und Bücher über die Erkrankung anbieten. Positives Denken vermitteln und versuchen, die Angst zu nehmen.

Problem 3 Wegen der Gefahr der Verschlechterung der Erkrankung braucht der Patient Kuren und Heilbehandlungen. Er will nicht von zu Hause weggehen.

Ressource Der Patient weiß, daß sich seine Erkrankung verschlechtern kann.

Nahziel Der Patient informiert sich über eine Heilbehandlung in seiner Nähe.

Fernziel Der Patient geht zur Rehabilitation.

Maßnahmen Den Sozialdienst einschalten, *damit dieser gemeinsam mit dem Patienten über eine Anschlußheilbehandlung sprechen kann.* Ihm sagen, daß er eine Langzeitbehandlung in einem kompetenten Team aus Orthopäden, Rheumatologen, Physiotherapeuten, Ergotherapeuten und Pflegegruppen braucht. Informieren, daß man Rheuma nicht heilen, aber durch Heilbehandlungen lindern kann. Seine Ängste verstehen. Ihm raten, einen Kurort in seiner Nähe auszuwählen, so daß ihn sein Ehepartner oft besuchen kann.

9 Urologie

9.1 Niereninsuffizienz

Der nachfolgende Text stellt eine kurze Zusammenfassung der Erkrankung Niereninsuffizienz dar. Er soll die Erkrankung in Erinnerung rufen, um mit der Pflegeplanung besser zurechtzukommen. Er ersetzt keinesfalls die Fachliteratur.

Definition: Unter Niereninsuffizienz versteht man eine plötzliche Einschränkung der Ausscheidungsfunktion der Niere. Es kommt dadurch zu einem Anstieg von Kreatinin und Harnstoff im Blut. Eine Niereninsuffizienz kann akut auftreten oder sich langsam schleichend entwickeln und mehr oder weniger schnell zur Urämie führen. Die chronische Niereninsuffizienz unterscheidet sich nur in den Anfangsstadien von der akuten Niereninsuffizienz.
Begünstigende Faktoren: Beim akuten Nierenversagen bricht plötzlich die Nierenfunktion durch eine Parenchymschädigung zusammen. Häufige begünstigende Faktoren sind z.B. Vergiftungen, Operationskomplikationen mit hohem Blutverlust, infektiöse Magen-Darm-Erkrankungen, schwere Geburten oder Prostatahypertrophien, Schock, Intoxikationen durch Schwermetalle, Blasensteine sowie Operationen in Blasennähe. Das chronische Nierenversagen ist ein Zustand geminderter Nierenleistung, das durch Zerstörung von Nierengewebe entstanden ist und mit einer Urämie einhergeht. Diese Insuffizienz der Nieren ist nicht mehr zu beheben. Mögliche begünstigende Faktoren sind chronische Pyelonephritis, chronische Glomerulonephritis, Zystennieren, diabetische Nephropathien, Nierenamyloidose, maligne Hypertonie, Phenazetinniere sowie Gichtnephropathie.
Symptome: Die Symptome des akuten Nierenversagens gehen mit Oligurie, Anurie, zunehmender Retention harnpflichtiger Stoffe, Stauungsherzinsuffizienz, steigenden Serumkaliumkonzentrationen einher. 3 bis 14 Tage nach der Anurie kommt es zu einer Polyurie als Zeichen dafür, daß die Niere ihre Funktion wieder aufnimmt. Bei der chronischen Insuffizienz unterscheidet man 4 Symptomstadien. Im Stadium 1 läßt sich lediglich mit Hilfe empfindlicher Nierenfunktionsproben eine Einschränkung der Nierenleistung erkennen. Der Patient ist voll leistungsfähig. Im Stadium 2 entsteht ein Anstieg des Kreatinins im Serum, die Erhöhung der Retentionswerte ohne klinische

Symptomatik wird als Azotämie bezeichnet. Stadium 3 ist gekennzeichnet durch eine fortschreitende Retention harnpflichtiger Substanzen mit Störungen des Elektrolyt- und Wasserhaushaltes. Die Patienten klagen über Abgeschlagenheit, Appetitlosigkeit, Übelkeit, Hypertonie und körperliche Schwäche. Im Endstadium kommt es im zunehmenden Maße zum Anstieg des Serumkreatinins und zum klassischen Bild der Urämie, das einhergeht mit Abgeschlagenheit, Teilnahmslosigkeit, Kopfschmerzen, Brechreiz, Durchfällen, Hyperreflexie, Schläfrigkeit, Krämpfen und Bewußtlosigkeit. Die Haut ist gelblich-braun verfärbt und trocken.

Therapie: Die Therapie der akuten Insuffizienz liegt in Furosemid-Gabe, Infusionen, Sicherstellung des Harnabflusses, Infektprophylaxe, Normalisierung des Blutdrucks, Diät (streng kalium- und natriumarm) und letztendlich in der Dialyse. Die Behandlung des chronischen Nierenversagens richtet sich nach dem klinischen Zustand des Patienten und nach den Befunden. Wichtig ist eine ausgeglichene Flüssigkeitsbilanz, Diät (natrium-, kalium-, eiweißarm) und Dialyse. Der Nierenkranke mit fortschreitender Niereninsuffizienz muß frühzeitig darauf vorbereitet werden, daß eines Tages ein Weiterleben nur mit einer künstlichen Niere oder einer Nierentransplantation möglich ist. Nähere Informationen können der entsprechenden Fachliteratur entnommen werden.

Der Patient hat Probleme beim

ATL 1 Wach sein und Schlafen

Problem 1 Dadurch, daß die Nachtschwester zweistündlich ihren Kontrolldurchgang durch die Zimmer machen muß, hat der Patient eine gestörte Nachtruhe.

Ressource Der Patient schläft 2 Stunden am Stück.

Nahziel Der Patient hat in der nächsten Nacht eine Ruhephase von mindestens 4 Stunden.

Fernziel Der Patient schläft die Nacht ungestört durch.

Maßnahmen Beobachten, Dokumentieren und Überwachen der Qualität, Tiefe, Dauer und Durchgängigkeit des Schlafes, indem man zweistündlich durch die Zimmer geht. Auf ärztliche Anordnung ein nicht nierengängiges Schlafmedikament verabreichen. Beim Durchgang leise die Türen zu den Patientenzimmern öffnen. Kein grelles Licht anmachen. Als Lichtquelle eine Taschenlampe benutzen. In den Zimmern nur flüstern. Für Ruhe auf dem Stationsgang sorgen.

Problem 2 Durch die normochrome Anämie ermüdet der Patient rasch. Der Patient wirkt abgeschlagen.

Ressource Der Patient schläft auch tagsüber.

Nahziel Der Patient ist in einer Woche aktiver.

Fernziel Der Patient ist fit.

Maßnahmen Dem Patienten sagen, daß seine Abgeschlagenheit durch den Anstieg der harnpflichtigen Substanzen verursacht wird. Erklären, daß er sich angepaßt an seine momentane Belastbarkeit bewegen soll. Er soll sich tagsüber für 2 bis 3 Stunden hinlegen und versuchen zu schlafen. *Dadurch erhält der Körper wieder*

Energien, um für eine gewisse Zeit aktiv zu sein. Ihm den Schlaf tagsüber gönnen und versuchen, nicht zu stören. Einen Mitpatienten in das Zimmer legen, der ebenfalls Ruhepausen einlegt und nicht ständig Besuch bekommt.

Problem 3 Durch die renale Hypertonie leidet der Patient an Kopfschmerzen. Er hat Einschlaf- und Durchschlafstörungen.

Ressource Der Patient meldet sich bei Kopfschmerzen.

Nahziel Der Patient hat in der nächsten Nacht schwächere Kopfschmerzen.

Fernziel Der Patient schläft gut.

Maßnahmen Vor dem Zu-Bett-Gehen einen kühlen, nassen Waschhandschuh auf die Stirn legen. Den Waschhandschuh alle $^1/_2$ Stunde frisch machen. Auf ärztliche Anordnung ein Analgetikum geben. Der Patient muß lernen abzuschalten. Ihm raten, Streß zu vermeiden. Er soll sich vor dem Zu-Bett-Gehen z.B. bei leiser Musik entspannen. Für eine ruhige Umgebung zum Wohlfühlen sorgen. Das Zimmer durch Herunterlassen der Jalousie abdunkeln. Dem Patienten sagen, daß er sich nachts melden soll, wenn er durch Kopfschmerzen aufgewacht ist.

Der Patient hat Probleme beim

ATL 2 Sich bewegen

Problem 1 Aufgrund der Bettlägerigkeit, bedingt durch die Abgeschlagenheit, verändert der Patient seine Lage nur wenig. Es besteht eine erhöhte Druckbelastung besonders an den Fersen, Ellbogen und der Kreuzbeinregion. Er ist dekubitusgefährdet.

Ressource Der Patient hat eine intakte Haut.

Nahziel Druckintensität und Zeitdauer des Drucks auf eine der oben genannten Körperstellen auf weniger als 40 mmHg in 2 Stunden reduzieren.

Fernziel Die Blutzirkulation an druckgefährdeten Stellen fördern.

Maßnahmen Die Haut 2mal täglich bei guten Lichtverhältnissen im Hinblick auf weiße Flecken oder Rötung ansehen. Täglich morgens und abends mit alkalifreier Seife den ganzen Körper waschen, *um die Haut nicht zusätzlich durch aggressive Stoffe zu belasten.* Haut trocken halten. Einreiben mit rückfettenden Salben wie Fissan nach jeder Waschung. Am Morgen und bei Bedarf saubere und trockene Kleidung anziehen. 2 Lagen Schaumstoff in das Bett legen. Falten im Bett glatt ziehen. Krümel nach jeder Mahlzeit sorgfältig entfernen. Den Patienten mobilisieren, z.B. je nach körperlicher Verfassung Kopfteil 60° hoch stellen, an Bettrand setzen. Steh- bzw. Gehübungen oder passive und aktive Bewegungsübungen mit der Krankengymnastin machen. Mit Hilfe der Diätberaterin darauf achten, daß die Lebensmittel den notwendigen Vitamin- und Elektrolytbedarf decken. *Eine Ernährungsstörung könnte beträchtlich auf die Entstehung eines Dekubitus miteinwirken.*

Problem 2 Durch die Bettlägerigkeit kommt es zu einer Verlangsamung der Blutströmung, einer Beschleunigung der Blutgerinnung und einer verminderten Muskelvenenpumpe. Der Patient ist thrombosegefährdet.

Ressource Der Patient hat keine Varizen.

Nahziel Der Patient verläßt in 2 Tagen für mindestens 2 Stunden sein Bett.

Fernziel Intakte Muskelvenenpumpe und ausreichende Strömungsgeschwindigkeit in den Venen.

Maßnahmen Hochlagerung der Beine alle 2 Stunden ungefähr 10 Minuten um 20°, *damit das Blut besser vom Knie bis zur Leiste fließen kann.* Darauf achten, daß die Beine nicht zu hoch und nicht zu lange nach oben gelagert werden, *da es dabei zu einem Lungenödem kommen kann.* Den Patienten mobilisieren, durch Sitzen an der Bettkante, Waschen oder Aufstehen. Dreimal täglich 5 Minuten im Bett Füße 10mal kreisen, 15mal heben und senken, Zehen 20mal einkrallen und wieder spreizen. 24 Stunden Antithrombosestrümpfe tragen. Anlegen der Strümpfe im Liegen, bei entstauten Venen. Strümpfe alle 2 Tage erneuern. Morgens und abends Beobachtung der Haut im Hinblick auf Rötung, Erwärmung, Schwellung und Druckstellen. Verabreichung der Fragminspritze auf ärztliche Anordnung täglich am Morgen.

Problem 3 Da der Patient, bedingt durch Schmerzen in der Nierenregion, eine Schonhaltung einnimmt, hat er Funktions- und Bewegungseinschränkungen an Knie- und Schultergelenk sowie im Halsbereich. Aufgrund des Drucks der Bettdecke besteht die Gefahr des Spitzfußes. Der Patient ist kontrakturgefährdet.

Ressource Der Patient führt die von der Krankengymnastin gezeigten Bewegungsübungen mit Hilfe durch.

Nahziel Der Patient befindet sich in einer Woche mindestens für 3 Stunden außerhalb seines Bettes.

Fernziel Erhaltung der funktionellen Gelenkstellung sowie des harmonischen Bewegungsablaufs.

Maßnahmen Physiologische Lagerung der Gelenke in mittlerer Funktionsstellung, indem der Oberarm in Abduktionsstellung von 30° (Schultergelenk), der Unterarm im Winkel von 100° leicht erhöht (Ellbogengelenk), Finger in leichter Schalenhaltung (Handgelenk), Hüftgelenk und Kniegelenk möglichst gestreckt und Füße an Fußstütze gelagert werden. Einen Bettbogen an das Fußende stellen. Den Patienten mobilisieren. Ihn aktivieren, in der Zeit eines besseren Wohlbefindens die Aktivität zu nutzen, um seine Muskulatur und Gelenke durchzubewegen. Alle 2 Stunden Lagewechsel. Dem Patienten sagen, daß er diesen so gut wie möglich selbst durchführen soll. Bewegungsübungen passiv und aktiv durchführen. Eventuell mit Krankengymnastik. Information über die Gefahr und Entstehung einer Kontraktur und die Notwendigkeit von Bewegungsübungen. Beobachtung im Hinblick auf die Beweglichkeit der Gelenke, Schmerzen und Fehlstellungen.

Problem 4 Wegen der Bettlägerigkeit, bedingt durch die Abgeschlagenheit, besteht beim Aufstehen die Gefahr von Schwindel und eines orthostatischen Kollapses.

Ressource Der Patient ruft zum Aufstehen eine Krankenschwester.

Nahziel Der Patient steht in 4 Tagen schwindelfrei auf.

Fernziel Problemloses und selbständiges Stehen und Gehen.

Maßnahmen Vor jedem Aufstehen die Vitalwerte kontrollieren. Den Kreislauf vor dem Aufstehen anregen, indem der Patient im Bett sitzend Hände und Füße 10mal kreisen soll, dann 15mal Hände zu einer Faust ballen lassen, die Beine dazu anziehen und ausstrecken. Zuerst das Kopfteil in 60°-Lage bringen und den Patienten in dieser Position 5 Minuten im Bett sitzen lassen. Wenn er sich dabei wohl fühlt, am Bettrand mit Fußsohlenkontakt zum Boden 5 bis 10 Minuten sitzen lassen und Vitalwerte kontrollieren. Ihn bitten, tief durchzuatmen und auftrecht zu sitzen. Der Blick soll geradeaus gerichtet sein. Dann aufstehen lassen. Bei Bedarf eine 2. Pflegekraft zu Hilfe rufen. Den Patienten anhalten, diese Übungen vor jedem Aufstehen selbständig durchzuführen.

Problem 5 Durch die Erkrankung hat der Patient starke Kopf- und Nierenschmerzen.

Ressource Der Patient meldet sich frühzeitig bei beginnenden Schmerzen.

Nahziel Der Patient erfährt nach Schmerzmittelgabe für 3 bis 4 Stunden Schmerzfreiheit.

Fernziel Schmerzfreiheit den ganzen Tag lang.

Maßnahmen Beobachtung im Hinblick auf Schmerzen beim Betreten des Zimmers. Ihm in das Gesicht sehen, ob es verzerrt oder blaß ist; auf die Haltung achten, ob sie verspannt und zusammengekauert ist. Ihn fragen, ob er Schmerzen hat, wo der Schmerz lokalisiert ist, welcher Art er ist (stechend, klopfend, kolikartig, beklemmend), Zeitpunkt (nachts, nach Anstrengung), Dauer (konstant, in Intervallen) und Auswirkung (vegetative Reaktionen, Einschränkung der Konzentration, soziale Isolation). Ihn auffordern, sich bei Schmerzen sofort zu melden. Eventuell Schmerzambulanz anfordern. Versuchen, ihn in ein ruhiges Zimmer zu legen, kein grelles Licht anzumachen und das Zimmer etwas abzudunkeln. Den Patienten in eine für ihn bequeme Lage bringen. *Diese Maßnahmen wirken entspannend und können Schmerzen reduzieren.* Die pflegerischen Tätigkeiten so organisieren, daß ausreichend Ruhezeit und Nachtruhe gewährt werden können.

Der Patient hat Probleme beim

ATL 3 Waschen und Kleiden

Problem 1

Aufgrund der körperlichen Leistungsminderung, bedingt durch die Nierenerkrankung, ist der Patient in seiner Mobilität eingeschränkt. Er braucht Hilfe beim Waschen des Rückens, des Intimbereichs und der Beine. Er benötigt Unterstützung beim An- und Ausziehen seiner Unterwäsche und seines Nachthemds.

Ressource Der Patient wäscht sich das Gesicht selbständig. Er putzt seine Zähne ohne Hilfe.

Nahziel Der Patient zieht sich in 3 Tagen alleine an.

Fernziel Selbständigkeit in bezug auf Körperpflege und Bekleidung.

Maßnahmen Anrichten sämtlicher Utensilien (2 Waschhandschuhe, 2 Handtücher, Waschlotion, Hautcreme) am Waschbecken. Zahnpasta, Zahnbecher und Zahnbürste zum Zähneputzen bereitlegen. Einen Stuhl vor das Waschbecken stellen. Den Rücken, Intimbereich und die Beine waschen. Den Patienten dazu anhalten, die restlichen Körperpartien selbständig zu waschen. Haut eincremen. Die Haare anschließend bürsten und kämmen. Eine Rasur ermöglichen. Auf Wunsch ein privates Nachthemd anziehen lassen. Dokumentation über Hautzustand und Mobilität morgens und abends.

Problem 2

Aufgrund des Dauerkatheters kann der Patient seine Intimpflege nicht selbständig durchführen.

Ressource Der Patient läßt sich von einer Pflegekraft waschen.

Nahziel Entfernung des Dauerkatheters.

Fernziel Der Patient führt die Intimpflege selbständig durch.

Maßnahmen Morgens und abends Intimtoilette durchführen. Den Patienten hierzu in das Bad bitten. Waschung des Intimbereichs mit Wasser und eventuell milden Reinigungsmitteln durchführen. Einen Einmalwaschhandschuh verwenden. Die Vorhaut zurückschieben. Eichel und Dauerkatheteransatz gründlich säubern. Bei der Waschung auf eventuelle Paraphimosen achten. Auf Ausfluß achten.

Problem 3 Da der Patient bei der Ganzkörperwaschung seine sexuellen Schutzzonen der Krankenschwester offenbaren muß, hat er ein Schamgefühl.

Ressource Keine.

Nahziel Der Patient wäscht sich in 6 Tagen den Intimbereich selbständig.

Fernziel Der Patient wäscht sich alleine.

Maßnahmen Die Gefühle ernst nehmen und Gesprächsbereitschaft signalisieren. Neutralen Umgang mit seinen Intimzonen wahren. Dem Patienten anbieten, sich von einer gleichgeschlechtlichen Pflegekraft waschen zu lassen. Ihn nach Entfernung des Dauerkatheters die Waschung der Intimzonen selbständig durchführen lassen.

Problem 4 Wegen der veränderten Stoffwechsellage leidet der Patient an trockenen Augen- und Nasenschleimhäuten.

Ressource Keine.

Nahziel Der Patient hat keine gereizten Augenschleimhäute.

Fernziel Normaler Feuchtigkeitsgehalt von Augen und Nase.

Maßnahmen Gegen die trockenen Augenschleimhäute eine Augensalbe mehrmals täglich auftragen. Diese hauchdünn in den unteren Bindehautsack geben und Auge unter leichten kreisenden Bewegungen schließen lassen. Bei Bedarf Augenpflege mit sterilen Kompressen und Aqua durchführen. Gegen trockene

Nasenschleimhaut Bepanthen-Salbe 3- bis 4mal täglich mit Hilfe eines Watteträgers in die Nase geben. Dem Patienten Nasensalbe auf das Nachtkästchen legen und ihn bitten, diese selbständig zu verwenden.

Problem 5 Wegen Einlagerungen von ausscheidungspflichtigen Stoffwechselprodukten hat der Patient eine grau-gelbliche Haut.

Ressource Keine.

Nahziel Rückgang der gelblich-grauen Hautfarbe.

Fernziel Rosige Haut.

Maßnahmen Dem Patienten durch den zuständigen Arzt über die leicht veränderte Hautfarbe aufklären lassen. Erklären, daß bei Besserung seiner Nierenleistung die Hautfarbe wieder normal werden wird.

Problem 6 Aufgrund der Retention von harnpflichtigen Substanzen verspürt der Patient einen Juckreiz an der Haut. Er kratzt sich mit den Fingernägeln.

Ressource Keine.

Nahziel Verminderung des Juckreizes innerhalb von 4 Tagen.

Fernziel Der Patient ist frei von Juckreiz.

Maßnahmen Auf ärztliche Anordnung juckreizstillende Medikamente und Salben verabreichen. Bei der Waschung eventuell Essig in das Wasser geben, *um den Juckreiz zu stillen.* Den Patienten bitten, bei auftretendem Juckreiz sofort Salbe auf die Hautpartien aufzutragen. Ihn anhalten, nicht mit den Fingernägeln die Haut aufzukratzen. Maniküre anfordern und Fingernägel kurz schneiden lassen. Ihm raten, langärmlige Baumwollkleidung zu tragen.

Der Patient hat Probleme beim

ATL 4 Essen und Trinken

Problem 1 Aufgrund der Appetitlosigkeit, bedingt durch Übelkeit, kommt es zu einer mangelnden Kautätigkeit und einem verminderten Speichelfluß. Es besteht Soor- und Parotitisgefahr.

Ressource Der Patient nimmt eine kleine Menge der Nahrung zu sich.

Nahziel Ausreichende Nahrungsaufnahme innerhalb einer Woche.

Fernziel Gute Kautätigkeit und ausreichender Speichelfluß.

Maßnahmen Anregen der Kautätigkeit, indem der Patient 3mal täglich Kaugummi kaut. Anregen der Parotistätigkeit durch Massage der Wangen. Mund 3mal täglich und nach Bedarf mit Wasser und 3 Tropfen Zahnfluid oder Dexpanthenol-Lösung spülen lassen. Künstlichen Speichel in Form eines Mundsprays anbieten, bei Bedarf gekühlte Lemonstäbchen. Vor jeder Mahlzeit Medikamente gegen Übelkeit bereithalten. Den Patienten aufrecht an den Tisch setzen. Den Essensplatz aufräumen und appetitlich wirken lassen. Den Patienten zum Essen motivieren.

Problem 2 Aufgrund der metabolischen Azidose neigt der Patient zu Übelkeit und Erbrechen.

Ressource Der Patient meldet sich bei Übelkeit.

Nahziel Der Patient ist frei von Übelkeit und Erbrechen.

Fernziel Gute Stoffwechsellage.

Maßnahmen Den Patienten bitten, sich bei beginnender Übelkeit zu melden. Auf ärztliche Anordnung Medikamente verabreichen, *die nicht über die Niere abgebaut werden müssen.* Bei Erbrechen den Patienten senkrecht aufsetzen, eine Nierenschale mit Zellstoff in die Hand geben und bei ihm bleiben. Ein sanfter Druck auf die

Stirn beruhigt. Das Erbrochene im Hinblick auf Menge, Geruch, Beimengung und Farbe beobachten. Die Nierenschale sofort entsorgen und das Zimmer lüften. Den Patienten an das Waschbecken begleiten und ihm die Möglichkeit geben, sich die Hände zu waschen und die Zähne zu putzen. Genaue Dokumentation über Häufigkeit und Art und Weise des Erbrechens.

Problem 3 Durch die Nierenerkrankung entwickelt der Patient einen starken Mundgeruch. Der Patient leidet unter Foetor uraemicus.

Ressource Keine.

Nahziel Verringerung des Mundgeruchs.

Fernziel Gute Nierenleistung.

Maßnahmen Dem Patienten erklären, daß sein Mundgeruch durch die verminderte und gestörte Nierenausscheidung bedingt ist und dadurch harnpflichtige Substanzen zunehmen, die diesen Geruch erzeugen. Den harnähnlichen Mundgeruch durch Mundspülungen neutralisieren. Dem Patienten Wasser und Zahnfluid anbieten. Alle 1 bis 2 Stunden den Mund ausspülen lassen. Dem Patienten den Rat geben, Kaugummi mit Pfefferminzgeschmack zu kauen. Gesprächsbereitschaft signalisieren und versuchen, den Leidensdruck zu mindern.

Problem 4 Aufgrund der veränderten Ausscheidungsfunktion muß der Patient eine Diät einhalten.

Ressource Der Patient hält sich an seine Diät.

Nahziel Dem Patienten schmeckt seine Diät.

Fernziel Der Patient darf wieder normal essen.

Maßnahmen Eiweißarme Kost in der Diätküche bestellen. *Dadurch werden die zu einer Urämie führenden Eiweißabbauprodukte möglichst gering gehalten.* Eiweißmenge in den Nahrungsmitteln nach den Blutwerten ausrichten, die täglich von den Ärzten bestimmt werden müssen. Der Patient erhält bei einer kompensierten Retention 60 g, bei einer dekompensierten Retention 40 g Eiweiß pro Tag. Die Diät mit einer Diätassistentin und dem Patienten gemeinsam besprechen. Ihm hochwertige Aminosäuren zukommen lassen. Verboten sind Fisch, Fleisch und Wurstwaren. Als Eiweißersatzstoff Sojabohnen in der Diätküche bestellen. Zudem die Diät kaliumarm gestalten, *weil die Kaliumausscheidung durch die Oligurie vermindert ist.* Verboten sind Bananen, Aprikosen, Trockenobst, Spinat, Petersilie, Krautarten und Hülsenfrüchte. Verboten sind zudem Nüsse, Fisch, Schokolade und Kakao. Dem Patienten sagen, daß er kein Obst zu sich nehmen darf. Erlaubt sind Gurken, Paprika, Spargel, Chinakohl, Kopfsalat, Chicoree und Dosenchampignons. Den Kaliumgehalt im Mineralwasser beachten, daher am besten dem Patienten nur Tee zum Trinken anbieten. Die Diät salzarm/natriumarm bestellen. Verboten sind wegen ihres hohen Salzgehalts Konservenprodukte, Geräuchertes, Gepökeltes und Instantsuppen. Zudem sind der Natriumgehalt in Mineralwasser und der Salzgehalt in Fertigsoßen und Fertiggewürzen nicht zu vergessen. Ausreichende Deckung des Kalorienbedarfs mit Kohlenhydraten und Fetten, *um den Abbau des körpereigenen Eiweißes zu verhindern.* Flüssigkeitseinschränkung betreiben. *Es besteht bei zu großer Flüssigkeitsmenge die Gefahr einer Überwässerung und damit verbunden die Gefahr einer Herzinsuffizienz.* Die Trinkmenge vom Arzt speziell auf den Patienten ausrichten und festsetzen lassen.

Der Patient hat Probleme beim

ATL 5 Ausscheiden

Problem 1 Aufgrund der Diuretikatherapie besteht die Gefahr der Obstipation.

Ressource Keine.

Nahziel Der Patient hat alle 2 Tage Stuhlgang.

Fernziel Wiederherstellung der gesunden Ausscheidungsfunktion.

Maßnahmen Auf ärztliche Anordnung einen Einlauf oder orale Laxanzien am Morgen verabreichen. Beim Essen dem Patienten sagen, daß er sich Zeit nehmen, richtig kauen und genießen soll. Den Patienten mobilisieren. Dokumentation morgens und abends über das tägliche Stuhlgangverhalten.

Problem 2 Aufgrund des Dauerkatheters besteht die Gefahr einer Irritation des Sphinktermuskels. Es besteht die Gefahr von Harnwegsinfektionen.

Ressource Keine.

Nahziel Der Patient ist frei von dem Dauerkatheter.

Fernziel Der Patient hat eine natürliche Urinausscheidung.

Maßnahmen Morgens und abends Reinigung des Harnröhreneingangs und des daran anschließenden Katheterteils mit Wasser und Seife. Stets ein steriles, geschlossenes Ablaufsystem verwenden. Beutel nie auf den Boden fallen lassen. Zur Verhinderung des Herausziehens des Katheters am Morgen diesen mit Leukosilk am Oberschenkel festkleben. Bei besserer Ausscheidungsfunktion den Katheter auf ärztliche Anordnung ziehen.

Problem 3 Wegen der Natriumretention leidet der Patient an leichten Lid- und Knöchelödemen.

Ressource Keine.

Nahziel In 3 Tagen sind die Ödeme rückläufig.

Fernziel Der Patient ist frei von Ödemen.

Maßnahmen Bei der Lagerung darauf achten, daß die Beine nie höher als 30° gelagert werden, *da es sonst zu einer Überlastung des Herzens und zu einem Lungenödem kommen könnte.* Den Patienten täglich wiegen. Immer morgens in Unterwäsche auf eine geeichte Sitzwaage setzen. Beine am Morgen und am Abend mit einem Maßband am Knöchel, Unterschenkel und Oberschenkel vermessen. Exakte Flüssigkeitsbilanz erstellen. (Siehe ATL 5 „Ausscheiden" unter Problem 4 „Oligurie".)

Problem 4 Aufgrund der Niereninsuffizienz hat der Patient eine Oligurie. Der Patient scheidet in 24 Stunden nur 200 ml Urin aus.

Ressource Der Patient scheidet Urin aus.

Nahziel In 5 Tagen scheidet der Patient 1 l Urin täglich aus.

Fernziel Normale Ausscheidungsmenge.

Maßnahmen Den Patienten über die Flüssigkeitsbilanz informieren. Pro Tag 500 ml Flüssigkeit addiert mit seiner ausgeschiedenen Urinmenge und dem Flüssigkeitsverlust über Haut und Magen-Darm-Trakt geben. Auf das Nachtkästchen einen Zettel für die Bilanz legen. Ihm sagen, daß die Dauer einer Messung 24 Stunden beträgt. Er soll auf dem Blatt alle Flüssigkeitsmengen aufschreiben, die er oral zu sich nimmt. Um eine genaue Bilanz zu erhalten, soll er die Tassen und Gläser stets ganz füllen und die Angaben in Milliliter notieren. Ihn auf Suppen und Fruchtsalate aufmerksam machen. Zur Einfuhr zählen auch parenterale Infusionen und Medikamente. Als Ausfuhr den Urin vom Dauerkatheter abmessen und notieren, zudem Stuhl, Erbrochenes und Blutungen dazuschreiben. Daran erinnern, daß eine schlechte Mitarbeit seinerseits die Flüssigkeitsbilanz stört und negative Auswirkungen auf seinen Zustand hat. Nach 24 Stunden die Einfuhr und Ausfuhr berechnen, indem zudem die Flüssigkeitsabgabe über Haut und Lunge (ca. 850 ml in 24 Stunden) als auch Fieber (500 bis 1000 ml pro Tag) mitgerechnet werden. Die Ausfuhr von der Einfuhr abziehen. Tägliche Dokumentation einer positiven bzw. negativen Bilanz und Information des Arztes. Neben der Bilanzerstellung den Patienten täglich wiegen und seinen Blutdruck messen. Bei geringer Ausscheidung auf ärztliche Anordnung Diuretika z.B. Furosemid verabreichen.

Der Patient hat Probleme bei der

ATL 6 Regulation der Körpertemperatur

Problem 1 Aufgrund des Reninanstiegs, bedingt durch die Niereninsuffizienz, leidet der Patient an einer renalen Hypertonie. Der Patient hat Blutdruckwerte von 180:120mmHg.

Ressource Der Patient meldet sich bei Kopfschmerzen.

Nahziel Senkung des Blutdrucks innerhalb von 2 Tagen auf 150:90 mmHg.

Fernziel Normale Blutdruckwerte.

Maßnahmen Dem Patienten erklären, warum der Blutdruck so hoch ist. Jede Stunde Blutdruck an beiden Armen messen und die Werte in eine spezielle Überwachungskurve eintragen. Bei hohen Blutdruckwerten sofort den Arzt verständigen und auf ärztliche Anordnung Medikamente zur Blutdruckreduktion verabreichen. Nach Gabe des Medikaments eine halbe Stunde später nachmessen. Den Patienten bitten, im Bett zu bleiben, solange die Werte sehr hoch sind. Sollte der Blutdruck weiterhin hoch sein, den Arzt verständigen und erneute Medikamentengabe durchführen. Dem Patienten sagen, daß er durch den hohen Blutdruck Kopfschmerzen und starkes Herzklopfen bekommen könnte. Er soll sich bei diesen Symptomen sofort melden.

Der Patient hat Probleme beim

ATL 7 Atmen

Problem 1 Aufgrund der überwiegenden Bettlägerigkeit hat der Patient eine Ansammlung von Sekret in den Bronchien. Die Folge ist eine flache Atmung, ein erschwertes Abhusten und eine ungenügende Belüftung der Lunge. Er ist pneumoniegefährdet.

Ressource Der Patient sieht die Notwendigkeit der Prophylaxe ein.

Nahziel Der Patient hustet in einer Woche vorhandenes Sekret problemlos ab.

Fernziel Eine optimale Lungenventilation.

Maßnahmen Einreiben von Brust und Rücken morgens und abends mit sekretlösenden Mitteln wie Nervgeist oder Stas-Salbe. Anschließend mit Feuchtigkeitslotion eincremen *gegen eine mögliche Austrocknung durch den Franzbranntwein.* Dreimal täglich Inhalation mit NaCl, *um zähes Sekret zu verflüssigen.* Für ausreichende Frischluft im Zimmer sorgen und den Patienten anhalten, tief durchzuatmen. Mobilisation betreiben. Im Zweistundenwechsel Oberkörper hochlagern mit Abstützen der Arme auf einem Kissen zur besseren Belüftung der Lunge. Eine V-Lagerung anbieten, indem 2 Kissen zu einem V überkreuzt unter den Thorax geschoben werden. Der Nacken muß auf der Kissenspitze gelagert sein. Der Hals liegt frei und wird mit einem Kissen unterstützt. Atemgymnastik mit einem Triflo, das vom Patienten stündlich 10mal benutzt wird. Einen Mullbindenstreifen an den Bettbügel hängen und auffordern, diesen stündlich mindestens 5mal wegzupusten. Den Patienten bei jedem Gang in sein Zimmer auffordern, tief durchzuatmen und mit Hilfe des K-Lautes abzuhusten. Mehrere Nierenschalen mit Zellstoff für abgehustetes Sputum auf das Nachtkästchen stellen. Information über die Notwendigkeit der Pneumonieprophylaxe bei Aufnahme auf Station.

Problem 2 Aufgrund der akuten Überwässerung der Lunge besteht die Gefahr der Atemnot.

Ressource Der Patient ist frei von Atemnot.

Nahziel Der Patient bekommt in der Zeit des Klinikaufenthalts gut Luft.

Fernziel Der Patient ist frei von einer Überwässerung der Lunge.

Maßnahmen Den Zusammenhang zwischen der Ansammlung der Flüssigkeit in der Lunge und der verminderten Urinausscheidung erklären. Ihm sagen, daß die nicht ausgeschiedene Flüssigkeitsmenge in Form von Blutflüssigkeit in die Alveolen der Lunge austritt. Den Patienten auffordern, sofort zu klingeln, wenn er eine erschwerte Atmung verspürt. Ihn bitten, sich an die Flüssigkeitsreduzierung zu halten. Die Beine nie über 30° hochlagern, *da sonst vermehrt Flüssigkeit durch die Beinödeme zum Herzen und zur Lunge fließen kann.* Bei jedem Gang in das Zimmer auf Symptome eines möglichen Lungenödems wie Atemnot, Unmöglichkeit zu sprechen, Rasseln, Abhusten von schaumigem Sputum, Zyanose oder Tachykardie achten. Am Bett einen Sauerstoffanschluß mit Befeuchterflasche und Sauerstoffbrille anbringen. Im Falle einer Atemnot sofort Sauerstoff geben und den Arzt benachrichtigen.

Der Patient hat Probleme beim

ATL 8 Für Sicherheit sorgen

Problem 1 Durch den Dauerkatheter und die peripheren/zentralen Zugänge besteht die Gefahr der Infektion.

Ressource Keine.

Nahziel Reduktion der Zugänge in 6 Tagen.

Fernziel Der Körper ist frei von einer Infektion.

Maßnahmen Den Verbandwechsel an den Zugängen stets aseptisch durchführen. Eine Pflegekraft reicht die Utensilien aus dem reinen Verbandwagen an, eine zweite arbeitet aseptisch am Patienten. Hierbei ist die Desinfektion der Hauteinstichstellen besonders wichtig. Sämtliche Pflasterreste von der Haut entfernen, die Haut um die Einstichstelle von Koageln befreien und die Einstichstelle mit einem sterilen Watteträger von innen nach außen säubern. Dann ein steriles Pflaster aufkleben. Beobachtung der Einstichstelle im Hinblick auf Rötungen. Aseptische Einstichstellen alle 1 bis 2 Tage frisch verbinden, infizierte Ableitungen jeden Tag 1- bis 2mal ansehen und säubern. Das Legen des Blasendauerkatheters unter streng aseptischen Bedingungen durchführen. Nur geschlossene Ableitungsysteme verwenden. Katheter nach ärztlicher Anordnung alle 2 bis 4 Wochen neu legen. 1- bis 2mal täglich eine gute Intimtoilette mit einer Reinigung des Dauerkatheters und der Harnröhrenöffnung durchführen. Den freien Ablauf des Harns ermöglichen. Darauf achten, daß der Katheter nicht abgeknickt ist. Einen Harnwegsinfekt an der Farbe des Urins, Urinstix und durch eine bakteriologische Untersuchung feststellen. Dauerkatheter so schnell wie möglich entfernen. Temperaturkontrolle morgens, mittags und abends durchführen.

Problem 2 Aufgrund der Medikamentengabe besteht die Gefahr einer allergischen Reaktion.

Ressource Der Patient meldet sich bei körperlichem Mißempfinden.

Nahziel Gute Verträglichkeit der angeordneten Medikamente in der Zeit der Einnahme.

Fernziel Der Patient ist medikamentenfrei.

Maßnahmen Genaue Verabreichung der ärztlich angeordneten Medikamente. Kontrolle der Medikamente im Hinblick auf Dosis, Häufigkeit, Anordnung und Patientenname. Die 1. Gabe jedes i.v.-Medikaments vom Arzt durchführen lassen. Alle halbe Stunde während der Verabreichung der i.v.-Medikamente Vitalwerte kontrollieren. Auf Nebenwirkungen wie Schüttelfrost, Fieber, Erbrechen, Durchfall oder Hautausschlag achten. Der Patient erhält zudem eine Diuretikatherapie. Dem Patienten erklären, daß das Diuretikum die Harnausscheidung steigert. Dabei kommt es auch zur Ausscheidung von Kalium. Morgens, mittags und abends den Patienten im Hinblick auf Symptome eines Kaliummangels mit Leistungsabfall, Muskelschwäche der Beine, Reizbarkeit und erhöhtem Durst beobachten. Bei Veränderungen sofort den Arzt verständigen und Kalium in Form von Nahrung oder Medikamenten dem Körper nachreichen.

Problem 3 Durch den Anstieg der harnpflichtigen Substanzen im Blut beteht die Gefahr einer Urämie. Der Patient könnte bewußtlos werden.

Ressource Keine.

Nahziel Abfall der harnpflichtigen Substanzen im Blut.

Fernziel Der Patient ist bei gutem Bewußtsein.

Maßnahmen Den Patienten bei jedem Gang in sein Zimmer durch ein Gespräch auf das Bewußtsein hin überprüfen. Ihn nach Datum, Ort oder Monat fragen. Apathie oder starke Schläfrigkeit als erste Symptome einer Urämie erkennen. Bei auffälligen Veränderungen sofort den Arzt verständigen. Eventuell Verlegung auf eine Intensivstation vorbereiten.

Problem 4 Bei Fortschreiten der Niereninsuffizienz besteht die Gefahr eines Nierenversagens.

Ressource Der Patient scheidet täglich mindestens 300ml Urin aus.

Nahziel Der Patient scheidet innerhalb von einer Woche täglich 500 ml Urin aus.

Fernziel Intakte Nierenfunktion.

Maßnahmen Dem Patienten die Notwendigkeit der Flüssigkeitsbilanzierung erläutern. Ihm sagen, das es von großer Bedeutung ist, die Ein- und Ausfuhr exakt zu bestimmen, da nur so eine Anurie oder Oligurie beurteilt und erkannt werden kann. Stündlich den Dauerkatheter auf Urinmenge und Durchgängigkeit beobachten. Bei Verringerung der Urinausscheidung sofort den Arzt verständigen. Eventuell Verlegung auf eine Intensivstation vorbereiten.

Der Patient hat Probleme beim

ATL 9 Arbeiten und spielen

Problem 1 Da der Patient durch seine Abgeschlagenheit das Zimmer selten verlassen kann, hat er Langeweile und ist nicht ausgelastet.

Ressource Der Patient bekommt Besuch von Freunden und von seiner Familie.

Nahziel Der Patient findet innerhalb einer Woche wieder Kraft, im Klinikgebäude spazierenzugehen.

Fernziel Der Patient kann sich trotz Krankenhausaufenthalt problemlos ablenken und beschäftigen.

Maßnahmen Den Patienten mobilisieren und ihn in die Körperpflege einbeziehen, damit er wenigstens zu den Pflegezeiten abgelenkt wird. Einen Mitpatienten ins Zimmer legen, der in seinem Alter ist und von den Interessen ähnliche Ansichten vertritt, *damit ein Gespräch zustande kommt.* Die Besuchszeiten erweitern, *um berufstätigen Freunden die Möglichkeit zu geben, ihn zu besuchen und gegenseitig Gefühle auszutauschen.* Formulare zur Anmeldung eines Telefons, Radios oder Fernsehers weitergeben. Die Familie kann genügend Zeitungen und Bücher mitbringen. Das Pflegepersonal soll Gesprächsbereitschaft zeigen.

Problem 2 Wegen des Anstiegs von harnpflichtigen Stoffen und der Gefahr eines Nierenversagens, besteht die Möglichkeit, daß der Patient eine Dialyse erhalten muß. Der Patient hat Angst, am Arbeitsplatz weniger leistungsfähig zu sein und die Arbeit zu verlieren.

Ressource Der Patient will weiterarbeiten.

Nahziel In einer Woche nimmt der Patient Kontakt zu seinem Arbeitgeber auf.

Fernziel Der Patient ist leistungsfähig.

Maßnahmen Dem Patienten genau erklären, wie eine Dialyse abläuft. Mitteilen, daß die Dialyse 2- bis 3mal pro Woche stattfindet und bis zu 4 Stunden andauert. Ihm bewußt machen, daß er für diese Zeit von der Arbeit freigestellt werden muß. Zwischen den Dialysen steigt das Kreatinin wieder an, was zur Leistungsminderung bei der Arbeit führen kann. Mut zusprechen, Zeit für seine Fragen haben. Ihm Broschüren über die Dialyseverfahren geben. Ihm Adressen von Selbsthilfegruppen, an die er sich wenden kann, heraussuchen. Ihm vorschlagen, ein Gespräch mit seinem Arbeitgeber zu vereinbaren, *um bereits während des Krankenhausaufenthalts die Situation danach zu besprechen.* Eventuell an eine Versetzung innerhalb des Betriebs denken. Auf Wunsch einen Termin beim Sozialdienst ausmachen.

Der Patient hat Probleme beim

ATL 10 Kommunizieren

Problem 1 Aufgrund der Klinikfachsprache kann der Patient auf Anhieb nicht alle Informationen und Aufklärungen verstehen.

Ressource Der Patient interessiert sich für seine Erkrankung.

Nahziel Der Patient fragt in 3 Tagen nach.

Fernziel Der Patient versteht die Informationen.

Maßnahmen Den Patienten ermutigen, bei Visite sofort zu sagen, wenn er etwas nicht versteht. Bei pflegerischen Tätigkeiten mit einfachen, verständlichen Worten informieren. Medizinische Fachbegriffe vermeiden. Bei Fragen Auskunft geben und sich vergewissern, daß alles verstanden wurde. Bei Unklarheiten im ärztlichen Bereich ein Gespräch mit dem zuständigen Arzt arrangieren. Stationsübliche Informationsblätter und Broschüren aushändigen.

Problem 2 Aufgrund der Aussicht auf ein Leben mit Dialyse ist der Patient schnell depressiv verstimmt. Der Patient kann in diesem Moment seine Bedürfnisse nicht ausdrücken.

Ressource Keine.

Nahziel Der Patient definiert in 4 Tagen seine Ängste genauer.

Fernziel Der Patient findet sich mit der Situation zurecht.

Maßnahmen Die Stimmungslage erkennen und ernst nehmen. Den Patienten darauf ansprechen und Gesprächsbereitschaft signalisieren. Auf Mimik, Gestik und Haltung achten, *um eventuelle Bedürfnisse ablesen zu können.* Den Patienten durch Nachfragen motivieren, seine Wünsche zu äußern. Ihm Zeit geben, sich mit diesem Gedanken anzufreunden.

Der Patient hat Probleme beim

ATL 11 Mann sein

Problem 1 Aufgrund der Abhängigkeit vom Pflegepersonal beim Waschen und Kleiden fühlt sich der Patient nicht als vollwertiger Mann.

Ressource Der Patient spricht über seine Abhängigkeit.

Nahziel Der Patient wäscht sich in 4 Tagen selbständig.

Fernziel Der Patient führt die Körperpflege unabhängig durch.

Maßnahmen Respektieren der individuellen Bedürfnisse. Wahrung des Schamgefühls beim Waschen. Bei Bedarf den Patienten fragen, ob er lieber von einem Pfleger gewaschen werden möchte. Dem Patienten die Möglichkeit geben, sich soviel wie möglich selbst zu pflegen. Die Gefühle ernst nehmen und akzeptieren.

Problem 2 Aufgrund der Erkrankung leidet der Patient an einer veränderten Sexualfunktion. Es kommt zu Libidoverlust, verminderter Spermaproduktion und Potenzstörungen.

Ressource Keine.

Nahziel Steigerung der Sexualfunktion innerhalb einer Woche.

Fernziel Befriedigendes Sexualleben.

Maßnahmen Den Patienten in seinen Ängsten und Sorgen ernst nehmen. Stets Gesprächsbereitschaft signalisieren. Auf Wunsch ein Gespräch mit einem Seelsorger oder Psychologen arrangieren. Darauf hinweisen, daß bei erfolgreicher Therapie die Störungen in der Sexualfunktion aufgehoben sein werden.

Der Patient hat Probleme beim

ATL 12 Sinn finden

Problem 1 Aufgrund der Erkrankung empfindet der Patient Zukunftsängste. Er hat Angst, chronisch krank zu werden.

Ressource Keine.

Nahziel Der Patient setzt sich mit dem Gedanken, chronisch krank zu sein, auseinander.

Fernziel Der Patient entwickelt neue Zukunftsperspektiven.

Maßnahmen Gespräche anbieten. Ihn ernst nehmen. Auf Wunsch einen Seelsorger oder Psychologen rufen. Sozialdienst einschalten, *um Zukunftsperspektiven besprechen zu können.* Fachzeitungen anbieten, ihm den Besuch von Selbsthilfegruppen vorschlagen. Ihm raten, frühzeitig Kontakte zu Leidensgenossen aufzunehmen. Er soll Hilfe aus deren Erfahrungen beziehen. Ein Aufklärungsgespräch mit dem zuständigen Arzt arrangieren, bei dem der Patient seine Fragen beantworten lassen kann.

Problem 2 Aufgrund des Fortschreitens der Niereninsuffizienz hat der Patient Angst vor einer Transplantation oder Dialyse.

Ressource Keine.

Nahziel Der Patient ist angstfrei.

Fernziel Der Patient sieht einer Transplantation oder Dialyse angstfrei entgegen.

Maßnahmen Die Ängste ernst nehmen. Verständnis entgegenbringen und Gesprächsbereitschaft signalisieren. Ein Gespräch mit dem Arzt organisieren, bei dem er sich über die Prognose und eine mögliche Transplantation erkundigen kann. Den Besuch von Selbsthilfegruppen empfehlen und Bücher über die Erkrankung anbieten. Informationsmaterial über die Dialyse aushändigen, so daß er sich informieren und Ängste abbauen kann. Ihn eventuell auf Wunsch zur Besichtigung einer Dialysestation begleiten. Positives Denken vermitteln und versuchen, dem Patienten die Angst zu nehmen.

9.2 Prostatahyperplasie/Adenom

Der nachfolgende Text stellt eine kurze Zusammenfassung der Erkrankung Prostatahyperplasie dar. Er soll die Erkrankung in Erinnerung rufen, um mit der Pflegeplanung besser zurechtzukommen. Er ersetzt keinesfalls die Fachliteratur.

Definition: Unter einer Prostatahyperplasie oder auch Prostatahypertrophie versteht man das Hypertrophieren der urethralen Drüsenanteile. Es entwickelt sich ein Adenom, das sich nach allen Seiten ausbreitet und das eigentliche Prostatagewebe als schmalen Saum an die Kapsel drückt.
Häufigkeit: Die Erkrankung tritt bei mehr als der Hälfte der Männer über 60 Jahre auf.
Begünstigende Faktoren: Die begünstigenden Faktoren sind umstritten. Für das Wachstum könnten eventuell hormonelle Faktoren verantwortlich sein.
Symptome: Symptomatisch ist die Erkrankung durch Entleerungstörungen der Blase gekennzeichnet. Die Prostata kann faustgroß anschwellen, dabei den Blasenboden hochdrängen und die Harnröhrenmündung verlagern. Der Harnstrahl wird schwächer, und der Patient leidet unter häufigem Wasserlassen und quälenden Schmerzen. Die Folge sind Restharn und Schmerzen durch die prall gefüllte Blase.
Therapie: Die Behandlung besteht in der Freilegung des Abflusses. Dabei werden entweder mit einem Spezialzystoskop und einer Glühschlinge die Teile des Adenoms, die die Harnröhre verlegen, transuretral weggeschoben, oder es wird das ganze Adenom unter Belassung der Kapsel durch die Blase hindurch operativ entfernt. Bei sehr alten Patienten können auch die urethranahen Prostataanteile durch Vereisung mit einem Spezialzystoskop zur Nekrose gebracht werden. Weitere Informationen müssen in der Fachliteratur nachgelesen werden.

Der Patient hat Probleme beim

ATL 1 Wach sein und Schlafen

Problem 1 Dadurch, daß die Nachtschwester zweistündlich ihren Kontrolldurchgang durch die Zimmer machen muß, hat der Patient eine gestörte Nachtruhe.

Ressource Der Patient schläft 1 bis 2 Stunden am Stück.

Nahziel Der Patient hat in der nächsten Nacht eine Ruhephase von mindestens 4 Stunden.

Fernziel Der Patient schläft die Nacht ungestört durch.

Maßnahmen Beobachten, Dokumentieren und Überwachen der Qualität, Tiefe, Dauer und Durchgängigkeit des Schlafes, indem man zweistündlich durch die Zimmer geht. Auf ärztliche Anordnung ein Schlafmedikament verabreichen. Beim Durchgang leise die Türen zu den Patientenzimmern öffnen. Kein grelles Licht anmachen. Als Lichtquelle eine Taschenlampe benützen. In den Zimmern nur flüstern. Auf dem Stationsgang für Ruhe sorgen.

Problem 2 Wegen der Nykturie, bedingt durch den Druck des Adenoms, hat der Patient Durchschlafstörungen. Er muß ständig aufstehen.

Ressource Keine.

Nahziel Der Patient steht in 3 Tagen nur noch 2mal pro Nacht zur Toilette auf.

Fernziel Der Patient schläft die Nacht durch.

Maßnahmen In der Nacht die Urinflasche ans Bett hängen. Die Urinflasche bei dem zweistündlichen Gang durch das Zimmer ausleeren. Darauf aufpassen, daß die Urinflasche immer an derselben Stelle hängt. *Der Patient braucht dann bei Harndrang kein Licht anzumachen.* Auf ärztliche Anordnung Spasmolytika verabreichen, *um das Gefühl des Harndrangs zu vermindern.*

Der Patient hat Probleme beim

ATL 2 Sich bewegen

Problem 1 Aufgrund der Schmerzen, bedingt durch den Druck der Prostata auf die Blase, ist der Patient immobil. Er verändert seine Lage nur gering, und es besteht eine erhöhte Druckbelastung besonders an den Fersen, Ellbogen und der Kreuzbeinregion. Es besteht Dekubitusgefahr.

Ressource Der Patient hat eine intakte Haut.

Nahziel Druckintensität und Zeitdauer des Drucks auf eine der oben genannten Körperstellen auf weniger als 40 mmHg in 2 Stunden reduzieren.

Fernziel Die Blutzirkulation an druckgefährdeten Stellen fördern.

Maßnahmen Die Haut 2mal täglich bei guten Lichtverhältnissen im Hinblick auf weiße Flecken oder Rötung ansehen. Täglich morgens und abends mit alkalifreier Seife den ganzen Körper waschen. *Aggressive Stoffe strapazieren die Haut zusätzlich.* Einreiben mit rückfettenden Salben wie Fissan nach jeder Waschung. Am Morgen und bei Bedarf saubere und trockene Kleidung anziehen. Falten im Bett glatt ziehen. Krümel nach jeder Mahlzeit sorgfältig entfernen. Vitaminreiches Obst und Getränke für ausreichende Flüssigkeitszufuhr von 2 bis 3 l in der Küche bestellen, *um einer möglichen mitverursachenden Ernähungsstörung vorzubeugen.* Den Patienten je nach Ausprägung der Schmerzzustände mobilisieren. Ihn im Bett aufsetzen, vor das Bett stellen oder im Zimmer gehen lassen.

Problem 2 Durch die Bettlägerigkeit kommt es zu einer Verlangsamung der Blutströmung, einer Beschleunigung der Blutgerinnung und einer verminderten Muskelvenenpumpe. Der Patient ist thrombosegefährdet.

Ressource Keine.

Nahziel Der Patient verläßt in 2 Tagen für mindestens 3 Stunden sein Bett.

Fernziel Intakte Muskelvenenpumpe und ausreichende Strömungsgeschwindigkeit in den Venen.

Maßnahmen Hochlagerung der Beine alle 2 Stunden um 20°, *damit das Blut besser vom Knie bis zur Leiste fließen kann.* Dreimal täglich 5 Minuten im Bett Füße 10mal kreisen, 15mal heben und senken, Zehen 20mal einkrallen und wieder spreizen lassen. 24 Stunden Antithrombosestrümpfe tragen. Anlegen der Strümpfe im Liegen, bei entstauten Venen. Strümpfe alle 2 Tage erneuern. Am Morgen und abends Beobachtung der Haut im Hinblick auf Rötung, Erwärmung, Schwellung und Druckstellen. Verabreichung der Fragminspritze auf ärztliche Anordnung täglich morgens. Mobilisation betreiben. Mit dem Patienten gemeinsam mindestens einmal pro Schicht Steh- und Bewegungsübungen durchführen.

Problem 3 Da der Patient viel im Bett liegt, hat er Funktions- und Bewegungseinschränkungen von Knie- und Schultergelenk sowie im Halsbereich. Aufgrund des Drucks der Bettdecke besteht die Gefahr des Spitzfußes. Er ist kontrakturgefährdet.

Ressource Der Patient führt die von der Krankengymnastik gezeigten Bewegungsübungen selbständig durch.

Nahziel Der Patient befindet sich in 4 Tagen für mindestens 3 bis 4 Stunden außerhalb seines Bettes.

Fernziel Erhaltung der funktionellen Gelenkstellung sowie des harmonischen Bewegungsablaufs.

Maßnahmen Physiologische Lagerung der Gelenke in mittlerer Funktionsstellung, indem der Oberarm in Abduktionsstellung von 30° (Schultergelenk), der Unterarm im Winkel von 100° leicht erhöht (Ellbogengelenk), Finger in leichter Schalenhaltung (Handgelenk), Hüftgelenk und Kniegelenk möglichst gestreckt und Füße an Fußstütze gelagert werden. Einen Bettbogen an das Fußende stellen. Alle 2 Stunden Lagewechsel durchführen. Patienten mit Hilfe von Kissen in Rücken-, Seiten- oder Bauchlage bringen. Bewegungsübungen passiv und aktiv durchführen. Eventuell mit Krankengymnastik. Ihn anhalten, Tretübungen, Heben und Senken oder Kreisen der Beine durchzuführen. Beobachtung im Hinblick auf die Beweglichkeit der Gelenke, Schmerzen und Fehlstellungen.

Problem 4 Durch die Überdehnung der Blasenmuskulatur und die gestaute Niere hat der Patient quälende Schmerzen.

Ressource Der Patient meldet sich frühzeitig bei beginnenden Schmerzen.

Nahziel Der Patient erfährt nach Schmerzmittelgabe für 3 bis 4 Stunden Schmerzfreiheit.

Fernziel Schmerzfreiheit den ganzen Tag lang.

Maßnahmen Beobachtung im Hinblick auf Schmerzen, wenn man das Zimmer betritt. Fragen, wo der Schmerz lokalisiert ist, welcher Art er ist (stechend, klopfend, kolikartig, beklemmend), Zeitpunkt (nachts, nach Anstrengung), Dauer (konstant, in Intervallen) und Auswirkung (vegetative Reaktionen, Einschränkung der Konzentration, soziale Isolation). Schmerzmittel nur auf ärztliche Anordnung verabreichen. Patienten zusätzliche Kissen oder Knierolle anbieten. Die pflegerischen Tätigkeiten auf spätere Zeitpunkte verschieben. Den Patienten auffordern, sich bei Schmerzen sofort zu melden. Sich mit ihm beschäftigen, ihn berühren, *da diese Maßnahmen Schmerzen lindern können.*

Der Patient hat Probleme beim

ATL 3 Waschen und Kleiden

Problem 1 Aufgrund der überwiegenden Bettlägerigkeit besteht die Gefahr einer Mazeration unter den Achselhöhlen, im Dammbereich, zwischen Fingern und Zehen. Der Patient ist intertrigogefährdet.

Ressource Der Patient hat konstante Körpertemperaturen.

Nahziel Der Patient hält sich mindestens 4 bis 5 Stunden außerhalb seines Bettes auf.

Fernziel Normale Transpiration.

Maßnahmen Täglich 2mal Beobachtung der Haut im Hinblick auf rote, brennende, mazerierte Stellen. Unter den Achseln und im Dammbereich Haut gut abtrocknen. Den Patienten bitten, überwiegend Baumwollkleidung zu tragen. Ihm nur eine dünne Decke geben. Den Patienten dazu anhalten, sich nicht zuzudecken, wenn er angezogen ist.

Problem 2 Der Patient ist in seiner Mobilität eingeschränkt. Er braucht Hilfe beim Waschen des Rückens und der Beine. Er benötigt Unterstützung beim An- und Ausziehen seiner Bekleidung.

Ressource Der Patient wäscht sich das Gesicht, den Oberkörper und den Intimbereich selbständig. Er putzt seine Zähne ohne Hilfe.

Nahziel Der Patient zieht sich in 3 Tagen alleine an.

Fernziel Selbständigkeit in bezug auf Körperpflege und Bekleidung.

Maßnahmen Anrichten sämtlichen Utensilien zum Waschen (2 Waschhandschuhe, 2 Handtücher, Waschlotion, Hautcreme) am Waschbecken. Zahnpasta, Zahnbecher und Zahnbürste zum Zähneputzen bereitlegen. Dem Patienten einen Stuhl vor das Waschbecken stellen. Den Rücken, die Beine und Füße waschen. Haut eincremen. Dem Patienten seine Selbständigkeit belassen. Die Haare anschließend bürsten und kämmen. Rasur ermöglichen. Private Kleidung anziehen lassen. Dokumentation über Hautzustand und Mobilität morgens und abends.

Problem 3 Da der Patient bei der Ganzkörperwaschung seine sexuellen Schutzzonen der Krankenschwester offenbaren muß, hat er ein Schamgefühl.

Ressource Der Patient wäscht sich seine Intimzonen alleine.

Nahziel Der Patient wäscht sich den ganzen Körper selbständig.

Fernziel Der Patient ist bei der Körperpflege unabhängig.

Maßnahmen Die Gefühle ernst nehmen und Gesprächsbereitschaft signalisieren. Neutralen Umgang mit den Intimzonen wahren. Dem Patienten anbieten, sich von einer gleichgeschlechtlichen Pflegekraft waschen zu lassen. Bei der Waschung der Intimzonen die Naßzelle kurz verlassen oder sich diskret abwenden.

Problem 4 Aufgrund der Gefahr eines Harnwegsinfekts muß der Patient warme Kleidung tragen.

Ressource Keine.

Nahziel Der Patient trägt angemessene Kleidung.

Fernziel Der Patient ist frei von Harnwegsinfekten.

Maßnahmen Dem Patienten sagen, daß er immer warme Kleidung tragen soll. Ihm stets warme Socken und Schuhe anziehen. Er darf nie barfuß über Station laufen. Ihm raten, eine warme Unterhose aus Baumwolle zu tragen und darüber eine Hose zu ziehen. Bademantel griffbereit neben das Bett hängen. Darauf achten, daß die Fenster bei pflegerischen Maßnahmen geschlossen sind. Durchzug verhindern.

Der Patient hat Probleme beim

ATL 4 Essen und Trinken

Problem 1 Aufgrund der Gefahr eines Harnweginfekts muß der Patient viel trinken.

Ressource Keine.

Nahziel Der Patient trinkt täglich zwischen 1 und 2 l.

Fernziel Der Patient ist frei von Harnwegsinfekten.

Maßnahmen Tee auf das Nachtkästchen stellen. Bärentraubentee regt besonders gut die Ausscheidung an. Ihm erklären, daß die Keime in der Blase nur ausgespült werden können, wenn er den Druck der Blase erhöht und dadurch den Harn über die verengte Harnblase ausscheidet. Bei jedem Gang in das Zimmer ein Glas Tee einschenken und ihn bitten, dieses auszutrinken. Trinkmenge bilanzieren und in einer Kurve notieren.

Problem 2 Durch Alkoholgenuß schwillt die Prostata wegen eines zu starken Blutandranges an, und es würde zu einer Harnsperre kommen.

Ressource Keine.

Nahziel Der Patient trinkt alkoholfreie Getränke.

Fernziel Der Patient lebt gesund und frei von Risikofaktoren.

Maßnahmen Dem Patienten erklären, daß der Alkohol die Gefäße erweitert. Ihn bitten, sich an das Alkoholverbot zu halten. Ihm ausreichend Tee und Mineralwasser auf das Nachtkästchen stellen. Angehörige aufmerksam machen, keine alkoholischen Nahrungsmittel oder Getränke als Geschenk mitzubringen.

Der Patient hat Probleme beim

ATL 5 Ausscheiden

Problem 1 Aufgrund der Immobilität besteht die Gefahr der Obstipation.

Ressource Der Patient hat Darmgeräusche.

Nahziel Der Patient hat alle 3 Tage Stuhlgang.

Fernziel Wiederherstellung der gesunden Ausscheidungsfunktion.

Maßnahmen Zur Anregung der Darmperistaltik täglich Morgengymnastik durchführen, z.B. Bewegungsübungen, die von der Krankengymnastin gezeigt wurden. Auf ärztliche Anordnung einen Einlauf oder orale Laxanzien am Morgen verabreichen. Dem Patienten eventuell einen Nachtstuhl neben sein Bett stellen. Faserreiche Ballaststoffernährung mit Vollkornbrot, Hirse, Vollreis, Obst, Gemüse und Buttermilch in der Küche bestellen. *Diese Lebensmittel quellen im Darm auf und geben ihm Fülle.* Beim Essen dem Patienten sagen, daß er sich Zeit nehmen, richtig kauen und genießen soll. Zu jeder Mahlzeit und vor dem Frühstück ein Glas Mineralwasser, Fencheltee oder Buttermilch anbieten. Dokumentation morgens und abends über das tägliche Stuhlgangverhalten.

Problem 2 Aufgrund der faustgroß angeschwollenen Prostata verbleibt in der Blase Restharn. Der Patient muß intermittierend katheterisiert werden.

Ressource Keine.

Nahziel Der Patient muß in einer Woche nur noch einmal täglich katheterisiert werden.

Fernziel Der Patient hat eine natürliche Urinausscheidung.

Maßnahmen Zum Einmalkatheterisieren die Mitpatienten herausbitten und den Patienten genau über den Vorgang informieren. Ihn bitten, zuerst Urin auf der Toilette abzusetzen und dann eine gute Intimtoilette durchzuführen. Ihm hierbei Hilfe anbieten. Immer zu zweit das Katheterisieren unter streng aseptischen Bedingungen durchführen. Nie mehr als 200 ml Urin auf einmal ablassen, *da sonst die Blase kollabieren könnte.* Danach eine erneute Intimpflege ermöglichen. Restharnmenge genau notieren. Einmalkatheterisieren nur auf ärztliche Anordnung. Urinabgang durch Medikamente oder erhöhte Flüssigkeitsmenge stimulieren. Dem Patienten raten, sich beim Urinabsetzen Zeit zu lassen, die Bauchpresse einzusetzen oder die Blase leicht zu beklopfen. Täglich am Morgen und am Abend einen Urinstix durchführen und einmal täglich Urin in die Bakteriologie senden.

Problem 3 Durch die Verdrängung des Blasenhalses, bedingt durch die Prostatahyperplasie, hat der Patient eine Dysurie. Er hat einen dünnen Harnstrahl mit langer Miktionszeit und Schmerzen.

Ressource Der Patient setzt Urin ab.

Nahziel Besserung der Symptome in 3 Tagen.

Fernziel Der Patient ist frei von Dysurie.

Maßnahmen Über die Ursache der schmerzhaften Urinausscheidung aufklären. Zur Bekämpfung der schmerzhaften Entleerung dem Patienten sagen, daß er warme Unterwäsche tragen und sich vor Kälte schützen soll. Auf ärztliche Anordnung ein Spasmolytikum oder ein Anticholinergikum verabreichen. Den Harnstrahl einmal pro Tag beobachten und dokumentieren.

Problem 4 Aufgrund der Prostatavergrößerung hat der Patient eine Pollakisurie. Er leidet unter ständigem Harndrang.

Ressource Der Patient setzt Urin ab.

Nahziel Der Patient ist in 2 Tagen frei von Schmerzen.

Fernziel Normale Ausscheidungsfunktion.

Maßnahmen Die Ursache für den Harndrang erklären. Dem Patienten mitteilen, daß bei Verbesserung seiner Beschwerden dieser starke Harndrang nachläßt. *Durch das ständige Gefühl, auf die Toilette zu müssen, ist der ganze Tagesablauf auf die Urinausscheidung konzentriert.* Den Leidensdruck des Patienten ernst nehmen. Gesprächsbereitschaft signalisieren. Auf ärztliche Anordnung Spasmolytika, gegengeschlechtliche Hormone wie Gestagene und lokale Wärmezufuhr zukommen lassen.

Problem 5 Durch den ständigen Harndrang leidet der Patient an Nykturie. Er hat terminales Nachtträufeln.

Ressource Keine.

Nahziel Besserung der Symptomatik innerhalb von 5 Tagen.

Fernziel Der Patient ist frei von Nykturie.

Maßnahmen Dem Patienten Einmalslips geben. Auf der Toilette genug Einlagen bereitlegen. Ihm sagen, daß dieses nächtliche Harntröpfeln zu seinem Krankheitsbild gehört und er dieses momentan nicht abstellen kann. Unter den Durchzug einen wasserundurchlässigen Bezug einspannen. Dem Patienten raten, sich genug Schlafanzüge mitbringen zu lassen, so daß er auch in der Nacht bei Bedarf diese wechseln kann.

Problem 6 Durch die Prostatahyperplasie besteht die Gefahr des Harnverhalts.

Ressource Der Patient setzt Urin ab.

Nahziel Der Patient setzt in 2 Tagen mindestens 400 bis 500 ml Urin täglich ab.

Fernziel Der Patient ist frei von Harnverhalt.

Maßnahmen *Um einen Harnverhalt rechtzeitig erkennen zu können,* muß der Patient seinen Urin sammeln. Hierzu eine Urinflasche in die Toilette stellen oder ans Bett hängen. Sagen, daß er jede Urinmenge dort hinein ablassen soll. Die Menge muß er auf einem Bilanzblatt notieren. Sollte der Patient die Bilanzierung nicht selbständig und gewissenhaft durchführen können, ihn bitten, bei Harndrang einer Pflegekraft zu klingeln. Die Glocke griffbereit an das Bett hängen. Stündlich sollte er wenigstens 50 ml Urin ausscheiden. Die Menge des Urins exakt notieren, dokumentieren und beobachten. Rechtzeitig den Arzt über eine Abnahme der Ausscheidungsmenge informieren.

Der Patient hat Probleme bei der

ATL 6 Regulation der Körpertemperatur

Problem 1 Aufgrund einer möglichen Harnwegsinfektion besteht die Gefahr erhöhter Temperaturen bis zu 38 °C.

Ressource Der Patient mißt morgens, mittags und abends selbständig seine Temperatur.

Nahziel Der Patient ist frei von einer Harnwegsinfektion.

Fernziel Körpertemperatur zwischen 36 und 37 °C.

Maßnahmen Dreimal täglich Temperatur messen lassen. Rektal Thermometer 3 Minuten belassen. Temperaturverlauf dokumentieren. Bei leichtem Temperaturanstieg sofort Mittelstrahlurin oder Katheterurin in die Bakteriologie senden. Auf ärztliche Anordnung Medikamente und Antibiotika verabreichen.

Der Patient hat Probleme beim

ATL 7 Atmen

Problem 1

Aufgrund der Bettlägerigkeit hat der Patient eine Ansammlung von Sekret in den Bronchien. Die Folge ist eine flache Atmung, ein erschwertes Abhusten und eine ungenügende Belüftung der Lunge. Er ist pneumoniegefährdet.

Ressource Der Patient denkt täglich selbst daran, seine erlernte Atemgymnastik durchzuführen.

Nahziel Der Patient hustet in einer Woche vorhandenes Sekret problemlos ab.

Fernziel Eine optimale Lungenventilation.

Maßnahmen Einreiben von Brust und Rücken morgens und abends mit sekretlösenden Mitteln wie Nervgeist oder Stas-Salbe. Anschließend mit Feuchtigkeitslotion eincremen *gegen eine mögliche Austrocknung durch den Franzbranntwein.* Dreimal täglich Inhalation mit NaCl. Für ausreichende Frischluft im Zimmer sorgen und zum tiefen Durchatmen animieren. Den Patienten je nach körperlicher Verfassung mobilisieren. Im Zweistundenwechsel Oberkörper hochlagern mit Abstützen der Arme auf einem Kissen zur besseren Belüftung der Lunge. Eine V-Lagerung anbieten, indem 2 Kissen zu einem V überkreuzt unter den Thorax geschoben werden. Der Nacken muß auf der Kissenspitze gelagert sein. Der Hals liegt frei und wird mit einen Kissen unterstützt. Atemgymnastik mit einem Triflo, das vom Patienten stündlich 10mal benutzt wird. Einen Mullbindenstreifen an den Bettbügel hängen und den Patienten auffordern, diesen stündlich mindestens 5mal wegzupusten. Bei jedem Gang in sein Zimmer den Patienten daran erinnern, tief durchzuatmen und mit Hilfe des K-Lautes abzuhusten. Mehrere Nierenschalen mit Zellstoff für abgehustetes Sputum auf das Nachtkästchen stellen. Information über die Notwendigkeit der Pneumonieprophylaxe bei Aufnahme auf Station.

Der Patient hat Probleme beim

ATL 8 Für Sicherheit sorgen

Problem 1 Aufgrund der Medikamentengabe besteht die Gefahr einer allergischen Reaktion.

Ressource Keine.

Nahziel Gute Nierenausscheidung.

Fernziel Der Patient ist gesund.

Maßnahmen Genaue Bestimmung und Beobachtung des Urins im Hinblick auf Farbe, Menge, Konsistenz und Beimengung täglich morgens und abends. Täglich 24-Stunden-Bilanz durchführen. Den Urin des Patienten mit Hilfe der Urinflasche, eines Meßbechers und eines Sammelbehälters 24 Stunden sammeln. Menge notieren. Darauf achten, daß der Patient stündlich mindestens 50 ml Urin ablassen kann. Auf ärztliche Anordnung Dauerkatheter legen. Operation in Erwägung ziehen.

Problem 2 Aufgrund der Medikamentengabe besteht die Gefahr einer allergischen Reaktion.

Ressource Der Patient meldet sich bei körperlichem Mißempfinden.

Nahziel Gute Verträglichkeit der angeordneten Medikamente in der Zeit der Einnahme.

Fernziel Der Patient ist medikamentenfrei.

Maßnahmen Genaue Verabreichung der ärztlich angeordneten Medikamente. Kontrolle im Hinblick auf Dosis, Häufigkeit, Anordnung und Patientenname. Die 1. Gabe des i.v.-Medikamentes vom Arzt durchführen lassen. Alle halbe Stunde während der Verabreichung der i.v.-Medikamente Vitalwerte kontrollieren. Auf Nebenwirkungen wie Schüttelfrost, Fieber, Erbrechen, Durchfall oder Hautausschlag achten.

Der Patient hat Probleme beim

ATL 9 Arbeiten und Spielen

Problem 1 Aufgrund des Mehrbettzimmers und der ständig eintretenden Pflegekräfte fühlt sich der Patient in seinen Tätigkeiten gestört. Er kann z.B. nicht ungestört telefonieren.

Ressource Der Patient meldet seine Bedürfnisse an.

Nahziel Der Patient lernt, sich zurückzuziehen.

Fernziel Der Patient ist an die Krankenhausatmosphäre gewöhnt.

Maßnahmen Dem Patienten Bettnachbarn seines Alters mit derselben Erkrankung dazulegen, *um die Diskrepanz zwischen erheblichem und niedrigem Pflegeaufwand zu vermeiden.* Anbieten, zwischen die Betten einen Sichtschutz zu stellen. Die Zeiten mitteilen, an denen Pflegekräfte das Zimmer betreten müssen. Versuchen, mehrere pflegerische Tätigkeiten zusammenzulegen und auf einmal durchzuführen. Dem Patienten raten, vertrauliche Gespräche außerhalb seines Zimmers z.B. in Telefonzellen zu führen. Ihn fragen, weshalb er sich gestört fühlt. Wenn der Patient durch das Mehrbettzimmer zu keiner Ruhe kommt, ihn eventuell in ein Einzelzimmer verlegen.

Problem 2 Aufgrund des ständigen Gefühls, Urin ablassen zu müssen, kann sich der Patient auf nichts anderes mehr konzentrieren. Der Patient kann kein Buch lesen oder einen Brief schreiben.

Ressource Keine.

Nahziel Verringerung des Urindranges innerhalb von 4 Tagen.

Fernziel Der Patient beschäftigt sich frei von Zwängen.

Maßnahmen Den Patienten ernst nehmen und den Leidensdruck verstehen. Gesprächsbereitschaft signalisieren. Auf Wunsch einen Seelsorger oder Psychologen anfordern. Dem Patienten raten, Aufgaben zu erledigen, die nicht seine volle Konzentration abverlangen. Ihm ein Formular zur Anmeldung eines Fernsehers mitbringen. Ihn zeitweise in das Aufenthaltszimmer begleiten und Kontakte zu Mitpatienten aufbauen helfen. Versuchen, seine Gedanken zeitweise von dem Urindrang abzulenken. Auf Wunsch in leichte Arbeiten auf Station einbeziehen, ihn z.B. Servietten oder Handtücher zusammenlegen lassen. Den Arzt über den starken Urindrang informieren. Eventuell auf Anordnung Spasmolytika verabreichen.

Der Patient hat Probleme beim

ATL 10 Kommunizieren

Problem 1 Aufgrund der Klinikfachsprache kann der Patient auf Anhieb nicht alle Informationen und Aufklärungen verstehen.

Ressource Der Patient interessiert sich für seine Erkrankung.

Nahziel Der Patient fragt in 2 Tagen nach.

Fernziel Der Patient versteht die Informationen.

Maßnahmen Den Patienten ermutigen, bei Visite sofort zu sagen, wenn er etwas nicht versteht. Bei pflegerischen Tätigkeiten mit einfachen, verständlichen Worten informieren. Medizinische Fachbegriffe vermeiden. Bei Fragen Auskunft geben und sich vergewissern, daß der Patient alles verstanden hat. Bei Unklarheiten im ärztlichen Bereich ein Gespräch mit dem zuständigen Arzt arrangieren. Stationsübliche Informationsblätter und Broschüren weitergeben.

Problem 2 Es ist dem Patienten peinlich, über seine Erkrankung zu sprechen. Er versucht, die Ursache des Krankenhausaufenthalts zu verheimlichen.

Ressource Keine.

Nahziel Der Patient steht zu seiner Erkrankung.

Fernziel Der Patient ist gesund.

Maßnahmen Gesprächsbereitschaft signalisieren. Sein Schamgefühl ernst nehmen und verstehen. Den Patienten fragen, was ihm an der Erkrankung peinlich ist. Eventuell Urinflasche in die Toilette stellen. Bettschutz aus dem Bett nehmen. Utensilien wie Einmalslips oder Binden in einem Schrank verstauen.

Der Patient hat Probleme beim

ATL 11 Mann sein

Problem 1 Aufgrund der Probleme, eine Erektion zu bekommen und Urin ablassen zu können, fühlt sich der Patient nicht als vollwertiger Mann.

Ressource Keine.

Nahziel Der Patient läßt problemlos Urin ab.

Fernziel Der Patient fühlt sich als vollwertiger Mann.

Maßnahmen Die Gefühle ernst nehmen und akzeptieren. Den Patienten informieren, daß nach erfolgreicher Behandlung seine Probleme behoben sein werden. Stets Gesprächsbereitschaft signalisieren.

Problem 2 Durch das Prostataadenom hat der Patient Angst, keine Erektion und Ejakulation zu bekommen. Er meint, kein Sexualleben mehr führen zu können.

Ressource Keine.

Nahziel Der Patient vertraut der Therapie.

Fernziel Der Patient hat ein erfülltes Sexualleben.

Maßnahmen Dem Patienten erklären, daß nach Beendigung der Therapie einem erfüllten Sexualleben nichts im Weg stehen wird. Anbieten, ein Gespräch darüber mit dem zuständigen Arzt zu führen. Eventuell dem Patienten raten, über die Ängste mit seiner Ehefrau zu sprechen.

Problem 3 Aufgrund der rektal-digitalen Untersuchungen fühlt sich der Patient erniedrigt. Es ist ihm peinlich.

Ressource Keine.

Nahziel Verminderung der Untersuchungen.

Fernziel Die Diagnostik ist abgeschlossen.

Maßnahmen Die Untersuchung von einem Arzt in Zusammenarbeit mit einem Pfleger durchführen lassen. Bei der Untersuchung so wenig „Zuschauer“ wie möglich zulassen. Dem Patienten vor der Untersuchung die Schritte erklären. Gesprächsbereitschaft signalisieren. Auf den Patienten eingehen. Eine freundliche, ruhige und angenehme Athmosphäre bei der Untersuchung herstellen. Das Gefühl vermitteln, daß die Untersuchung Routine ist und keineswegs peinlich sein muß.

Der Patient hat Probleme beim

ATL 12 Sinn finden

Problem 1 Aufgrund der Erkrankung hat der Patient Angst vor einer Operation.

Ressource Keine.

Nahziel Der Patient scheidet vermehrt Urin aus.

Fernziel Der Patient benötigt keine Operation.

Maßnahmen Ein Gespräch mit dem zuständigen Arzt ausmachen, bei dem sich der Patient über die Prostatektomie informieren kann. Dem Patienten mitteilen, daß es therapeutische Methoden gibt, bei denen es keiner Eröffnung der Bauchdecke bedarf, um die Prostata zu verkleinern/zu entfernen. Durch Gespräche die Gelegenheit geben, seine Ängste auszudrücken und abzubauen.

Anhang

Examensarbeit „Lebertransplantation"

ARBEITSPLAN

«8.00 bis 8.15»

Tätigkeit: Übergabe des Hauptpatienten, Herrn M.,
Kurze Anamnese des zweiten Patienten, Herrn S.

«8.15 bis 8.25»

Tätigkeit: Vorbereiten des Antibiotikums Vancomycin zur Verabreichung durch den zuständigen Stationsarzt.

«8.25 bis 10.20»

Tätigkeit: Mobilisation und Wiegen,
Ganzkörperwaschung mit Augen-, Nasen-, Mund-, Haarpflege,
Rasur, Prothesenreinigung,
Verbände (ZVK, Wunden),
Lakenwechsel von der Seite,
Eingabe des Frühstücks,
30°-Seitenlagerung.

«10.20 bis 10.45»

Anamnese: Herr F. S., von Beruf Schreinermeister, wurde am 2. 9. 1939 in Hamburg geboren. Im Dezember 1994 zeigte der Patient die Symptome Müdigkeit, Abgeschlagenheit und erhöhte Leberwerte, die von seinem Hausarzt nicht abgeklärt wurden. Im Juli Verschlechterung der Erkrankung mit zunehmendem Ikterus. In seinem Krankenhaus wurde die Diagnose Leberzirrhose unklarer Genese gestellt. Zur Feststellung der Ursache Überweisung ins Klinikum Ende August. Durch Antikörpertiterbestimmung stellte man eine autoimmunbedingte Hepatitis fest. Um das Fortschreiten der Leberzirrhose zu stoppen, wurde Herr S. mit hochdosiertem Kortison oral behandelt. Die Nebenwirkungen waren erhöhte Blutzuckerwerte und eine Pneumonie.

Tätigkeit: Wechseln des Inhaliergerätes,
Wechseln des Bird-Systems,
Blutzucker stechen mit dem Glukosometer,
Braunüle verbinden + Salbenverband li. Unterarm.

«10.45 bis 11.00»

Tätigkeit: Schreiben des Pflegeberichts,
Übergabe an einen Pfleger des Frühdienstes.

PFLEGEANAMNESE

Name:	Herr H. M.
Alter:	20. 9. 1937 (58 Jahre)
Nationalität:	deutsch
Geburtsort:	Bad Aibling
Religion:	römisch-katholisch
Beruf:	ehemaliger Bäcker, seit 1991 Rentner
Familienstand:	seit 30 Jahren verheiratet, Ehefrau M. M., Hausfrau, Sohn (28 Jahre).

Therapeutisch-diagnostische Anamnese:
Herr H. M. kam am 4. 8. 1994 mit den Symptomen eines leichten Gewichtsverlusts, einer seit drei Monaten auftretenden Aszites, ausgeprägten Leberhautzeichen und angeschwollenen Beinen auf Station. Die Ärzte suchten nach einem unklaren Leber- oder Pankreastumor.
In der körperlichen Untersuchung fand man den Patienten in gutem Ernährungszustand, aber leicht reduziertem Allgemeinzustand vor. Er wog bei einer Größe von 1,75 m 71 kg, z.Z. 63,4 kg. Die Leber war am Rippenbogen tastbar und wies eine harte Konsistenz auf, zeigte aber keinen Druckschmerz.
Laborchemisch war ein erhöhtes Bilirubin mit Werten um 4 mg/dl, ein erniedrigter Quick mit 48%, ein leicht erhöhtes Ammoniak mit 52 µmol/l, ein erniedrigtes Albumin mit 2,5 g/dl und ein leicht erhöhtes CEA mit 7,1 ng/ml zu finden.
Die Gastroskopie zeigte beginnende Varizen im Ösophagus und einen Verdacht auf eine hypertensive Gastropathie.
Das ERCP zeigte die intrahepatischen Gänge zirrhotisch verändert.
Die Echokardiographie wies einen gut pumpenden linken Ventrikel mit vergrößertem linken Vorhof auf.
Im neurologischen Konsil stellte man den Verdacht auf eine Polyneuropathie, da der Patient seit Jahren Alkohol zu sich nahm und an einem Diabetes erkrankt war. Ebenfalls fand man eine Kleinhirnatrophie, linksbetonte Reflexe und eine Pronation der linken Hand.
Die Computertomographie des Schädels verdeutlichte eine leichte Atrophie.
Nach dem Kernspintomographie des Abdomens konnte der Verdacht auf einen malignen Tumor nicht bestätigt werden.
Durch diese kernspintomographische Untersuchung, in der Regeneratknoten gesichtet wurden, stellten die Ärzte die Dia-

gnose der Leberzirrhose im Stadium Child C, die offensichtlich auf einen chronischen Alkoholabusus zurückzuführen war. Während des Klinikaufenthaltes trank der Patient keinen Alkohol mehr, was zur Folge hatte, daß nach ca. einer Woche sich die Leberwerte deutlich besserten, er aber agitiert und verwirrt wurde. Unter der Verdachtsdiagnose eines Alkoholentzugdelirs wurde er mit Haloperidol i.v. und später oral behandelt.
Zu diesem Zeitpunkt war eine Lebertransplantation nicht indiziert.
Am 7. 9. 94 wurde die stationäre Behandlung beendet.
Wegen progressiver Verschlechterung der Leberfunktion wurde im Mai 1995 die Indikation zur orthotopen Lebertransplantation gestellt. Am 19. 8. stand ein geeignetes Spenderorgan zur Verfügung. Die Lebertransplantation ging mit einem relativ hohen Blutverlust von 6,6 Litern einher, außerdem zeigte die Spenderleber eine mittelgradige Verfettung und erwies sich als relativ zu groß. Daher erfolgte ein behelfsmäßiger Verschluß des Abdomens mittels einer Folie und einer Bauchbinde. Der Patient wurde nach der Transplantation am 19. 8. 1995 auf die Intensivstation verlegt.
Im Gesamtverlauf kam es zu einer raschen Stabilisierung des Transplantatorgans und aller anderen Organfunktionen. Aufgrund eines Hämatoms im Abdomen mußte der Patient am 21. 8. nochmals in den OP, um eine Hämatomausräumung und Spülung durchführen zu lassen. Am 23. 8. wurde das Abdomen endgültig verschlossen. Am 22. 8. zeigte der Patient erstmals einen Temperatur- und Serumbilirubinanstieg. Unter dem Verdacht einer beginnenden Transplantatabstoßungsreaktion wurde der Patient für 3 Tage mit Prednisolon behandelt. Er entfieberte rasch. In den interabdominellen Abstrichen vom 24. 8. fand man S. epidermidis und im Endotrachealsekret einen Candida glabrata. Durch die Abstoßungstherapie mit Prednisolon erfolgte eine eingeschränkte Nierenfunktion und am 28. 8. ein kritischer Harnstoffanstieg auf 250 mg%. Darauf erfolgte eine einmalige Dialyse über einen Shaldon-Katheter in der rechten Leiste.
Der Patient kam am 31. 8. um 18.30 Uhr von der Intensivstation auf meine Station. Zu diesem Zeitpunkt war es der 12. postoperativen Tag nach Lebertransplantation und 10. postoperativen Tag nach Hämatomausräumung. Herr M. wurde mit 3 Hauptproblemen übergeben. Erstens zeigte er ein Durchgangssyndrom mit Verwirrung und Desorientierung, zum anderen eine eingeschränkte Nierenfunktion. Als drittes Problem wies Herr M. eine ausgeprägte und substitutionsbedürftige Thrombopenie auf. Der Pfleger der Intensivstation teilte mit, daß der Patient seit

dem 27. 8. regelmäßig abgeführt habe, außerdem derzeit Transplantationskost 1 zu sich nehme. Durch die ausgeprägte Katabolie mußte er aber noch zusätzlich mit Sondenkost über die Ernährungssonde ernährt werden.
Ärztlich wurde Herrn M. auf unserer Station mit folgenden Medikamenten behandelt:
- Vancomycin 500 mg i.v. (1-0-1) gegen Staphylokokken,
- Polymyxin B 50 mg p.o. (1-1-1-1) gegen Pilz,
- Moronal p.o. 4mal 5 ml gegen Soorbefall,
- Solu-Decortin-H 50 mg p.o. (1-0-0) zur Immunsuppression,
- Antra 20 mg p.o. (1-0-0) als Magenschutzmittel,
- Thiamin 100 mg i.v. 1 Ampulle in 1000 ml Tuto auf 42 ml/h gegen Vitamin-B1-Mangel,
- Tutofusin 1000 ml/24 h auf 42 ml/h,
- Sandimmun-Perfusor 50 mg ad 50 ml NaCl 0,9% auf 2,1 ml/h,
- Sandimmun p.o. 2,1 ml zur Immunsuppression,
- Liquemin-Spritze 7500 IE s.c. (1-0-1).

Soziale Anamnese:
Herr H. M. wurde am 20. 9. 1937 in Bad Aibling geboren.
Der Patient ist aus beruflichen Gründen nach Au gezogen, das in der Nähe von Rosenheim liegt. Er hat dort in einer Bäckerei als Angestellter gearbeitet. Die Ehefrau, die er in der Ortschaft kennengelernt hat, arbeitete als Konditorin im selben Ort. Die Ehefrau ist 53 Jahre alt. Vor einem halben Jahr gab sie aufgrund des schlechten Allgemeinzustands ihres Ehemannes ihre Arbeitsstelle auf und wurde Hausfrau. Der gemeinsame Sohn zog vor eineinhalb Jahren von zu Hause aus. Er verblieb am Ort seiner Eltern, lebt dort als Single in einer Einzimmerwohnung. Der Sohn ist Angestellter einer Firma in derselben Ortschaft.
Mit 24 Jahren hatte der Patient einen schweren Autounfall, bei dem er 3 Tage im Koma lag. Er zog sich einen Leberriß, eine Pankreasquetschung und eine Mehrfachrippenfraktur zu. Seit diesem Zeitpunkt mußte er bei seiner Arbeit ein Korsett tragen. Durch diesen Unfall und die eingeschränkte Pankreasfunktion bekam Herr M. einen Diabetes. Der Diabetes wurde die Jahre über mit einer Diät eingestellt. Nach ein paar Jahren sah er keine Notwendigkeit mehr, seine Diät einzuhalten. Vor 3 Jahren fand ihn schließlich seine Ehefrau im Wohnzimmer auf dem Sofa eingeschlafen und komatös. Der Hausarzt habe die Diagnose eines hyperglykämischen Komas gestellt. Damit nehme ich an, daß Herr M. anstatt fester Nahrung hauptsächlich Alkohol zu sich genommen hatte. Der Hausarzt verschrieb Euglukon Tbl. (eine am Morgen). Da der Blutzucker weiterhin öfter entgleiste, mußte

der Patient auf Insulin umgestellt werden. Der Patient spritzte sich täglich selbst Depot-H-Insulin 30 IE am Morgen und 16 IE am Abend. Das Insulinspritzen hat ihm der Hausarzt beigebracht. Die hat Herrn M. auch geraten, eine Diabetesschulung zu besuchen. Jedoch interessierte Herr M. sich für diese Schulung nicht, sondern schickte seine Ehefrau hin. Seine Begründung für das Desinteresse bezüglich seines Körpers und seiner Krankheit erklärte er mit der Tatsache, daß bei ihm zu Hause seine Frau kochen würde und deshalb nur sie wissen müßte, welche Diät er bekommen sollte.

In meinen vielen Gesprächen mit Herrn M. und seiner Ehefrau stellten sich ständig Widersprüche dar. Zudem blieb vieles unklar und konnte auch nach mehrmaligem Nachfragen von mir nicht ausfindig gemacht werden. Mir schien, daß die Familie ihre privaten Probleme nicht offenbaren wollte. Herr M. und seine Frau berichteten mir, daß Herr M. nur eine Lebertransplantation über sich ergehen lassen mußte, weil er mit 24 Jahren den Autounfall hatte und der Leberriß nicht verheilt war. Beide erwähnten in ihren Gesprächen mit mir trotz Nachhakens kein Wort über den erhöhten Alkoholkonsum.

Meine Gespräche mit der Familie M. wurden ständig durch Weinkrämpfe beider unterbrochen. Sie können die Belastung der Lebertransplantation scheinbar nicht verarbeiten. Herr M. erzählte mir, daß er seit Juni 1995 auf eine Leber wartete. Vor 6 Wochen wurde er zum ersten Mal vom Klinikum nachts angerufen. Er sollte augenblicklich kommen, da eine passende Leber zur Verfügung stünde. Im OP stellte man fest, daß diese angeblich passende Leber eine Fettleber war und noch eine viel schlechtere Funktion als seine eigene hatte. Somit wurde Herr M. wieder nach Hause geschickt. Vier Wochen später bekam die Familie M. abermals nachts einen Anruf, daß eine Leber vorhanden wäre. Diese Leber war zwar zu groß, wurde ihm jedoch dennoch transplantiert. Diese Belastung muß der Familie M. sehr zu schaffen gemacht haben. Hinzu kam die Tatsache, daß zu der Zeit der Lebertransplantation der Sohn für 5 Wochen mit einem Freund nach Florida in Urlaub geflogen war. Dadurch konnte man ihn nicht verständigen. Als der Sohn am 4. 9. 1995 vom Urlaub zurückkam und um 17.00 Uhr auf Station erschien, wurden alle drei von einem Weinkrampf geschüttelt. Obwohl ich wußte, daß der soziale Hintergrund des Herrn M. für mein praktisches Examen sehr wichtig gewesen wäre, drängte ich ihn nicht weiter, seine Lebensgeschichte zu erzählen. Ich erkannte schnell, daß die Familie M. erst selbst mit den Schuldgefühlen dieses jahrelangen unhaltbaren Alkoholgenusses und den damit verbundenen Folgen fertig werden mußte.

Pflegerische Anamnese:
Der Patient Herr M. wurde am 31. 8. 1995 von einem Pfleger der Intensivstation um 18.30 Uhr auf meine Station verlegt. Nach der kurzen Übergabe des Pflegers habe ich den Patienten in das vorbereitete Einzelzimmer nahe des Stützpunkts geschoben. Herr M. reagierte auf Ansprache nur sehr zögerlich, wirkte äußerst verängstigt und nervös. Sein einziger Halt schien in dieser ersten Zeit seine Frau zu sein, die ihn psychisch unterstützte. Als sie eine halbe Stunde später sein Zimmer verließ, weinte Herr M. An diesem Tag lag er noch in einem Bett mit drei Lagen Schaumstoff. Herr M. war desorientiert und verwirrt, so daß er versuchte, sich den Dauerkatheter und die Ernährungssonde zu ziehen. Daraufhin habe ich am Bett auf ärztliche Anordnung 4 Bettgitter befestigt und ihn an beiden Handgelenken fixiert. Der Patient erwies sich als kooperativ und sehr verständnisvoll, als man ihm erklärte, wieso er fixiert werden müsse.
Herr M. kam mit einer Magensonde, einem 3lumigen ZVK in der V. subclavia, einem Dauerkatheter und einem Shaldon in der rechten Leiste zu uns auf Station. Sein Thorax war durch ein Schaumstoffkorsett stabilisiert worden. Er sah sehr kachektisch aus, hatte eingefallene Wangen und trug keine Prothese, so daß ich ihn kaum verstehen konnte. Die OP-Naht am Abdomen war verschlossen und gut verheilt. Die dekubitusgefährdeten Stellen am Steiß, entlang der Wirbelsäule und an den Ellbogen waren leicht gerötet, so daß ich eine First-Step-Plus-Mediskusauflage in Absprache mit den Ärzten bestellte.
Am 1. 9. 1995 wurde Herr M. umgebettet, so daß er jetzt auf der Mediskusmatratze lag. Der Patient bekam den ganzen Tag neben seiner Sondenkost nur Tee zu trinken, da er ständig aspirierte. Die Vitalwerte waren den ganzen Tag über konstant bei 140:80 mmHg Blutdruck und 68 Puls. Die Temperatur war rektal 37,3 Grad. Sein Problem an diesem Tag war der Blutzucker, der bis auf 220 mg/dl anstieg. Daraufhin spritzte ich ihm neben dem Insulinperfusor zusätzlich Alt-Insulin s.c. nach Schema. Die Kommunikation besserte sich nicht, da die Ehefrau bis jetzt vergaß, ihrem Ehemann die Prothese mitzubringen. Der Patient blieb fixiert, da er weiterhin die Tendenz zeigte, sich seine Ableitungen zu ziehen. Nur während der Anwesenheit seiner Frau schien er ruhig und zufrieden zu sein, sobald sie ihn verließ, weinte Herr M. Auf gute Zusprache konnte Herr M. wieder besänftigt werden. Zu seinem Hautzustand ist zu sagen, daß der Patient eine trockene Haut aufwies mit drei Hautdefekten. An der rechten Seite des Oberkörpers befand sich eine Naht, die von der gezogenen Thoraxdrainage stammte, darunter zwei finger-

kuppengroße Hautdefekte unklarer Genese. Die Zunge war weiß-gelblich belegt, wobei bei jeder Mundpflege zäher Speichel zum Vorschein kam. Da der Patient mit offenem Mund schlief und den ganzen Tag über durch den Mund atmete, erhielt er einen Warmvernebler. Daraufhin konnte er gut abhusten. Herr M. atmete sehr flach und sollte zur Pneumonieprophylaxe stündlich mit dem Bird-Gerät üben. Aufgrund der Schwäche erwies sich diese Prophylaxe als unmöglich, da er keine Kraft hatte, tief ein- und auszuatmen. Die Ausscheidung war im Vergleich zur Einfuhr von ungefähr 5000 ml in 24 Stunden mit 2500 ml sehr gering. Dies machte sich mit dem ständig ansteigenden ZVD von 5,5 cm H_2O auf 7,5 cm H_2O bemerkbar.
Über das Wochenende verbesserte sich der Zustand so weit, daß die Fixierung durch die bessere Orientierung des Patienten entfernt werden konnte. Er wurde kräftiger und klarer, so daß er die Birdgymnastik gut durchführen konnte.
Am Montag, den 4. 9. 1995 platzte die eigentlich gut verheilte Abdomennaht nach einer sonographischen Untersuchung teilweise wieder auf, so daß ein Verband nötig wurde. Durch die Sondenkost war der Patient nicht imstande gewesen, seine Breikost und Suppe oral zu sich zu nehmen. Nach zwei Bissen klagt er über Völlegefühl und Übelkeit. Seine Medikamente konnte er auch nur teilweise oral zu sich nehmen, da er plötzlich keinen weiteren Schluck Wasser trinken konnte. Der Rest mußte sondiert werden. Der Patient zeigte weiterhin das Bild eines ängstlichen, etwas depressiv verstimmten Mannes, der viel Zuwendung und genaue Informationen über die Pflege benötigte. Kaum versuchte ich bei meiner Pflege, eine Kommunikation zu führen, fing er an zu weinen.
Am 5. 9. konnte bei Herrn M. die Magensonde gezogen werden, da man meinte, daß er mehr Appetit entwickeln würde, wenn er nicht mehr über die Sonde ernährt werden würde. Zudem verbesserte sich der Patient insofern, als er sich sein Gesicht alleine waschen konnte. Nach dem Mittagsschlaf ist es ihm sogar möglich, zum Trinken den Schnabelbecher alleine zu halten. Der ZVD ist auf 8 cm H_2O angestiegen. Der Patient hat eine Bilanz von +1500 ml gehabt. Er hat beginnende Ödeme an den Beinen, deshalb bekommt er zur verbesserten Ausscheidung morgens eine Tablette Lasix. Aus seiner Abdominalwunde, die bis gestern sehr gut verschlossen war, fließt plötzlich etwas Wundsekret, so daß ein 15cm langer Verband nötig wurde. Herr M. muß nicht mehr fixiert werden, da das Durchgangssyndrom deutlich abgeklungen ist.

Am Mittwoch, den 6. 9., wurde der Shalton-Katheter gezogen. Herr M. kam immer mehr zu Kräften, so daß er sogar am Donnerstag zum ersten Mal für zwei Minuten neben dem Bett stand. Der Patient hatte kaum Kraft in den Beinen, konnte diese jedoch belasten und sich mit den Armen am Bett festhalten. Die Zahnprothese wurde heute zum ersten Mal angepaßt, wobei ich feststellte, daß diese keinen Sitz mehr hatte und sich ständig löste. Daraufhin wurde ein zahnärztliches Konsil angeordnet. Durch die Lasix-Tabletten scheidet der Patient ein bißchen besser aus.

PFLEGEPLANUNG

Inhaltsverzeichnis:

Der Patient hat Probleme beim

ATL 1 Sich bewegen

Problem 1 Aufgrund der Immobilität durch den schlechten Allgemeinzustand hat der Patient eine verminderte Lageveränderung und eine erhöhte Druckbelastung besonders an den Fersen, Ellbogen, der Kreuzbeinregion und am Hinterkopf. Er hat gerötete Stellen an Ferse, Ellbogen und Steiß.

Ressource Keine.

Nahziel Der Patient ist frei von geröteten Stellen an Ferse, Ellbogen und Steiß.

Fernziel Die Blutzirkulation an druckgefährdeten Stellen fördern.

Maßnahmen Die Haut 2mal täglich bei guten Lichtverhältnissen auf weiße Flecken oder Rötung beobachten. Täglich morgens und abends mit Balneum-Hermal den ganzen Körper waschen. Haut trocken halten. Einreiben mit rückfettenden Salben wie Fissan nach jeder Waschung. Am Morgen und bei Bedarf sauberes und trockenes Nachthemd anziehen. Falten im Bett so oft wie möglich glatt ziehen. Krümel nach jeder Mahlzeit sorgfältig entfernen. Patienten einmal pro Schicht mobilisieren z.B. – je nach körperlicher Verfassung – Kopfteil 60° hochstellen, an Bettrand oder in den Rollstuhl setzen. Zweimal täglich passive und aktive Physiotherapie mit der Krankengymnastin durchführen. Patienten in eine superweiche Mediskusmatratze legen. Alle 2 Stunden Lagewechsel durchführen, indem er 30° auf die rechte Seite, dann auf den Rücken und schließlich zur linken Seite gelagert wird. Zur Stabilisation bei der Seitenlage das Becken und die Schulter vorsichtig herausziehen, zudem Kissen zwischen Beine und unter Arme legen.

Problem 2 Durch die Bettlägrigkeit und Durchblutungsstörung hat der Patient eine Verlangsamung der Blutströmung, eine Beschleunigung der Blutgerinnung und eine verminderte Muskelvenenpumpe. Er ist thrombosegefährdet.

Ressource Der Patient bewegt ab und zu seine Arme.

Nahziel Der Patient sitzt in 3 Tagen für eine halbe Stunde im Rehabilitationsstuhl.

Fernziel Intakte Muskelvenenpumpe und ausreichende Strömungsgeschwindigkeit in den Venen.

Maßnahmen Hochlagerung der Beine alle 3 Stunden um 20° Grad. 24 h Antithrombosestrümpfe (AE-Strümpfe) tragen lassen. Anlegen der AE-Strümpfe im Liegen bei entstauten Venen. Strümpfe alle 2 Tage erneuern. Verabreichung der Liquemin Spritze um 8.00 Uhr und um 20.00 Uhr mit 7500 Einheiten (IE). Die Krankengymnastik (KG) 2mal täglich für passive und aktive Bewegungsübungen anfordern. Patienten mobilisieren und Bewegungsübungen durchführen lassen, z.B. die Arme 10mal anheben und senken, die Beine 10mal anziehen und ausstrecken und die Füße 5- bis 10mal kreisen lassen. Früh und abends Beobachtung der Haut auf Rötung, Erwärmung, Schwellung und Druckstellen der Beine.

Problem 3 Durch die lange Bettlägrigkeit hat der Patient Funktions- und Bewegungseinschränkungen von Kniegelenk, Hüftgelenk und Schultergelenk. Aufgrund des Drucks der Bettdecke besteht Gefahr des Spitzfußes. Er ist kontrakturgefährdet.

Ressource Der Patient bewegt beide Arme.

Nahziel Der Patient befindet sich in 3 Tagen für mindestens eine halbe Stunde in seinem Rehabilitationsstuhl.

Fernziel Erhaltung der funktionellen Gelenkstellung sowie des harmonischen Bewegungsablaufs.

Maßnahmen Physiologische Lagerung der Gelenke in mittlerer Funktionsstellung, indem der Oberarm in Abduktionsstellung von 30° (Schultergelenk), Unterarm im Winkel von 100° leicht erhöht (Ellbogengelenk), Finger in leichter Schalenhaltung (Handgelenk), Hüftgelenk und Kniegelenk ganz leicht gebeugt und Füße an Fußstütze gelagert werden. Einen Bettbogen an das Fußende stellen. Den Patienten mobilisieren. Bewegungsübungen je Schicht einmal passiv und aktiv durchführen, evtl. mit Krankengymnastik. Alle 2 Stunden Lagewechsel. Information über die Gefahr und Entstehung einer Kontraktur und der Notwendigkeit von Bewegungsübungen. Beobachtung bei jeder Waschung auf die Beweglichkeit der Gelenke, Schmerzen und Fehlstellungen.

Problem 4 Aufgrund des hohen Blutverlusts und der schweren Operation leidet der Patient an Schwäche und Kraftlosigkeit.

Ressource Keine.

Nahziel Der Patient sitzt in 3 Tagen für eine halbe Stunde im Rehabilitationsstuhl.

Fernziel Der Patient steht alleine auf.

Maßnahmen Den Patienten mobilisieren. Krankengymnastik anfordern. Ihm bei den täglichen Verrichtungen helfen. Siehe ATL 5 „Waschen und Kleiden" unter dem Problem 1 „Eingeschränkte Mobilität". Siehe ATL 1 „Sich bewegen" unter dem Problem 1 „Verminderte Lageveränderung" und dem Problem 2 „Verlangsamung der Blutströmung". Siehe ATL 3 „Ausscheiden" unter dem Problem 3 „Stuhlinkontinenz".

Problem 5 Durch die Bettlägrigkeit besteht beim Aufstehen die Gefahr des Schwindels und des orthostatischen Kollapses.

Ressource Keine.

Nahziel Der Patient sitzt in einer Woche für eine halbe Stunde bei konstanten Vitalwerten im Rehabilitationsstuhl.

Fernziel Problemloses und selbständiges Gehen und Stehen.

Maßnahmen Vor jedem Aufsetzen Vitalwerte kontrollieren. Den Kreislauf vor dem Aufsetzen anregen, indem der Patient im Bett Hände und Füße kreisen soll. Dann 10mal Hände zu einer Faust ballen lassen, die Beine anziehen und ausstrecken. Den Patienten am Bettrand mit Fußsohlenkontakt zum Boden für 5 bis 10 Minuten sitzen lassen und Vitalwerte kontrollieren. Mit 2 oder 3 weiteren

Pflegekräften zusammen aufstehen, indem eine Pflegekraft sich vor den Patienten stellt, so daß seine Füße bzw. Knie nicht wegrutschen können. Den Patienten beim Stehen auf Bewußtsein und Hautfarbe beobachten. Für 1 bis 2 Minuten auf der Stelle gehen lassen, dann wieder zurück an den Bettrand setzen.

Problem 6 Aufgrund des Diabetes mellitus und des erhöhten Alkoholkonsums hat der Patient periphere, sensomotorische Neuropathien. Der Patient hat Sensibilitätsstörungen in Füßen und Zehen.

Ressource Der Patient trinkt keinen Alkohol mehr.

Nahziel Der Patient bewegt in einer Woche die Beine.

Fernziel Stabilisierung der Stoffwechsellage.

Maßnahmen Siehe ATL 4 „Sicherheit sorgen" unter dem Problem 5 „Fußkomplikationen". Optimale Einstellung des Blutzuckers durch die Ärzte und Einhaltung der Ernährungsvorschriften. Dem Patienten sagen, daß sich diese Neuropathien wahrscheinlich nicht mehr zurückbilden. Dreimal täglich Blutdruck messen. Dem Patienten raten, nikotin- und alkoholabstinent zu bleiben. Das Gewicht einmal täglich am Morgen messen. Blutfette einmal pro Woche kontrollieren, sowie Urinstatus abnehmen. Täglich krankengymnastische Übungen zur besseren Durchblutung durchführen. Ihn bitten, daß er selbst daran denkt, seine Beine so oft wie möglich zu bewegen.

Problem 7 Wegen der Transplantation einer zu großen Leber, hat er dumpfe Schmerzen in der Lebergegend unter dem rechten Rippenbogen.

Ressource Der Patient kann mit den Schmerzen gut umgehen und braucht keine Schmerzmittel.

Nahziel Der Patient ist in 2 Tagen für 5 bis 6 Stunden schmerzfrei.

Fernziel Schmerzfreiheit den ganzen Tag lang.

Maßnahmen Beobachtung auf Schmerzen, wenn man das Zimmer betritt. Den Patienten auffordern, sich bei Schmerzen sofort zu melden. Schmerzmedikation nach ärztlicher Anordnung verabreichen und den Patienten auf mögliche Nebenwirkungen überwachen. In ein ruhiges Einzelzimmer legen, kein grelles Licht anmachen und das Zimmer etwas abdunkeln. Den Patienten in eine für ihn bequeme Lage bringen. Die pflegerischen Tätigkeiten so organisieren, daß ausreichend Ruhezeit und eine ausreichende Nachtruhe gewährt werden kann. Besuchszeiten so regeln, daß er dazwischen genug Zeit zum Schlafen findet. Beim Drehen und Lagern keine ruckartigen Bewegungen machen.

Problem 8 Durch die Sensibilitätsstörungen in den Beinen hat der Patient eine verminderte Schmerzwahrnehmung. Dem Patienten fehlt die natürliche Schutzreaktion vor Verletzungen.

Ressource Der Patient kann starke Schmerzreize wahrnehmen.

Nahziel Der Patient achtet in 5 Tagen selbst auf seinen Körper.

Fernziel Verletzungsfreiheit.

Maßnahmen Nie gegen kalte Füße eine heiße Wärmflasche ins Bett geben. Den Patienten niemals ohne Schuhe aufsetzen lassen. Beim Aufsetzen, Gehen, Stehen und Lagern darauf achten, daß er sich an keiner Kante reißt oder verletzt und sich seine Pediküre nur von Fachkräften durchführen läßt. Dem Patienten sagen, daß er klingeln soll, wenn er mit dem Körper zu weit nach unten gerutscht ist und die Beine auf der Bettkante aufliegen. Optimale Einstellung des Diabetes durch die Ärzte.

Der Patient hat Probleme beim

ATL 2 Essen und Trinken

Problem 1 Aufgrund des Diabetes und der Lebertransplantation muß der Patient eine Diät einhalten.

Ressource Der Patient nimmt Nahrung zu sich.

Nahziel In einer Woche hat der Patient Blutzuckerwerte zwischen 80 bis 120 mg/dl.

Fernziel Opimale Leberwerte und konstante Blutzuckerwerte.

Maßnahmen Dem Patienten in der Küche eine Lebertransplantationskost 1 bestellen, die keine rohen Lebensmittel und nur geschälte Lebensmittel beinhaltet. Dem Patienten eine für ihn individuelle Diät zusammenstellen lassen, d.h. diese soll energiegerecht, fettbegrenzt, eiweißbegrenzt und kohlenhydratreich sein. Die Nährstoffe auf 6 Mahlzeiten über den Tag verteilen. Der Patient darf keine schnell resorbierbaren Kohlenhydrate wie Zucker zu sich nehmen. Zudem sind Schokolade und Backwaren verboten. Zuckerersatzstoffe zum Süßen geben. Den Patienten darauf aufmerksam machen, daß er auf versteckte Fette in Fleisch und Wurst achten soll. Er soll lieber ungesättigte Fettsäuren wie Sonnenblumenöl verwenden. Eiweiß ist in Form von fettarmen Fleisch-, Fisch-, Käsesorten erlaubt. Alkoholische Getränke sind verboten. In der Diätschulung anmelden, wenn es ihm besser geht. Bei der Einhaltung seiner Diät unterstützen. Jederzeit sich für seine Fragen Zeit nehmen. Eine Diätassistentin bestellen, die die individuelle Diät für die Leber und den Diabetes zusammenstellt. Dem Patienten raten, nur das zu essen, was aus der Küche früh, mittags und abends geschickt wird. Dem Patienten sagen, daß er sich für zu Hause eine Nährstofftabelle anschaffen muß, die die Grundlage der Broteinheitenberechnung darstellt.

Problem 2 Der Patient hat aufgrund der Lebertransplantation eine Kachexie.

Ressource Der Patient ißt einige Bissen seiner Diät.

Nahziel Der Patient nimmt in einer Woche ca. $^1/_2$ kg zu.

Fernziel Der Patient erreicht sein Normalgewicht.

Maßnahmen Siehe ATL 2 „Essen und Trinken" unter dem Problem 1 „Diät einhalten". Täglich am Morgen das Gewicht des Patienten messen. Bei Gewichtsabnahme zusätzlich hochkalorische Getränke im Rahmen seines individuellen Diätplans anbieten. Dokumentation des Gewichts und Information der Ärzte bei Gewichtsabnahme.

Problem 3 Aufgrund des schlechten Allgemeinzustands hat der Patient eine Mangelversorgung an Elektrolyten, Proteinen und Kalorien. Der Patient hat ca. 10 kg an Gewicht verloren.

Ressource Der Patient nimmt trotz Appetitlosigkeit früh, mittags und abends eine kleine Menge Essen zu sich.

Nahziel Der Patient hält sein Gewicht eine Woche lang konstant.

Fernziel Erreichen einer optimal möglichen Ernährung. Erreichen seines Normalgewichts.

Maßnahmen Beratung bezüglich des Eßverhaltens im Hinblick auf die Unterversorgung mit notwendigen Elektrolyten und Kalorien. Das Zimmer gut durchlüften. Den Essensplatz aufräumen und appetitlich wirken lassen. Beim Patienten bleiben und ihn zum Essen motivieren. Die Ernährungsberatung bestellen. Lieblingsspeisen in den täglichen Diätplan einbeziehen. Infusionstherapie nach ärztlicher Anordnung über den Tag verteilt hinhängen. Täglich Gewichtskontrolle und 12-Stunden-Bilanz von Einfuhr und Ausfuhr, indem die Flüssigkeit in Form von Trinken und Infusionen notiert wird. Die Ausfuhr wird durch den Beutel des Dauerkatheters genau bestimmt. Dokumentation über die tägliche Eßmenge.

Problem 4 Aufgrund der Schwäche kann der Patient nicht alleine die Nahrung zu sich nehmen. Der Patient braucht Hilfe beim Essen und Trinken.

Ressource Der Patient kann den Schnabelbecher halten.

Nahziel Der Patient ißt in 2 Tagen seine Suppe selbständig.

Fernziel Selbständigkeit in bezug auf Essen und Trinken.

Maßnahmen Zimmer gut durchlüften und aufräumen. Dem Patienten eine Serviette umhängen und ihn aufsetzen. Essen klein schneiden, Trinken in Schnabelbecher geben. Zeit zum Eingeben des Essens nehmen. Motivieren aufzuessen. Zwischendurch Trinken anbieten. Mahlzeiten so eingeben, wie der Patient es gewöhnt war. Sich zu ihm hinsetzen, ihn aktivieren, selbst das Fleisch aufzuspießen und zum Mund zu führen.

Problem 5 Durch die Stoffwechselstörung leidet der Patient an einem Insulinmangel.

Ressource Keine.

Nahziel Der Patient hat in einer Woche Blutzuckerwerte um 180 mg/dl.

Fernziel Erreichen von normalen Blutzuckerwerten.

Maßnahmen Insulin im Kühlschrank aufbewahren. Die Gabe der Insulininjektion erst nach Messung des Blutzuckers mit einem Glukosometer erfolgen lassen. Kontrolle des Blutzuckers 6mal täglich. Insulin subkutan spritzen. Immer eine unterschiedliche Stelle nehmen, aber dieselbe Region. Das Aspirieren nach Einstechen der Nadel unterlassen. Dokumentation in der Kurve über Blutzucker und die gespritzte Insulinmenge. Insulin nur auf ärztliche Anordnung injizieren. $^1/_2$ Stunde nach Spritzen des Insulins dem Patienten die Nahrung geben.

Problem 6 Aufgrund des Diabetes und der Lebertransplantation darf der Patient keinen Alkohol trinken. Es besteht die Gefahr der Entgleisung des Blutzuckers, einer Abstoßung und der erneuten Schädigung der Leber.

Ressource Keine.

Nahziel Der Patient trinkt alkoholfreie Getränke.

Fernziel Konstante Blutzuckerwerte. Normale Leberwerte.

Maßnahmen Den Patienten darauf hinweisen, daß er keinen Schluck Alkohol zu sich nehmen darf. Ihm erklären, daß sonst die Leber sofort wieder geschädigt würde. Angehörige aufklären, keine alkoholischen Getränke oder Pralinen mitzubringen.

Problem 7 Da der Magen durch die lange Nahrungskarenz noch keine großen Mengen vertragen kann, neigt der Patient nach dem Essen zu Völlegefühl und Übelkeit.

Ressource Keine.

Nahziel Der Patient ißt in einer Woche die Hälfte seiner Mahlzeit auf.

Fernziel Der Patient hat nach der Nahrungsaufnahme ein gutes Wohlbefinden.

Maßnahmen Dem Patienten sagen, daß er langsam essen, gut kauen und kleine Mahlzeiten zu sich nehmen soll. Den Patienten auffordern zu sagen, wenn er nicht aufessen kann. Lieber das Essen aufheben und in 2 Stunden noch einmal anbieten. Die Diätberatung zu einem Gespräch bitten. In Absprache mit ihm eine hochkalorische Wunschkost im Rahmen der Bedingungen nach Lebertransplantation und bei bestehendem Diabetes bestellen.

Problem 8 Aufgrund der Appetitlosigkeit und der Schwäche hat der Patient eine mangelnde Kautätigkeit und wenig Speichelfluß.

Ressource Der Patient ißt einige Bissen seiner Mahlzeiten.

Nahziel Der Patient trinkt in 2 Tagen mindestens einen Liter Flüssigkeit.

Fernziel Erhaltung der Kautätigkeit. Belagfreie Zunge. Geschmeidige Lippen.

Maßnahmen Anregen der Parotistätigkeit, indem man den Patienten motiviert, einige Bissen von seiner Nahrung zu essen. Mundpflege siehe ATL 5 „Waschen und Kleiden" unter dem Problem 1 „Eingeschränkte Mobilität". 3- bis 4mal täglich Lemonstäbchen in den Mund geben. Mit einer Taschenlampe oder bei guten Lichtverhältnissen den Mund früh und abends auf Beläge und Einrisse inspizieren. Lippen gegen Trockenheit früh, mittags und abends mit Bepanthen-Lippensalbe eincremen. Dem Patienten bei jedem Gang in sein Zimmer etwas zu trinken anbieten.

Der Patient hat Probleme beim

ATL 3 Ausscheiden

Problem 1 Aufgrund der Transplantation und der Medikamente ist die Nierenfunktion vermindert. Der Patient hat Oligurie.

Ressource Die Niere fördert innerhalb von 24 Stunden 2 l bei einer Einfuhr von 5 l.

Nahziel Der Patient scheidet innerhalb von einer Woche zwischen 2500 und 3000 ml in 24 Stunden bei einer Einfuhr von 5000 ml aus.

Fernziel Der Patient scheidet täglich 4000 bis 5000 ml Urin bei einer Einfuhr von 5000 ml aus.

Maßnahmen Tägliche Bilanzierung der Ein- und Ausfuhr. Tägliche Sammelurinkontrolle. Einmal in der Woche Kontrolle des spezifischen Gewichts. Darauf achten, daß der Patient nicht zu stark positiv bilanziert wird. Auf ärztliche Anordnung Diuretika verabreichen, auf Nebenwirkungen achten. Bei Verschlechterung der Ausscheidung sofort den Arzt verständigen. Dreimal täglich Vitalwerte kontollieren. Bei niedrigem Blutdruck den Arzt verständigen und auf Anweisung blutdrucksteigernde Medikamente geben. Täglich Blutwertkontolle. Einmal täglich ZVD messen. Auf Rasseln des Atemgeräusches achten. Beobachtung der Haut morgens und abends auf Hautturgor und Dehydratation.

Problem 2 Aufgrund des Durchgangssyndroms hat der Patient einen Dauerkatheter liegen. Es besteht die Gefahr einer Irritation des Sphinktermuskels.

Ressource Keine.

Nahziel Der Patient beginnt am 25. postoperativen Tag mit dem Toilettentraining.

Fernziel Der Patient hat eine normale Urinausscheidung und ist urinkontinent.

Maßnahmen Katheter am Morgen mit Leukosilk an dem Oberschenkel festkleben. Früh und abends Reinigung des Harnröhreneingangs und des daran anschließenden Katheterteils mit Wasser und Seife. Glied auf Paraphimose hin kontrollieren. Zurückgeschobene Vorhaut immer sofort wieder repositionieren. Immer ein steriles, geschlossenes Ablaufsystem verwenden. Beutel nie auf den Boden fallen lassen. Kontrolle der Ausfuhr, pro Stunde mindestens 50 ml Urin. Den Beutel beim Mobilisieren und Aufstehen immer mitnehmen. Herausreißen des geblockten Katheters verhindern. Den Beutel nie über Blasenniveau halten. Vor Ziehen des Dauerkatheters mit dem Patienten einen Tag lang ein Training der Blase durchführen. Den Katheter 2 Stunden lang abklemmen. Der Patient soll sich bei Druckgefühl in der Blase melden. Den Katheter so schnell wie möglich ziehen.

Problem 3 Aufgrund der Desorientiertheit und der Schwäche zu klingeln, hat der Patient eine Stuhlinkontinenz. Er braucht Hilfe bei der Ausscheidung.

Ressource Auf direkte Frage nach Stuhlentleerung antwortet der Patient korrekt.

Nahziel Nach 3 Tagen klingelt der Patient bei Stuhldrang.

Fernziel Der Patient kann den Schließmuskel betätigen und selbständig auf die Toilette gehen.

Maßnahmen Nach Laxanziengabe dreistündlich den Patienten nach Stuhlgang fragen. Den Rhythmus der Ausscheidung herausfinden und dokumentieren. Bei unwillkürlichem Absetzen von Stuhlgang in das Bett, Patienten zur Seite drehen, Gesäß mit Pflegeschaum, warmem Wasser und Waschhandschuh säubern, Lakenwechsel von der Seite durchführen und Bettschutz unterlegen. Bei Stuhldrang das Steckbecken anbieten und vorher mit warmem Wasser anwärmen. Immer 2 Pflegekräfte drehen den Patienten in Seitenlage, schieben das Steckbecken richtig unter das Gesäß und drehen wieder vorsichtig zurück. Zur bequemen Lagerung einige Kissen unter die Beine und den Rücken schieben. Nach Stuhlentleerung wieder zur Seite drehen, Steckbecken entnehmen, mit Pflegeschaum, Zellstoff und Waschhandschuh das Gesäß säubern und auf Rötungen inspizieren. Dexpanthenol-Salbe auf Gesäß verteilen. Den Stuhlgang auf Farbe, Geruch, Beschaffenheit, Beimengung, Form und Menge dokumentieren.

Problem 4 Durch die Abwehrschwäche besteht die Gefahr des Pilzbefalls im Intimbereich.

Ressource Keine.

Nahziel In 3 Wochen hat der Patient eine gesteigerte Abwehr.

Fernziel Der Patient hat pilzfreie Schleimhäute.

Maßnahmen Täglich muß der Patient in der Früh Katheterurin und Sputum abgeben. Gründliche Kontrolle des Intimbereichs auf Veränderungen, wie Ausfluß, weiße Beläge und Juckreiz. Optimale Intimpflege und bestmögliche Hygiene wie Händedesinfektion, täglich Unterwäsche wechseln oder täglich frischen Waschhandschuh anreichen.

Problem 5 Aufgrund der langen Bettlägrigkeit besteht die Gefahr der Obstipation.

Ressource Der Patient hat Darmgeräusche.

Nahziel Der Patient hat jeden Tag Stuhlgang.

Fernziel Wiederherstellung der gesunden, früheren Ausscheidungsfunktion.

Maßnahmen Mobilisation des Patienten. Zur Anregung der Darmperistaltik täglich Morgengymnastik z.B. Beine kreisen durchführen. Auf ärztliche Anordnung einen Hebe-Senk-Einlauf oder orale Laxanzien in der Früh verabreichen. Faserreiche Ballaststoffernährung mit Vollkornbrot, Hirse, Vollreis, Obst, Gemüse (geschält) bestellen. Beim Essen sagen, daß er sich Zeit nehmen, richtig kauen und genießen soll. Zu jeder Mahlzeit und vor dem Frühstück ein Glas Mineralwasser oder Fencheltee trinken lassen. Arzt über Stuhlausscheidung informieren. Auf die Farbe des Stuhlgangs achten. Bei acholischen Stühlen sofort den Arzt verständigen. Dokumentation früh und abends über das tägliche Stuhlgangverhalten.

Der Patient hat Probleme beim

ATL 4 Für Sicherheit sorgen

Problem 1 Durch die herabgesetzte Abwehrsituation auf Basis der Lebertransplantation, besteht die Gefahr der Infektion der Atemwege, des gastrointestinalen Traktes und des Urogenitaltraktes.

Ressource Keine.

Nahziel Unterstützung der körpereigenen Abwehrkräfte innerhalb von einer Woche.

Fernziel Der Körper ist frei von pathologischen Keimen.

Maßnahmen Auf ärztliche Anordung 2mal täglich Antibiotikabehandlung genau nach Zeitplan. Vor Mitpatienten, die krankmachende Keime mit sich tragen, schützen, indem er in ein Einzelzimmer gelegt wird, das nach den Kriterien der Hygiene ausgesucht wurde. Körpereigene Abwehrkräfte durch Gabe von Blutprodukten, Eiweißen und Vitaminen nach ärztlicher Anordnung stärken. Temperaturkontrolle früh, mittags und abends durchführen. Bei Verlassen des Zimmers muß der Patient einen Mundschutz tragen. Schild an die Tür hängen, daß die Besucher keine Topfpflanzen oder Blumen mitbringen dürfen. Besucher über die richtige Hygiene informieren. Wenn das Pflegepersonal oder die Besucher krank sind, dürfen sie das Zimmer nicht betreten. Ungewaschene Lebensmittel wie z.B. ungeschältes Obst oder Salat dürfen dem Patienten nicht verabreicht werden.

Problem 2 Durch die lange Narkose bei der Lebertransplantation hat der Patient ein Durchgangssyndrom.

Ressource Der Patient wird von Tag zu Tag klarer.

Nahziel Der Patient ist in einer Woche bewußtseinsklar.

Fernziel Der Patient ist wach, aufgeweckt und klar.

Maßnahmen Die Klingel an den Patientenaufrichter hängen. Die Patiententür offen stehen lassen. Sagen, daß er rufen soll, wenn er etwas braucht. Bei jedem Gang in das Zimmer fragen, ob er etwas braucht. Den Patienten bei pflegerischen Tätigkeiten auf Orientiertheit und Bewußtsein kontrollieren und diese Erkenntnisse dokumentieren.

Problem 3 Da der Körper das fremde Organ erst anerkennen muß, hat der Patient eine verminderte Leberfunktion.

Ressource Die Leber funktioniert zu 80%.

Nahziel Die Leberwerte liegen in 2 Wochen im Normbereich.

Fernziel Akzeptanz und optimale Funktion des transplantierten Organs.

Maßnahmen Vierstündlich Vitalwerte kontrollieren. Eine beginnende Abstoßungsreaktion sofort durch die Veränderung der Vitalwerte erkennen. Täglich Abnahme aller Blutwerte von den Ärzten. Darauf achten, daß der Patient seine Medikamente regelmäßig einnimmt.

Problem 4 Durch Diätfehler, Anstrengungen und falsche Insulingabe besteht die Gefahr der Entgleisung des Blutzuckers. Der Patient könnte in ein hyper- oder hypoglykämisches Koma fallen.

Ressource Der Patient hält sich an die Vorschriften.

Nahziel Der Patient hat konstante Blutzuckerwerte über den ganzen Tag verteilt zwischen 120 und 180 mg/dl.

Fernziel Der Patient ist frei von Komplikationen.

Maßnahmen Täglich ein Blutzuckertagesprofil durchführen. Ebenfalls im Urin einmal täglich den Glukosegehalt bestimmen. Eine optimale Einstellung des Diabetes. Sagen, daß er sich an die Vorschriften wie Diät, körperliche Aktivitäten und Medikation halten soll. Erste Anzeichen eines Coma diabeticum erkennen; Symptome sind z.B. starker Durst, Appetitlosigkeit, Übelkeit, Schläfrigkeit, trockene Haut und erhöhter Blutzucker . Bei diesen Anzeichen sofort Vitalzeichenkontrolle durchführen, zudem Blut- und Urinzuckerbestimmung. Auf ärztliche Anordnung Insulin, Flüssigkeits-und Elektrolyttherapie verabreichen. Bei Betreten des Zimmers sofort Erkennen der Symptome eines hypoglykämischen Komas wie Heißhunger, feuchte Haut, Angst, Zittern und Kribbeln. Dem Patienten sofort nach Blutzuckerbestimmung gesüßten Tee, Zuckerwasser, Orangensaft oder Brot verabreichen.

Problem 5 Aufgrund der Durchblutungsstörungen besteht die Gefahr der Fußkomplikationen. Der Patient könnte Ulzeras und ein Gangrän bekommen.

Ressource Intakte Haut an beiden Füßen.

Nahziel Der Patient pflegt in 4 Wochen seine Füße selbständig und gewissenhaft.

Fernziel Intakte Haut an Füßen und Händen.

Maßnahmen Füße täglich mit lauwarmem Wasser unter Vermeidung hautreizender Seifen waschen und sorgfältig, besonders zwischen den Zehen trocknen. Nach dem 2-Minuten-Fußbad bei 37 °C Wassertemperatur die Füße bei trockener, spröder Haut mit einer milden Salbe wie Fissan einreiben. Zehenzwischenräume mit Azulon-Puder einpudern. Zehennägel nur nach einem Fußbad und unter Vermeidung jeglicher Verletzungen feilen. Zur Reinigung der Stellen unter den Nägeln spitze Gegenstände vermeiden. Dem Patienten raten, hierfür einen Zahnstocher oder ein Streichholz zu nehmen, das mit einem kleinen Wattebausch umwickelt wurde oder eine ausgebildete Fußpflegerin in Anspruch zu nehmen. Dem Patienten klar machen, daß auch kleinste Verletzungen Ausgangspunkt einer schweren Infektion werden könnten. Wärmflaschen und Heizkissen sind wegen der Gefahr von Hautverbrennungen verboten. Am besten Wollsocken anziehen. Einschnürende Socken und Strümpfe sowie zu enge Schuhe sollen vermieden werden. Der bequeme Schuh soll Platz für den Vorderfuß haben, einen guten Fersensitz, weiche Sohlen und einen Absatz von weniger als 2,7 cm. Geeignet sind Einlagen für die gesamte Fußsohle. Bereits kleinste Verletzungen an den Füßen dem Arzt zeigen. Selbstbehandlungen von Druckstellen oder Hühneraugen soll der Patient unterlassen. Früh und abends soll das Team seine Nägel, Fußballen und seine Ferse auf Druckstellen, Hauteinrisse, offene Stellen und verdickte Hornhaut hin überprüfen. Fußgymnastik zeigen, wie z.B. Zehen-Fersen-Stand. Ein krankengymnastisches Konsil ausschreiben.

Problem 6 Da der Patient viele Jahre lang Alkohol in hohen Mengen konsumiert hat, besteht die Gefahr des Alkoholrückfalls.

Ressource Der Patient trinkt seit einem halben Jahr nach seinen eigenen Angaben keinen Alkohol.

Nahziel Der Patient spricht in einer Woche über seine Sucht.

Fernziel Der Patient bleibt trocken.

Maßnahmen Keinen Alkohol ins Zimmer stellen. Die Ehefrau bitten, als Geschenk keinen Alkohol und alkoholhaltige Nahrungsmittel mitzubringen. Dem Patienten die Möglichkeit geben, zu einer Selbsthilfegruppe Kontakt herzustellen. Adressen von Selbsthilfegruppen geben. Gespräche über das Alkoholproblem führen.

Problem 7 Durch den Anstieg des Ammoniaks wegen noch nicht vollkommen intakter Übernahme der Entgiftungsfunktion durch die Leber besteht die Gefahr der Bewußtseinstrübung.

Ressource Keine.

Nahziel Klare Bewußtseinslage während des gesamten Klinikaufenthaltes.

Fernziel Der Patient ist bewußtseinsklar und nimmt an seiner Umwelt teil.

Maßnahmen Bei jedem Gang in das Zimmer, auf Bewußtsein überprüfen. Symptome der Bewußtseinstrübung sofort erkennen, wie z.B. Sprachstörungen, Koordinations- und Sensibilitätsstörungen. Mundgeruch auf Ammoniakgeruch überprüfen. Einmal täglich Schriftproben anfertigen lassen. Bei Veränderungen Arzt verständigen.

Problem 8 Aufgrund der veränderten Stoffwechselfunktion und der Immunschwäche nach der Lebertransplantation besteht die Gefahr der Beeinträchtigung der Vitalfunktion.

Ressource Der Patient sagt, wenn er Schwindel oder Kopfschmerzen hat.

Nahziel Der Patient hat konstante Blutdruckwerte.

Fernziel Konstanthaltung des Blutdrucks auf Werten von 130:80 mmHg. Konstanthaltung des Pulses auf Werten zwischen 60 bis 80 Schlägen pro Minute. Konstanthaltung der Atmung auf 12 bis 20 Atemzüge pro Minute. Konstanthaltung der Temperatur auf Werten zwischen 36 und 37 °C.

Maßnahmen Vierstündlich die Vitalwerte messen und in der Kurve dokumentieren. Bei Veränderungen sofort Arzt verständigen und auf Anordnung Medikamente verabreichen. Den Patienten informieren, daß er sich umgehend bei Veränderungen seines Befindens melden soll. Bei Betreten des Zimmers auf Aussehen, Hautfarbe im Gesicht und Hauttemperatur durch Anfassen achten.

Problem 9 Aufgrund der Medikamentengabe besteht die Gefahr der allergischen Reaktion.

Ressource Der Patient teilt körperliches Mißempfinden auf Nachfragen mit.

Nahziel Gute Verträglichkeit der angeordneten Medikamente nach Einnahme.

Fernziel Der Patient fühlt sich wohl.

Maßnahmen Genaue Verabreichung der ärztlich angeordneten Medikamente. Kontrolle der Medikamente auf Dosis, Häufigkeit, Anordnung und Patientenname. Die 1. Gabe von i.v.-Medikamenten vom Arzt durchführen lassen. Alle halbe Stunde während der i.v.-Medikamentenverabreichung Vitalwerte kontrollieren. Auf Nebenwirkungen wie Schüttelfrost, Fieber, Erbrechen oder Durchfall achten. Täglich die Haut in der Früh auf Hautveränderungen wie Ausschläge kontrollieren. Bei Verabreichung von Thrombozytenkonzentraten alle halbe Stunde Vitalwerte und Temperatur kontrollieren. Bei Veränderungen seines Befindens sofort Konzentrat abstellen und Arzt rufen.

Problem 10 Wegen der verminderte Durchblutung durch den Diabetes hat der Patient eine herabgesetzte Wundheilung. Es besteht die Gefahr der Amputation der Extremitäten.

Ressource Der Patient kennt die Gefahren des Diabetes.

Nahziel Der Patient ist frei von Wunden während seines Klinikaufenthalts.

Fernziel Gute Durchblutung der Extremitäten und Wundfreiheit.

Maßnahmen Optimale Einstellung des Blutzuckers von den Ärzten und Einhaltung der Diät von seiten des Patienten. Durchblutungsfördernde Maßnahmen durchführen siehe ATL 4 „Für Sicherheit sorgen“ unter dem Problem 5 „Fußkomplikationen“.

Problem 11 Es besteht die Gefahr der Retinopathie durch den Diabetes. Der Patient könnte ein Katarakt, Glaukom, eine Ablösung der Netzhaut und Netzhautschäden durch Einblutungen bekommen.

Ressource Der Patient kennt die Gefahren bezüglich seiner Augen.

Nahziel Konstante Sehfunktion mit Hilfe der Brille.

Fernziel Intakte Augen. Erhaltung der Sehfunktion.

Maßnahmen Über diese Komplikationen aufklären und bitten, auch nach dem Krankenhausaufenthalt regelmäßig zur Vorsorgeuntersuchung zum Augenarzt zu gehen. Der Patient soll sich an seine Diät und Medikation halten und eine optimale Einstellung des Diabetes erreichen. Eine Brille zur Entlastung der Augen aufsetzen.

Der Patient hat Probleme beim

ATL 5 Waschen und Kleiden

Problem 1 Aufgrund der Schwäche ist der Patient in seiner Mobilität eingeschränkt. Er braucht Hilfe beim Waschen des Oberkörpers, der Arme, der Hände, des Intimbereichs, der Beine und der Füße. Er benötigt Unterstützung beim An-/Ausziehen seines Flügelnachthemds, der Rasur und Haarpflege.

Ressource Der Patient wäscht sich das Gesicht selbständig.

Nahziel Der Patient wäscht sich in einer Woche die Vorderseite seines Oberkörpers alleine.

Fernziel Selbständigkeit in bezug auf Körperpflege und Bekleidung.

Maßnahmen Vorbereiten der Waschschüssel mit sämtlichen Utensilien (Waschhandschuhe, Handtücher, Handschuhe, Waschlotion, Hautcreme). Ganzkörperwaschung durchführen, indem man mit dem Gesicht beginnt und am Gesäß endet. Zweimal Wasserwechsel, also vor und nach der Waschung des Intimbereiches. Eincremen des gesamten Körpers mit Hautlotion. An besonders rissigen Stellen mit Fissan eincremen. Nasenpflege mit Watteträgern und NaCl. Anschließend Lippen und Mundpflege durchführen. Kornzange mit Tupfer in Dexpanthenol-Lösung eintunken und Mund auswischen. Die Prothese mit Zahnpasta reinigen und einsetzen. Augenpflege mit sterilen Kompressen und sterilem Aqua durchführen. Von außen nach innen die Augen auswischen. Die Haare anschließend bürsten. Ein frisches Flügelnachthemd anziehen. Dokumentation über Hautzustand und Mobilität früh und abends.

Problem 2 Aufgrund der trockenen Luft durch die Klimaanlage hat der Patient eine spröde, trockene, spannende Haut. Durch das Atmen mit offenem Mund beim Schlafen hat der Patient ausgetrocknete Mundschleimhäute.

Ressource Der Patient sieht die Notwendigkeit einer Hautpflege ein.

Nahziel Der Patient atmet in 7 Tagen ausschließlich durch die Nase.

Fernziel Geschmeidige, weiche Haut.

Maßnahmen Den Patienten mit fetthaltigen Salben, z.B. Fissancreme morgens und abends an den trochenen Hautstellen eincremen. Täglich Kontrolle und Dokumentation des Hautzustandes auf Rötungen, Risse, Spannungen und Effloreszenzen. Alle 2 Stunden Mundpflege mit Dexpanthenol-Lösung durchführen. Darauf achten, daß der Patient zu den Zeiten, wo er wach ist, nur durch die Nase atmet. Darauf achten, daß die Nase frei ist (Nasenpflege).

Problem 3 Aufgrund des verminderten Schmerzempfindens durch den Diabetes besteht die Gefahr der Hautverletzungen. Der Patient hat 2 Hautdefekte am Oberkörper.

Ressource Keine.

Nahziel Innerhalb 3 Tagen sind die 2 Hautverletzungen abgeheilt.

Fernziel Intakte, gesunde Haut.

Maßnahmen Die 2 offenen Hautdefekte am Oberkörper täglich mit Dexpanthenol-Salbe eincremen und verbinden. Dokumentation über die Veränderung der Hautdefekte. Siehe ATL 4 „Für Sicherheit sorgen" unter dem Problem 5 „Fußkomplikationen". Inspektion der Haut früh und abends auf Veränderungen wie Einrisse oder Rötungen. Siehe ATL 5 „Waschen und Kleiden" unter dem Problem 2 „Spröde Haut". Darauf hinweisen, daß er selbst die Fürsorge für seinen Körper trägt und deshalb jegliche Verletzungen vermeiden soll. Optimale Einstellung des Diabetes mellitus durch die Ärzte durchführen lassen.

Problem 4 Da der Patient bei der Ganzkörperwaschung seine sexuellen Schutzzonen der Krankenschwester offenbaren muß, nehme ich an, daß der Patient ein Schamgefühl in der Intimzone verspürt.

Ressource Keine.

Nahziel Der Patient spricht in einer Woche mit einer Bezugsperson aus dem Pflegeteam über sein Schamgefühl.

Fernziel Der Patient wäscht sich seinen Intimbereich selbst.

Maßnahmen Die Gefühle ernst nehmen. Seine Intimssphäre so weit wie möglich wahren. Gesprächsbereitschaft signalisieren. Neutralen Umgang mit seinen Intimzonen wahren. Dem Patienten anbieten, eine gleichgeschlechtliche Pflegeperson ins Zimmer zur Körperpflege zu bitten. Beim Waschen des Intimbereichs darauf achten, daß zu dieser Zeit keine andere Person wie z.B. Putzfrau, Ärzte und Krankenschwestern im Zimmer sind oder unvermutet hineinkommen. Genitalbereich mit Molton abdecken.

Der Patient hat Probleme beim

ATL 6 Kommunizieren

Problem 1 Durch die leise, undeutliche Aussprache ist eine Kommunikation nur schwer möglich.

Ressource Der Patient versucht, deutlich zu sprechen.

Nahziel Innerhalb einer Woche hat der Patient eine lautere Aussprache.

Fernziel Gute, verständliche Kommunikation.

Maßnahmen Alle Nebengeräusche abstellen. Nahe an den Patienten herangehen. Ihn bitten, langsam und deutlich zu sprechen. Die Ehefrau bei Nichtverstehen bitten, das Gesagte ihres Mannes zu wiederholen. Die Prothese in der Früh einsetzen und nur in der Nacht entfernen. Ihn beim Zahnarzt zur Prothesenanpassung anmelden.

Problem 2 Aufgrund der Klinikfachsprache und der Verwirrtheit kann der Patient auf Anhieb nicht alle Informationen und Aufklärungen verstehen.

Ressource Der Patient versteht einige Informationen.

Nahziel Der Patient ist in einer Woche bei Bewußtsein und zeigt Interesse, alle Informationen zu verstehen.

Fernziel Der Patient versteht die Informationen.

Maßnahmen Den Patienten bitten, bei Visite sofort zu sagen, wenn er etwas nicht versteht. Bei pflegerischen Tätigkeiten mit einfachen, verständlichen Worten informieren. Medizinische Fachbegriffe vermeiden. Bei Fragen Auskunft geben und sich versichern, daß er alles verstanden hat. Bei Unklarheiten im therapeutischen Bereich ein Gespräch mit dem zuständigen Arzt arrangieren. Stationsübliche Informationsblätter und Broschüren geben, z.B. das

Patientenhandbuch, das ihm seine Ehefrau vorlesen kann. Die Ehefrau in die Kommunikation miteinbeziehen.

Problem 3 Aufgrund der labilen psychischen Situation ist der Patient schnell depressiv verstimmt. Der Patient kann in diesen Momenten seine Bedürfnisse nicht ausdrücken.

Ressource Der Patient weint häufig.

Nahziel Der Patient vertraut sich in einer Woche einer Krankenschwester an, zu der er eine Beziehung aufbauen kann.

Fernziel Der Patient findet sich mit der Situation zurecht.

Maßnahmen Die Stimmungslage erkennen und ernst nehmen. Den Patienten darauf ansprechen und Gesprächsbereitschaft signalisieren. Auf Mimik, Gestik und Haltung achten. Eventuelle Bedürfnisse davon ablesen. Den Patienten durch Nachfragen motivieren, seine Wünsche zu äußern. Verständnis für die Situation zeigen.

Der Patient hat Probleme beim

ATL 7 Sinn finden

Problem 1 Durch die ungewohnte Situation im Krankenhaus und die Verunsicherung des Patienten durch die spontane Lebertransplantation ist der Patient sehr ängstlich. Er zuckt bei jeder pflegerischen Tätigkeit zusammen.

Ressource Keine.

Nahziel Der Patient ist in 2 Tagen angstfrei.

Fernziel Der Patient kommt mit der Situation auf Station zurecht.

Maßnahmen Vor jeder pflegerischen Tätigkeit den Patienten ausführlich informieren. Seine Ängste verstehen und ernst nehmen. Ihm alle neuen und ungewohnten Instrumente und Pflegeartikel zeigen. Wenn der Patient möchte, kann er diese Gegenstände selbst in die Hand nehmen und damit umgehen lernen.

Problem 2 Aufgrund der Lebertransplantation hat der Patient Angst vor einer Abstoßung und vor einer lebenslangen Immunsuppression.

Ressource Der Patient redet mit seiner Ehefrau über diese Gefühle.

Nahziel Der Patient informiert sich in 3 Tagen über Komplikationen und die Wahrscheinlichkeit einer Abstoßung.

Fernziel Der Patient hat Zukunftsziele und genießt seine neu gewonnene Lebensqualität.

Maßnahmen Die Ängste ernst nehmen. Verständnis entgegenbringen und Gesprächsbereitschaft signalisieren. Auf die Risikofaktoren einer erneuten Erkrankung hinweisen. Dem Patienten gesundheitsfördernde Maßnahmen wie z.B. ausgewogene Ernährung mit wenig Kalorien, viel Sport und Bewegung oder keinen

Alkohol zu trinken nahelegen. Ein Gespräch mit dem Arzt organisieren, bei dem er sich über die Wahrscheinlichkeit einer Abstoßung, von Komplikationen und seine Prognose erkundigen kann. Selbsthilfegruppen und Bücher über die Nachbehandlung anbieten. Positives Denken und die neu gewonnene Lebensqualität vermitteln. Versuchen, die Angst zu nehmen.

Problem 3 Durch die Verdrängung seiner Erkrankung nehme ich an, daß der Patient Probleme hat, das fremde Organ zu akzeptieren.

Ressource Der Patient gibt seinen Gefühlen durch Weinen Ausdruck.

Nahziel Der Patient gibt in 2 Wochen zu, daß er durch seine Alkoholabhängigkeit eine Leberzirrhose bekommen hat und deshalb transplantiert wurde.

Fernziel Akzeptanz des transplantierten Organs.

Maßnahmen Siehe ATL 7 „Sinn finden" unter dem Problem 4 „Zukunftsängste". Auf Wunsch ein psychologisches Konsil ausschreiben.

Problem 4 Aufgrund der Erkrankung hat der Patient Zukunftsängste.

Ressource Der Patient spricht mit seiner Ehefrau über seine Sorgen.

Nahziel Der Patient kann in einer Woche seinen Gefühlen in Gegenwart des Pflegepersonals Ausdruck geben.

Fernziel Der Patient hat neue Zukunftsperspektiven.

Maßnahmen Gespäche anbieten. Ihn ernst nehmen. Sozialdienst einschalten. Zukunftsperspektiven besprechen. Auf Wunsch einen Seelsorger rufen. Fachzeitungen anbieten. Selbsthilfegruppen vor Augen führen. Auf Wunsch betroffene Mitpatienten zu einem Gespräch und zum Austausch von Gefühlen vorstellen. Den Patienten motivieren, neue Hobbies zu finden.

Der Patient hat Probleme beim

ATL 8 Mann sein

Problem 1

Aufgrund der Abhängigkeit bei der Körperpflege vom Pflegepersonal nehme ich an, daß sich der Patient nicht als vollwertiger Mann fühlt.

Ressource Keine.

Nahziel Der Patient wäscht sich in 3 Tagen seinen Oberkörper selbständig.

Fernziel Der Patient ist vom Personal unabhängig.

Maßnahmen Respektieren der individuellen Bedürfnisse. Wahrung des Schamgefühls z.B. beim Waschen. Bei Bedarf fragen, ob er lieber von einem Pfleger gewaschen werden möchte. Dem Patienten die Möglichkeit geben, soviel wie möglich selbst zu machen. Die Gefühle ernst nehmen und akzeptieren. Auf Wunsch die Ehefrau zu einem Gespräch über dieses Problem dazubitten.

Problem 2

Durch die Stoffwechselstörung und die Kraftlosigkeit durch die Lebertransplantation nehme ich an, daß der Patient Angst vor Impotenz hat.

Ressource Keine.

Nahziel Der Patient spricht in 14 Tagen über seine Ängste.

Fernziel Befriedigende sexuelle Kontakte nach Krankenhausentlassung.

Maßnahmen Die optimale Blutzuckereinstellung verhindert diese Probleme. Ihn ernst nehmen. Gesprächsbereitschaft zeigen. Eventuell auf Wunsch Psychiater, Seelsorger oder eine Selbsthilfegruppe einschalten. Den Patienten mobilisieren, ihm körperliche Fortschritte aufzeigen. Die Krankengymnastik bestellen.

Der Patient hat Probleme beim

ATL 9 Wach sein und Schlafen

Problem 1 Durch die Lebertransplantation und die Stoffwechselstörung leidet der Patient an Abgeschlagenheit und Müdigkeit.

Ressource Der Patient schläft tagsüber.

Nahziel Verminderte Abgeschlagenheit in 5 Tagen.

Fernziel Der Patient ist wach, konzentriert und orientiert.

Maßnahmen Dem Patienten sagen, daß die Abgeschlagenheit von seiner Erkrankung kommt. Dem Patienten untertags Ruhezeiten gönnen. Die pflegerischen Tätigkeiten so organisieren, daß er nicht laufend gestört wird. Optimale Einstellung des Diabetes. Tägliche Kontrolle der Leberwerte durch die Ärzte.

Problem 2 Dadurch, daß die Nachtschwester stündlich ihren Kontrolldurchgang in sein Zimmer machen muß, hat der Patient eine gestörte Nachtruhe.

Ressource Der Patient schläft eine Stunde am Stück.

Nahziel Der Patient hat in der nächsten Nacht eine Ruhephase von 3 Stunden.

Fernziel Der Patient schläft die Nacht ungestört durch.

Maßnahmen Beobachtung und Überwachung der Schlafgewohnheiten stündlich im Nachtdienst. Dokumentation der Schlaflosigkeit bzw. des Schlafrhythmus. Den Patienten informieren, daß um 22.00 Uhr und um 6.00 Uhr Blutzucker gestochen werden muß. Darauf achten, daß die Perfusorspritzen und Infusionen, die über Infusomaten laufen, rechtzeitig ausgewechselt werden, bevor die Geräte Alarm geben und den Patienten in seinem Schlaf stören. Kein großes Licht, nur eine Taschenlampe anmachen. Die Tür angelehnt lassen. Darauf achten, daß andere Patienten nicht laut vor seiner Tür eine Kommunikation führen. Auf ärztliche Anordnung ein Schlafmedikament geben.

Problem 3 Aufgrund der Schmerzen und Zukunftsängste hat der Patient einen unruhigen Schlaf.

Ressource Der Patient sagt, wenn er Schmerzen hat.

Nahziel In der nächsten Nacht schläft der Patient 3 Stunden am Stück.

Fernziel Ausreichend Schlaf und Schmerzfreiheit.

Maßnahmen Siehe ATL 9 „Wach sein und schlafen" unter dem Problem 2 „Gestörte Nachtruhe". Gesprächsbereitschaft signalisieren. Die Gefühle und Ängste ernst nehmen. Abdunkeln des Zimmers durch Herunterlassen der Jalousie. Für ruhige Umgebung zum Wohlfühlen sorgen, z.B. störende Geräusche von außen abstellen. Schmerzmittel auf ärztliche Anordnung geben.

Der Patient hat Probleme beim

ATL 10 Atmen

Problem 1 Aufgrund der langen Liegezeit hat der Patient eine Ansammlung von Sekret in den Bronchien und eine flache Atmung. Aufgrund der Schwäche und Schmerzen (OP-Naht) kann der Patient nur schwer abhusten.

Ressource Der Patient nimmt Expektoranzien ein.

Nahziel Der Patient atmet in 3 Tagen tief durch und hustet vorhandenes Sekret ab.

Fernziel Gute Lungenventilation.

Maßnahmen Einreiben von Brust und Rücken früh und abends mit sekretlösenden Mitteln wie Nervgeist oder Stas-Salbe. Anschließend eincremen mit Feuchtigkeitslotion gegen eine Hautaustrocknung durch den Franzbranntwein. Siebenmal täglich Atemgymnastik mit einem Bird, der vom Patienten stündlich 10mal benutzt wird, durchführen. Einen Mullbindenstreifen an den Bettbügel hängen, dann den Patienten auffordern, diesen stündlich mindestens 5mal wegzupusten. Für ausreichende Frischluft im Zimmer sorgen. Im 2-h-Wechsel Oberkörper hochlagern mit Abstützen der Arme auf einem Kissen. V-Lagerung mit 2 Kissen, die zu einem V überkreuzt werden, anbieten. Den Nacken auf die Kissenspitze lagern. Der Hals liegt frei und wird mit einem Kissen unterstützt. Bei jedem Gang in das Zimmer Patienten auffорden, tief durchzuatmen und mit Hilfe des K-Lautes abzuhusten. Expektoranzien auf ärztliche Anordnung geben. Mehrere Nierenschalen mit Zellstoff für abgehustetes Sputum auf das Nachtkästchen stellen. Information über die Notwendigkeit der Pneumonieprophylaxe.

Der Patient hat Probleme beim

ATL 11 Arbeiten und Spielen

Problem 1 Da der Patient durch seine Bettlägrigkeit und seinen langen Krankenhausaufenthalt das Zimmer selten verlassen kann, hat der Patient Langeweile und ist nicht ausgelastet.

Ressource Der Patient bekommt Besuch von Freunden und von seiner Familie.

Nahziel Der Patient findet in 2 Wochen wieder Kraft und Spaß am Lesen eines Buches.

Fernziel Der Patient lenkt sich trotz Krankenhausaufenthalts problemlos ab. Er motiviert sich, neue Hobbys wie z.B. Lesen anzuerkennen.

Maßnahmen Den Patienten mobilisieren und ihn in die Körperpflege einbeziehen. Ihn wenigstens zu den Pflegezeiten ablenken. Die Besuchszeiten erweitern. Berufstätigen Freunden die Möglichkeit geben, einen Besuch zur Abwechslung und zum Austausch von Gefühlen zu machen. Formulare zur Anmeldung eines Telefons, Radios oder Fernsehers geben. Wenn es ihm besser geht, kann die Familie genügend Zeitungen und Bücher mitbringen. Das Pflegepersonal soll Gesprächsbereitschaft zeigen und jede freie Minute zu einer Unterhaltung mit dem Patienten nutzen. Bücherdienst vom Klinikum anbieten.

Problem 2 Da die Pflegekraft häufig das Zimmer zu pflegerischen Tätigkeiten betreten muß, nehme ich an, daß sich der Patient in seinen privaten Aktivitäten gestört fühlt. Der Patient kann z.B. nicht ungestört telefonieren.

Ressource Keine.

Nahziel Der Patient spricht in 5 Tagen über seine Bedürfnisse.

Fernziel Der Patient findet sich in der Krankenhausatmosphäre zurecht.

Maßnahmen Die Zeiten mitteilen, zu denen Pflegekräfte das Zimmer betreten müssen. Die Gefühle des Patienten ernst nehmen. Ihn fragen, ob er sich gestört fühlt. Die pflegerischen Tätigkeiten so organisieren, daß man mehrere Dinge am Patienten hintereinander durchführen kann. Ruhephasen gönnen.

Der Patient hat Probleme bei der

ATL 12 Regulation der Körpertemperatur

Problem 1 Aufgrund der Pilzinfektion und der Staphylokokkeninfektion hat der Patient subfebrile Temperaturen um 37,5 °C rektal.

Ressource Keine.

Nahziel Senkung der Temperatur unter 37,3 °C innerhalb 2 Tagen.

Fernziel Körpertemperatur zwischen 36° und 37 °C.

Maßnahmen Dreimal täglich Temperatur messen lassen. Rektal 3 Minuten Thermometer belassen. Dokumentation des Fieberverlaufs. Bei Erhöhung der Temperatur sofort den Arzt verständigen. Antibiotika auf ärztliche Anordnung um 8.00 Uhr und um 20.00 Uhr zur i.v.-Gabe verabreichen und auf Nebenwirkungen beobachten.

PFLEGEBERICHT

Datum (Frühdienst)

Der Patient wollte seine Prothese nicht eingesetzt bekommen. Er hat sich aber dann überzeugen lassen, daß es für die Verständigung wichtig wäre. Nach 15 Minuten klagte er über Schmerzen im Mundbereich und ließ sich die Prothese wieder herausnehmen. Daraufhin war der Patient akustisch schlecht zu verstehen. Eine Kommunikation war fast nicht möglich.
Der Patient hat bei der Körperpflege sehr gut mitgeholfen. Mit Hilfe stand er einige Minuten problemlos vor dem Bett.
Trotz Aufklärung über seine Diät bezüglich des Diabetes hat er selbst nicht wahrgenommen, daß er fälschlicherweise eine normale Butter und keine Diabetikerbutter auf seinem Frühstückstablett hatte.

Unterschrift

Tabelle A1. Norton-Skala

	Motivation, Kooperation	Alter	Hautzustand	Zusatzerkrankung	Körperlicher Zustand	Geistiger Zustand	Aktivität	Beweglichkeit	Inkontinenz	
	voll	<10	normal	keine	gut	klar	geht ohne Hilfe	voll	keine	
	4	4	④	4	4	4	4	4	4	
	wenig	<30	schuppig trocken	Fieber, Diabetes, Anämie	leidlich	apathisch, teilnahmslos	geht mit Hilfe	kaum eingeschränkt	manchmal	
	3	3	3	③	3	3	3	3	③	
	teilweise	<60	feucht	MS, Ca, Kachexie, Adipositas	schlecht	verwirrt	rollstuhlbedürftig	sehr eingeschränkt	meistens Urin	
	②	②	2	2	②	②	②	②	2	
	keine	>60	Allergie, Risse	Koma, Lähmung	sehr schlecht	stuporös (stumpfsinnig)	bettlägerig	voll eingeschränkt	Urin und Stuhl	
	1	1	1	1	1	1	1	1	1	
Name:										Gesamtzahl
Herr N.	2	2	4	3	2	2	2	2	3	22

Laut der erweiterten Norton-Skala besteht Dekubitusgefahr bei 25 Punkten und weniger. Herr N. hat 22 Punkte erreicht. Er ist dekubitusgefährdet.

Examensarbeit „Augenresektion"

ARBEITSPLAN

8.00 bis 8.15

Tätigkeit: Übergabe der Hauptpatientin Frau B. U.,
kurze Anamnese des 2. Patienten Herrn R. L.,
kurze Anamnese des 3. Patienten Herrn A. F.,
kurze Anamnese des 4. Patienten Herrn W. S.

8.15 bis 9.00

Tätigkeit: Teilkörperwaschung mit Mundspülung und Haarpflege, Bettwäschewechsel.

9.00 bis 9.25

Anamnese: Herr A. F. wurde am 20. 8. 1942 in Neuburg an der Donau geboren. Er ist von Beruf Bauer und gelernter Zimmermann. Seine Frau ist vor zwei Jahren gestorben. Er hat einen ledigen Sohn von 25 Jahren, der Verkäufer ist. Der Patient wurde im Januar 1995 wegen eines Zungengrundkarzinoms links auf Station eingeliefert. Nach Probeentnahme am 9. 1. stellte sich ein differenziertes Plattenepithelkarzinom Stadium pT2 pN1 heraus. Daraufhin wurde am 24. 1. eine CO_2-Tumorlaserresektion und Neck dissection beidseits durchgeführt. Es folgte von Februar bis Mai 1995 eine Strahlentherapie. Im Juli 1995 kam er erneut mit Schluckbeschwerden, Speichelfluß und Schmerzen auf Station. Es stellte sich ein Rezidiv des Zungengrundkarzinoms Stadium pT4 heraus. Am 5. 7. erhielt Herr F. eine Tracheostomie und PEG-Legung, am 6. und 13. 7. eine palliative Lasertherapie. Am 4. 9. kam der Patient wegen starker Schmerzen, zugeschwollenem linken Auge und Schluckbeschwerden auf Station. Er erhält über den Tag verteilt Morphin durch eine Pumpe.

Tätigkeit: Verbandwechsel der PEG,
Vorbereiten und Anhängen der Sondenkost.

9.25 bis 9.35

Anamnese: Herr R. L. wurde am 1. 9. 1937 geboren. Er ist von Beruf Diplomkaufmann. Der Patient ist seit 1964 verheiratet und hat zwei Kinder. Seine Frau ist Grundschullehrerin. Herr L. ist beruflich viel unterwegs. Aufgrund von Schluckbeschwerden wurde der Patient im Juli 1994 auf Station eingeliefert. Dort stellte man ein Hypopharynxkarzinom fest. Am 21. 7. 94 führte man eine Laserresektion des Tumors T4 und Neck dissection beidseits durch. Wegen ungünstiger Prognose wurde anstatt einer weiteren OP eine kombinierte Radio-Chemo-Therapie von August bis Oktober 1994 durchgeführt. Im August 1995 kam Herr L. wegen starker Schluckbeschwerden und Mundgeruch erneut in die Klinik. Am 28. 8. 95 wurde schließlich eine Laryngopharyngektomie, eine Rekonstruktion mit Jejunum-Interponat, Tracheostomie und Stimmrehabilitation mit einer Provox-Prothese durchgeführt. Durch eine Gerinnungsstörung blutete Herr L. nach. Am 4. 9. 95 fand eine Revision mit Blutstillung statt.

Tätigkeit: Auf die Nachbarstation gehen und dem Patienten den Koffer für Kanülenträger bringen. Den Patienten bitten, sich mit dem Inhalt des Koffers zu beschäftigen und auszupacken.

9.35 bis 9.50

Anamnese: Herr W. S. ist am 1. 5. 1931 geboren. Er wuchs in Simbach am Inn auf. Er ist von Beruf Zimmermann. Seine Frau ist vor 12 Jahren verstorben. Herr S. hat zwei Töchter und zwei Söhne aus dieser Ehe. Im Juli 1995 bemerkte Herr S. beim Essen ein Ziehen im Bereich des linken Mundbodens. Am 24. 7. fand ambulant eine Probebiopsie statt. Es stellte sich ein adenozystisches Karzinom der Glandula submandibularis li. heraus mit Verdacht auf lymphogene Metastasen. Herr S. wurde am 21. 8. zur stationären Aufnahme auf Station einbestellt. Am 5. 9. fand eine Tumorresektion mit Tracheostomie und Neck dissection links statt. Im weiteren Verlauf ist eine Zahnsanierung mit Bestrahlung geplant.

Tätigkeit: Kanülenwechsel.

9.50 bis 10.45

Tätigkeit: Gang auf Nachbarstation zu Herrn L., um den Koffer für Kanülenträger zu erklären.

10.45 bis 11.00

Tätigkeit: Schreiben des Pflegeberichtes, Übergabe an Schwester Marion des Frühdienstes.

PFLEGEANAMNESE

Name:	Frau B. U.
Alter:	3. 10. 1941 (54 Jahre)
Nationalität:	deutsch
Geburtsort:	Tübingen
Religion:	evangelisch
Beruf:	seit 1981 Hausfrau, früher Putzfrau
Familienstand:	Ehemann F. U., 47 Jahre, Schreiner, Tochter, 14 Jahre, Hauptschülerin.

Therapeutisch-diagnostische Anamnese:
Im März 1994 unterzog sich Frau U. einer Zahnbehandlung am Oberkiefer. Kurz darauf bemerkte sie eine Schwellung der Oberlippe. Nach wenigen Wochen verhärtete sich ihre Oberlippe, und sie verspürte Schmerzen, die bis in das linke Nasenloch ausstrahlten. Als sich schließlich ein Erythem bildete, sich das Spannungsgefühl in der Oberlippe verstärkte und Frau U. 2- bis 3mal täglich stechende Schmerzen in der Nase verspürte, konsultierte sie ihren Hausarzt. Anfangs wurde sie mit einem Antibiotikum behandelt. Die Verhärtung wurde dennoch größer. Ihr Arzt überwies sie in die dermatologische Klinik.
Am 25. 8. wurde ambulant eine Probeentnahme aus der Oberlippe durchgeführt. Es stellte sich histologisch ein solides Basaliom subnasal heraus.
Da sich die Symptomatik trotz Therapie nicht besserte, kam Frau U. am 20. 9. 94 zu einer stationären Behandlung auf meine Station. Während ihres fast 2monatigen Aufenthalts mußte sie sich 4 Operationen unterziehen.
Am 30. 9. 94 fand eine Tumorresektion mit Epigarddeckung statt. Man wollte die Oberlippe erst vollständig decken, wenn das histologische Ergebnis vorhanden war.
Am 11. 10. mußte sich die Patientin abermals operieren lassen. In Lokalanästhesie wurde eine Nachresektion am harten Gaumen vorgenommen. Es war notwendig, einen halben Zentimeter langen Streifen der Oberlippenschleimhaut zu entfernen, da bei der vorherigen Resektion eine Dysplasie der Haut vorlag. Wiederum wurde der freiliegende Knochen des Kiefers mit Epigard gedeckt. Die Histologie zeigte ein Plattenepithelkarzinom.
Am 20.10.94 fand eine Tracheostomie mit Neck dissection beidseits und eine Defektdeckung mit einem mikrovaskuläranastomisierten Radialislappen vom linken Unterarm statt. Der Hebedefekt des Radialislappen wurde mit einer Spalthautentnahme

vom linken Oberschenkel gedeckt. Histologisch stellte sich heraus, daß die Nachresektate tumorfrei waren, aber tumurös veränderte Halslymphknoten vorhanden waren. Es wurde eine Strahlenbehandlung postoperativ angeordnet.
Nach Verheilung der OP-Nähte konnte am 9. 11. 94 das Tracheostoma endgültig verschlossen werden, da eine Anschwellung und eventuelle Verlegung der Atemwege ausgeschlossen werden konnte.
Am 13. 11. 1994 wurde Frau U. zur Nachbehandlung in die Obhut ihres Hausarztes entlassen. Es folgte die Sanierung der Zähne und anschließend am 8. 12. 1994 eine postoperative Radiatio des Tumorbettes und der zervikalen Lymphabflußbahnen. Die 40 Bestrahlungen zogen sich über einen Zeitraum von 3 Monaten hin, da Frau U. ein Erysipel linksseitig am Transplantat entwickelt hatte.
Im August 1995 bemerkte die Patientin eine Schwellung ihres Unterlides und starke Schmerzen in der rechten Gesichtshälfte. Sie besuchte ihren Hausarzt, der Frau U. ohne zu zögern in die Poliklinik schickte. Diagnostisch fand man intrazerebral keinen Hinweis für eine Raumforderung oder einen pathologischen Gefäßprozeß. Zudem war eine Liquorzirkulationsstörung und eine vorzeitige Hirnatrophie auszuschließen. Die Nasennebenhöhlenröntgenaufnahme wies eine Aplasie des Stirnhöhlengebiets auf. Im Bereich der rechten Kieferhöhle mit angrenzender Orbita war deutlich eine 3 × 2,5 cm große weichteildichte Raumforderung zu sehen. Der Bulbus occuli war hierdurch angehoben. Mit der Diagnose Rezidiv des Oberlippenkarzinoms im Bereich des Kieferhöhlendachs mit Einbruch in die Orbita wurde Frau U. am 24. 8. 95 auf Station aufgenommen.
Um eine Infiltration des Tumors in das Auge ausschließen zu können, wurde ein Augenkonsil durchgeführt. Dort stellte sich heraus, daß eine Tumorresektion nur unter der Bedingung der Anwesenheit von Augenärzten durchgeführt werden sollte.
Am 31. 8. 95 fand eine Exzision des Wangentumors rechts mit Schnellschnitt statt. Die Patientin kam mit einer Minidrainage auf Station zurück. Man wartete auf die Histologie. Schließlich konnte eine weitere Operation in Zusammenarbeit mit den Augenärzten nicht umgangen werden. Am 7. 9. 1995 kam die Patientin in den OP. Es fand eine Exenteratio orbitae rechts mit Resektion der kompletten Kieferhöhle und des vorderen Anteils des Jochbogen rechts statt.
Voraussichtlich wird Frau U. nach Verheilung der Wunde eine Epithese oder ein Glasauge erhalten.
Die Patientin wird derzeit mit folgenden Medikamenten behandelt:

- Ceporexin-Saft 3mal 1 ml als Infektionsprophylaxe,
- Sostril 150 mg (1-0-1) als Magenschutz,
- Paspertin-Tropfen 20 gtt (1-0-1) gegen Übelkeit,
- Vasomotal 8 mg p.o. (1-1-1) gegen vestibuläre Störungen mit dem Leitsymptom Schwindel,
- Muskeltrancopal 200 mg p.o.(1-1-1) gegen Krämpfe im Wangenmuskel,
- Talvosilen forte 1000 mg supp. bei Bedarf gegen Schmerzen,
- Liquemin 7500 IE s.c. (1-0-1) zur Thromboseprophylaxe.

Die Patientin hat folgende Vorerkrankungen:
- 1971 Tonsillektomie,
- 1972 Fettleber,
- 1992 benigner Mammatumor.

Soziale Anamnese:
Frau U., geborene K., ist am 3. 10. 1941 in Tübingen auf die Welt gekommen. Ihre Mutter zog sie alleine auf. Frau U. hat kein gutes Verhältnis zu ihrer Mutter. Die negative Einstellung ihr gegenüber entwickelte sich bereits in ihrer Kindheit. Fünf weitere Kinder waren ebenfalls unehelich und von unterschiedlichen Männern.
Im Jahre 1950, als Frau U. 8 Jahre alt war, wurde sie von ihrer Mutter grundlos verstoßen. Frau U. nimmt an, daß die Nachkriegszeit daran schuld gewesen war. Sie mußte ihren Wohnort in der ehemaligen DDR aufgeben und wuchs schließlich bei ihrem Vater in der BRD auf. Ihr Vater ist Geschäftsmann. Auch hier konnte Frau U. nicht ungestört aufwachsen. Sie lebte mit ihrer Stiefmutter, ihrem Vater und deren Kind in einer Wohnung zusammen. Ihre Stiefmutter konnte Frau U. gegenüber keine Beziehung aufbauen. Anstatt ihr die nötige Liebe und Wärme zu geben, wurde sie täglich von ihr geschlagen. Leider brachte ihr Vater für die schreckliche Situation kein Verständnis auf und stand ihr nie zur Seite.
Um aus diesen familiären Verhältnissen entkommen zu können, heiratete sie im Alter von 22 Jahren ihren ersten Freund. Es war eine Heirat aus Vernunft. Diese Ehe hielt dennoch 17 Jahre an, blieb jedoch kinderlos. Frau U. sagte, diese Ehe hätte nur so lange funktioniert, weil sie in jeder Diskussion oder Auseinandersetzung nachgegeben hätte. Sie hatte in ihrer Kindheit nie gelernt, ihre Meinung zu äußern.
Erst als Frau U. 39 Jahre alt war, fand sie die große Liebe ihres Lebens. Ohne zu zögern heiratete sie ihren jetzigen Ehemann. Sie lebt mit ihm gemeinsam in Amberg. Herr A.U. ist Schreiner und viel unterwegs. 1981 wurde ihre Tochter geboren. Ihre Ehe

dauert inzwischen schon 16 Jahre an. Frau U. ist darin immer noch glücklich.
Seit Beginn ihrer Krankheit im Jahre 1994 raucht Frau U. nicht mehr. Früher rauchte sie zwei Schachteln Zigaretten am Tag. Alkohol trank sie nur zu besonderen Anlässen. Frau U. leidet extrem unter der Zahnsanierung, die im Hinblick auf die Strahlentherapie vor einem Jahr stattgefunden hat. Seit diesem Zeitpunkt kann sie nur noch pürierte Nahrungsmittel zu sich nehmen.
Zudem ist Frau U. davon überzeugt, daß ihre Erkrankung nur durch eine Parodontosebehandlung vor einem Jahr verursacht worden ist. Sie gibt dieser Zahnbehandlung die alleinige Schuld für ihre Leidensgeschichte.

Pflegerische Anamnese:
Frau B. U., geboren am 3. 10. 1941, wurde am 7. 9. 1995 morgens gegen 9.20 Uhr in den OP gefahren. Die Patientin war zu diesem Zeitpunkt sehr hoffnungsvoll. Sie glaubte, mit der Operation ihren Tumor endgültig besiegen zu können. Auf dem Weg in den OP wurde sie jedoch immer stiller. Sie machte sich Gedanken, wie lange sie noch zu leben habe.
Gegen 17.00 Uhr traf sie nach der geplanten Tumorresektion und Exstirpatio oculi rechts wieder auf Station ein. Sie erhielt 500 ml Tutofusin über eine Braunüle. Zudem trug sie einen Augenverband, der ihre gesamte rechte Gesichtshälfte bedeckte. Im OP wies sie teilweise erhöhte Blutdruckwerte bis zu 180 mmHg systolisch auf. Auf Station hielt sie sich konstant bei Blutdruckwerten um 140:90 mmHg und Pulswerten um 84 Schläge pro Minute. Der Augenverband war ohne jegliche Nachblutung. Frau U. klagte bald über Schmerzen. Daraufhin erhielt sie ein Tramal-Zäpfchen, das keine Wirkung zeigte. Frau U. litt an starker Übelkeit. Sie erbrach am OP-Tag einmal. Um die Schmerzen zu lindern, ordneten die Ärzte eine halbe Ampulle Tramal als Kurzinfusion an. Frau U. wurde ruhiger und konnte die Schmerzen ertragen. Sie war nicht imstande gewesen aufzustehen, deshalb ließ man sie auf die Bettschüssel gehen und übergab dem Nachtdienst, daß Frau U. beim nächsten Mal zur Toilette geführt werden sollte.
In der Nacht konnte Frau U. gut aufstehen. Ihr Kreislauf war stabil. Nachts trat eine leichte Nachblutung auf, so daß auf dem Verband ein 5 DM-Stück-großer Blutfleck zu sehen war.
Am 8. 9. mußte Frau U. am Morgen im Bett gewaschen werden. Sie litt unter großen Schmerzen. Die Übelkeit vom Vortrag war weiterhin vorhanden. Inzwischen war der Augenverband voll-

kommen durchgeblutet und mußte noch am Morgen von den Ärzten gewechselt werden. Frau U. verlor ihren Lebensmut. Sie wiederholte, daß sie sterben möchte. Frau U. lag den ganzen Vormittag zusammengekauert in ihrem Bett, sprach kein Wort und hielt ihr Auge geschlossen. Sogar der Anruf ihres Mannes konnte sie nicht trösten. Sie ließ ihm durch mich ausrichten, daß sie aufgrund der Schmerzen momentan kein Wort mit ihm wechseln könnte. Trotz neuem Verband blutete dieser wieder nach, und etwas Sekret lief aus der rechten unteren Ecke des Verbandes heraus. Ihre Verfassung verschlechterte sich am Nachmittag immer deutlicher. Sie bat darum, ein feuchtes Tuch auf die Stirn gelegt zu bekommen, um die Schmerzen besser ertragen zu können.

Am 9. 9. hielten sich die Schmerzen konstant. Frau U. konnte nur unter Tramal i.v. für einige Stunden schmerzfrei gehalten werden. Zudem traten Kopfschmerzen auf, die Übelkeit verstärkte sich, so daß Frau U. jegliche Nahrungsaufnahme verweigerte. Sie gab wiederholt den Wunsch von sich, sterben zu wollen. Da sie unter keinen Umständen zum Essen bewegt werden konnte, stellte man ihr am Vormittag eine Flasche Fresubin an das Nachtkästchen. Sie wurde von ärztlicher Seite aufgeklärt, daß sie eine Ernährungssonde erhalten würde, wenn sie ihrem Körper notwendige Elektrolyte und Kalorien weiterhin vorenthalten würde. Gegen Abend konnte Frau U. am Sonntag zu einem kurzen Spaziergang über den Flur der Station bewegt werden. Sie schien äußerst müde zu sein.

Am 10. 9. erschien sie optimistischer. Sie aß sogar ihr Frühstück auf. Gegen Nachmittag verschlimmerten sich ihre Schmerzen. Die Krämpfe in der rechten Wange ließen später nach, so daß Frau U. einen Teller Reisbrei zu sich nehmen konnte. Frau U. bat, die Wunde sehen zu können. Nach ihren eigenen Angaben stand sie zwar am Abend vor dem Spiegel, konnte jedoch trotz gelöstem Verband ihre Operationsnaht nicht erkennen, da die Sehschärfe des linken Auges zu schwach gewesen war.

Am Montag, den 11. 9., wollte Frau U. nach der Teilwaschung am Waschbecken unter keinen Umständen mobilisiert werden. Sie war äußerst weinerlich. Sie klagte über starke Schmerzen, die trotz Tramal-Infusion nicht besser wurden. Die Patientin konnte wegen Übelkeit und Schmerzen keinen Bissen zu sich nehmen. Schließlich erhielt sie gegen 18.00 Uhr an diesem Tag eine Ernährungssonde. Darüber lief eine Flasche Fresubin mit Tee vermischt. Frau U. konnte sich kaum mit mir unterhalten, da die Schmerzen unter jedem Satz stärker wurden. Dennoch schlief sie meistens im Laufe des Tages. Sogar der Gedanke an ihre Tochter konnte sie an diesem Tag nicht aus dem seelischen Tief bringen.

Am 12. 9. war Frau U. am Morgen schmerzfrei. Sie stand sehr gut zur Toilette auf. Bei der Teilkörperwaschung am Waschbecken klagte sie jedoch plötzlich über Übelkeit und starken Schwindel. Ich mußte die Waschung unterbrechen und sie in ihr Bett legen. Dort erholte sie sich rasch, wollte aber trotzdem nicht weiter gewaschen werden. Über die Nacht war die Ernährungssonde verstopft, so daß Frau U. in der Früh diese gezogen bekommen mußte. Sie versprach, viel zu trinken und einige Bissen ihrer Nahrung zu sich zu nehmen. Zum Frühstück aß sie eine Scheibe Brot mit Wurst. Gegen Mittag entwickelten sich wieder Schmerzen. Sie blieb im Bett liegen. Frau U. konnte zu keinem Spaziergang über den Gang bewegt werden. Am Mittwoch nahm Frau U. von jeder der 3 Mahlzeiten wenigstens ein paar Bissen zu sich. Sie hatte seltener Schmerzen. Frau U. unterhielt sich gerne mit ihren Bettnachbarinnen und dem Pflegeteam. Sie hatte neue Hoffnung und Motivation für diesen Tag geschöpft.

Am 14. 9. lag Frau U. weinend im Bett. Sie klagte über unerträgliche Schmerzen, die dadurch verursacht worden waren, daß nachmittags am Vortag ein Teil der Tamponaden aus dem unterpolsterten Wundgebiet entfernt worden waren. Es war ihr nicht möglich aufzustehen. Sie weigerte sich, eine Teilkörperwaschung wie auch eine Ganzwaschung im Bett durchführen zu lassen. Sie wollte in Ruhe gelassen werden. Somit organisierte die Station einen Seelsorger, der sich gegen die Mittagszeit eine Stunde mit ihr unterhielt. Frau U. aß kaum einen Bissen. Sie erhob sich kein einziges Mal. Frau U. sagte erneut, daß sie sterben wolle.

PFLEGEPLANUNG

Inhaltsverzeichnis:

Die Patientin hat Probleme beim

ATL 1 Kommunizieren

Problem 1 Durch das unbedingte Verlangen einer ewigen Genesung fragt die Patientin unaufhörlich nach. Die Patientin akzeptiert keine ehrlichen Antworten.

Ressource Keine.

Nahziel Die Patientin findet sich in 14 Tagen mit der neuen Situation zurecht.

Fernziel Unterstützung ihrer verbalen Kommunikation durch Gestik mit den Händen und Körperhaltung.

Maßnahmen Verständnis entgegenbringen und Gesprächsbereitschaft signalisieren. Die Patientin ernst nehmen. Ihr zeigen, daß man mit ihr gerne spricht und sie auch ansieht.

Problem 2 Wegen des fehlenden Auges ist die Körpersprache gestört. Die nonverbale Kommunikation ist behindert.

Ressource Die Patientin fragt häufig nach.

Nahziel Die Patientin akzeptiert in einer Woche auch ehrliche Antworten.

Fernziel Die Patientin findet sich mit ihrem Schicksal zurecht.

Maßnahmen Der Patientin klar machen, daß man selbst keine Aussagen über Prognosen oder Komplikationen machen darf. Einen Termin mit dem Arzt organisieren, bei dem der Arzt genug Zeit hat, alle Fragen zu beantworten. Wenn sie nicht mehr aufhört, unerbittlich zu fragen, zugeben, daß man mit ihren Fragen überfordert ist. Verständnis zeigen. Trotz aller Schwierigkeiten der Patientin Gespräche anbieten, ihr Gesprächsbereitschaft signalisieren. Klar machen, daß man nur ein guter Zuhörer sein kann, aber kein Wahrsager oder Problemlöser. Der Patientin helfen, die Phasen des Trauerprozesses zu durchschreiten.

Problem 3 Aufgrund des eingeschränkten Gesichtsfeldes kann die Patientin nicht lesen.

Ressource Die Patientin hört Radio.

Nahziel Die Patientin läßt sich in 3 Tagen bei Besuchen ihrer Familie das Weltgeschehen aus der Tageszeitung vorlesen.

Fernziel Die Patientin findet neue Hobbys.

Maßnahmen Wenn sich Zeit findet, anbieten, aus Büchern oder Zeitungen eine halbe Stunde vorzulesen. Wenn die Patientin trotz ihrer Erkrankung Interesse für das Weltgeschehen und die Politik aufbringen kann, ihr die Möglichkeit geben, sich durch ein Radio zu informieren. Bei Betreten des Zimmers sich die Zeit nehmen, Neuigkeiten aus dem Weltgeschehen anzusprechen. Die Telefonnummer zum Anmelden eines Fernsehers geben. Ergotherapie anfordern.

Problem 4 Die Patientin kann wegen ihrer Sehbehinderung erschwert schreiben.

Ressource Die Patientin kann schreiben.

Nahziel In 14 Tagen versucht die Patientin, einen Satz zu schreiben.

Fernziel Problemloses Schreiben.

Maßnahmen Verständnis entgegenbringen. Motivieren, dennoch Schriftproben zu machen. Die Ergotherapie anfordern, die gemeinsam mit ihr das Schreiben neu eintrainiert. Der Patientin sagen, daß das gesunde Auge bald die Funktionen so übernehmen wird, daß ihr das Schreiben nicht schwer fallen wird. Mitpatienten bitten, für sie wichtige Notizen aufzuschreiben. Den Tip geben, sich von ihrem Ehemann einen Kassettenrecorder oder ein Diktiergerät mitbringen zu lassen.

Problem 5 Durch die Resektion des linken Auges ist die visuelle Wahrnehmung der Umwelt gestört. Die Patientin ist auf einem Auge blind.

Ressource Die Patienin sieht auf dem rechten Auge.

Nahziel Die Patientin findet sich in 2 Wochen mit der Tatsache der Erblindung zurecht.

Fernziel Die Sehleistung des rechten Auges bleibt erhalten.

Maßnahmen Hilfe beim Bewegen und Essen anbieten. Das Zimmer so aufräumen, daß unnötige Gegenstände entfernt werden. Die Dinge im Zimmer nicht verstellen. Einen Gehwagen als Laufhilfe anbieten. Darauf achten, daß die Patientin ihre Brille trägt. Gespräche anbieten. Ihr helfen, die Situation der Erblindung auf einem Auge zu verarbeiten. Selbsthilfegruppen vermitteln, die Tips für den weiteren Lebensweg geben können. Ergotherapie anfordern.

Problem 6 Dadurch, daß die Patientin nur noch ein Auge hat, ist das Gesichtsfeld eingeschränkt. Die Patientin hat den rechten Gesichtsfeldradius verloren.

Ressource Die Patientin sieht auf dem linken Auge 60%.

Nahziel In 10 Tagen akzeptiert die Patientin die Einschränkungen beim Sehen.

Fernziel Die Patientin kommt mit der Situation zurecht.

Maßnahmen Die Patientin nie von der rechten Seite ansprechen. Sich immer schon an der Tür des Zimmers bemerkbar machen. Die Gegenstände auf die kranke Seite stellen. Ihr klar machen, daß sie trotz Gesichtsfeldverlust auch noch eine rechte Seite hat.

Problem 7 Durch das Unvermögen, den Verlust des Organes zu akzeptieren, ist die Patientin zeitweilig depressiv verstimmt. Die Patientin spricht dann wenig.

Ressource Die Patientin zeigt ihre Gefühle.

Nahziel In einer Woche vertraut sich die Patientin einer Krankenschwester an.

Fernziel Die Patientin findet sich mit der Situation zurecht.

Maßnahmen Bei Betreten des Zimmers anhand von Körpersprache und Haltung der Patientin erkennen, in welcher seelischen Verfassung sie sich befindet. Ihr zeigen, daß man für Gespräche bereit ist. Fragen, ob man ihr helfen kann. Sie in ihren Emotionen ernst nehmen und Verständnis aufbringen. Der Patientin zu diesen Zeiten die nötige Ruhe gewähren.

Problem 8 Wegen der vergrößerten Oberlippenplastik spricht die Patientin undeutlich.

Ressource Die Patientin kann sich trotzdem mitteilen.

Nahziel Die Patientin bemüht sich, deutlicher zu sprechen.

Fernziel Die Patientin akzeptiert diesen Zustand.

Maßnahmen Alle lauten Nebengeräusche abstellen. Die Patientin beim Sprechen ansehen. Sagen, daß sie langsam sprechen soll. Sich in die Sprache einhören. Zugeben, wenn man etwas nicht verstanden hat. Die Patientin bitten, das Gesagte zu wiederholen.

Problem 9 Durch den Verlust des rechten Auges und damit verbunden den Verlust der Tränendrüse kann die Patientin auf diesem Auge nicht mehr weinen.

Ressource Die Patientin kann auf dem linken Auge weinen.

Nahziel Die Patientin akzeptiert in einer Woche diese Situation.

Fernziel Die Patientin kann ihre Gefühle zeigen.

Maßnahmen Mut zusprechen. Gesprächsbereitschaft zeigen. Gefühle akzeptieren und verstehen. Ihr helfen, den Verlust des Auges zu überwinden.

Problem 10 Die Patientin hat Schwierigkeiten, die Klinikfachsprache zu verstehen. Sie kommt mit den lateinischen Begriffen nicht zurecht.

Ressource Die Patientin interessiert sich für ihre Erkrankung.

Nahziel In einer Woche fragt die Patientin korrekt und detailliert nach.

Fernziel Die Patientin versteht alle Informationen.

Maßnahmen Bei pflegerischen Tätigkeiten immer zuerst genau erklären, wieso, was und wie man eine Tätigkeit ausführt. Gesprächsbereitschaft signalisieren. Wenn sie im pflegerischen Bereich Fragen hat, versuchen, ihr ausführliche Antworten zu geben. Die Patientin sanft darauf aufmerksam machen, daß das Pflegeteam über Prognose, Therapie und Krankheitsverlauf keine Auskunft geben darf oder kann. Sie dazu anhalten, ihre Gefühle zuerst zu ordnen, die Fragen neutral zu stellen und überschießende Emotionen zu bündeln. Bei Fragen im therapeutischen Bereich die Möglichkeit geben, am Morgen während der Visite ihre Fragen zu stellen. Zudem die Patientin bitten, am Nachmittag ein weiteres Gespräch zu führen. Wenn sie möchte, den Ehemann in Gespräche einbeziehen. Ihr den Tip geben, sich ihre Fragen schriftlich zu notieren.

Die Patientin hat Probleme beim

ATL 2 Sinn finden

Problem 1 Aufgrund der Entstellung, bedingt durch die Augenresektion, hat die Patientin Angst vor der Reaktion der Gesellschaft und der Familie. Sie glaubt, isoliert zu werden.

Ressource Die Patientin spricht über ihre Gefühle.

Nahziel In einer Woche geht die Patientin im Klinikum spazieren.

Fernziel Zufriedenes Familien- und Gesellschaftsleben.

Maßnahmen Siehe ATL 2 „Sinn finden" unter dem Problem 5 „Zukunftsängste". Der Patientin den Rat geben, den Ehemann und die Tochter in ihre Ängste einzuweihen. Sie motivieren, im Klinikpark spazierenzugehen.

Problem 2 Aufgrund der Operation ist die Patientin sehbehindert. Ich nehme an, daß sie Angst hat, auch ihr zweites Auge zu verlieren.

Ressource Keine.

Nahziel Die Patientin spricht über ihre Gefühle.

Fernziel Die Patientin kommt mit ihrer verminderten Sehfunktion zurecht.

Maßnahmen Die Patientin beim Augenarzt anmelden. Gesprächsbereitschaft signalisieren. Adressen von Selbsthilfegruppen geben. Schutzmaßnahmen und Augenentlastungsmaßnahmen für ihr verbliebenes Auge vermitteln, z.B. optimale Gläserkorrektur mit Hilfe einer Brille durchführen lassen, immer Sonnenbrillen tragen, vorsichtig mit spitzen Gegenständen umgehen, aufpassen, daß keine Laugen oder Säuren in das Auge gelangen. Wenn die Patientin mit Staub, Gasen, Dämpfen und chemischen Giftstoffen in

Verbindung kommt, ihr sagen, daß sie eine Schutzbrille tragen soll. Zur Augenentlastung soll sie mehrmals am Tag die Ellbogen auf einen Tisch aufstützen und das Auge mit den Händen bedecken. Mehrere Minuten in dieser Stellung verharren. Auflegen einer Augenkompresse.

Problem 3 Die Patientin macht wegen des Verlusts eines Organs einen Trauerprozeß durch. Sie zieht sich zurück.

Ressource Die Patientin weint häufig.

Nahziel Die Patientin nimmt Kontakt zu einer Bezugsperson auf.

Fernziel Die Patientin hat neue Zukunftsperspektiven und genießt ihr Leben.

Maßnahmen Siehe ATL 2 „Sinn finden" unter dem Problem 5 „Zukunftsängste". Die Stufen der Trauer akzeptieren und ernst nehmen. Wenn die Patientin aggressiv wird, diese Reaktionen auf keinen Fall persönlich nehmen. Versuchen, Gespräche mit ihr zu führen. Ihr Zeit lassen, den Trauerprozeß zu durchleben.

Problem 4 Da die Patientin aus kosmetischen Gründen eine Augenprothese tragen wird, nehme ich an, daß sie Angst vor dem Umgang mit diesem Fremdkörper hat.

Ressource Keine.

Nahziel In einer Woche möchte die Patientin Informationen über die Augenprothese erhalten.

Fernziel Die Patientin kann mit ihrer Augenprothese umgehen.

Maßnahmen Auf Wunsch ein Konsil für die orthopädische Werkstätte im Hause ausschreiben. Sie über die Arten von Augenprothesen und deren Umgang informieren. Den Tip geben, sich mit dem Blindenverein so schnell wie möglich in Verbindung zu setzen.

Problem 5 Durch die bösartige Erkrankung und die Entstellung hat die Patientin Angst vor der Zukunft.

Ressource Die Patientin spricht über ihre Sorgen.

Nahziel In einer Woche erlebt die Patientin positive Momente.

Fernziel Die Patientin hat neue Zukunftsperspektiven.

Maßnahmen Gespäche anbieten. Sie ernst nehmen. Auf Wunsch einen Psychologen oder Seelsorger anfordern. Der Patientin Mut und Zuspruch geben. Fachzeitungen sowie Adressen von Selbsthilfegruppen oder eine Kontaktadresse wie z.B. vom Deutschen Blindenverband geben. Auf Wunsch betroffene Mitpatienten zu einem Gespräch und zum Austausch von Gefühlen vorstellen. Der Patientin Zeit lassen, mit der Situation fertigzuwerden.

Problem 6 Aufgrund der Bösartigkeit der Erkrankung hat die Patientin Angst vor Rezidiven und Komplikationen.

Ressource Keine.

Nahziel Die Patientin ist frei von Risikofaktoren.

Fernziel Die Patientin hat Zukunftsziele.

Maßnahmen Die Patientin auf die Risikofaktoren einer erneuten Erkrankung hinweisen. Gesundheitsfördernde Maßnahmen vorschlagen, z.B. ausgewogene Ernährung mit wenig Kalorien, viel Sport und Bewegung oder Verzicht auf Alkohol. Ihr klar machen, wie wichtig es ist, das Rauchen einzustellen. Ein Gespräch mit dem Arzt organisieren, bei dem sie sich über Prognose und Früherkennung von Rezidiven erkundigen kann. Positives Denken vermitteln und versuchen, die Angst zu nehmen. Siehe ATL 2 „Sinn finden“ unter dem Problem 5 „Zukunftsängste“.

Die Patientin hat Probleme beim

ATL 3 Frau sein

Problem 1 Dadurch, daß die Patientin eine Oberlippenplastik und ein fehlendes rechtes Auge hat, ist die Patientin in ihrer Attraktivität eingeschränkt. Ich nehme an, daß sie Angst hat, dem Schönheitsideal der Gesellschaft nicht mehr zu entsprechen.

Ressource Keine.

Nahziel Die Patientin nimmt sich an.

Fernziel Die Patientin kann mit ihrer Situation umgehen.

Maßnahmen Die Patientin in die orthopädische Werkstatt schicken. Sie von Fachleuten über Augenprothesen informieren und beraten lassen. Zeitschriften und Informationsmaterial zur Verfügung stellen. Die Adresse der Blindenorganisation geben. Immer Gesprächsbereitschaft signalisieren. Psychologische Begleitung anbieten.

Problem 2 Ich nehme an, die Patientin befürchtet, daß ihr Mann bei sexuellen Kontakten Ekel durch ihr entstelltes Gesicht empfinden könnte.

Ressource Keine.

Nahziel In einer Woche teilt sich die Patientin ihrem Ehemann mit.

Fernziel Die Patientin hat ein erfülltes Sexualleben.

Maßnahmen Gesprächsbereitschaft signalisieren. Den Ehemann bitten, ein Gespräch über dieses Thema mit seiner Frau zu führen. Psychologische Begleitung anbieten.

Problem 3 Durch den Verlust ihres Auges nehme ich an, daß sich die Patientin nicht als vollwertige Frau fühlt.

Ressource Keine.

Nahziel In 3 Tagen spricht die Patientin über ihre Ängste.

Fernziel Die Patientin akzeptiert ihre Situation.

Maßnahmen Die Gefühle ernst nehmen und akzeptieren. Auf Wunsch den Ehemann zu einem Gespräch über dieses Problem dazubitten. Der Patientin klar machen, daß zu einer vollwertigen Frau nicht das Aussehen alleine gehört. Auf Wunsch eine Psychologin oder einen Seelsorger anfordern. Selbsthilfegruppen anbieten. Immer Gesprächsbereitschaft zeigen.

Problem 4 Die Patientin hat Angst, ihrer typischen Hausfrauenrolle zu Hause nicht mehr gewachsen zu sein, weil sie in der visuellen Wahrnehmung eingeschränkt ist.

Ressource Die Patientin spricht über ihre Ängste.

Nahziel Die Patientin verteilt nach Entlassung aus der Klinik Aufgabenbereiche an ihre Familie.

Fernziel Die Patientin organisiert ihren Haushalt selbständig.

Maßnahmen Ergotherapie anbieten. Dort unter Anleitung ein Haushaltstraining durchführen lassen. Sagen, daß sie eine Familie hat, auf die sie sich verlassen kann. Die Patientin soll Aufgaben wie z.B. einkaufen gehen oder staubsaugen an ihren Ehemann und ihre Tochter abgeben. Siehe ATL 3 „Frau sein" unter dem Problem 3 „Vollwertige Frau".

Die Patientin hat Probleme beim

ATL 4 Sich bewegen

Problem 1 Die Patientin leidet durch das ungefähr 5-DM-Stück-große Wundareal an der rechten Gesichtshälfte unter starken Schmerzen.

Ressource Die Patientin meldet sich frühzeitig bei beginnenden Schmerzen.

Nahziel Die Patientin erfährt nach Schmerzmittelgabe für 3 bis 4 Stunden Schmerzfreiheit.

Fernziel Stetige Schmerzfreiheit.

Maßnahmen Der Patientin bei Bedarf Tramal als Suppositorium geben. Die Ärzte darum bitten, eine feste Schmerzmittelgabe anzuordnen. Bei Bedarf ein Schmerzkonsil ausschreiben. Die Patientin bitten, sich frühzeitig bei beginnenden Schmerzen zu melden. Zudem soll sie mit Hilfe eines Tagebuchs die Zeiten, in denen die Schmerzen extrem stark sind, notieren. Sie soll bei Schmerzen Bettruhe einhalten, das Zimmer leicht abdunkeln und die Augen schließen. Eine bequeme Lagerung durch z.B. ein 2. Kissen ermöglichen. Die Mitpatientinnen bitten, ihren Besuch eventuell im Aufenthaltsraum zu empfangen. Schmerzen ernst nehmen, oft hilft Zusprache und Körperwärme. Die pflegerischen Tätigkeiten so organisieren, daß in den Zeiten der Schmerzzustände die Patientin die nötige Ruhe erfährt. Angehörige und Besucher darauf hinweisen, die Besuchszeiten kurz zu halten. Untersuchungen oder Konsile eventuell auf den nächsten Tag verschieben, wenn diese nicht dringend sind.

Problem 2 Aufgrund des Verlustes ihres rechten Auges ist es der Patientin unmöglich, unterschiedliche Entfernungen und Lagebeziehungen von Objekten im Zimmer und der Außenwelt wahrzunehmen.

Ressource Die Patientin sieht auf dem linken Auge zu 60%.

Nahziel Die Patientin steht in 3 Tagen alleine und angstfrei zur Toilette auf.

Fernziel Wiedergewinnung der Akkomodation durch das gesunde Auge und das Zurechtfinden in der Umwelt.

Maßnahmen Der Patientin sagen, daß sie zum Aufstehen immer einer Krankenschwester klingeln soll. Alle gefährlichen und unnötigen Gegenstände aus dem Zimmer räumen. Der Patientin frühzeitig Hinweise geben, wo für sie Gefahrenquellen entstehen könnten. Ihr sagen, daß sie vor dem Hinsetzen den Stuhl oder das Bett erst ertasten soll. Einmal pro Tag eine Krankengymnastin bestellen, die ihr Sicherheit im selbständigen Bewegen vermitteln soll. Bei der Nahrungsaufnahme, beim Waschen, Mobilisieren und beim Toilettengang behilflich sein. Ihr das Gefühl vermitteln, daß sie nach einer gewissen Übungszeit wieder in der Lage sein wird, sich sicher in ihrer Umgebung zurechtzufinden.

Problem 3 Durch das eingeschränkte Gesichtsfeld aufgrund der Augenentfernung ist das Empfinden für das körperliche Gleichgewicht gestört.

Ressource Die Patientin klingelt, wenn sie aufstehen möchte.

Nahziel In 3 Tagen geht die Patientin selbständig zur Toilette.

Fernziel Ungehindertes Bewegen im Zimmer und auf Station.

Maßnahmen Wenn die Patientin sich im Bett aufsetzen möchte, ihr sagen, daß sie sich zur Gleichgewichtsfindung mit beiden Armen rechts und links abstützen soll. Zudem in ihr Zimmer nur Stühle mit Armstützen stellen. Einen Gehwagen in das Zimmer stellen. Die Krankengymnastin bestellen, die ihr das Gehen und Stehen wieder neu beibringt. Beim Waschen einen Stuhl bereitstellen. Immer bei ihr bleiben und unnötige, spitze Gegenstände aus dem Zimmer entfernen. Die Mitpatientinnen bitten, im Zimmer Ordnung zu halten und Verständnis für die momentane Situation aufzubringen.

Problem 4 Die Patientin hat einen erhöhten Druck an der Steißbeinregion, an den Fersen und Ellbogen sowie ungenügende, druckentlastende Drehbewegungen durch die körperliche Schwäche nach der Operation. Sie ist dekubitusgefährdet.

Ressource Die Patientin hat eine intakte Haut an den gefährdeten Stellen.

Nahziel In 3 Tagen denkt die Patientin daran, sich alle 2 Stunden umzulagern.

Fernziel Druckfreiheit an den gefährdeten Stellen.

Maßnahmen Bei der Teilwaschung am Waschbecken die Haut auf Rötungen, weiße Stellen und Hautdefekte inspizieren. Nach dem Waschen alle Stellen gründlich abtrocknen und mit einer fetthaltigen Creme sorgfältig eincremen. Täglich am Morgen und nach Bedarf ein frisches, trockenes Nachthemd anziehen. Bei jedem Gang in das Zimmer das Laken und den Durchzug glatt ziehen. Der Patientin ein weiches Fell in das Bett legen. Genug Kissen und Lagerungshilfen in das Zimmer geben. Alle 2 Stunden auffordern, eine andere Körperhaltung einzunehmen. Die Patientin unterstützen und ihr helfen, in eine für sie bequeme Lage zu kommen. Darauf achten, daß sie täglich mindestens für 3 Stunden das Bett verläßt. Mobilisierung der Patientin in jeder Schicht, indem man mit ihr im Zimmer auf und ab geht oder sie in einen Stuhl setzt. Einmal täglich Krankengymnastik ärztlich anordnen lassen. Nach jedem Essen das Bett von Krümeln säubern. Der Patientin erklären, daß sie sich ausgewogen ernähren soll, um eine Ernährungsstörung zu verhindern, die wiederum ein Risikofaktor für eine Dekubitusentstehung darstellen könnte.

Problem 5 Aufgrund ihrer Unsicherheit beim Gehen und Stehen liegt die Patientin überwiegend im Bett. Ihre Muskelvenenpumpe ist erschlafft, die venöse Blutzirkulation und der Rückstrom des Blutes zum rechten Vorhof verlangsamt. Sie ist thrombosegefährdet.

Ressource Die Patientin hat keine Varizen.

Nahziel In 2 Tagen verläßt die Patientin für mindestens 4 Stunden das Bett.

Fernziel Intakte Muskelvenenpumpe und ausreichende Strömungsgeschwindigkeit in den Venen.

Maßnahmen Die Patientin auffordern, so oft wie möglich das Bett zu verlassen. Ihr kein Steckbecken anbieten, sondern mit ihr auf die Toilette gehen. Dreimal täglich gymnastische Übungen durchführen, wie z.B. auf die Zehenspitzen stellen, am Platz gehen oder Füße kreisen. Die Krankengymnastin bitten, täglich einmal zu kommen. Am Morgen und am Abend eine Liquemin-Spritze auf ärztliche Anordung zur Thromboseprophylaxe verabreichen. Der Patientin sagen, daß es wichtig ist, die Antithrombosestrümpfe (AE-Strümpfe) rund um die Uhr zu tragen. Die AE-Strümpfe alle 2 Tage erneuern. Am Morgen und am Abend die Strümpfe zum Waschen kurz ausziehen und die Haut auf Austrocknung, Farbe und Aussehen beobachten. Die Antithrombosestrümpfe erst nach ausreichender Hochlagerung der Beine erneut anziehen.

Problem 6 Aufgrund der starken Schmerzen in der Kopfregion und der dadurch überwiegenden Bettlägrigkeit hat die Patientin Haltungsanomalien im Halsbereich und im Schultergelenk. Durch den Druck der Bettdecke auf die Beine besteht die Möglichkeit zum Spitzfuß. Die Patientin ist kontrakturgefährdet.

Ressource Die Patientin führt die von der Krankengymnastin gezeigten Bewegungsübungen selbständig durch.

Nahziel In 3 Tagen befindet sich die Patientin für mindestens 3 bis 4 Stunden außerhalb des Bettes.

Fernziel Erhaltung des harmonischen Bewegungsablaufs und der Funktion der Gelenke.

Maßnahmen Die Patientin über die Gefahr einer Kontraktur informieren. Zweimal täglich alle Gelenke durchbewegen, indem die Patientin die Gelenke kreisen, ab- und adduzieren, beugen und strecken soll. Die Gelenke auf Beweglichkeit kontrollieren und dokumentieren. Einmal täglich die Krankengymnastik anfordern. Dreimal täglich mit der Patientin auf dem Gang spazierengehen. Dabei darauf achten, daß sie vor Schmerzen nicht die Schultern anhebt. Die Kopfhaltung korrigieren, indem man sie auffordert, gerade zu schauen und nicht den Kopf einzuziehen. Bei der Lagerung im Bett darauf achten, daß die Patientin beide Füße in 90°-Stellung gelagert hat. Ein Kissen zwischen Bettende und Füße legen. Schmerzmedikation auf ärztliche Anordnung verabreichen.

Problem 7 Da die Patientin durch ihre Immobilität viel im Bett liegt, besteht die Möglichkeit, daß das Blut beim Aufstehen in die Beine fließt und die Patientin einen primären Schock bekommt.

Ressource Die Patientin ruft zum Aufstehen eine Krankenschwester.

Nahziel In einer Woche steht die Patientin schwindelfrei auf.

Fernziel Selbständiges Gehen und Stehen.

Maßnahmen Vor jedem Aufstehen gymnastische Übungen durchführen. Zuerst die Patientin bitten, die Hände zu einer Faust zu ballen und wieder auszustrecken. Danach abwechselnd einen Arm nach dem anderen anziehen und ausstrecken. Dann die Arme ausschütteln. Nun auffordern, die Füße zu kreisen, die Beine abwechselnd zum Körper anzuziehen und auszustrecken. Vitalwerte vor der Gymnastik und danach kontrollieren. Die Patientin an den Bettrand mit Fußsohlenkontakt zum Boden setzen und auf Aussehen, Farbe und Schwindel beobachten. Dann mit ihr aufstehen. Sie ein paar Minuten neben dem Bett stehen lassen und bitten, am Platz zu gehen. Wenn es der Patientin gut geht, mit ihr im Zimmer auf und ab gehen. Danach wieder Vitalwerte kontrollieren.

Problem 8 Durch das gestörte Gleichgewicht und die Nebenwirkungen von Tramal leidet die Patientin an Schwindel und Benommenheit.

Ressource Die Patientin kennt die Ursache für ihren Schwindel.

Nahziel Verringerung des Schwindelgefühls innerhalb von 5 Tagen.

Fernziel Die Patientin ist schwindelfrei und klar.

Maßnahmen Siehe ATL 4 „Sich bewegen“ unter dem Problem 3 „Gleichgewicht“. Die Patientin auf Hautfarbe, Wachheitsgrad, Aussehen und Vitalwerte beobachten. Reduktion des Tramals, wenn es die Schmerzzustände erlauben. Die Ärzte bitten, das Medikament eventuell zu ändern. Bei auftretendem Schwindel die Patientin sofort in ihr Bett zurückbringen. Gegebenenfalls pflegerische Tätigkeiten an ihr Bett verlagern. Alle 2 Stunden Kontrolle der Vitalwerte auf Blutdruck, Puls und Temperatur.

Problem 9 Da die Gefahr der Nachblutung aus der Operationsnaht durch einen Blutdruckanstieg sehr groß ist, darf sich die Patientin nicht bücken.

Ressource Die Patientin hält sich daran, sich nicht zu bücken.

Nahziel Innerhalb von 2 Tagen lernt die Patientin, durch Hinknien Gegenstände vom Boden aufzuheben.

Fernziel Die Patientin darf sich bücken.

Maßnahmen Die Notwendigkeit klar machen, sich an dieses Verbot zu halten. Den Verband früh, mittags und abends und bei Betreten des Zimmers auf Blutungen beobachten. Die Hausschuhe so plazieren, daß die Patientin nur hineinschlüpfen muß. Alle notwendigen Pflegeartikel oder das Eigentum auf das Nachtkästchen oder den Tisch legen, so daß sie nicht in Versuchung kommt, sich zu bücken. Der Patientin deutlich machen, daß sie der Krankenschwester klingeln soll oder Mitpatienten bitten kann, ihr Sachen aufzuheben. Der Patientin zeigen, wie man Gegenstände vom Boden aufheben kann, ohne den Kopf senken zu müssen. Ihr sagen, daß sie so weit wie möglich in die Knie gehen und dabei den Oberkörper aufrecht halten soll. Eventuell Ergotherapeuten in die Betreuung miteinbeziehen.

Die Patientin hat Probleme beim

ATL 5 Waschen und Kleiden

Problem 1 Aufgrund der Störung der räumlichen Umgebung, bedingt durch den Verlust ihres rechten Auges, ist die Patientin in ihrer Beweglichkeit eingeschränkt. Sie benötigt Hilfe beim Waschen des Gesichtes, des Oberkörpers, des Rückens, der Beine und des Intimbereichs.

Ressource Die Patientin wäscht sich die Arme selbständig. Sie spült ihren Mund aus.

Nahziel In 2 Tagen wäscht sich die Patientin den Oberkörper alleine.

Fernziel Selbständigkeit in bezug auf die komplette Körperpflege.

Maßnahmen Am Morgen und am Abend für die Waschung am Waschbecken alles bereitstellen. 2 Handtücher, 3 Waschhandschuhe, Waschlotion, Hautcreme, Dexpanthenol-Lösung, Zahnbecher und eine Bürste am Waschbecken bereitlegen. Einen kleinen Hocker vor das Waschbecken stellen. Auf den Hocker ein Handtuch legen. Die Patientin bitten, den Mund auszuspülen. Auffordern die Arme zu waschen. Den Rest übernehmen, wenn es ihr aufgrund des Schwindels oder der Schwäche nicht so gut geht. Den Rücken mit Melissenöl einreiben und danach Hautlotion auftragen. Den ganzen Körper gut abtrocknen. Danach die Haare durchbürsten und ein frisches Nachthemd sowie Unterwäsche anziehen. Beobachtung der Haut auf Rötungen, Druckstellen oder Effloreszenzen. Dokumentation über den Hautzustand und die Mobilität der Patientin.

Problem 2 Durch den Kopfverband ist die Patientin beim An- und Auskleiden eingeschränkt. Sie braucht Unterstützung beim An- und Ausziehen ihres Nachthemdes, ihrer Schuhe und ihres Morgenmantels.

Ressource Keine.

Nahziel In 3 Tagen zieht sich die Patientin ihr Nachthemd alleine an.

Fernziel Selbständiges An- und Auskleiden.

Maßnahmen Die Hausschuhe am Bett so plazieren, daß die Patientin beim Aufstehen sofort hineinschlüpfen kann. Den Morgenmantel anziehen. Am Waschbecken das alte Nachthemd ausziehen, wobei man aufpassen muß, daß die Kopföffnung des Nachthemdes groß genug ist. Nach der Ganzwäsche ein frisches Nachthemd anziehen lassen. Die Patientin bitten, das Be- und Entkleiden selbständig zu machen. Darauf aufpassen, daß sie mit der Kleidung nicht am Kopfverband hängenbleibt.

Problem 3 Durch das Unvermögen, ihren Intimbereich und ihre Brust wegen der Sehbehinderung selbst zu waschen, muß die Patientin ihre sexuellen Schutzzonen der Krankenschwester offenbaren. Die Patientin schämt sich vermutlich.

Ressource Die Patientin akzeptiert es, von einer weiblichen Pflegekraft gewaschen zu werden.

Nahziel In 2 Tagen wäscht sich die Patientin ihre Brust alleine.

Fernziel Die Patientin kann mit ihrem Schamgefühl umgehen.

Maßnahmen Das Schamgefühl ernst nehmen. Bei der Waschung am Waschbecken das alte Nachthemd auf dem Schoß so lange wie möglich liegen lassen. Die Patientin nie völlig entblößt am Waschbecken sitzen lassen. Den Vorhang zu der Waschzelle zuziehen. Bei der Waschung der Intimzone einen neutralen Umgang zeigen. Versuchen, immer dieselbe Pflegekraft zum Waschen in das Zimmer zu bitten.

Problem 4 Aufgrund des Schwitzens besteht die Gefahr einer Mazeration unter den Achselhöhlen, unter der Brust, im Dammbereich, zwischen den Fingern und Zehen. Die Patientin ist intertrigogefährdet.

Ressource Die Patientin trocknet sich sorgfältig nach jeder Waschung ab.

Nahziel Reduktion der Körpertemperatur auf 36 bis 37 °C innerhalb von 4 Tagen.

Fernziel Beibehaltung einer intakten, trockenen Haut.

Maßnahmen Täglich 2mal Beobachtung der Haut auf rote, brennende, mazerierte Stellen. Unter der Brust, im Damm- und Gesäßbereich Haut gut abtrocknen. Der Patientin anbieten, sie auch außerhalb der Ganzwaschungen mit kühlem Wasser zu erfrischen und die Haut dann gut abzutrocknen. Bei starkem Schwitzen unter die Brust eine trockene Kompresse legen. Darauf achten, daß die Kompressen glatt in die Körperfalten eingelegt werden und keine Druckstellen verursachen. Die gefährdeten Stellen nicht pudern.

Problem 5 Da kein Wasser oder keine Seife in das Wundgebiet gelangen darf, soll die Patientin nicht duschen.

Ressource Die Patientin weiß über das Verbot Bescheid.

Nahziel In einer Woche badet die Patientin.

Fernziel Die Patientin darf duschen.

Maßnahmen Der Patientin erklären, warum sie nicht duschen darf. Am Morgen und am Abend eine Teilkörperwaschung am Waschbecken ermöglichen. Ihr sagen, daß sie bei gutem Verschluß der Wunde wieder duschen darf. Den Arzt fragen, ob die Patientin baden darf. Das Bad anbieten, wenn der Kreislauf stabil ist und die Patientin zu Kräften gekommen ist. Beim Baden ebenfalls darauf achten, daß kein Wasser oder Seife in das Wundgebiet gelangt. Die Patientin nie alleine lassen, das Wasser nur bis Nabelhöhe einlaufen lassen, Temperatur auf 37 °C halten.

Die Patientin hat Probleme beim

ATL 6 Essen und Trinken

Problem 1 Aufgrund der psychischen Belastung durch den Verlust eines bedeutenden Organes leidet die Patientin an Appetitlosigkeit. Sie hat 4 kg an Gewicht verloren.

Ressource Keine.

Nahziel Die Patientin nimmt innerhalb einer Woche ca. $^1/_2$ kg zu.

Fernziel Erreichung eines optimalen Elektrolyt- und Kalorienhaushalts.

Maßnahmen Sagen, wie wichtig es ist, Nahrung zu sich zu nehmen. Eine Flasche Fresubin mit unterschiedlichem Geschmack in das Zimmer stellen und die Patientin anhalten, diese Kalorien zu sich zu nehmen. Die Diätberaterin zur Ausarbeitung einer Wunschkost zu ihr bitten. Zu den Mahlzeiten die Patientin an den Tisch setzen. Das Zimmer ordentlich aufräumen, den Tisch feucht abwischen und den Raum lüften. Mitpatienten ebenfalls an den Tisch bitten. Zum Essen motivieren. Dokumentation früh, mittags und abends über die Eßmenge. Täglich morgens Gewichtskontrolle. Bei Verringerung des Gewichts den Arzt informieren. Auf ärztliche Anordnung eine halbe Stunde vor jeder Mahlzeit ein Schmerzmittel verabreichen.

Problem 2 Durch die Oberlippenplastik und das Fehlen der Zähne hat die Patientin eine erschwerte Nahrungsaufnahme. Sie ißt sehr langsam und kann kaum kauen.

Ressource Die Patientin nimmt Nahrung zu sich.

Nahziel Verbesserte Nahrungsaufnahme innerhalb einer Woche.

Fernziel Ausreichender Elektrolyt- und Kalorienhaushalt.

Maßnahmen Auf Wunsch pürierte Kost bestellen. Genug Zeit zum Essen geben. Die Patientin fragen, wie sie zu Hause gegessen und was sie zu sich genommen hat. Eventuell den Ehemann bitten, notwendige Hilfsmittel mitzubringen. Ein Eßtraining in der Ergotherapie anmelden.

Problem 3 Da die Patientin nur noch ihr linkes Auge hat, ist die Fixierung von Gegenständen gestört. Die Patientin kann nicht auf Anhieb die Nahrung z.B. mit der Gabel treffen und aufspießen.

Ressource Die Patientin ißt selbständig.

Nahziel In 2 Wochen Erkennung der Nahrung durch das verbliebene Auge.

Fernziel Problemlose Nahrungsaufnahme.

Maßnahmen Siehe ATL 6 „Essen und Trinken" unter dem Problem 2 „Erschwerte Nahrungsaufnahme". Der Patientin das Essen so richten, daß sie mit dem Löffel und der Gabel problemlos essen kann, und ihr sagen, wo sich was befindet. Eine Serviette um den Hals legen. Sagen, daß es nichts ausmacht, wenn Nahrung vom Teller fällt. Einen tieferen Teller in der Küche anfordern.

Problem 4 Aufgrund der verminderten Nahrungsaufnahme wegen Appetitlosigkeit, Übelkeit und Schmerzen hat die Patientin Mundtrockenheit und einen verminderten Speichelfluß. Es besteht die Gefahr des Soors und der Parotitis.

Ressource Die Patientin benutzt Mundspray und Lemonstäbchen.

Nahziel In 3 Tagen hat die Patientin mehr Appetit.

Fernziel Feuchte Mundschleimhaut und geschmeidige Lippen.

Maßnahmen Erklären, daß die Mundtrockenheit eine Nebenwirkung des Schmerzmittels und ihrer verminderten Nahrungsaufnahme ist. Alle 2 Stunden den Mund mit Dexpanthenol-Lösung oder Zahnfluid ausspülen lassen. An das Nachtkästchen Lemonstäbchen und Mundspray stellen. Sagen, daß sie regelmäßig diese Pflegeartikel verwenden soll und sich melden kann, wenn sie Nachschub benötigt. Für die Lippenpflege eine Bepanthen-Lippensalbe bereitlegen. Auffordern, daß sie 1 bis 2 l an Flüssigkeit täglich zu sich nehmen und essen soll. Inspizieren der Mundhöhle auf Beläge und Risse früh und abends. Die Patientin bitten, zur Erleichterung der Inspektion die Zunge herauszustrecken. Dokumentation über den Zustand der Mundschleimhaut.

Problem 5 Durch die Nebenwirkung des Tramals und die Schmerzen leidet die Patientin an Übelkeit und Erbrechen.

Ressource Keine.

Nahziel Die Patientin ist nach Nahrungsaufnahme frei von Erbrechen.

Fernziel Die Patientin ist frei von Übelkeit und Erbrechen.

Maßnahmen Ärzte über Übelkeit und Erbrechen informieren. Paspertin oder Psyquil vor jeder Mahlzeit auf ärztliche Anordnung anbieten. Genug Nierenschalen und Zellstoff an das Nachtkästchen stellen. Bei Erbrechen sagen, daß die Patientin klingeln soll. Ihr den Kopf stützen und leichten Druck auf die Stirn ausüben. Das Erbrochene auf Farbe, Menge, Geruch und Beschaffenheit beobachten und dokumentieren. Danach am Waschbecken Hände waschen lassen und Mundpflege durchführen. Das Zimmer lüften und beschmutztes Bett frisch beziehen.

Die Patientin hat Probleme beim

ATL 7 Atmen

Problem 1 Aufgrund des großen Verbandes ist es der Patientin erschwert, Sauerstoff durch die Nase einzuatmen. Es besteht die Gefahr der Atemnot.

Ressource Die Patientin atmet durch den Mund.

Nahziel Die Patientin bekommt für die Zeit, in der sie den Verband trägt, gut Luft.

Fernziel Die Patientin atmet durch die Nase.

Maßnahmen Kontrolle der Atmung 3mal täglich auf Frequenz, Regelmäßigkeit und Qualität. Die Patientin darauf hinweisen, daß sie langsam über den Mund ein- und ausatmen soll. Sauerstoffgerät mit Maske griffbereit stellen. Den Oberkörper hochlagern, die Arme mit Kissen unterstützen. Weite Kleidung anziehen, das Fenster öffnen.

Problem 2 Aufgrund des auf den Nasenrücken drückenden Augenverbands hat die Patientin eine eingeschränkte Geruchsfunktion. Die Patientin kann Gerüche nicht unterscheiden.

Ressource Die Patientin kann intensive Gerüche unterscheiden.

Nahziel Die Patientin findet sich in der Zeit des Tragens des Augenverbands mit der eingeschränkten Geruchsfunktion zurecht.

Fernziel Die Patientin unterscheidet alle Geruchsnuancen.

Maßnahmen Die Patientin über die Ursachen der eingeschränkten Geruchsfunktion informieren.

Problem 3 Aufgrund der Schmerzen nach der Operation hat die Patientin eine flache Atmung und ein erschwertes Abhusten von Sekret. Es besteht Pneumoniegefahr.

Ressource Die Patientin denkt täglich selbst daran, ihre erlernte Atemgymnastik durchzuführen.

Nahziel In 4 Tagen atmet die Patientin tief durch und hustet vorhandenes Sekret problemlos ab.

Fernziel Optimale Lungenventilation.

Maßnahmen Die Notwendigkeit der Atemgymnastik erklären. Ein Triflo in das Zimmer geben und ihr sagen, daß sie jede Stunde ungefähr 10 bis 20mal mit diesem Gerät üben soll. Darauf hinweisen, daß das Triflo einerseits für das Einatemtraining, aber andererseits auch für die Ausatmung gedacht ist, wenn man das Gerät umdreht. Bei jedem Gang in das Zimmer erinnern, ihre Triflogymnastik durchzuführen. Die Krankengymnastin auffordern, einmal täglich zu kommen und der Patientin Übungen für eine bessere Belüftung der Lunge zu zeigen. Die Patientin bitten, tief und bewußt ein- und auszuatmen. Außerdem soll sie jede Stunde versuchen, mit K-Lauten etwas Sekret abzuhusten. Ihr sagen, daß sie mindestens 2 bis 3 l täglich an Flüssigkeit zu sich nehmen soll. Auf ärztliche Anordnung sekretlösende Medikamente verabreichen. Auf ärztliche Anordnung Schmerzmittel geben. Am Morgen und am Abend den Rücken mit Melissenöl und danach mit einer Hautlotion einreiben. Sagen, daß sie sich alle 2 Stunden auf eine andere Seite lagern soll. Zur besseren Belüftung der Lunge und damit der Brustkorb frei liegt, die V-Lagerung oder Gegen-V-Lagerung mit 2 Kissen, die zu einem V überkreuzt werden, durchführen. Hierbei liegt der Nacken auf der Kissenspitze, der Hals liegt frei und wird mit einem Kissen unterlagert.

Die Patientin hat Probleme beim

ATL 8 Für Sicherheit sorgen

Problem 1 Die Patientin kann sich durch den Verlust des räumlichen Sehens an spitzen Ecken und Kanten stoßen. Es besteht eine Verletzungsgefahr.

Ressource Die Patientin meldet sich, wenn sie aufstehen möchte.

Nahziel Die Patientin findet sich im Zimmer zurecht.

Fernziel Verletzungsfreiheit.

Maßnahmen Alle Gegenstände, die unnötigerweise im Zimmer stehen, aus dem Raum schaffen. Die Mitpatienten bitten, Ordnung zu halten. Den Weg zu der Toilette möglichst freihalten. Alle gefährlichen oder spitzen Gegenstände entfernen. Auffordern, in den ersten Wochen nur mit Hilfe aufzustehen oder den Gehwagen zu verwenden. Auf Verletzungsmöglichkeiten wie z.B. scharfe Kanten hinweisen.

Problem 2 Da das linke Auge jetzt alleine die Sehleistung erbringen muß, besteht die Gefahr der Überlastung dieses Auges.

Ressource Die Patientin sieht mit dem verbliebenen Auge 60%.

Nahziel In 3 Tagen ist sich die Patientin dieser Gefahr bewußt.

Fernziel Erhaltung der 60%igen Sehkraft des linken Auges.

Maßnahmen Über die möglichen Gefahren informieren. Ihr sagen, daß sie ab und zu das linke Auge schließen soll. Ein augenärztliches Konsil anfordern. Eine möglichst optimale Sehhilfe für das verbliebene Auge gewähren. Der Patientin sagen, daß es wichtig ist, die Brille zu tragen, da somit das Auge entlastet wird. Siehe ATL 4 „Sich Bewegen" unter dem Problem 3 „Gleichgewicht" und 2 „Entfernung von Objekten".

Problem 3 Aufgrund der Operation besteht die Gefahr der Wundhämatome, der Nahtinsuffizienz und der Blutungen.

Ressource Die Patientin meldet sich umgehend bei Blutungen oder Schmerzen.

Nahziel Die Patientin weiß über die Gefahr Bescheid.

Fernziel Gut verheilte Operationsnaht mit Umgebung.

Maßnahmen Täglich am Morgen und bei Bedarf einen sterilen Verbandwechsel durch die Ärzte durchführen lassen. Den Augenverband bei jedem Betreten in das Zimmer auf Nachblutungen und korrekten Sitz prüfen. Nachblutungen mit einem Filzstift anzeichnen. Das Gesicht früh und abends genau ansehen. Veränderungen im Gesicht, wie z.B. Lidschwellungen, in der Kurve dokumentieren und sofort dem Arzt melden.

Problem 4 Durch die Möglichkeit, daß beim Verbandwechsel nosokomiale Keime in die Wunde gelangen, besteht die Gefahr einer Infektion des Wundareals.

Ressource Keine.

Nahziel Verkleinerung des Wundgebiets in 4 Tagen.

Fernziel Der Körper ist frei von pathologischen Keimen.

Maßnahmen Der Verbandwechsel am Auge wird von dem Arzt in der Früh und bei Bedarf durchgeführt. Diesen bei geschlossenem Fenster stattfinden lassen. Der Arzt und die assistierende Krankenschwester dürfen über der offenen Operationswunde nicht sprechen. Hier darauf achten, daß das benötigte Verbandmaterial immer steril angereicht wird. Bei bestehender Infektion auf ärztliche Anordnung 3mal täglich ein Antibiotikum vorbereiten. Wichtig ist zudem eine einwandfreie persönliche Hygiene. Beim Verbandwechsel darauf achten, daß man keinen Schmuck, z.B. Ringe, trägt. Zudem vor dem Verbandwechsel immer die Hände desinfizieren.

Problem 5 Aufgrund der Medikamentengabe besteht die Gefahr der allergischen Reaktion.

Ressource Die Patientin meldet sich bei Übelkeit und sonstigem Unwohlsein.

Nahziel In 2 Tagen Verringerung der Medikamente.

Fernziel Die Patientin ist medikamentenfrei.

Maßnahmen Täglich 3mal Vitalwerte kontrollieren. Die Medikamente nur auf ärztliche Anordnung verabreichen. Die Medikamente im Nachtdienst richten. Hier genau kontrollieren, ob es das richtige Medikament, in der richtigen Dosierung, für die richtige Patientin ist. Bevor die Medikamente gegeben werden, nochmalige Kontrolle durch den Frühdienst auf die Richtigkeit. Kontrolle, ob die Patientin ihre Medikamente auch eingenommen hat. Beobachtung der Nebenwirkungen und Dokumentation. Nicht sofort eine Bedarfsmedikation verabreichen, sondern lieber erst andere Methoden anwenden, wie z.B. gegen Fieber erst Wadenwickel verabreichen, bevor die Patientin ein Ben-u-ron-Zäpfchen erhält. Erklären, daß die Symptome Mundtrockenheit, Übelkeit und Schwindel eine mögliche Nebenwirkung des Tramals sind. Die Patientin beruhigen und ihr sagen, daß die Symptome bei Absetzen der Medikamente wieder nachlassen.

Problem 6 Aufgrund des Opiates besteht die Gefahr der Atemdepression.

Ressource Die Patientin meldet sich bei Atemnot.

Nahziel Reduktion des Tramals auf 3 Suppositorien pro Tag.

Fernziel Die Patientin ist opiatfrei.

Maßnahmen Kontrolle der Atmung früh und abends auf Regelmäßigkeit, Rhythmus und Frequenz, indem man eine Minute Pulsmessung vortäuscht, dabei jedoch die Hebungen des Brustkorbes zählt. Die Patientin bei Eintreten in ihr Zimmer auf Zyanose im Gesicht beobachten. Veränderungen der Atmung sofort dokumentieren und dem Arzt melden. Sobald die Patientin weniger Schmerzen hat, das Tramal reduzieren.

Die Patientin hat Probleme beim

ATL 9 Arbeiten und Spielen

Problem 1

Aufgrund der Resektion des rechten Auges ist die Patientin in jeglichen Aktivitäten eingeschränkt. Sie kann möglicherweise ihrer Aufgabe als Hausfrau nicht mehr nachgehen.

Ressource Die Patientin ist zeitweise motiviert.

Nahziel In 2 Tagen fragt die Patientin nach einem Konsil beim Sozialdienst und Ergotherapie nach.

Fernziel Neue Zukunftsperspektiven und Freude am Leben.

Maßnahmen Die Patientin fragen, ob sie einen Termin beim Sozialdienst wahrnehmen möchte. Gespräche anbieten und ein offenes Ohr haben. Adressen von Selbsthilfegruppen oder betroffenen Patienten aushändigen. Sie aufmerksam machen, daß es Bücher und Zeitschriften gibt, die ihr Tips im Umgang mit Haushalt und der neuen Situation geben. Bei der Ergotherapie anmelden. Damit Mut machen und die verbliebenen Fähigkeiten fördern. Ein psychologisches Konsil oder einen Seelsorger bestellen, wenn es die Patientin möchte.

Problem 2

Aufgrund des Mehrbettzimmers und der ständig eintretenden Pflegekräfte nehme ich an, daß sich die Patientin in ihren Tätigkeiten gestört fühlt. Die Patientin kann z.B. nicht ungestört Musik hören oder telefonieren.

Ressource Keine.

Nahziel In einer Woche spricht die Patientin ihre Bedürfnisse und Gefühle aus.

Fernziel Die Patientin ist die Krankenhausatmosphäre gewöhnt und fühlt sich ungestört.

Maßnahmen Der Patientin Bettnachbarinnen desselben Alters mit einer ähnlichen Erkrankung dazulegen. Dadurch die Diskrepanz zwischen erheblichem und niedrigem Pflegeaufwand verhindern. Die Zeiten mitteilen, an denen Pflegekräfte das Zimmer betreten müssen. Ihr anbieten, einen Sichtschutz aufzustellen. Die Gefühle ernst nehmen. Sie darauf ansprechen, ob sie sich in irgendeiner Weise in ihren Aktivitäten eingeschränkt und gestört fühlt. Wenn die Patientin durch das Mehrbettzimmer zu keiner Ruhe kommt, sie eventuell in ein Zweibett- oder ein Einzelzimmer verlegen.

Die Patientin hat Probleme beim

ATL 10 Ausscheiden

Problem 1

Durch die Unsicherheit beim Gehen, da sie nur noch ein Auge für ihre Orientierung zur Verfügung hat, kann die Patientin nicht alleine auf die Toilette gehen. Sie braucht eine Begleitung.

Ressource Die Patientin klingelt, wenn sie auf die Toilette muß.

Nahziel In 2 Tagen geht die Patientin mit einem Gehwagen zur Toilette.

Fernziel Selbständiges Aufstehen zur Toilette.

Maßnahmen Der Patientin sagen, daß sie klingeln soll, wenn sie auf die Toilette muß. Eventuell einen Gehwagen in das Zimmer stellen. Beim Gehen stützen und ihr die Sicherheit geben, nicht umzufallen, indem sie sich an der Wand festhalten kann. In der Nacht einen Nachtstuhl bereitstellen.

Problem 2

Aufgrund der Immobilität verläßt die Patientin ihr Bett selten. Dadurch besteht die Gefahr der Obstipation.

Ressource Keine.

Nahziel Die Patientin hat alle 2 Tage Stuhlgang.

Fernziel Wiederherstellung der gesunden Ausscheidungsfunktion.

Maßnahmen Der Patientin sagen, daß es sehr wichtig wäre, wenn sie sich körperlich betätigen würde. Dreimal täglich Mobilisierung, indem man mit ihr eine Viertelstunde über den Stationsgang geht. Vor dem Frühstück ein Glas lauwarmes Wasser zum Trinken anbieten. Anregen, 2 bis 3 l Flüssigkeit zu sich zu nehmen und ballaststoffreich zu essen, d.h. Vollkornbrot, Hirse, Reis und Gemüse. Der Patientin ballaststoffreiches Fresubin bestellen. Zeit und Ruhe für den Toilettengang geben. Bauchmassage im Uhrzeigersinn durchführen. Wenn sie nach 2 Tagen keinen Stuhlgang hat, auf ärztliche Anordnung ein Abführmittel verabreichen. Dokumentation über das Stuhlgangverhalten und die Konsistenz des Stuhls.

Problem 3 Durch die Gefahr, bei Druckanstieg eine Nachblutung zu bekommen, darf die Patientin beim Stuhlgang nicht pressen.

Ressource Keine.

Nahziel Die Patientin hat alle 2 Tage weichen und geformten Stuhlgang.

Fernziel Problemloser, regelmäßiger Stuhlgang.

Maßnahmen Auf ärztliche Anordnung am Morgen ein Abführmittel verabreichen. Der Patientin sagen, daß sie nicht pressen soll. Siehe ATL 10 „Ausscheiden" unter dem Problem 2 „Obstipation".

Die Patientin hat Probleme beim

ATL 11 Wach sein und Schlafen

Problem 1 Durch den zweistündlichen Kontrolldurchgang der Nachtschwester durch die Zimmer hat die Patientin eine unterbrochene Nachtruhe.

Ressource Die Patientin schläft 2 Stunden am Stück.

Nahziel Die Patientin schläft in der nächsten Nacht 4 Stunden am Stück.

Fernziel Die Patientin hat eine Schlafzeit von mindestens 8 Stunden.

Maßnahmen Alle 2 Stunden einen Durchgang durch die Zimmer machen. Dabei die Zimmertür leise öffnen, kein Licht anmachen, sondern nur mit einer Taschenlampe leuchten. Auf ärztliche Anordung ein Schlafmedikament verabreichen. Die Patientin in ein Zimmer legen, wo die Mitpatienten in der Nacht ruhig sind. Überwachung des Schlafrhythmus und der Schlafgewohnheit. Dokumentation der Schlafzeit.

Problem 2 Da die Patientin durch die Operation unter Schmerzen leidet, hat sie einen unruhigen Schlaf.

Ressource Die Patientin meldet sich bei beginnenden Schmerzen.

Nahziel Nach Schmerzmittelgabe schläft die Patientin in der nächsten Nacht 4 Stunden.

Fernziel Ausreichende Schlaf- und Ruhephasen.

Maßnahmen Der Patientin auf ärztliche Anordnung ein Schmerzmittel anbieten. Den Arzt bitten, eine Bedarfsmedikation für die Nacht aufzuschreiben. Der Patientin sagen, daß sie sich sofort bei beginnenden Schmerzen melden soll. Sie in eine bequeme Lage bringen, indem man ihr unter den Kopf noch ein zusätzliches Kissen legt. Das Zimmer abdunkeln und dafür sorgen, daß sie keine störenden Geräusche wach werden lassen. Gespräche führen, Verständnis zeigen und die Schmerzen ernst nehmen.

Die Patientin hat Probleme bei der

ATL 12 Regulation der Körpertemperatur

Problem 1 Die Patientin hat einen Temperaturanstieg bis zu 38,5 °C, vermutlich durch das Resorptionsfieber nach der Operation.

Ressource Die Patientin mißt selbständig rektal ihre Temperatur.

Nahziel Senkung des Fiebers auf 37,5 °C innerhalb eines Tages.

Fernziel Körpertemperatur zwischen 36 und 37 °C.

Maßnahmen Die Patientin bitten, alle 4 bis 6 Stunden Fieber zu messen. Hierzu 3 Minuten Thermometer rektal belassen. Ihr sagen, daß sie immer rektal messen soll, da diese Werte genauer sind. Dokumentation der Temperatur und des Verlaufs in der Kurve. In den Nacken einen Eisbeutel, der in ein kleines Kopfkissen eingewickelt ist, legen. Zudem Wadenwickel bei Temperaturen über 38,5 °C anlegen. Ein Handtuch nehmen, dieses unter kühlem Wasser anfeuchten und um die Waden legen. Bei jedem Gang in ihr Zimmer ein Glas Tee oder Mineralwasser zum Trinken anbieten. Sie soll am Tag zwischen 2 und 3 l Flüssigkeit zu sich nehmen. Eine Teilkörperwaschung anbieten, wenn die Patientin sehr viel schwitzt. Zudem alle 4 bis 6 Stunden das Nachthemd wechseln. Mit einer leichten Decke, am besten nur mit einem Bettüberzug, zudecken. Sollten die Temperaturen nicht sinken, sofort den Arzt verständigen. Eventuell auf ärztliche Anordnung 3mal täglich ein Antibiotikum oral eingeben.

PFLEGEBERICHT

Datum (Frühdienst)

Frau U. klagte bereits vor der Ganzkörperwaschung über starke Schmerzen der rechten Gesichtshälfte. Sie konnte dennoch zum Aufstehen bewogen werden.
Mit Hilfe ging sie schwindelfrei zum Waschbecken. Dort mußte sie sich sofort hinsetzen, da sie ein Gefühl der Übelkeit überkam. Frau U. konnte sich nur ihr Gesicht waschen, denn sie fühlte sich schwach und schlecht. Der Blutdruck war nach Kontrolle normal. Nach der Ganzkörperwaschung mußte sie sich sofort wieder hinlegen.
Das Gesäß der Patientin wies eine leichte Rötung vom vielen Liegen auf, die sich als 5-DM-Stück-großer Fleck um den Steiß bemerkbar gemacht hat.
Frau U. sprach während der Körperpflege vom Sterben.
Sie versprach, einige Bissen ihres Frühstückes zu sich zu nehmen.

Unterschrift

Tabelle B1. Norton-Skala

	Motivation, Kooperation	Alter	Hautzustand	Zusatzerkrankung	Körperlicher Zustand	Geistiger Zustand	Aktivität	Beweglichkeit	Inkontinenz	
	voll	<10	normal	keine	gut	klar	geht ohne Hilfe	voll	keine	
	4	4	4	4	4	④	4	4	④	
	wenig	<30	schuppig trocken	Fieber, Diabetes, Anämie	leidlich	apathisch, teilnahmslos	geht mit Hilfe	kaum eingeschränkt	manchmal	
	3	3	3	3	③	3	③	3	3	
	teilweise	<60	feucht	MS, Ca, Kachexie, Adipositas	schlecht	verwirrt	rollstuhlbedürftig	sehr eingeschränkt	meistens Urin	
	②	②	2	②	2	2	2	②	2	
	keine	>60	Allergie, Risse	Koma, Lähmung	sehr schlecht	stuporös (stumpfsinnig)	bettlägerig	voll eingeschränkt	Urin und Stuhl	
	1	1	①	1	1	1	1	1	1	
Name:										
Frau L.	2	2	1	2	3	4	3	2	4	23

Laut der erweiterten Norton-Skala besteht Dekubitusgefahr bei 25 Punkten und weniger. Frau L. hat 23 Punkte erreicht. Sie ist dekubitusgefährdet.

Literatur

Beck C (1989) Hals-, Nasen-, Ohrenheilkunde, 5. Aufl. Kohlhammer, Stuttgart

Beske F (1980) Lehrbuch für Krankenpflegeberufe, 4. Aufl. Thieme, Stuttgart New York

Driever R (1993) Originalfragen aus Staatsexamensprüfungen für Krankenpflegeberufe, 4. Aufl. Jungjohann, Neckarsulm Stuttgart

Gerlach U, Husen N van, Wagner H, Wirth W (1989) Innere Medizin für Krankenpflegeberufe, 3. Aufl. Thieme, Stuttgart New York

Haus E, Gross S (1991) Die Weiße Reihe, Band 4: Innere Medizin, Band 5: Chirurgie, Band 7: Gynäkologie und Geburtshilfe. Haus & Gross, Völklingen

Hillebrand M (1994) Krankenpflege-Examen Anatomie Physiologie Biologie. Urban & Schwarzenberg, München

Juchli L (1994) Pflege-Praxis und Theorie der Gesundheits- und Krankenpflege, 7. Aufl. Thieme, Stuttgart

Kunz W, Lohmann M, Schneider R (1992/93) Examensarbeit-Krankenpflege, Übungshefte Nr. 1 (5. Aufl.), Nr. 2 (5. Aufl.), Nr. 3 (5. Aufl.), Nr. 4 (2. Aufl.), Brigitte Kunz, Hagen

Maletzki W, Stegmayer-Petry A (1993) Klinikleitfaden Krankenpflege, 1. Aufl. Jungjohann, Neckarsulm Stuttgart

Mc Guire G (1993) Pflegeprobleme Intensivmedizin, Springer, Berlin Heidelberg New York Tokyo

Paetz B (1987) Chirurgie für Krankenpflegeberufe, Thieme, Stuttgart New York

Reifferscheid M (1977) Chirurgie, Thieme, Stuttgart

Schwester Pfleger, Heft 3/93, 1/94, 6/94, 6/95, 8/95, 12/95, Bibliomed, Medizinische Verlagsgesellschaft, Melsungen

Sachverzeichnis

W

Z

Druck:
Customized Business Services GmbH
im Auftrag der
KNV Zeitfracht GmbH
Ein Unternehmen der Zeitfracht - Gruppe
Ferdinand-Jühlke-Str. 7
99095 Erfurt